Math Buck   Dominiek Beckers

Rehabilitation bei Querschnittlähmung

Ein multidisziplinärer Leitfaden

Unter Mitarbeit von C. Pons

Mit 245 Abbildungen und 18 Tabellen

Springer-Verlag
Berlin Heidelberg New York
London Paris Tokyo
Hong Kong Barcelona
Budapest

Math Buck
Dominiek Beckers

Lucas-Stichting voor Revalidatie
Postbus 88
NL-6430 AB Hoensbroek

ISBN 3-540-54381-3 Springer-Verlag Berlin Heidelberg New York

Die Deutsche Bibliothek – CIP-Einheitsaufnahme
Buck, Math:
Rehabilitation bei Querschnittlähmung : ein multidisziplinärer Leitfaden / Math Buck ; Dominiek Beckers. Unter Mitarb. von C. Pons. – Berlin ; Heidelberg ; New York ; London ; Paris ; Tokyo ; Hong Kong ; Barcelona ; Budapest : Springer, 1993
(Rehabilitation und Prävention ; 26)
ISBN 3-540-54381-3
NE: Beckers, Dominiek; GT

Hersteller: Isolde Gundermann
Umschlagmotiv: Ivo Konings
Umschlaggestaltung: Konzept & Design, Ilvesheim
Satzarbeiten: Mitterweger, Plankstadt
21/3145–5 4 3 2 1 0 – Gedruckt auf säurefreiem Papier

Geleitwort

Der Gedanke, dieses Buch zu schreiben, entstand nicht plötzlich. Er wuchs allmählich in den vielen Jahren, in denen wir uns der Rehabilitation von Querschnittpatienten widmen.

Am Anfang standen die Erfahrungen mit unseren Patienten. Wir schrieben sie auf und diskutierten sie in unserem multidisziplinären Team. In der Arbeitsgruppe Querschnittbehandlung Niederlande (WDN) und in der Deutschsprachigen Medizinischen Gesellschaft für Paraplegie (DMGP) fanden wir die Kollegen, die uns halfen, unsere Behandlungsmethoden und -erfolge kritisch zu überprüfen und zu beurteilen. Schließlich standen wir als logische Konsequenz vor der Überlegung, unsere Erfahrungen zusammenzufassen und anderen zur Verfügung zu stellen, die wie wir in der Rehabilitation von Querschnittgelähmten arbeiten.

Doch von der Idee zur Realisierung ist es ein weiter Weg, der Konzentration erfordert und auch Zeit. D. Beckers und M. Buck haben die Sache in die Hand genommen. Andere Mitglieder unseres Teams haben mitgearbeitet, doch sie selbst haben die Hauptarbeit geleistet. Ein sehr arbeitsintensiver Prozeß entstand: das Schreiben eines Buches.

Das Resultat liegt nun vor. Das Querschnittbehandlungsteam im Rehabilitationszentrum Hoensbroeck hat der Entstehungsprozeß dieses Buches einen großen Schritt nach vorn gebracht. Wir haben mehr Klarheit über unsere Arbeit und ihren Stellenwert im Rehabilitationsprozeß gewonnen.

Den Lesern soll das Buch zeigen, welche Möglichkeiten es für die Rehabilitation von Querschnittpatienten gibt, und es soll sie anregen, ihre eigene therapeutische Praxis zu überprüfen und mit neuen Methoden zu ergänzen.

Die Patienten und ihre Angehörigen schließlich erhalten wichtige Informationen über ihre Krankheit und deren Behandlungsmöglichkeiten und schöpfen dadurch vielleicht auch neuen Mut.

Wenn es gelingt, mit diesem Buch einen Beitrag dazu zu leisten, die Lebensqualität unserer gelähmten Patienten zu erhöhen, dann ist die enorme Energie, die für das Schreiben dieses Buches nötig war, gut eingesetzt.

Hoensbroek C. Pons

Vorwort

Die Rehabilitation eines rückenmarkverletzten Patienten erhielt vor allem durch die Arbeit von Sir Ludwig Guttmann eine positive Wende. Er wies als erster auf die Wichtigkeit einer systematischen Rehabilitation hin, die trotz der bleibenden Einschränkungen zu einer optimalen körperlichen und psychosozialen Funktion führt. Seine Auffassung, daß eine adäquate Querschnittrehabilitation nur in spezialisierten Einrichtungen möglich ist, hat sich nach dem 2. Weltkrieg in Europa durchgesetzt. Auch in den Niederlanden entstand eine Reihe von speziellen Querschittabteilungen, meist an großen Rehabilitationszentren.

Seit Guttmann wurden die Behandlungstechniken weiterentwikkelt und verbessert. Hinzu kam in den letzten Jahrzehnten als wichtiges Ziel, die in der Rehabilitation erreichten Funktionen auch nach der Entlassung zu erhalten. In diesem Zusammenhang gewannen psychosoziale Aspekte zunehmend an Bedeutung. Das IDH-Modell, wie es C. Pons in Kap. 1 beschreibt, ist hierbei ein wichtiger Wegweiser.

Das Funktionstraining, dem sich der Physiotherapeut hauptsächlich widmet, ist ein wichtiger Teil der gesamten Rehabilitation. Dieses Buch will zunächst den Physiotherapeuten Anleitungen für die Behandlung von Querschnittpatienten geben.[1] Dabei steht das Erreichen und Erhalten eines möglichst viel Selbständigkeit garantierenden körperlichen Funktionsniveaus im Mittelpunkt. Aber auch für das Erreichen der anderen Rehabilitationsziele spielt der Physiotherapeut eine wichtige Rolle. Die tägliche körperliche Behandlung ist oft ein einfacher Anfang für ein Gespräch mit den Patienten. Der Physiotherapeut erfüllt hier zuweilen eine Botschafterfunktion.

Dies erfordert jedoch Kenntnisse über die Aufgaben und Ziele der anderen Mitglieder im Rehabilitationsteam. Deshalb werden in diesem Buch auch andere Fachgebiete behandelt, wobei vor

---

[1] Wir bitten die Physiotherapeutinnen und Patientinnen sowie alle anderen weiblichen Mitglieder des Behandlungsteams um Nachsicht, wenn wir in diesem Buch meist die männliche Form verwenden.

allem ihre Berührungspunkte und ihr Zusammenwirken mit der Physiotherapie herausgearbeitet werden.
Umgekehrt enthält dieses Werk sinnvolle und nützliche Informationen für alle Berufsgruppen, die mit der Rehabilitation von Querschnittpatienten beschäftigt sind.
Die Rehabilitation nach einer Rückenmarkverletzung dauert mindestens ein halbes Jahr. Es ist wichtig, daß der Patient und seine Familie in dieser Zeit so viel wie möglich über das Krankheitsbild und seine Behandlung erfahren, damit sie am Erreichen des Rehabilitationsziels aktiv mitarbeiten können. Deshalb enthält das Buch auch viele Fotos und praktische Informationen für die Patienten und ihre Angehörigen.
Wir beschreiben den Rehabilitationsprozeß von Patienten mit Querschnittlähmung, wie er im Rehabilitationszentrum der Lucas-Stiftung für Rehabilitation in Hoensbroek, Holland, entwickelt wurde. Auch wenn wir dabei von der Rehabilitation eines traumatischen Querschnittpatienten mit einer Wirbelfraktur und einer kompletten Lähmung ausgehen, gelten viele der hierbei beschriebenen Behandlungs- und Rehabilitationsmöglichkeiten auch für nichttraumatische und Patienten mit inkompletter Querschnittlähmung.
Manche der dargestellten Arbeitsweisen im Behandlungsprozeß werden sich von der Vorgehensweise in Deutschland unterscheiden. Wir stehen jedoch in einem intensiven Austausch mit anderen Querschnittzentren im In- und Ausland, besonders über die Arbeitsgruppe Querschnittbehandlung Niederlande (WDN) und die Deutschsprachige Medizinische Gesellschaft für Paraplegie (DMGP).
Dieses Werk ist die Frucht langjähriger konstruktiver Zusammenarbeit in einem interdisziplinären Team, in dem jeder den anderen als Fachmann für sein Gebiet respektiert. Unser Dank gilt allen Mitarbeitern des Querschnitt-Teams, besonders C. v. d. Bosch, die den pflegerischen Teil bearbeitete; H. Knops, G. van Lieshout und C. Vranken, die Hinweise zur Ergotherapie beitrugen; M. Schols und E. v. d. Spiegel, die die psychosozialen Aspekte beleuchteten. Ein spezielles Dankeswort für die intensive Mitarbeit sagen wir dem Rehabilitationsarzt und Teamchef C. Pons.
Unser besonderer Dank gilt den Kolleginnen und Kollegen der Physiotherapie (Abteilungsleiter: C. Damman) für ihre direkte und indirekte Unterstützung sowie der Direktion der Lucas-Stiftung, Herrn J. A. N. Albers, der zusammen mit Frau P. van Heel und Frau C. Kusters half, daß dieses Buch entstehen konnte.
Liesbeth Elias hat die gesamte Schreibarbeit geleistet; Inge Jagdfeld hat das Buch zusammen mit Math Buck aus dem Holländischen übersetzt; Dr. Glaesener, Anja Vankan und

Marie-Louise Jansen haben bei der deutschen Übersetzung geholfen, und Susanne Schmallenbach hat das deutsche Manuskript inhaltlich überprüft und korrigiert.
Für das Nachlesen, für Korrekturen und für ihre Unterstützungen danken wir auch K. Spee, A. Smeets, A. Visser, H. Vonken, A. ten Dam, C. v. d. Sluijs, J. Cloostermans, H. Vorsterveld, D. Jaeken, P. Heemskerk, I. Cox und H. Prins.
Die große Anzahl Fotos wurde von F. Somers gemacht. Wir danken ihm, besonders aber allen Patienten, die sich bereitwillig fotografieren ließen, wodurch das Geschriebene praktisch illustriert werden konnte.
Die Zeichnung auf dem Umschlag wurde von Ivo Konings angefertigt.

Hoensbroek

M. Buck
D. Beckers

Inhaltsverzeichnis

1 Einführung 1

1.1 Der Weg zur Rehabilitation 1
1.1.1 Geschichtlicher Rückblick 1
1.1.2 Ausgangspunkte einer gezielten Behandlung . . 2
1.1.3 Das Querschnittzentrum („spinal unit“) 3
1.1.4 Das Querschnittbehandlungsteam 4
1.1.5 Die Methode der Rehabilitation 4
1.2 Was ist eine Querschnittlähmung? 7
1.2.1 Symptome 7
1.2.2 Ausmaß 8
1.2.3 Nomenklatur 9
1.2.4 Ursachen 10
1.2.5 Häufigkeit 10
Literatur 11

2 Aufgaben des Behandlungsteams in der akuten Phase 13

2.1 Akutkrankenhaus 13
2.2 Aufnahme in das Rehabilitationszentrum 13
2.2.1 Rehabilitationsarzt 14
2.2.2 Pflegedienst 14
2.2.3 Physiotherapie 15
2.2.4 Ergotherapie 16
2.2.5 Sozialarbeiter 16
2.2.6 Psychologe 16
2.3 Zusammenarbeit im Behandlungsteam 17

3 Problembezogene Behandlung 21

3.1 Behandlung der Wirbelfraktur 21
3.1.1 Zusatzverletzungen 23
Literatur 24
3.2 Lagerung im Bett 24

3.2.1 Allgemeines 24
3.2.2 Tetraplegische Patienten 26
3.2.3 Paraplegische Patienten 30
3.3 Hautproblematik 31
3.3.1 Dekubitus: die häufigste Komplikation 31
3.3.2 Wie entsteht ein Dekubitus? 31
3.3.3 Lokalisation und Konsequenzen 32
3.3.4 Praktische Dekubitusprophylaxe 33
3.3.5 Praktische Dekubitusbehandlung 34
3.3.6 Anpassung von Antidekubituskissen 36
3.3.7 Dekubitusprävention als gemeinsame Verantwortung 38
Literatur 38
3.4 Neurogenes Blasen- und Darmleiden, neurogene Sexualität 38
3.4.1 Neurogenes Blasenleiden 38
3.4.2 Neurogenes Darmleiden 41
3.4.3 Neurogene Sexualität 43
3.5 Mobilität, Muskelkraft und Sensibilität 45
3.5.1 Mobilisation in der Primärphase 45
3.5.2 Muskelkraft 53
3.5.3 Sensibilität 62
Literatur 66
3.6 Kreislauf 67
3.6.1 Hypotonie 67
3.6.2 Hypertonie als Teil der autonomen Dysreflexie 68
3.6.3 Thromboembolische Prozesse 69
3.6.4 Temperaturregulation 70
Literatur 70
3.7 Atmung 71
3.7.1 Normale Atmung 71
3.7.2 Atemparameter 72
3.7.3 Behandlung 75
3.7.4 Beatmung 79
Literatur 81
3.8 Periartikuläre Ossifikationen 82
3.8.1 Definition, Vorkommen, Lokalisation 82
3.8.2 Klinische Aspekte 83
3.8.3 Medizinische Diagnosestellung 84
3.8.4 Ätiologie und Prävention 84
3.8.5 Physiotherapeutische Behandlung 85
3.8.6 Medizinische Behandlung 87
3.8.7 Sekundäre Folgen der PAO 88
Literatur 88
3.9 Spastizität 88
3.9.1 Definition, Kennzeichen und Behandlungsindikationen 88

3.9.2 Messen der Spastizität 90
3.9.3 Spastische Muster 91
3.9.4 Auslösende Reize 92
3.9.5 Prävention 93
3.9.6 Behandlung 93
Literatur 100

4 **Soziale Betreuung** 101

4.1 Einführung 101
4.2 Begleitung in den verschiedenen Rehabilitationsphasen 101
4.2.1 Aufnahmephase 101
4.2.2 Bettphase 104
4.2.3 Aktive Trainingsphase 104
4.2.4 Entlassungsphase 109
Literatur 110

5 **Psychologische Aspekte** 111

5.1 Einführung 111
5.2 Psychologische Schwerpunkte in den einzelnen Rehabilitationsphasen 111
5.2.1 Immobilisationsphase 111
5.2.2 Mobilisationsphase 112
5.2.3 Aktive Trainingsphase 112
5.2.4 Entlassungsphase 113
5.3 Der Bewältigungsprozeß 113
5.3.1 Der Trauerprozeß 113
5.3.2 Auffassungen über den Bewältigungsprozeß 116
5.3.3 Diagnostik und Behandlung 117
5.4 Besondere Probleme 118
5.4.1 Körpererleben 118
5.4.2 Sexualität 119
5.4.3 Selbstsicherheit 120
5.5 Abschluß und Nachsorge 123
Literatur 123

6 **Funktionelles Training** 125

6.1 Grundfunktionen 125
6.1.1 Einführung 125
6.1.2 Kopfkontrolle 129

6.1.3 Balance ... 129
6.1.4 Sitzbalance ... 129
6.1.5 Unterarmstütz ... 132
6.1.6 Drehen ... 132
6.1.7 Lagewechsel im Langsitz ... 133
6.1.8 Lagewechsel der Beine im Langsitz ... 134
6.1.9 Vierfüßlerstand ... 135
6.1.10 Zum Sitz kommen ... 136
6.1.11 Transfers ... 139
6.1.12 Radfahren ... 152
6.1.13 Drehkurbeln ... 154
6.2 Instrumente zur Messung des funktionellen Niveaus ... 154
6.2.1 Einführung ... 154
6.2.2 Physiotherapeutische Untersuchungslisten ... 154
6.2.3 Parameter ... 155
6.2.4 Funktionelle Observatielijst Dwarslaesiepatienten (FOD) ... 155
6.2.5 Funktionelle Aktivitäten in Abhängigkeit von der Läsionshöhe ... 159
6.2.6 Andere Meßinstrumente ... 160
6.2.7 Messung der Selbständigkeit: Kombination zwischen FOD und ATL-FOD ... 161
6.2.8 Funktionelles Entlassungsniveau ... 161
Literatur ... 163
6.3 Steh- und Gehtraining ... 164
6.3.1 Vertikalisation ... 164
6.3.2 Therapeutische und präventive Funktionen des Stehens und Gehens ... 164
6.3.3 Stehen ... 165
6.3.4 Gehtraining im Barren ... 167
6.3.5 Gehtraining mit Rollator ... 172
6.3.6 Gehen mit Unterarmstützen ... 175
6.3.7 Steh- und Gehmöglichkeiten in Abhängigkeit von der Läsionshöhe ... 184
6.3.8 Hilfsmittel zum Stehen und Gehen ... 188
6.3.9 Fortsetzung von Stehen und Gehen nach der Entlassung ... 196
Literatur ... 197

7 Ergotherapie ... 199

7.1 Einführung ... 199
7.2 Handfunktionspotential bei tetraplegischen Patienten ... 199
7.2.1 Funktionelle Bedingungen ... 199

7.2.2 Konservative Behandlung in Abhängigkeit von der Läsionshöhe . . . 203
7.3 ATL-Training . . . 210
7.3.1 Begriffsbestimmung . . . 210
7.3.2 Organisation . . . 210
7.3.3 Trainingsaufbau . . . 211
7.3.4 Hilfsmittel für die ATL . . . 215
7.3.5 Funktionelles ATL-Niveau und Läsionshöhe . . 216
7.4 Arbeitstherapie und Haushaltstraining . . . 216
7.4.1 Arbeitstherapie . . . 219
7.4.2 Haushaltstraining . . . 220
7.5 Transportmittel . . . 221
7.5.1 Rollstühle . . . 221
7.5.2 Auto . . . 225
7.5.3 Fahrrad . . . 228
Literatur . . . 228
7.6 Wohnungsanpassung . . . 228
7.7 Kommunikation . . . 232
7.7.1 Lesen und Schreiben . . . 232
7.7.2 Kommunikation über die Sprache . . . 233
7.7.3 Television und Umweltkontrollgerät . . . 233

8 Sport . . . 235

8.1 Rollstuhltraining . . . 235
8.1.1 Kennzeichen des modernen Rollstuhls . . . 236
8.1.2 Rollstuhleinstellung . . . 237
8.1.3 Elementares Rollstuhltraining . . . 238
8.1.4 Spezifische Rollstuhltechniken . . . 240
8.2 Tischtennis . . . 244
8.2.1 Material und Trainingsaufbau . . . 244
8.3 Bogenschießen . . . 246
8.3.1 Standardausstattung und spezifische Hilfsmittel 247
8.3.2 Trainingsaufbau . . . 248
8.4 Schwimmen . . . 250
8.4.1 Trainingsaufbau . . . 251
8.5 Konditionstraining . . . 252
8.6 Rollstuhlbasketball . . . 253
8.7 Gewehrschießen . . . 253
8.8 Rudern und Kanufahren . . . 254
8.9 Leichtathletik . . . 254
8.10 Sport nach der Entlassung . . . 254
8.10.1 Nationale Sportorganisationen . . . 254
8.10.2 Untersuchung und Beratung . . . 254
8.10.3 Wettkampfsport . . . 255
Literatur . . . 256

9 Durchbewegen und Stretching 257

9.1 Mobilisieren des Arms bei tetraplegischen Patienten 258
9.1.1 Schulter 258
9.1.2 Ellenbogen 260
9.1.3 Handgelenk 260
9.2 Durchbewegen der Beine und des Rumpfs ... 262
9.2.1 Hüfte 262
9.2.2 Knie 264
9.2.3 Sprunggelenk 265
9.2.4 Zehen 267
9.2.5 Rumpf 267
9.3 Selbständiges Durchbewegen der Beine und Füße 267
9.3.1 Stretching der Rückenmuskeln und Kniebeuger 268
9.3.2 Hüft- und Knieflexion 269
9.3.3 Hüftinnenrotation und -adduktion 269
9.3.4 Hüftaußenrotation und -abduktion 269
9.3.5 Dehnen der Kniebeuger 270
9.3.6 Durchbewegen der Füße im Langsitz 270
9.3.7 Hüftextension 272

10 Hebetechniken 273

10.1 Grundregeln 273
10.2 Transfer des liegenden Patienten 276
10.3 Seitliches Umlagern 277
10.4 Den liegenden Patienten zum Fuß- oder Kopfende ziehen 277
10.5 Aus der Rückenlage zum Sitzen bringen 278
10.6 Anheben im Rollstuhl 278
10.7 Transfer Rollstuhl-Bett 279
10.8 Vom Kurzsitz in den Stand 281
10.9 Transfer Rollstuhl-Auto 281
Literatur 282

11 Neue Entwicklungen 283

11.1 Funktionelle Elektrostimulation 283
11.1.1 Untersuchungsergebnisse 284
11.1.2 Stehen und Gehen 284
11.1.3 Rumpf und Arme 286
11.1.4 Neurogen gestörte Blase 286
11.1.5 Rückenmark 286

11.1.6 N.-phrenicus-Stimulator 287
11.2 Intrathekale Infusion
über eine implantierte Pumpe 287
11.3 Rekonstruktive Handchirurgie 288
11.3.1 Ausgangspunkte 288
11.3.2 Internationale Klassifikation 289
11.3.3 Einige chirurgische Möglichkeiten 290
11.3.4 Prä- und postoperative Behandlung 291
11.3.5 Schlußfolgerung 294
11.4 Medikamentöse Behandlung
bei Rückenmarkschädigungen 294
Literatur 294

12 Entlassung und Nachsorge 297

12.1 Krankengymnastik 297
12.2 Prophylaxe von Komplikationen 299

Anhang: Wichtige Adressen 301

Querschnittzentren 301
Sport 303
Patientenvereinigungen und Zeitschriften 303
Weitere Informationen 303

Sachverzeichnis 305

1 Einführung

1.1 Der Weg zur Rehabilitation

1.1.1 Geschichtlicher Rückblick

Das Krankheitsbild der Querschnittlähmung ist bereits seit dem frühen Altertum bekannt; Symptome und Prognose wurden schon damals sehr detailliert beschrieben. So wurde in Luxor in Ägypten eine Papyrusrolle gefunden, die auf etwa 2500 – 3000 Jahre vor Christus datiert wurde und bekannt ist unter dem Namen „Edward Smith Papyrus". Darin beschreibt der Arzt Imhotep, dem dieses Schriftstück zugeschrieben wird, eine Reihe von Krankengeschichten. Eine davon handelt von einem Mann mit einer Luxationsfraktur der Halswirbelsäule und einer daraus folgenden Tetraplegie (casus 31).

If thou examinest a man having a dislocation in a vertebra of his neck, shouldst thou find him unconscious of his two arms and two legs on account of it and urine drops from his member without his knowing it, his flesh has received wind, his two eyes are blood-shot. It is a dislocation of a vertebra of his neck extending to his backbone which caused him to be unconscious of his two arms and his two legs.

Thou shouldst say concerning him: one having a dislocation in a vertebra of his neck, while he is unconscious of his two arms and his urine dribbles: "An ailment not to be treated"

Nach einer guten klinischen Beschreibung, in der sowohl die motorischen und sensiblen Ausfälle als auch die vegetative Ausfallssymptomatik mit neurogenen Blasen- und Darmleiden sowie das Bild der autonomen Dysreflexie („his two eyes are blood-shot") geschildert wird, schreibt er seine Diagnose, benennt die Prognose und kommt aufgrund dessen zu dem Schluß: „An ailment not to be treated", d. h. therapeutische Abstinenz.

Der berühmte Admiral Nelson, der während der Schlacht von Trafalgar kurz vor dem Sieg von einem Schuß in die Brustwirbelsäule getroffen wurde und eine Querschnittsymptomatik mit kompletter Paraplegie aufwies, starb einige Stunden später an inneren Blutungen.

Nur bei inkompletten Läsionen konnte von einer Überlebenschance gesprochen werden, wie es im alten Testament beschrieben wurde:

Jonathan, der Sohn von Saul, hatte einen Sohn, der gelähmt war an seinen Füßen, fünf Jahre alt war er, als die Mitteilung über Saul und Jonathan in Jirzreël eintraf.

Seine Amme hatte ihn zu sich genommen und war geflüchtet, aber durch ihre überhastete Flucht war er gefallen und Krüppel geworden. Er hieß Mefiboseth (2. Samuel 4:4).

Durfte jemand mit einer Querschnittlähmung schon überleben, dann wurde ihm eine nahezu normale Existenz versagt. D. H. Lawrence schrieb das Buch *Lady Chatterley's Lover*. Der Gemahl von Lady Chatterley, Clifford Chatterley, kehrt aus dem ersten Weltkrieg zurück mit einer Paraplegie:

With the lower half of his body, from the hips down, paralysed for ever.

Durch seine Behinderung ist er nicht imstande zur Zärtlichkeit und Passion, und sie muß sich dies in einer außerehelichen Beziehung suchen.

Dieses Buch hat das Bild der Querschnittlähmung jahrelang negativ mitbestimmt und sogar in der Literatur zum festen Begriff des „Chatterley-Syndroms" geführt.

"An ailment not to be treated".

Mehrere tausend Jahre lang wurde das Syndrom der Rückenmarkschädigung als mit dem Leben unvereinbar angesehen. Komplikationen galten als unvermeidbar und wurden sogar pseudowissenschaftlich erklärt und legitimiert, so z. B. durch eine neurogene Entstehung des Dekubitus. Die Patienten starben innerhalb von Wochen oder Monaten durch
- körperlichen Verfall als Folge eines Dekubitus,
- Nierenfunktionsstörungen im Zusammenhang mit dem primär neurogenen Blasenleiden oder sekundär als Folge einer dekubitusbedingten Amyloidose.

Vom 30. Jahrhundert vor Christus bis zum 20. Jahrhundert nach Christus blieben die Überlebenszahlen fast konstant:
- Innerhalb von 2 Jahren waren nahezu alle Patienten mit einer Tetraplegie verstorben.
- Von den Patienten mit einer Paraplegie (inkl. tiefe und inkomplette Läsion) starben 40–60%.
- Für alle Querschnittgelähmten betrug die Mortalität innerhalb von drei Monaten 60% und nach zwei Jahren 80%. Erst nach dem zweiten Weltkrieg kam es zu einem spektakulären Rückgang dieser Sterberate.

1.1.2 Ausgangspunkte einer gezielten Behandlung

Im Februar 1944 wurde im Zuge der Vorbereitung auf die Landung der Alliierten in der Normandie ein spezialisiertes Querschnittzentrum in Stoke Mandeville, Aylesbury, England eröffnet. Dies geschah unter der engagierten Leitung von Sir Ludwig Guttmann, einem Neurochirurgen jüdischer Abstammung, der 1939 von Deutschland aus nach England geflüchtet war.

In den Vereinigten Staaten von Amerika entstanden zum gleichen Zeitpunkt ebenfalls spezialisierte Abteilungen, wobei namentlich die Querschnittabteilung des Veteran Administration Hospital in Long Beach, California, genannt werden sollte, die unter der Leitung von Professor Bors stand.

Bors und Guttmann bewiesen, daß kein Grund mehr für den geltenden Defätismus bestand. Sie zeigten, daß bei einer konsequent durchgeführten und problemorientierten Behandlung ein Patient mit einer Querschnittlähmung weiterleben konnte, und das nicht nur im Sinne eines bloßen Vegetierens, sondern eines sinnvollen Lebens mit allen sozialen Konsequenzen.

Diese erste Generation von „Paraplegisten" hat keine heroischen, rekonstruktiven Behandlungen entwickelt. Sie operierten weder am Rückenmark noch an den Nervenwurzeln. Sie benutzten lediglich Mittel und Techniken, die zu ihrer Zeit gegeben waren. Dadurch bewiesen sie, daß der Dekubitus nicht neurogen bestimmt war, sondern durch Wechsellagerung sehr wohl vermieden werden konnte. Kontrakturen waren bei richtiger Lagerungsmethode und gezielter Kontrakturprophylaxe nicht unvermeidbar. Chronische Harnwegsinfekte und Niereninsuffizienz waren bei einer richtigen Regulation des neurogenen Blasenleidens nicht obligatorisch.

Das Behandlungskonzept von Guttmann und Bars unterschied sich ganz wesentlich von dem der Vergangenheit. Sie hatten sich für eine *systematische, problemorientierte Behandlung* des Querschnittgelähmten entschieden und nicht für die Behandlung der Wirbelfraktur, der Rückenmarkschädigung, der Blasenlähmung, der Hautdruckstellen oder Kontrakturen. Für sie war beim querschnittgelähmten Patienten die Behandlung der Wirbelfraktur eng gekoppelt mit der Problematik der neurologischen Ausfälle, die Hautgefährdung eng verbunden mit dem Problem der Kontrakturen und der Spastik. Die Behandlung der Querschnittlähmung verstanden sie als Behandlung einer Vielzahl eng miteinander verflochtener Problemkreise.

Das hieß z. B.: konservative Frakturbehandlung bei gleichzeitiger *Dekubitusprophylaxe*. Beachtete man dieses nicht, so war die Fraktur zwar nach einigen Monaten konsolidiert, während die bei dieser Art von Frakturbehandlung provozierten Dekubitalgeschwüre den gesamten Rehabilitationsprozeß um mehrere Monate verlängerten und die Belastbarkeit der Weichteile auf Dauer beeinträchtigten.

Wo man früher wegen der in der primären Phase im Vordergrund stehenden vitalen Probleme die *neurogene Blasenlähmung* mit einem Dauerkatheter behandelte, wurde jetzt nach der Erkenntnis gehandelt, daß die Lebensdauer und die soziale Integration in erheblichem Maße von einer gut geregelten Blasenfunktion bestimmt wird und daß die spätere Fertilität durch primäre Fehler in der urologischen Versorgung stark negativ beeinflußt werden kann.

Ebenso wiesen sie darauf hin, daß eine *Kontrakturprophylaxe* gerade in den ersten Tagen und Wochen extrem wichtig ist.

Sie lehrten uns, daß die letztendlich erreichbare *Funktion der Hand* bei Patienten mit einer Tetraplegie von den Maßnahmen bestimmt wird, die in der Akutphase getroffen werden. Es muß an einer aktiven Funktionshand gearbeitet werden, um das bereits stark eingeschränkte Handfunktionspotential nicht noch weiter zu reduzieren.

Auch der *psychischen Problematik* wurde schon in der Akutphase eine hohe Priorität zugeordnet. Sie erkannten, daß die psychischen Probleme nicht mit Bemerkungen wie: „Kopf hoch" und „Es wird schon wieder gut" abgetan werden können.

Folgt man dieser Philosophie einer systematischen und umfassenden Behandlung, so wird man eine primäre Behandlung für mißlungen erklären müssen, wenn bei einem Patienten mit einer kürzlich aufgetretenen Querschnittlähmung zwar die Haut intakt ist, die Gelenke nicht eingeschränkt sind, die Hand eine funktionelle Haltung hat, keine Urethrafistel besteht, aber die Atmung insuffizient ist. Gleiches gilt natürlich, wenn ein Patient mit einem stabilen Kreislauf, einer suffizienten Atmung, einer stabilen Wirbelsäule überlebt, aber Dekubitus, Kontrakturen, afunktionelle Gelenkhaltungen und eine chronische Blasenentzündung mit niedriger Füllungskapazität hat. Von dem Restpotential, welches er für seine Lebensfunktionen braucht, ist unnötig viel verloren gegangen.

1.1.3 Das Querschnittzentrum („spinal unit")

Guttmann entwickelte dazu die Forderung: „Comprehensive management in comprehensive units (*spinal units*)".

Ein Behandlungsort sollte geschaffen werden, wo von der Aufnahme nach dem Unfall bis zum Tag der Entlassung nach Hause die gesamte Behandlung stattfinden sollte. Die Verantwortung für die Behandlung sollte bei einem multidisziplinären Team mit Beteiligung aller notwendigen Spezialisten liegen, deren Arbeit von einem verantwortlichen Leiter koordiniert wird. Das heißt: *Rehabilitation ab der ersten Stunde*!

Eine solche Querschnitteinheit bietet die Möglichkeit:

- zu einer umfassenden („comprehensive") Behandlung;
- zum Treffen der für die spätere Rehabilitation entscheidenden Maßnahmen bereits in der Anfangsphase der Behandlung;
- zu einer sorgfältigen und exakten Dokumentation, wodurch sinnvolle Kontrolluntersuchungen möglich werden;
- zur Entwicklung und Überprüfung neuer Behandlungsprinzipien.

Diese Behandlungsstrategie hat schon hinreichend ihre Richtigkeit bewiesen. Vor den negativen, manchmal fatalen Folgen des Gegenteils für die Querschnittgelähmten muß gewarnt werden. Bedbrook formulierte es folgendermaßen:

„The piecemeal care of spinal fractures with paralysis is a practice endemic in every community and to be condemned". Harris, Herausgeber der Zeitschrift *Paraplegia*, schrieb: „Many different specialities may in practice mean fragmentation of management, and patients may be passed on from specialist to specialist and hospital to hospital, sometimes with tragic results".

1.1.4 Das Querschnittbehandlungsteam

Moderne Rehabilitation ist nur möglich durch Teamarbeit. Unser Team setzt sich aus Rehabilitationsarzt, Schwestern und Pflegern, Physiotherapeuten, Ergotherapeuten, Psychologen, Sozialarbeitern und einer Sekretärin zusammen.

Es sollten Möglichkeiten der Zusammenarbeit mit einem Prothesenhersteller, einem orthopädischen Schuhmacher, einem Adaptationstechniker und einem Erziehungsberater sowie einem Seelsorger vorhanden sein. Es besteht eine enge Zusammenarbeit mit den Erstbehandlern, den Konsiliarärzten und externen Instanzen. Die zentrale Position nimmt der Patient und sein soziales Umfeld ein.

Wenn wir von Teambehandlung sprechen, geschieht dies häufig mit einer Selbstverständlichkeit, welche die besonderen Anforderungen, die an eine solche Gruppenarbeit gestellt werden, nicht berücksichtigt. Ein Team ist nichts Statisches mit einer selbstverständlichen Struktur, Hierarchie und Arbeitsteilung, sondern unterliegt einer Dynamik, wobei jeder aufgrund seiner eigenen Qualitäten und eigenen Kompetenz, aber in Abhängigkeit vom Beitrag der anderen, seinen Teil zur umfassenden Behandlung des Patienten beisteuert. Persönliche und fachliche Qualitäten sind eine Bedingung für einen adäquaten Beitrag, aber sie reichen nicht aus. Maßgeblich ist, wie aufgrund der eigenen Kompetenz mit dem Beitrag der anderen, einschließlich des Patienten, umgegangen wird. Der Aufbau eines solchen Teams dauert wenigstens 3–5 Jahre, denn soviel Zeit braucht man, um das Mitspielen zu lernen in der schönen, aber auch oft mißverstandenen *interdisziplinären Zusammenarbeit*.

Nach längerer Zusammenarbeit droht dann eine andere Gefahr. Das Team wird zu einer Institution, wo es keine Fragen mehr gibt, sondern nur Sicherheiten, wo die Gefahr von Stagnation, falschen Entwicklungen oder sogar Mißlingen droht. Schulung, kritische Evaluation von bestehenden Behandlungen und die Entwicklung von neuen Behandlungsprinzipien bieten Möglichkeiten, sich diesem Erstarren zu widersetzen.

1.1.5 Die Methode der Rehabilitation

Die *kurative Medizin* ging von dem Schema aus:

Ätiologie → Pathologie → Phänomene → Diagnostik und Therapie → Genesung

Die Erfahrung lehrt aber, daß bei Rükkenmarkschädigungen nur selten eine Genesung erreicht werden kann. Wenn trotz aller Fortschritte in der Diagnostik und Therapie die Schädigung nicht zu heilen ist, bleibt ein Mensch übrig mit einem bleibenden Schaden.

In der Rehabilitationsmedizin wird für die Behandlung dieser Patienten das Schadens - Einschränkungs - Handikap - Modell verwendet.

Schaden („impairment"): Unter einem Schaden wird jeder Verlust einer anatomischen Struktur, physiologischen oder psychischen Funktion verstanden. Hauptsächliches Kennzeichen ist eine abnormale Funktion des Körpers. Der Schaden spielt sich also überwiegend auf dem Niveau der Organe ab.

Dieser bleibende Schaden verursacht funktionelle Einschränkungen.

Funktionelle Einschränkung („disability"): Eine Einschränkung kann umschrieben werden als eine Verminderung oder als Fehlen von Funktionen, mit denen Aktivitäten derart ausgeführt werden können, wie dies normalerweise bei Menschen gleichen Alters, Geschlechts und gleicher Kultur der Fall ist. Die funktionelle Einschränkung ist also ein Zustand, in dem sich der Schaden hauptsächlich im täglichen Leben äußert.

Mit dieser Einschränkung begibt sich der Mensch in die Gesellschaft und erfährt eine soziale Beeinträchtigung.

Beeinträchtigung („handicap„): Eine soziale Beeinträchtigung ist eine nachteilige Position, die aus einem Schaden oder einer funktionellen Einschränkung resultiert. Sie ist ein Zustand, in dem eine normale Lebensweise des betreffenden Individuums gestört, eingeschränkt oder verhindert wird.

Das *Handikap* ist Ausdruck einer Störung der sozialen Integration, die entweder durch funktionelle Einschränkungen des Individuums oder durch gesellschaftliche Diskriminierung verursacht wird. Sein Ausmaß wird also wesentlich von der Art und Weise bestimmt, wie die Gesellschaft auf die Invalidität des Betroffenen reagiert.

Die Begriffe Schaden, funktionelle Einschränkung und soziale Beeinträchtigung bilden die Basis für das Handeln der Rehabilitationsmedizin. Sie ist sich immer bewußt, daß bleibende Funktionsstörungen zu Veränderungen im sozialen Leben

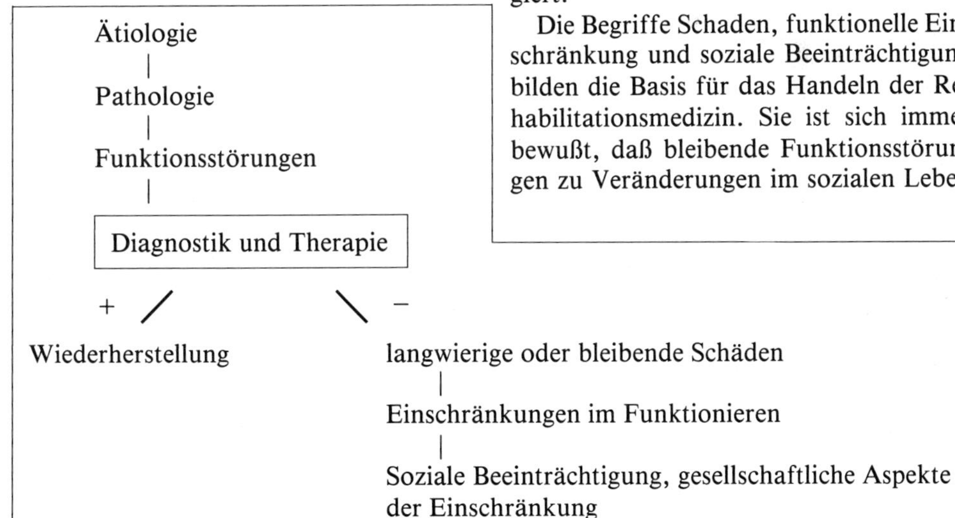

des Betroffenen als Menschen zwischen Menschen führen.

Auf dieser Basis muß das bestehende kurative Schema erweitert werden und folgende zusätzliche Schritte umfassen.

Das Arbeiten anhand dieses Folgenmodells erfordert:
- das Erkennen des Schadens und der zugrundeliegenden Krankheit oder Abweichung,
- die Bestimmung der Prognose und der zu erwartenden funktionellen Einschränkung,
- das Erkennen der bleibenden funktionellen Einschränkungen,
- das Antizipieren der gesellschaftlichen Konsequenzen, die aus der funktionellen Einschränkung resultieren.

Das Erkennen der Rückenmarkschädigung wird bei einem Patienten, der die entsprechenden Symptome zeigt und bei Bewußtsein ist, im allgemeinen keine größeren Probleme aufwerfen. Schwieriger ist die Diagnostik am Unfallort bei bewußtlosen Patienten oder bei nur diskret vorhandenen Symptomen.

Die Prognose des Schadens wird nicht immer eindeutig zu formulieren sein, vor allem nicht bei inkompletten Läsionen oder bei pro- oder regressiver Rückenmarkpathologie. Hier ist große Sorgfalt geboten.

Von entscheidender Wichtigkeit für den Rehabilitationsprozeß ist der Übergang vom Schaden zur funktionellen Einschränkung. Ausgehend vom Schaden läßt sich die funktionelle Einschränkung abschätzen, ohne daß immer ein gesetzmäßiger Zusammenhang aufgezeigt werden kann.

Schon in der ersten Stunde muß bei einem Patienten mit Halswirbelfraktur dem Behandlungsteam die erreichbare und anzustrebende Handfunktion vor Augen stehen. Nur dann ist es möglich, sofort die Maßnahmen zu ergreifen, mit denen langfristig die maximale Restfunktion erreicht wird. Wenige Behandler werden sich darüber im klaren sein, daß eine kleine Extensionseinschränkung im Ellenbogen einem Patienten mit Tetraplegie bei ungenügender Tricepsfunktion das spätere Übersetzen vom Rollstuhl ins Bett unmöglich macht und damit die Selbständigkeit sehr stark reduziert.

Das Antizipieren der gesellschaftlichen Konsequenzen, welche die funktionellen Einschränkungen nach sich ziehen werden, ist eine der schwierigsten Aufgaben im Rehabilitationsprozeß, aber auch eine der wichtigsten, da dies letztendlich die Lebensqualität des Patienten bestimmt.

Ein konsequentes Arbeiten innerhalb dieses Modells von „Schaden, funktioneller Einschränkung und sozialer Beeinträchtigung" ist eine unabdingbare Voraussetzung, um zu der notwendigen umfassenden Behandlung („comprehensive management") zu gelangen.

Wie verläuft nun eine derartige Analyse?

Bangma stellte 1989 die SAMPC-Analyse vor, die die Beobachtung folgender Kriterien umfaßt:

Somatisch (S): Abweichungen in der Kraft, der Sensibilität, der Koordination, im Muskeltonus, in der Gelenkfunktion, der Statik und der vegetativen Funktion.

Aktivitäten des täglichen Lebens (A): Probleme mit dem Essen, dem Waschen, dem Kleiden, dem Stehen, dem Gehen, der persönlichen Hygiene, dem Fortbewegen innerhalb des Hauses und dem Benutzen von Hilfsmitteln.

Gesellschaftlich („maatschappelijk" M): Bewegen außer Haus, das Verrichten von Arbeit, das Wohnen, insofern es um das Beibehalten der normalen gesellschaftlichen Rolle und das kreative Wirken geht.

Psychisch (P): gestörtes Bewußtsein, Intelligenz, Gedächtnis, Denken und Benehmen.

Kommunikativ (C): Sprechvermögen, Sprache, Hören und Sehen.

Mit Hilfe der SAMPC-Analyse kann eine systematische diagnostische Analyse innerhalb des Schadens-Einschränkungs-Handikap-Modells stattfinden und entsprechend ein systematischer Rehabilitationsplan aufgestellt werden.

1.2 Was ist eine Querschnittlähmung?

Eine Querschnittlähmung kann definiert werden als eine Schädigung des Rückenmarks und/oder der im Wirbelkanal verlaufenden Nervenwurzeln, resultierend aus einer Kontinuitätsunterbrechung der aufsteigenden und absteigenden Bahnen.

1.2.1 Symptome

Motorischer Ausfall

Die aktive, willkürliche Motorik wird supraspinal eingeleitet. Der Impuls verläuft über absteigende, motorische Systeme und erreicht über die motorische Vorderhornzelle und periphere Nerven den Effektor (Muskel). Bei einer Unterbrechung dieser absteigenden Systeme wird der Muskel nicht erreicht: es besteht eine Lähmung distal der Läsionshöhe.

Dabei muß unterschieden werden zwischen spastischer und schlaffer Lähmung. Im ersten Fall ist der spinale Reflexbogen distal der Läsion intakt, wird aber von supraspinal nicht erreicht. Dies resultiert in einer Lähmung, wobei gleichzeitig der hemmende Einfluß auf die spinalen Reflexe ausfällt, mit der Folge von Hyperreflexie, pathologischen Reflexen und einer erhöhten Muskelspannung. Diese Form ist bekannt unter dem Namen „*upper motor neuron lesion*“.

Im zweiten Fall, der schlaffen Lähmung, wird der Effektor gleichfalls nicht erreicht, aber jetzt ist der Reflexbogen in einem seiner Teile geschädigt, mit der Folge einer Areflexie und Atonie. Diese zweite Form ist bekannt unter dem Namen „*lower motor neuron lesion*“.

Unmittelbar nach dem Unfall kann zunächst ein spinaler Schock entstehen, bei dem keine einzige Reflexaktivität vorhanden ist. Erst nach dem Ende dieser Phase kann die obengenannte Einteilung gemacht werden.

Sensibler Ausfall

Durch die Unterbrechung der aufsteigenden Strukturen werden die durch die Rezeptoren aufgenommenen sensiblen Reize nicht an die Hirnrinde weitergeleitet, also nicht bewußt wahrgenommen. Unterhalb des Läsionsniveaus besteht ein völliger Ausfall aller sensiblen Qualitäten. Berührung, Schmerz, Kälte und Wärme werden nicht empfunden, Informationen über Haltung und Bewegung fehlen. Diese Sensibilitätsstörung ist ein wichtiger Faktor bei der Querschnittlähmung und darf nicht unterschätzt werden.

Ein zu lange bestehender, aber nicht wahrgenommener Druck erzeugt zusammen mit der gestörten Vasoregulation eine Hautschädigung. Dies hat meist weitreichende Konsequenzen für die Rollstuhlbelastbarkeit, also für das tägliche Leben. Auch psychisch ist dieser Sensibilitätsausfall oft schwierig zu verarbeiten: Ein Mädchen mit einer C 5-Läsion beschreibt sich z. B. als einen lebenden Kopf, und ein Junge mit einer Paraplegie reagiert psychotisch bei der ersten Rollstuhlmobilisation, weil er meint zu schweben. Auch für das Intim- und Sexualleben, wo Tast- und Haltungsgefühl so wichtig sind, ist dieser Verlust für das Ausmaß des Handikaps sehr wichtig.

Gerade in diesem Bereich ist eine exakte Prüfung des Sensibilitätsausfalls von großer Bedcutung. Oft gibt es bei einer im übrigen kompletten Lähmung eine sakrale Aussparung, wobei in den sakralen Segmenten die Sensibilität partiell intakt zu sein scheint.

Vegetative Störungen

Durch die Markschädigung entstehen ernsthafte Störungen in der Blasen- und Darmfunktion sowie in den sexuellen Funktionen, in der Zirkulationsregulation, der Atmung, dem Gefäßtonus und der Thermoregulation.

In Kap. 3 wird ausführlich darauf eingegangen.

1.2.2 Ausmaß

Für das Ausmaß der Läsion sind zwei Faktoren bestimmend:
- die Höhe,
- die Vollständigkeit der Läsion.

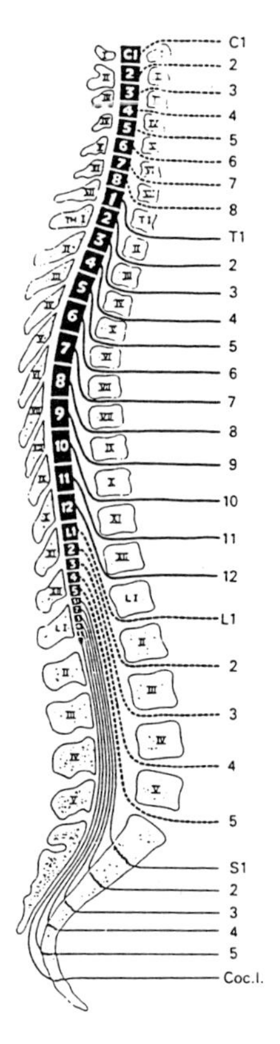

Abb. 1.1. Zuordnung von Wirbel- und Rückenmarksegmenten

Höhe

Das Querschnittbild wird bestimmt von der Rückenmarkschädigung und nicht von der Wirbelsäulenverletzung.

Beim Erwachsenen ist das neurologische Segment nicht mit dem Wirbelkörper identisch (Abb. 1.1). Dies muß beim Bestimmen der segmentalen Läsionshöhe beachtet werden.

Man unterscheidet im wesentlichen:
Tetraplegie: Schädigung im zervikalen Myelon und dem ersten thorakalen Segment (intrinsische Muskulatur) mit Störung aller vier Gliedmaßen.
Paraplegie: Schädigung unterhalb des Niveaus von Th1 mit Störung im Rumpf und in den unteren Extremitäten.

Bei Frakturen der Lendenwirbelkörper und tiefer wird das Myelon nicht mehr geschädigt, sondern nur Conus medullaris und Cauda equina. Daraus resultiert eine Paraplegie vom Lower-motor-neuron-Typ.

Komplette oder inkomplette Querschnittlähmung

Bei einer *kompletten Läsion* besteht eine völlige Kontinuitätsunterbrechung der Leitungsfunktion des Rückenmarks, dies gilt sowohl für Impulse vom Gehirn zur Peripherie als auch umgekehrt.

Bei einer *inkompletten Läsion* ist diese Leitungsfunktion noch partiell vorhanden, wobei Variationen von nahezu keinem bis zu fast völligem Ausfall möglich sind. Die Ausfälle müssen für jedes Teil der symptomatologischen Trias (Motorik, Sensibilität, Vegetativum) festgehalten werden, z. B.:
- motorisch komplette Querschnittlähmung unterhalb C 6
- sensibel inkomplett unterhalb C 7
- komplette Blasen- und Mastdarmlähmung.

Eine solche detaillierte Beschreibung verdient den Vorzug gegenüber einer summarischen Einteilung, wie: subtotale Querschnittlähmung, Anterior-cord-Syndrom, Central-cord-Syndrom, Brown-Sequard-Syndrom usw.

1.2.3 Nomenklatur

Nach internationalen Absprachen wird die Querschnittlähmung nach dem letzten intakten Rückenmarksegment für die motorischen und sensiblen Qualitäten benannt.

Für die *motorische Typisierung* wird von monosegmental innervierten Schlüsselmuskeln ausgegangen, was nicht immer ganz korrekt, aber klinisch sehr gut verwendbar ist (Tabelle 2.1).

Die *Reflexe* geben Informationen über den Grad des Intaktseins des Reflexbogens und über das betreffende Segment (Tabelle 2.2).

Die *sensiblen Qualitäten* der verschiedenen Segmente werden nach dem Dermatomschema getestet (Abb. 1.2). Es ist notwendig, auch die tiefen sakralen Segmente genau zu untersuchen, um festzustellen, ob der sensible Ausfall komplett ist oder nicht. Auch ist eine genaue Untersuchung der Arme und Hände notwendig, um keine Irrtümer in bezug auf den Übergang C 4 – Th 2 aufkommen zu lassen, wie dies bei einer Beschränkung auf den Rumpf der Fall sein kann.

Aufgrund dieses motorischen und sensiblen Befundes ist es möglich, eine genaue *Diagnose* zu stellen.

Tabelle 2.1. Kennmuskeln zur motorischen Typisierung

Rückenmarksegment	Kennmuskel
C 1 – 3	Nackenmuskel, M. trapezius pars ascendens
C 4	Diaphragma, M. deltoideus
C 5	M. biceps brachii
C 6	M. extensor carpi radialis
C 7	M. triceps brachii
C 8	M. flexor digitorum
Th 1	Kleine Handmuskulatur
Th 2 – Th 12	Interkostalmuskulatur
Th 7 – L 1	Bauchmuskeln
L 2	M. iliospoas Adduktorenmuskulatur
L 3	M. quadriceps femoris
L 4	M. tibialis anterior
L 5	M. tibialis posterior, M. extensor hallucis
S 1	M. gastrocnemicus und M. soleus M. flexor hallucis
S 2	M. flexor digitorum
S 2, 3 und 4	Blase und Darm

Tabelle 2.2. Zuordnung der Reflexe zu den Rükkenmarksegmenten

Rückenmarksegment	Reflex
C 5	Bizepssehnenreflex
C 7	Trizepssehnenreflex
L 3	Quadricepssehnenreflex
S 1	Achillessehnenreflex
S 2, 3 und 4	Analreflex und Bulbocavernosusreflex

Beispiel
- M. biceps brachii, Kraft 5: C 5
- M. extensor carpi radialis, Kraft 3 – 4: C 6
- M. triceps brachii, Kraft 0: C 7

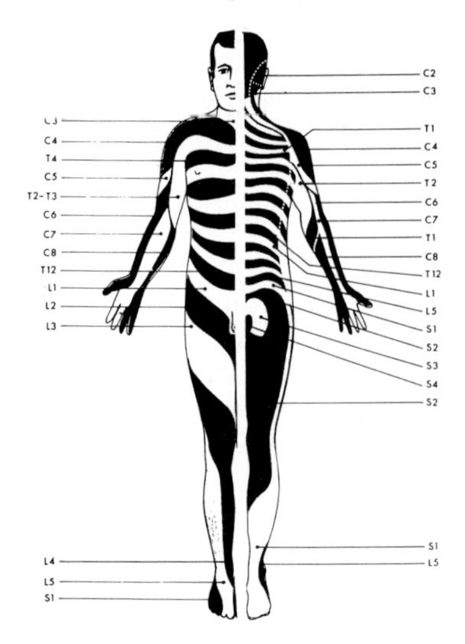

Abb. 1.2. Dermatomschema

Diagnose: Traumatische Tetraplegie, motorisch inkomplett unterhalb C 5, komplett unterhalb C 6, sensibel durchgehend inkomplett unterhalb C 5 bei Luxationsfraktur HWK 5/6 seit dem ...

In dieser Diagnose ist der neurologische Ausfall angegeben (noch zu ergänzen durch den vegetativen Ausfall, nur als komplett oder inkomplett ausgedrückt) sowie auch die dazugehörige Frakturproblematik.

Nur diese Beschreibung führt zu reproduzierbaren und vergleichbaren Informationen. Die Klassifikation einer Querschnittlähmung ausschließlich nach dem Skelett-Trauma gibt uns keine Information über das tatsächliche Ausmaß und die Höhe der Rückenmarkschädigung.

1.2.4 Ursachen

Die häufigste Ursache einer Rückenmarkschädigung ist das Trauma, meistens mit, manchmal auch ohne Wirbelsäulenverletzung, z. B. bei Verkehrs-, Sport- Arbeits- und Hausunfällen. Dies hat zur Folge, daß die meisten Patienten der Querschnittabteilung junge Leute sind.

Die Altersverteilung zeigt den höchsten Gipfel bei 20 – 24 Jahren (Verkehr und Sport), den nächsten bei 35 – 45 Jahren (Verkehr und Arbeit) und einen weiteren bei 75 – 80 Jahren (Hausunfälle). Der mehrfach traumatisierte Patient, meist Opfer eines Verkehrsunfalls, muß speziell beachtet werden.

Je größer die Zahl der Diagnosen nach dem Unfall ist, umso mehr besteht die Gefahr einer Wirbelfraktur. Eine genaue und systematische Diagnostik eines Wirbelsäulenschadens und einer (drohenden) Rückenmarkschädigung sind daher äußerst wichtig.

Neben dem traumatischen Rückenmarkschaden gibt es noch viele andere Ursachen für eine Querschnittlähmung:

- angeborener Schaden, wie z. B. Spina, bifida mit Meningozele oder Meningomyelozele,
- erworbener Schaden durch Infektion: bakteriell oder viral, wie z. B. Spondylitis oder Myelitis transversa,
- neoplastische Prozesse (Tumoren) des Rückenmarks, der Rückenmarkhäute und der Wirbelsäule, entweder primär oder als Metastasen,
- vaskuläre Abweichungen, wie Angiome, Blutungen, Thrombosen und Embolie,
- Degenerationserscheinungen, wie Diskusprolaps und Spondylosis,
- idiopathisch: multiple Sklerose, Syringomyelie,
- iatrogen: z. B. durch invasive Diagnostik, Bestrahlung oder chirurgische Eingriffe.

1.2.5 Häufigkeit

Inzidenz

Die Anzahl neuer Patienten mit einem Rückenmarkschaden pro Million Einwohner wird als Inzidenz bezeichnet. Obwohl die internationalen Zahlen mit einiger

Vorsicht interpretiert werden müssen, kann man sagen, daß es in einer industrialisierten Gesellschaft 14,4 – 33,2 neue Patienten mit bleibender Querschnittlähmung pro Jahr pro Million Einwohner gibt, welche die Akutphase überleben (van Asbeck 1989). Für die Niederlande heißt das 200 – 465 neue Patienten mit einer bleibenden Querschnittlähmung pro Jahr.

Das S.I.G. (Stiftung Informationszentrum für das Gesundheitswesen) kommt zu folgenden Zahlen: 1987 wurden 375 Patienten mit einer Querschnittlähmung als Hauptdiagnose in den niederländischen akademischen und allgemeinen Krankenhäusern aufgenommen. 1988 betrug diese Zahl 384. Bei dieser letzten S.I.G.-Registration handelte es sich um traumatische Querschnittlähmungen, wobei sowohl die hohen als auch die tiefen Querschnittlähmungen wie auch die kompletten und inkompletten Läsionen einbezogen wurden.

Prävalenz

Der Anteil von Personen mit Querschnittlähmung, die zu einem bestimmten Zeitpunkt in einem Land leben, wird als Prävalenz bezeichnet. Sie wird bestimmt von Inzidenz und Lebenserwartung.

Angesichts der Unzulänglichkeiten bei den registrierten Zahlen sind hier nur grobe Schätzungen möglich. Die Mortalitätszahlen vor dem zweiten Weltkrieg betrugen ungefähr 80 % innerhalb von zwei Jahren, dies hat sich heute grundlegend geändert. Bei einer adäquaten Behandlung haben junge paraplegische Patienten eine Lebenserwartung, die 5 Jahre, und junge tetraplegische Patienten eine Lebenserwartung, die 10 Jahre unter der allgemeinen Lebenserwartung liegt (Bedbrook 1981).

Niereninsuffizienz und Dekubitus (die „Killer“ vor dem zweiten Weltkrieg) spielen für die heutige Sterbensrate fast keine Rolle mehr (van As 1989); die Todesursachen werden immer mehr bestimmt durch respiratorische Krankheiten, Herz- und Gefäßkrankheiten und Karzinome, wie dies auch bei der Normalbevölkerung der Fall ist.

Diese Zahlen beziehen sich auf die traumatischen Querschnittlähmungen. Für vaskulär und metastatisch bedingte Querschnittlähmungen ist die Situation anders. In dieser Gruppe ist die Überlebensdauer nach Bekanntwerden der Diagnose in 50 % der Fälle kürzer als 2 Monate und nur in 15 % länger als ein Jahr (Eijkenboom 1989).

Vor allem durch die verbesserte Lebenserwartung nimmt die Prävalenz deutlich zu, ebenso das Alter der Gruppe. Diese Zunahme hat Konsequenzen für die Nachsorge, und zwar nicht nur im quantitativen Sinne, sondern auch im Sinne von neuen Problemstellungen, z. B. der Betreuung alter querschnittgelähmter Patienten.

Literatur

As HHJ van (1989) Levensverwachting/mortaliteit bij patienten met een traumatische dwarslaesie. In: Pons C (red.) Basiscursus revalidatiegeneeskunde: Dwarslaesieproblematiek. Revalidatie Informatie Centrum (RIC), Hoensbroek

Asbeck F van (1987) Funktioneren met een paraplegie. Elinkwijk BV, Utrecht

Bangma BD (1989) Revalidatie-geneeskunde, methodologie en praktische uitvoering. Van Gorcum, Assen/Maastricht

Bedbrook GM (1981) The care and management of spinal cord injuries. Springer, Berlin Heidelberg New York

Eijkenboom WMA (1989) De oncologische dwarslaesiepatient, prognose en revalidatie-indikatie. In: Pons C (ed) Basiscursus Revalidatiegeneeskunde: Dwarslaesieproblematiek. Revalidatie Informatie Centrum (RIC), Hoensbroek

Pons C (1989) Basiscursus revalidatiegeneeskunde: Dwarslaesieproblematiek. Revalidatie Informatie Centrum (RIC) Hoensbroek

2 Aufgaben des Behandlungsteams in der akuten Phase

2.1 Akutkrankenhaus

Es gibt in den Niederlanden keine Zentren für die Erstversorgung von Rückenmarkverletzten („spinal units"), so daß ein Patient mit einer Rückenmarkschädigung zuerst in ein Krankenhaus der Regelversorgung aufgenommen wird. Sobald die Vitalfunktionen stabilisiert und ohne Intensivpflege behandelbar sind, wird der Patient so schnell wie möglich in ein Rehabilitationszentrum überwiesen.

Im Krankenhaus müssen alle notwendigen Maßnahmen getroffen werden, um eine problemgerichtete Behandlung zu gewährleisten. Dazu gehören neben der Sorge um die Wirbelfraktur und der Behandlung von zusätzlichen Schäden, wie anderen Frakturen und Schäden innerer Organe, die Vorbeugung gegen Komplikationen wie Dekubitus und Thrombose. Dies alles verlangt spezielle Kenntnisse, die nicht in allen Krankenhäusern vorhanden sind. Wenn immer noch Patienten mit einer frischen Querschnittlähmung ins Rehabilitationszentrum kommen, bei denen Dekubitus und Kontrakturen entstanden sind, ein Dauerkatheter liegt und bei hohen zervikalen Läsionen keine Funktionshandschuhe angelegt wurden, weist dies auf unzureichendes Wissen und Erfahrung in der Behandlung von Patienten mit Myelonschäden hin.

Da es keine „spinal units" gibt, ist für die optimale Weiterversorgung der Patienten wichtig, daß eine intensive Zusammenarbeit zwischen dem Rehabilitationszentrum und den allgemeinen Krankenhäusern stattfindet. Dazu gehören ein permanenter Kontakt zwischen den Ärzten des Rehabilitationszentrums und den behandelnden Ärzten der Allgemeinkrankenhäuser (Neurochirurgen, Orthopäden, Urologen, plastischen Chirurgen, Rehabilitationsärzte) sowie Kontakte zwischen Pflegedienst und Physiotherapeuten beider Einrichtungen.

Außerdem sollten querschnittgelähmte Patienten nur in Krankenhäuser aufgenommen werden, die über einschlägige Erfahrungen verfügen. Durch Konzentration der Erstbehandlung in einer kleineren Zahl von Krankenhäusern werden Wissen und Erfahrung optimal gebündelt, die Zusammenarbeit und die medizinische, pflegerische und physiotherapeutische Behandlungsplanung werden dadurch einfacher und patientenorientierter.

2.2 Aufnahme in das Rehabilitationszentrum

Durch frühzeitige Kooperation von allgemeinem Krankenhaus und Rehabilitationszentrum kann auch erreicht werden, daß die Patienten so schnell wie möglich vom Krankenhaus in das Rehabilitationszentrum überwiesen werden.

Sobald der Patient in das Rehabilitationszentrum kommt, werden alle behandelnden Fachgruppen so schnell wie möglich Kontakt mit dem Patienten aufnehmen.

Dies gilt am Tag der Aufnahme vor allem für den Pflegedienst, den Arzt und wenn nötig auch für den Physiotherapeuten. In den nächsten Tagen werden Ergotherapeut, Sozialarbeiter, Psychologe und Seelsorger die ersten Kontakte mit dem Patienten knüpfen und zur Behandlung (z. B. Ergotherapie) und Betreuung übergehen.

2.2.1 Rehabilitationsarzt

Der Rehabilitationsarzt ist Koordinator der gesamten Behandlung und trägt dafür die Endverantwortung. Nach der Überweisung in das Rehabilitationszentrum wird der Patient sofort medizinisch untersucht. Neben einer ausführlichen Anamnese findet eine vollständige körperliche Untersuchung statt, mit dem Akzent auf:

- Vitalfunktionen, wie Atmung und Kreislauf, inklusive Thoraxaufnahmen und EKG,
- neurologischer Diagnose, wobei das segmentale Niveau der Querschnittlähmung für Motorik und Sensibilität bestimmt wird und man außerdem feststellt, ob die Querschnittlähmung komplett oder inkomplett ist,
- Untersuchung der vegetativen Funktionen von Blase und Darm,
- Untersuchung der Haut auf eventuelle Schäden,
- Röntgenuntersuchung der Wirbelsäule, wenn nötig erweitert durch Röntgenuntersuchungen des Beckens und der Knie bei paraplegischen Patienten, der Schultern und Ellenbogen bei tetraplegischen Patienten. Dies ist u. a. für die frühzeitige Diagnose einer periartikulären Osteopathie (PAO) wichtig.
- Abklärung von Zusatzkomplikationen, wobei es vor allem wichtig ist, daß bei Frakturen mit Hilfe einer Osteosynthese eine stabile Übungssituation gewährleistet ist. Eine konservative Frakturbehandlung durch Gipsruhigstellung oder Langzeitextension macht eine Totalbehandlung unmöglich.
- Alle Einschränkungen von Kraft, Gefühl und vegetativen Funktionen sowie Kontrakturen, körperliche Belastbarkeit usw. werden aufgelistet. Danach können die zukünftigen funktionellen Möglichkeiten mit Hilfe einer Referenzliste zwischen segmentalem Läsionsniveau und dem korrespondierenden funktionellen Niveau abgeschätzt werden. Dazu gehört viel Erfahrung. Diese zukünftigen funktionellen Möglichkeiten müssen genauestens formuliert werden.

Nach der ausführlichen Eigen- und Fremdanamnese, wozu die SAMPC-Analyse die Grundlage bietet, entsteht auch ein erster Eindruck über die psychosozialen Konsequenzen, und es ergibt sich ein Bild vom Ausmaß der gesamten Behinderung.

2.2.2 Pflegedienst

Es ist von größter Wichtigkeit, daß Krankenpfleger und -schwestern eine gute Beziehung zum Rehabilitationspatienten aufbauen. Gerade sie können während der über 24 Stunden am Tag laufenden Pflege viele Reaktionen und Signale des Patienten erfassen und deuten, und sie sind am besten über die Wechselwirkung zwischen Behandlungsteam und Patient informiert.

Ziel der Rehabilitation und auch der Pflege von Querschnittpatienten ist es, zusammen mit dem Patienten und seiner Umgebung einen höchstmöglichen Grad der Selbständigkeit auf körperlichem, geistigem und sozialem Gebiet zu erreichen. Dies verlangt eine gute Koordination der Pflege, um sie individuell an den Patienten und seine Bedürfnisse anpassen zu können. Vor der Aufnahme in das Querschnittzentrum muß der Pflegedienst mit dem Krankenhaus, das die Erstversorgung durchgeführt hat, Kontakt aufnehmen. Wichtig sind Informationen über Lagerung, Drehzeiten, ATL-Fähigkeiten, Miktion und Defäktion, Medikamente, Nahrung und psychischen Zustand des Patienten sowie die Situation zu Hause.

Nach der Aufnahme ins Zentrum werden die pflegerischen Probleme mit Hilfe der SAMPC-Analyse (s. 1.1.4) erhoben. Dem Patienten und seiner Familie wird dann die krankenpflegerische Begleitung genau erklärt. Dies ist äußerst wichtig, denn die Querschnittlähmung konfrontiert den Patienten mit so vielen Problemen, daß er mit vielen nicht angemessen umgehen kann. Es gibt ihm Sicherheit, wenn er über das „Warum“ und das Behandlungsziel der Krankenpfleger Bescheid weiß. In der ersten Phase der Rehabilitation ist der Patient ständig mit den körperlichen und „technischen“ Aspekten des Krankheitsbildes beschäftigt, er durchlebt eine Trauerphase, in der er seine Behinderung verarbeiten muß, und die Erfahrung hat uns gelehrt, daß sein Interesse an sozialen Kontakten in dieser Zeit sehr schwach ist.

Da es aber das Ziel der Behandlung ist, die Rückkehr in das bisherige soziale Umfeld zu ermöglichen, werden die Familienmitglieder schon sehr früh in den Rehabilitationsprozeß mit einbezogen. Auch dies ist Aufgabe der Krankenpflege.

2.2.3 Physiotherapie

Untersuchung: Folgende Untersuchungen muß der Physiotherapeut bei der Aufnahme des Rehabilitationspatienten durchführen:

- Messen und schriftliche Dokumentation der Atmung, um abzuklären, ob eine Atemtherapie nötig ist,
- schriftliche Dokumentation des Gelenkstatus;
- sofort nach der Aufnahme Erstellen eines sehr genauen Muskelstatus als Basis für die Bestimmung der motorischen Läsionshöhe;
- Beschreibung und Beurteilung der Spasmusintensität;
- Umfangsmessungen;
- Festlegen des funktionellen Niveaus.

Behandlung: Die Erstbehandlung ist äußerst wichtig, denn sie dient nicht nur der Aufrechterhaltung der Vitalfunktionen, sondern schafft auch die Grundlagen für den letztendlich erreichbaren Funktionsstand.

In der akuten Phase wird der Patient 2mal pro Tag behandelt, wobei das Augenmerk vor allem auf Mobilität, Muskelkraft, Atmung, Kreislauf und Haut gerichtet ist. Während der Wochenenden wird der Patient dann 1mal täglich behandelt. Die Behandlungszeit beträgt durchschnittlich 30 Minuten. Wenn es nötig ist, z. B. bei ernsten Atmungsproblemen, kann die Behandlungsfrequenz auf 4- bis 5mal täglich erweitert werden.

Da mittlerweile die meisten traumatischen Querschnittgelähmten eine operative Fixation der Wirbelfraktur bekommen, ist die Akut- oder Bettphase von ehemals 10–13 Wochen auf wenige Wochen verkürzt. Hierdurch kann Komplikationen wie Dekubitus, Kontrakturen und Atmungsprobleme vorgebeugt werden. Bei tetraplegischen Patienten muß man jedoch wegen der kürzeren Immobilisationsphase vorsichtig mit der Belastung der oberen Extremitäten sein. Durch zu schnelle Mobilisation und damit Überbelastung können bei zu großer Dysbalance der Schultermuskulatur ernsthafte Schulterprobleme entstehen. Die Belastung der Schultermuskulatur, z. B. im gestützten Lang- oder Kurzsitz, Hochstützen und Rollstuhlfahren darf nur sehr dosiert geschehen und muß allmählich gesteigert werden. Bei allen tetraplegischen Patienten bis zum Niveau C8 wird eine Funktionshand angestrebt. Während der kurzen Immobilisationsphase und der direkt nachfolgenden Mobilisation ist streng darauf zu achten, daß diese Funktionshandstellung konsequent eingehalten wird.

2.2.4 Ergotherapie

Untersuchung: Der Ergotherapeut beginnt mit einer speziellen Untersuchung und einem orientierenden Gespräch. Die Untersuchung gilt hauptsächlich der Arm-Hand-Funktion sowie den ATL. Das orientierende Gespräch befaßt sich mit der Wohnungssituation, Beruf bzw. Ausbildung, Fortbewegungsmöglichkeiten (Rollstuhl, Gehen, Auto), der Wohnungsanpassung und der Freizeitgestaltung.

Behandlung: Während der Bettphase muß der Ergotherapeut zusammen mit den Pflegekräften neben der direkten Behandlung der Arm- und Handfunktion (s. Kap. 7) auch seine Aufmerksamkeit richten auf:

- Kommunikationshilfsmittel: Blas- oder Schlagklingel, Spiegel, Telefon, gesprochenes Buch, Lesebrett oder Blattwendegerät, vom tetraplegischen Patienten selbständig zu bedienende Fernbedienung für Fernseher oder andere Tonträger.
- Durchführung kleiner ATL-Aktivitäten wie Essen, Trinken, Zähne putzen, Haare kämmen usw.

Auch hier ist im Hinblick auf die funktionelle Haltung der Hand auf das Anlegen von Funktionshandschuhen, anderen individuell angelegten Schienen oder das Bandagieren der Finger zu achten (s. Kap. 3). Sobald die Bettphase in die Mobilisationsphase übergeht, ist es Sache des Ergotherapeuten, für einen individuell auf den Patienten abgestimmten Leihrollstuhl zu sorgen.

2.2.5 Sozialarbeiter

Der Patient sollte bereits in der ersten Woche nach der Aufnahme ins Rehabilitationszentrum ein Gespräch mit dem Sozialarbeiter führen (s. Kap. 4). Ziel ist es, den Patienten und seine Angehörigen beim Umgang mit der neuen psychosozialen Situation zu unterstützen. Besser noch ist es, wenn Patient und Familie schon vor der Aufnahme in das Zentrum mit dem Sozialarbeiter Kontakt aufnehmen können, um mehr über das Behandlungskonzept des Rehabilitationszentrums zu erfahren. Die Überweisung in das Zentrum ist dann nicht so schwierig.

2.2.6 Psychologe

Auch das Kennenlernen des Psychologen findet meist in der ersten Woche nach der Aufnahme statt (s. Kap. 5). Dabei ist es wichtig, ob der Patient schon vorher Kontakt mit einem Psychologen hatte, und es wird global das Arbeitsfeld des Psychologen festgelegt. Spezielle Schwerpunkte sind:

- Einschätzung der prämorbiden Persönlichkeit,
- Copingverhalten (anhand eventueller früherer traumatischer Erlebnisse),
- Traumaverarbeitung und eventuelle Anpassungsprobleme,
- Körpererleben und eventuelle psychosomatische Reaktionen.

2.3 Zusammenarbeit im Behandlungsteam

Der Rehabilitationsarzt sorgt dafür, daß schon am ersten Tag alle notwendigen Maßnahmen für eine möglichst optimale Behandlung getroffen werden. Dazu gehört auch die Verordnung von Bauchgurt, Funktionshandschuhen, langen Thrombosestrümpfen sowie von Halskrawatte, Korsett oder Rollstuhl für die erste Rollstuhlmobilisation.

Nachdem der Rehabilitationsarzt alle Informationen, von den Laborparametern bis zu den sozialen Aspekten des Patienten eingeholt hat, legt er einen Behandlungsplan fest, der bei der ersten *Teambesprechung* diskutiert wird. Diese Besprechung findet ca. 1 Woche nach Aufnahme des Patienten statt, damit alle Teammitglieder genug Zeit haben, ihre speziellen Untersuchungen durchzuführen. Die nächste Teambesprechung findet dann nach 6–7 Wochen statt. An den Teambesprechungen nehmen alle behandelnden Personen und Disziplinen (Arzt, Krankenpfleger, Physio- und Ergotherapeut, Psychologe, Sozialarbeiter und Sekretärin) teil, wenn nötig auch Klinikseelsorger, Lehrer und Logopäde. Bei späteren Teambesprechungen sollte auch der Patient selbst teilnehmen, um damit seine aktive Rolle im Rehabilitationsprozeß zu unterstreichen.

Der Rehabilitationsarzt sollte den Patienten schon im frühen Stadium über seine Krankheit und Prognose aufklären. Es ist wichtig, daß alle behandelnden Personen darüber Bescheid wissen, vor allem Physiotherapeut und Pflegekräfte, die häufig individuellen Kontakt mit dem Patienten haben und viele Fragen über Diagnose und Prognose beantworten müssen. Sie können das Gespräch zwischen Arzt und Patient unterstützen, Informationen möglicherweise erläutern, damit keine falschen bzw. abweichenden Aussagen den Patienten verunsichern und dadurch der Rehabilitationsprozeß verzögert wird. Es kommt oft vor, daß selbst eindringliche Gespräche zwischen Arzt und Patient nicht verstanden wurden oder nicht verstanden werden wollten. Auch durch Informationen, die der neue Rehabilitationspatient von seinen Leidensgenossen bekommt, wird er verunsichert oder es wird ihm erst deutlich, in welcher Situation er sich befindet.

Außer bei den großen Teambesprechungen wird jeder Patient zweiwöchentlich in der sogenannten *ATL-Besprechung* vorgestellt, an der Rehabilitationsarzt, Krankenpfleger, Physio- und Ergotherapeut sowie der Sozialarbeiter teilnehmen. Dort werden kurz die ATL-Funktionen besprochen und überprüft, ob die Behandlungsmaßnahmen der einzelnen Fachbereiche sich sinnvoll ergänzen.

ATL-Angaben der Physiotherapie (Transfer-, Stand- und Gehmöglichkeiten) können hier leicht und schnell an Ergotherapie und Krankenpflege weitergegeben werden. In der Ergotherapie trainierte Aktivitäten (essen, trinken, waschen, Bettaktivitäten usw.) werden direkt mit den übrigen Behandlern besprochen. Falls nötig, werden spezielle Maßnahmen, z. B. schwierige Transfers, sofort im Beisein des Patienten an die Krankenpflege weitergegeben. ATL-Listen werden von Pflegekräften, Ergotherapeut und Patient gemeinsam besprochen, so daß keine Unstimmigkeiten entstehen können.

Folgendes Beispiel einer Teambesprechung gibt ein Bild von Inhalt, Schwerpunkten und den Behandlungsakzenten der einzelnen Berufsgruppen im Team. Es handelt sich dabei um einen fiktiven Patienten mit einer traumatischen Querschnittlähmung, über den 8 Tage nach seiner Aufnahme im Rehabilitationszentrum gesprochen wurde.

Herr A.

Teambesprechung vom 01. 04. 91

Geburtsdatum: 07. 11. 64
Aufnahmedatum: 23. 03. 91

Medizinisch

Anamnese

Am 13. 03. 91 war der Patient mit einem Firmenwagen an einem Autounfall beteiligt und wurde aus dem Auto geschleudert. Er war bei vollem Bewußtsein und bemerkte sofort, daß beide Beine gelähmt waren. Er wurde ins Krankenhaus A in B gebracht, wo man eine C6 – C7-Luxation feststellte. Noch am selben Tag wurde eine Halo-Traktion angebracht.

Am 15. 3. 91 wurde eine offene Reposition durchgeführt, wobei man die deutlich verhakte C6 – C7-Luxation aufheben konnte. Anschließend erfolgte eine Spondylodese der Wirbel C5 – C6 – C7 mit einer Platte und Knochenspänen der linken Crista ossis ilii.

4 Tage nach der Operation wurde der Patient mit Halskrawatte im Rollstuhl mobilisiert, in den letzten 3 Tagen hatte der Patient jedoch wegen eines sakralen Dekubitus Bettruhe.

Die Blase wurde durch intermittierendes Katheterisieren behandelt. Weitere Komplikationen lagen nicht vor.

Zustand bei der Aufnahme

Motorisch: Der Patient kann seine Finger und Beine nicht bewegen.
Sensibilität: Vom kleinen Finger aus und an der ulnaren Seite des Armes ist kein Gefühl vorhanden, an der Innenseite des Zeigefingers, Mittelfingers und Ringfingers ist es deutlich vermindert.
Vegetativ: Miktion: Der Patient wird 4mal am Tag katheterisiert, reflektorische Entleerung ist nicht möglich.
Defäkation: nicht medikamentös geregelt, jedoch unregelmäßig.
Sexuell: vorhandene reflektorische Erektionen.
Kondition: vermindert.
Funktionell: Der Patient ist bettlägerig, er wird regelmäßig umgelagert. In der ATL ist er noch völlig abhängig.
Kommunikation: Bis auf die nicht vorhandene Schreibfunktion keine weiteren Besonderheiten.
Psychisch: Der Patient sagt über sich selbst, ein positiv motivierter junger Mann zu sein, der noch keine depressiven Momente durchgemacht hat. Die Familie erzählt hingegen, daß der Patient es manchmal sehr schwer habe.
Wohnungssituation: Der Patient wohnt noch bei seinen Eltern in einem Einfamilienhaus mit Schlafzimmern oben. Er hat sich um ein eigenes Appartement bemüht.
Sozial: Die Eltern des Patienten sind beide berufstätig, die Mutter ist 46 Jahre, der Vater ist 48 Jahre alt, sie sind beide gesund. Der Patient hat keine Geschwister.

Er hat seit einem Jahr eine 20jährige Freundin, die als Diätberaterin arbeitet.
Hobbys: Tennis spielen, Konditionstraining und Hallenfußball.
Schule/Beruf: Der Patient hat eine mittlere technische Schule (MTS) hinter sich. Er arbeitet zur Zeit als kaufmännischer Angestellter.

Ergänzende Anamnese

Die Vorgeschichte ist unauffällig, er war früher Rechtshänder. Bei der Untersuchung finden wir einen etwas nervösen jungen Mann, 1,83 m groß und 81 kg schwer; sein Blutdruck beträgt 110/80 mmHg, der Pulsschlag ist regelmäßig (58 Schläge/Minute).
Haut: Man sieht einen Dekubitus in Höhe des Steißbeins mit einem Durchmesser von 2 cm. Gute Heilungsstendenz. Am Kopf abgeheilter Hautdefekt von einer Halo-Traktion. Die Operationsnarben am Hals und auf der linken Crista sind normal, die Fäden entfernt. Neben der diaphragmalen Atmung keine weiteren Besonderheiten.

Haltungs- und Bewegungsapparat

Wirbelsäule: Der Patient trägt eine harte Halskrawatte.
Obere Extremität: Passiv keine Einschränkungen.

M. biceps brachii	rechts 5, links 5
M. triceps brachii	rechts 3, links 3 – 4
M. pronator teres	rechts 4, links 4
M. extensor carpi radialis	rechts 5, links 5
Flexoren des Handgelenks	rechts 2 – 3, links 3

Weitere distale Muskulatur paralytisch.
Reflexe: vorhandener Bizepssehnenreflex, weitere Reflexe nicht auslösbar.
Untere Extremität: Passiv keine Bewegungseinschränkungen.

Aktiv keine innervierte Muskulatur. Reflexe nicht mehr auslösbar. Der Tonus ist gemindert.
Sensibilität: Inkomplett unterhalb C 6, komplett unterhalb C 7, mit guter Zweipunktediskrimination an den Fingern I bis III (6 mm) links und rechts.
Vegetativ: Anale Sensibilität nicht vorhanden, Bulbocavernosusreflex positiv. Analreflex positiv. Bei rektaler Stimulation mäßige Sphinkterspannung.

Zusammenfassung

26jähriger Mann mit einer traumatischen Tetraplegie motorisch komplett, sensibel inkomplett unterhalb C 6, komplett unterhalb C 7; vegetativ komplett bei einer Luxationsfraktur C 6/C 7 vom 13. 3. 1991, versorgt mit Reposition und Spondylodese.

Krankenpflege

Miktion: Eiswassertest negativ. Keine Reaktion auf Klopfen und Pressen. Blasenregulation durch Katheterisieren.
Defäkation: Regulation durch 1mal täglich Dulcolax im Bett mit gutem Resultat.
Lage/Mobilität: Zur Zeit Bettruhe wegen eines Dekubitus am Steißbein. Harte Halskrawatte im Bett. Er liegt auf einem elektrisch verstellbaren Stehbett und wird im 3-Stunden-Rhythmus auf der rechten und linken Seite gelagert. Versorgung mit Funktionshandschuhen.
ATL: Völlig unselbständig. Er hofft auf eine schnelle Genesung seines Steißbeins. Er gibt selbst an, ein wenig kurzatmig zu sein, wenn er im Aufenthaltsraum ist (Wärme, Rauch).
Kommunikation: Keine Besonderheiten. Er bekommt viel Besuch, und seine Freundin schläft an den Wochenenden hier. Die Verarbeitung des Unfalls beschäftigt ihn sehr, und er reagiert oft sehr emotional. Sein Einsatz ist gut, und er will später 200 %ig mitarbeiten!

Anmerkung: Rollstuhl mit Kopfstütze, Bauchgurt und elastische Strümpfe wurden geliefert.

Physiotherapie

Allgemein: Ziemlich realistisches Bild über seine Diagnose. Manchmal unruhig und ängstlich.
Mobilität: passiv.

Obere Extremität: Ellenbogen, Handgelenk, Hand links und rechts keine Besonderheiten. Schultern nicht über 130° getestet (wegen Immobilisation).

Untere Extremität: Links und rechts keine Besonderheiten.
Muskelkraft:
Obere Extremität

Skapulamuskulatur gut innerviert, Kraft konnte wegen der Immobilisation nicht vollständig getestet werden.

	Links	Rechts
Schultermuskulatur	4–5	4–5
M. pectoralis	4–5	4–5
M. latissimus dorsi	4–5	4–5
M. biceps brachii	5–	5–
M. triceps brachii	3–4	3–
M. extensor carpi radialis longus und brevis	5	5
M. flexor carpi radialis	3+	3–

Übrige Hand- und Fingermuskeln beidseitig 0.
Rumpf- und untere Extremitäten: 0 und hypoton.
Funktionell: Training noch nicht angefangen wegen Bettruhe.
Atmung: Keine deutlichen Probleme. Vitalkapazität im Liegen 1 400 cm³. Unterstützen beim Abhusten wurde der Freundin des Patienten beigebracht.
Therapie: 2mal pro Tag
- Verbessern der diaphragmalen Atmung,
- Mobilisation der unteren- und oberen Extremitäten unter Berücksichtigung der aktiven Funktionshand,
- dosiertes Muskelkrafttraining der oberen Extremitäten,
- Anfangen mit funktionellem Training und Stehbrett, wenn die Hautbelastbarkeit dies zuläßt.

Ergotherapie

Einführungsgespräch in bezug auf Arbeit, Wohnung und andere Vorkehrungen wurde geführt.
Therapie im Bett: Hilfsmittelversorgung, Freizeitgestaltung, Handfunktionstraining.
Handfunktion: Handschuhe werden konsequent getragen. Gute Voraussetzungen, um eine aktive Funktionshand zu erhalten.
Zweipunktediskrimination < 10 mm (Daumen und Zeigefinger) links und rechts.
ATL: Große Aktivitäten sind zur Zeit wegen der strikten Bettruhe in Seitenlage unmöglich.
Essen und trinken: Er bekam ein Eßriemchen, um selbständig mit der Gabel essen zu können.
Hygiene, an/ausziehen und Transfers: unselbständig. Lesen ist noch schwierig in Seitenlage. Er hat einen eigenen Farbfernseher mit Teletext und Fernbedienung.

Hilfsmittel und Wohnungsanpassung zu späterem Zeitpunkt.
Planung:
- Essen und trinken im Bett weiter ausprobieren,
- Lesevorrichtung,
- Handfunktionstraining,
- Rollstuhl anpassen, sobald Steißbein belastbar ist,
- später ATL-Training.

Sozialarbeiter

Kennenlernen/Einführungsgespräch geführt.

Der Patient hatte als Fahrer einen Autounfall: keine Rechtsansprüche gegen andere. Krankenhausaufenthalt wurde als sehr traumatisch erfahren. Er wohnt noch bei den Eltern und hat eine Freundin.
Arbeit: Kaufmännischer Angestellter.
Hobbys: Sport treiben.
Im Gespräch werden seine Verarbeitungsprobleme sehr deutlich. Er macht sich große Sorgen um seine Zukunft.

Psychologie

Kontaktgespräch wurde geführt.

Zur Zeit keine blockierenden psychischen Komponenten. Man sieht einen deutlichen Verarbeitungsprozeß, wobei der körperliche Aspekt sehr vordergründig verarbeitet wird.

Kummer über seine verlorenen körperlichen Möglichkeiten, u.a. seine sportlichen Aktivitäten.

Programm und Planung

- Röntgenkontrolle der Halswirbelsäule/Wiederholung nach 4 Wochen
- Laborparameter
- Blasenentleerung durch intermittierendes Katheterisieren
- Wöchentlicher Eiswassertest und Untersuchung des sakralen Reflexstatus, abhängig davon Beginn des Blasentrainings
- Urinkontrolle
- Thromboseprophylaxe
- Dekubitusbehandlung und danach Stehtraining und Rollstuhlmobilisation
- *Merke*: Bauchgurt und Thrombosestrümpfe
- Konsultation der Urologen und Neurochirurgen
- Meldung an Kostenträger
- Physiotherapie: Gelenkmobilisation, Atemtherapie, Muskelkräftigung, Thromboseprophylaxe und später funktionelles Training
- Ergotherapie: essen/trinken im Bett weiter ausprobieren, Lesevorrichtungen ausprobieren, Handfunktionstraining, Rollstuhl anpassen, sobald Steißbein belastbar ist
- Sozialarbeit/Psychologie: Gespräch und falls nötig Begleitung.

Wiederbesprechung in 6 Wochen: 12.05.91

3 Problembezogene Behandlung

3.1 Behandlung der Wirbelfraktur

Zu der Behandlung der Querschnittsymptomatik gehört auch die Versorgung der Wirbelfraktur. Die Frakturbehandlung muß einen Teil des „comprehensive managements“ bilden.

Das Hauptziel der Frakturbehandlung besteht darin, so schnell wie möglich eine *Stabilisierung* sowie eventuell eine *Dekompression* des Rückenmarks zu erreichen. Dies gilt hauptsächlich für partielle Rückenmarkverletzungen. Die beste Methode zur Dekompression ist es, so weit wie möglich die knöcherne Struktur des Spinalkanals wiederherzustellen (*Reposition*) und später die erreichte Form zu erhalten (Stabilisation).

Bei *zervikalen Wirbelsäulenfrakturen* ist eine schnelle Reposition indiziert, ebenso bei kompletten Querschnittlähmungen, da dann immer die Nervenwurzel, die an der Oberseite der Läsion noch intakt ist, aus ihrer eingeklemmten Position befreit werden kann. Die Erhaltung einer zervikalen Nervenwurzel macht funktionell sehr viel für den betroffenen Patienten aus.

Die Reposition findet mittels Traktion statt, besonders wenn die Wirbelgelenke ineinander verhakt sind.

Bei Trümmerfrakturen reicht die Reposition durch Traktion nicht aus, und es wird, insbesondere bei inkompletten Querschnittlähmungen, ein operativer Eingriff notwendig sein.

Wenn die Reposition erreicht ist, wird die operative oder eventuell konservative Stabilisation festgelegt. Dazu sind eine sorgfältige, individuelle Beurteilung und ein gutes Timing notwendig.

Eine *operative Stabilisation* wird fast immer durchgeführt, wenn eine schnelle Mobilisation des Patienten erreicht werden soll (Abb. 3.1).

Eine konservative Frakturbehandlung bedeutet, daß die Immobilisation der betroffenen Region und des Patienten sehr lange dauert. Hier ist eine problemgerichtete Prophylaxe notwendig, um den spezifischen Komplikationen vorzubeugen.

Bei der Frakturbehandlung der *thorakolumbalen* Wirbelsäule richtet man sich nach den gleichen Prinzipien: Dekompression des Rückenmarks durch Reposition und Erhaltung der durch die Reposition erreichten Rekonstruktion (Stabilisation). Auch hier besteht die Wahl zwischen konservativer und operativer Behandlung.

Die konservative Frakturbehandlung, wie sie durch Ludwig Guttmann eingeführt wurde, erreichte die Reposition (also auch die beabsichtigte Dekompression) durch eine Hyperextension der Wirbelsäule in Höhe der Fraktur (posturale Reposition). Diese Hyperextension wird mit Hilfe spezieller Kissen während mehrerer Wochen (10) gehalten und führt zu einer Konsolidation. Zur Prophylaxe von Decubiti, Kontrakturen, Thrombosen und Atmungsproblemen wird der Patient gedreht (Bauchlage, Rückenlage), wobei die Hyperextension beibehalten wird. Der Lage-

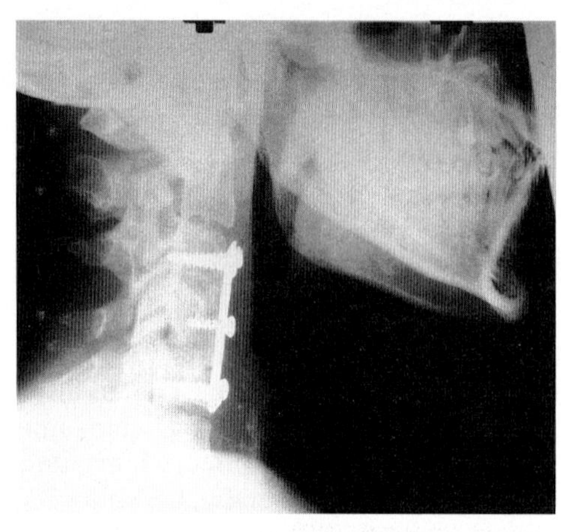

Abb. 3.1. Korporektomie C 4 mit ventraler Spondylodese C 3 – C 5 mit Hilfe des Crista-Knochens und der Caspar-Platte. Gute Spondylodese über eine kurze Strecke

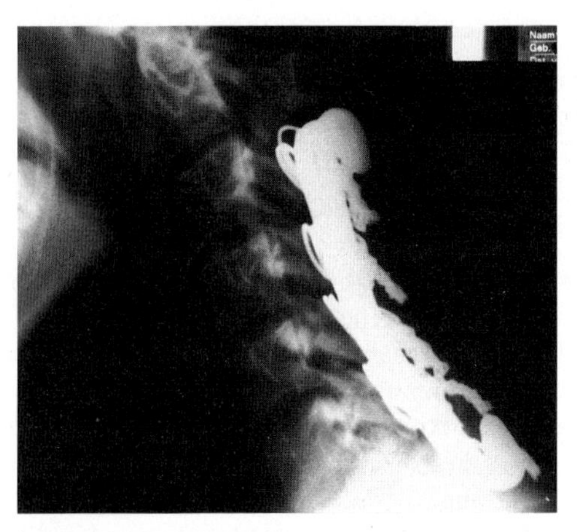

Abb. 3.2. Luxationsfraktur C 7/Th 1 mit posteriorer Spondylodese mit Hilfe einer rechteckigen Platte von C 4 – Th 2. Spondylodese über eine zu lange Strecke

wechsel geschieht im 3-Stunden-Rhythmus, was eine sehr arbeitsintensive Pflege bedeutet. Heutzutage erleichtern spezielle Betten die notwendige Prophylaxe während der konservativen Frakturbehandlung, trotzdem bleibt eine intensive pflegerische Betreuung weiterhin notwendig.

Die operative Frakturbehandlung (Abb. 3.1 – 3.3) hat in den letzten Jahren große Fortschritte gemacht und ist bei korrekter Indikationsstellung eine immer bessere Alternative zur konservativen Behandlung (Germer 1989). Lange hatte die operative Frakturbehandlung bei Wirbelfrakturen mit neurologischem Ausfall einen schlechten Ruf, was zu erbitterten Auseinandersetzungen zwischen konservativen und operativen Behandlern geführt hat. Dies lag u. a. daran, daß in der Vergangenheit häufig nach dem Motto: „mehr Platz erhöht die Chance auf neurologische Verbesserungen“ eine dekompressive Laminektomie durchgeführt wurde. Diese führt jedoch öfter zu einer weiteren Destabilisierung der Wirbelsäule mit sekundärer neurologischer Verschlechterung. Heute wird die dekompressive Laminektomie nur noch bei einigen deutlich umschriebenen Indikationen verwendet, z. B.: offene Fraktur, freies Intervall zwischen dem Trauma und der Entstehung des neurologischen Ausfalls sowie ein aufsteigendes Querschnittniveau über mehr als zwei Segmente. Auch hierbei bleibt die Gefahr der Instabilität, so daß eine zusätzliche Stabilisierung angestrebt werden muß. Andere Bedenken gegen die Wirbelsäulenchirurgie hatten ihren Grund darin, daß diese zunächst von Prinzipien ausging, die aus der Extremitäten- oder Skoliosechirurgie stammten: Stabilisation über eine größere Anzahl von Segmenten (Abb. 3.2 u. 3.3), was zu einer steifen Wirbelsäule, andauernder Immobilisation und/oder ständiger Korsettbenutzung führt.

Heute erlaubt die Wirbelsäulenchirurgie, wie sie aus der Querschnittbehandlung entwickelt wurde, die Stabilisation über eine kurze Strecke mit guter Reposition, Erhaltung der Beweglichkeit der Wirbelsäule und frühe Mobilisation des Patienten.

Dabei ist auch der Fixateur interne zu beachten, wie z. B. bei der Kluger-Fixation: Stabilisation eines Segments

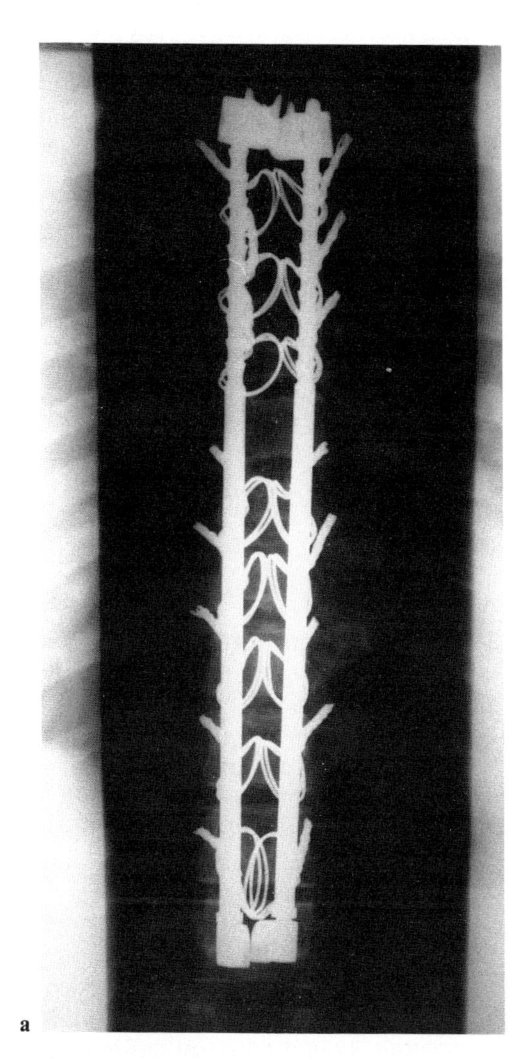

a

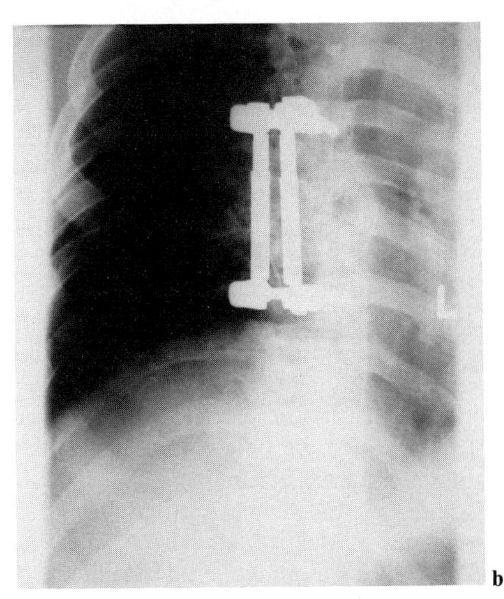

b

Abb. 3.3. a Luxationsfraktur Th 5 – Th 6 mit Spondylodese nach Harrington mit Zirkulärdrähten und durchgebaute Spondylodese Th 1 – Th 12. Diese Spondylodese führt zu einer eingeschränkten Mobilität der Wirbelsäule. **b** Kluger-Fixation

oberhalb und unterhalb der Fraktur (s. Abb. 3.3 b).

Auf diese Weise ist die Wirbelsäulenchirurgie eine ausgezeichnete Alternative zur konservativen Behandlung, wenn die Technik bezüglich der übrigen Querschnittproblematik ebenso ihre Berechtigung hat.

Trotz aller Vorteile der Wirbelsäulenchirurgie muß klar sein, das sie den Knochen gilt und nicht dem Rückenmark. Man darf von ihr keine neurologische Verbesserung oder Wiederherstellung erwarten und dies auch nicht (unbewußt) dem Patienten suggerieren. Die Prognose der Querschnittlähmung wird vielmehr bestimmt von der frühzeitigen Behandlung der gesamten Querschnittproblematik, also von einem frühzeitigen „comprehensive management". Nur dann besteht die Chance, daß der Patient ohne Komplikationen seine Restfunktionen maximal ausschöpfen und damit seine Einschränkungen auf ein „Minimum" beschränken kann.

3.1.1 Zusatzverletzungen

Die Wirbelsäulenverletzung und die damit zusammenhängende Rückenmarkbeschädigung ist oft nur ein Teil eines ernsthaften Traumas. Der neurologische Ausfall wird im Anfang oft überschattet von der

Schwere und Anzahl der oft lebensbedrohlichen Verletzungen einschließlich eines Schädel-Hirn-Traumas oder sogar Komas. Die Diagnostik der Rückenmarkverletzung ist deshalb äußerst schwierig und wird, v. a. am Unfallort, nur lückenhaft sein können, was möglicherweise zu einer (weiteren) Beschädigung des Rückenmarks führen kann. Eine adäquate erste Hilfe ist deshalb unbedingt erforderlich. Hier ist sicher noch einiges an Aufklärung und Fortbildung nötig.

Zunächst hat bei den polytraumatisierten Patienten die Behandlung der vitalen Funktionen wie Atmung und Kreislauf absolute Priorität. Die neurologische Untersuchung einschließlich einer Röntgenkontrolle, Computer- und Magnetresonanztomographie der gesamten Wirbelsäule muß weiteren Aufschluß über das Myelon bzw. die Wirbelsäulenverletzung geben. Beim Röntgen ist hauptsächlich der zervikothorakale Übergang wichtig. Innere Blutungen, hauptsächlich intraabdominal, müssen abgeklärt werden, ebenso Verletzungen der oberen und unteren Harnwege.

Große zusätzliche Frakturen müssen dann möglichst schnell stabilisiert werden, vor allem als Prävention von Lungenkomplikationen (ARDS = acute respiratory distress syndrome) und um eine übungsstabile Osteosynthese zu erreichen. Diese übungsstabile Osteosynthese ist die Voraussetzung für eine zielgerichtete Gesamtbehandlung, vor allem was die richtige Lagerung der Extremitäten, den Lagewechsel und das Durchbewegen der Extremitäten betrifft. Eine konservative Behandlung der zusätzlichen Frakturen ist grundsätzlich kontraindiziert, denn sie macht einen Lagewechsel meist unmöglich, mit allen negativen Konsequenzen für die Lungenfunktion, die Dekubitusneigung und afunktionelle Gelenkstellungen. Zudem kann ein Gipsverband unbemerkt wegen der fehlenden Sensibilität und dadurch, daß die Haut nicht kontrolliert werden kann, zu einer ernsthaften Drucknekrose führen. Sollte sich eine konservative Frakturbehandlung jedoch nicht vermeiden lassen, so sollte eine maximale Dekubitusprophylaxe und eine tägliche Inspektion der Haut durchgeführt werden.

Literatur

Gerner HJ (1989) Die Querschnittlähmung. Habilitationsschrift des Fachbereichs Humanmedizin, Giessen

3.2 Lagerung im Bett

3.2.1 Allgemeines

Für die richtige Lagerung des Patienten im Bett sind alle Mitglieder des Behandlungsteams verantwortlich. Sie ist die Grundlage für das spätere physio- und ergotherapeutische Training.

Der Patient kann während der akuten Phase sowohl in Rücken- und Bauchlage als auch in Seitenlage gelagert werden. Wenn die Fraktur nicht operativ stabilisiert wurde, kann der Patient nur in Rükken- und Bauchlage gelagert werden. Wurde die Fraktur operativ stabilisiert, ist auch die Lagerung auf der Seite möglich. Die Lage des Patienten wird Tag und Nacht alle 3 Stunden geändert. Das Ziel der Wechsellagerung ist:

- Vorbeugung von Dekubitus,
- Vorbeugung von Kontrakturen,
- Anregung des Kreislaufs,
- posturale Drainage (Lagerungsdrainage),
- Vorbeugen von Schmerzen, die entstehen würden, wenn der Patient zu lange in einer Haltung verbleibt.

Es ist nicht immer möglich, daß 3-h-Schema einzuhalten, vor allem in der akuten Phase. Ältere tetraplegische Patienten, z. B. mit Atmungsproblemen, können schlecht in Bauchlage gelagert werden; in Abhängigkeit von Komplikationen wie Frakturen, Hautverletzungen usw. müssen bestimmte Haltungen ausgeschlossen werden. Allerdings sollte man auch nicht vorschnell bestimmte Haltungen als undurchführbar ausschließen.

Moderne Betten, wie das Clinitron (Abb. 3.4) und das Rotorest-Bett, ermöglichen es, daß Wechsellagerungen nicht mehr ausgeführt werden müssen. In unserem Zentrum wird hauptsächlich mit dem kleineren Stryker-Bett, dem Circolectric-Bett oder dem Stoke-Eggerton-Bett gearbeitet. In besonderen Fällen wird das Clinitron-Bett benutzt.

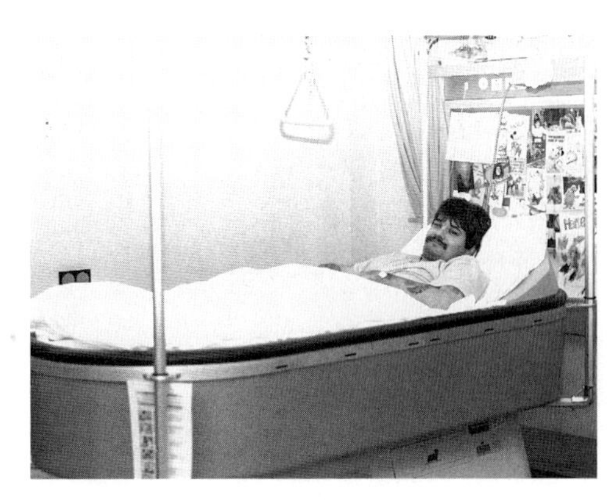

Abb. 3.4. Patient im Clinitron-Bett

Kleines Stryker-Bett (Abb. 3.5)

Patienten mit einer instabilen Wirbelsäule, z. B. als Folge einer Fraktur, die konservativ behandelt wird, werden vorzugsweise im kleinen Stryker-Bett gelagert.

Dabei kann ohne schwere körperliche Belastung des Patienten oder des Pflegepersonals das Drehen von der Rückenin die Bauchlage um die Längsachse stattfinden. Der Patient befindet sich während des Drehens gut fixiert zwischen zwei Bettteilen (Rücken- und Bauchteil), wodurch die Stabilität gewährleistet wird. Das Kopfteil des Bettes ermöglicht eine zervikale Traktion über die Crutchfield- oder Haloklammer. Auf diese Weise kann bei Patienten mit Tetraplegie unter Frakturimmobilisation abwechselnd die Bauch- und Rückenlage eingenommen werden.

Stoke-Eggerton-Bett (Abb. 3.6)

Dieses Bett hat links und rechts ein bewegliches Teil, wodurch der Patient in partieller Seiten- und Rückenlage versorgt werden kann. Das Bett wird durch einen

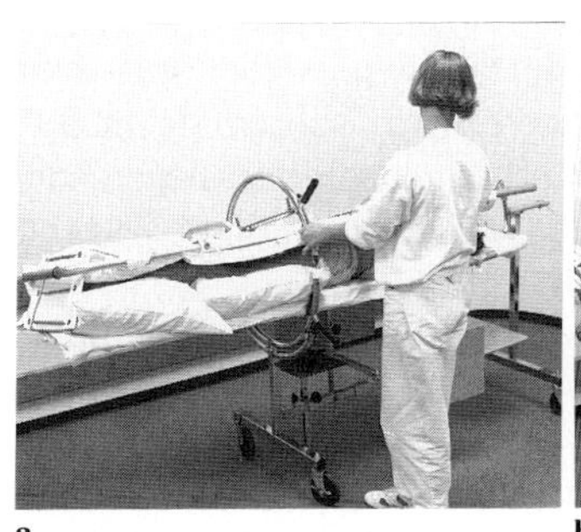

a

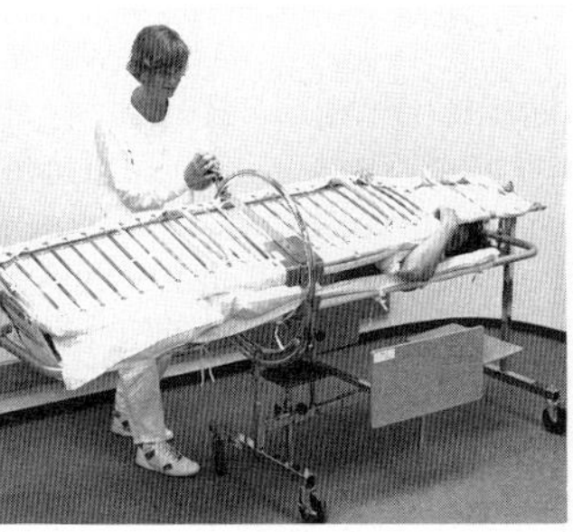

b

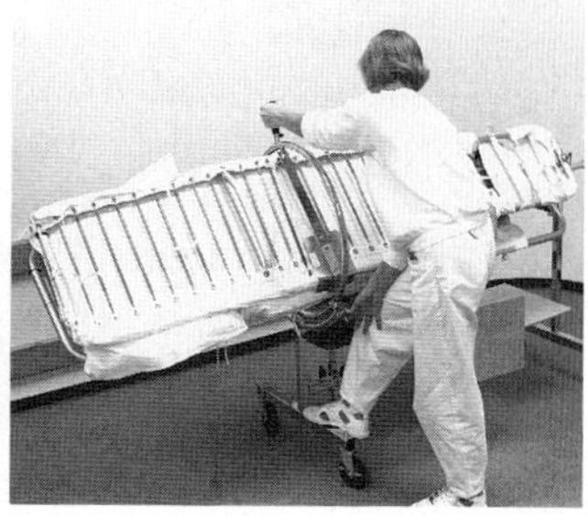

c

Abb. 3.5 a – c. Drehen von der Rücken- zur Bauchlage im Stryker-Bett

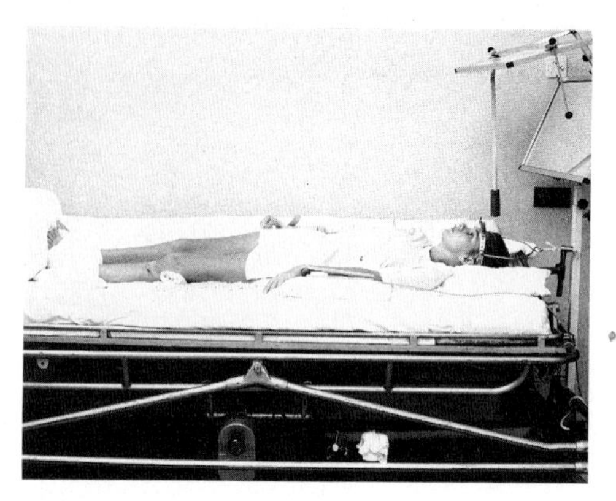

Abb. 3.6. Lagerung im Stoke-Eggerton-Bett

Elektromotor gesteuert. Wenn der Patient in Seitenlage liegt, bleibt ein Teil des Bettes ca. 30° gekippt stehen, wodurch der Patient nicht in Rückenlage zurückrollen kann. Auch hier ist eine zervikale Traktion über spezifisches Zugmaterial möglich. Dieses Bett wird hauptsächlich bei adipösen oder sehr großen Patienten benutzt sowie bei Patienten mit Dekubitus, wobei keine Bauchlage möglich ist.

Die Füße werden durch Kissen gehalten, um Spitzfüßen vorzubeugen. Für die physiotherapeutische Behandlung ist dieses Bett nicht ideal, da es aufgrund seiner Breite den Zugang zum Patienten erschwert.

Steh-Dreh-Bett

Patienten mit operativ stabilisierter Fraktur werden nach der Spondylodese entweder in einem normalen höhenverstellbaren Bett oder in einem Circolectric-Bett (Abb. 3.7) gelagert.

Meistens wird der Patient auch als Vorbereitung auf die Mobilisation im Rollstuhl in einem Stehbett gelagert. Mit diesem Bett kann der Patient allmählich in eine aufrechte Lage gebracht werden.

3.2.2 Tetraplegische Patienten

Bei *konservativer Behandlung* der Wirbelsäulenverletzung wird zur Stabilisierung eine Traktion angelegt.

In großen Querschnittzentren der USA werden die meisten tetraplegischen Patienten mit Hilfe des sog. Halobodyjacket, einer Weste mit Halotraktion, behandelt (Abb. 3.8). Bei stark inkompletten Läsionen ist dies sicherlich gerechtfertigt; wir selbst verwenden diese Methode jedoch kaum, da durch die Weste die Haut- und Thoraxkontrolle erschwert wird und auch die Mobilisation im Rollstuhl schwierig ist. Die andere Möglichkeit ist eine Traktion am Kopf, entweder die Crutchfield- oder die Halotraktion. Beide Methoden erfordern eine Lagerung auf dem Rücken oder auf dem Bauch (im Stryker-Bett) bzw. auf dem Rücken und der Seite (im Stoke-Eggerton-Bett).

Rückenlage (Abb. 3.9)

Kopf: Der Kopf liegt bezüglich Rotation und Lateralflexion in Mittellage. Unter dem gebrochenen Wirbel liegt ein kleines und schmales Kissen, um das Frakturgebiet in einer leichten Extension zu halten. Links und rechts vom Kopf liegen zwei Sandsäckchen, um der Rotation des Kopfes entgegenzuwirken.

Schultern: Die Oberarme sollten zunächst in 30°-Abduktion liegen. Beim nächsten Mal, wenn der Patient wieder auf dem Rücken gelagert wird, sollten sie in 90° Abduktion und Innenrotation liegen, bei der nächsten Lagerung auf dem Rücken dann in Außenrotation.

Wichtig ist, daß der ganze Arm immer unterstützt wird, z. B. durch Schaumstoffrinnen, wobei das distale Ende des Armes höher liegen muß als der proximale Teil (s. Abb. 3.9). Das beugt Stauungen in Unterarm und Hand vor und verhindert,

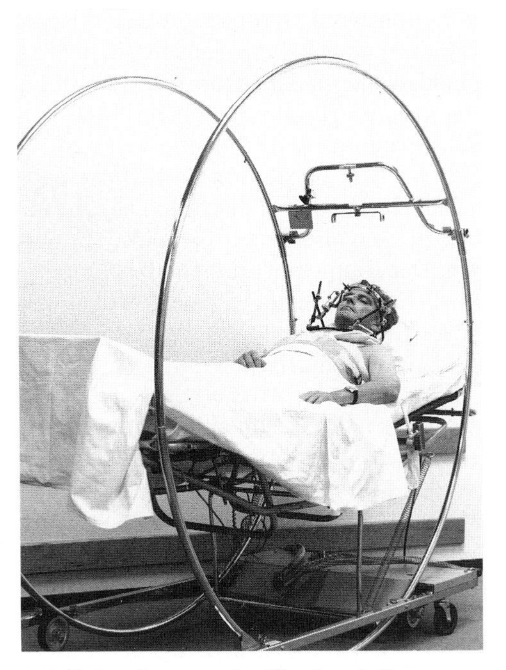

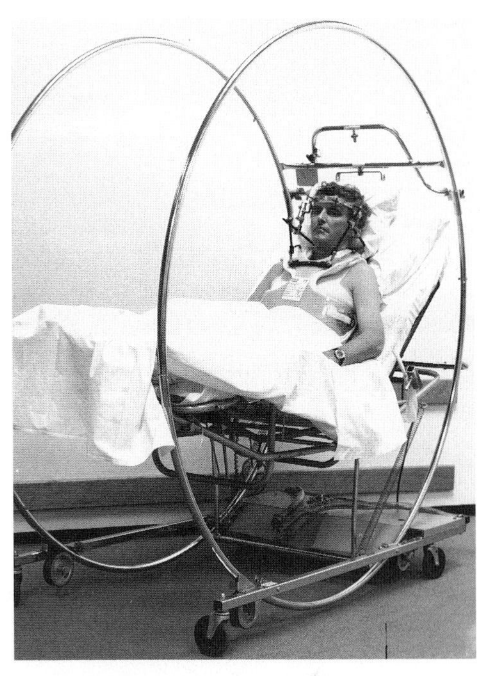

Abb. 3.7. a Lagerung im Circolectric-Bett. **b** Vertikalisierung

daß das Caput humeri gegen die Vorderseite der Schultergelenkkapsel drückt und durch die anhaltende Irritation nach kurzer Zeit Schmerzen verursacht.

Ellenbogen: Der Ellenbogen wird, wenn der Oberarm in Außenrotation liegt, in Extension und Supination gelegt. Mittels eines kleinen Fixationsbandes über der Schaumstoffrinne kann dies, wenn von Anfang an darauf geachtet wird, leicht erreicht werden. Wenn der Oberarm in Innenrotation liegt, kann der Unterarm in Pronation gelegt werden. Der Supinationsstand ist wichtig, um bei fehlender Funktion des M. triceps brachii eine passive Ellenbogenextension zu erreichen als Voraussetzung für das spätere funktionelle Training, während der Pronationsstand für die ATL-Aktivitäten (essen, trinken, rasieren usw.) nötig ist.

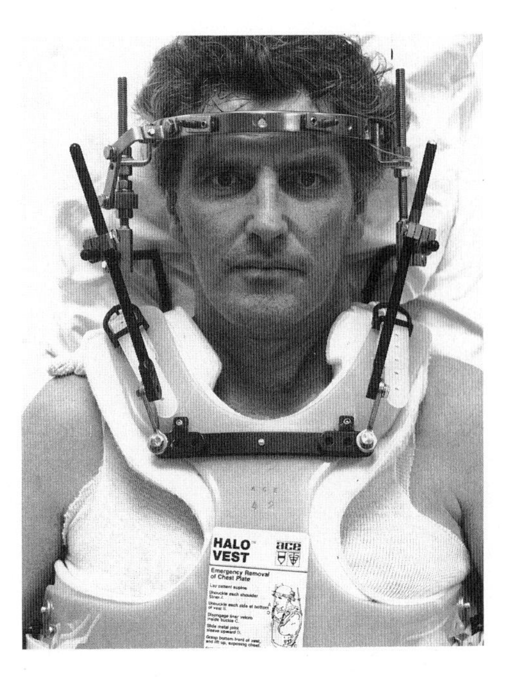

Abb. 3.8. Patient mit einer Halowestentraktion

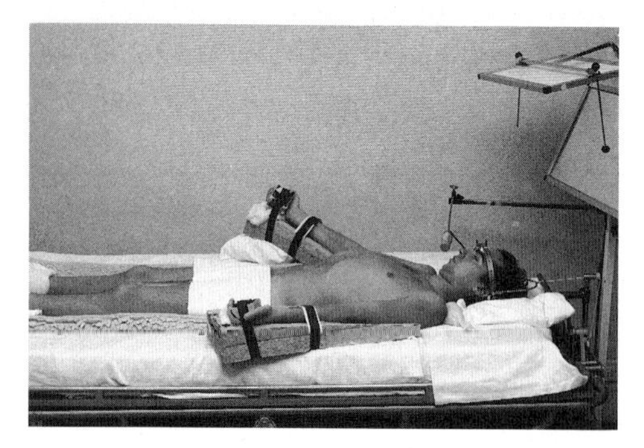

Abb. 3.9. Rückenlage im Stoke-Eggerton-Bett

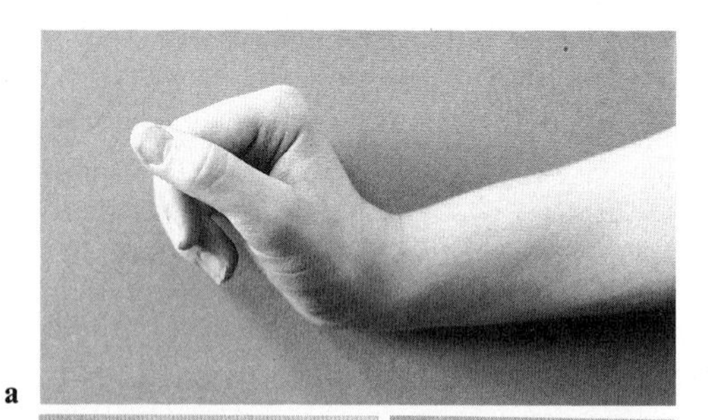

a

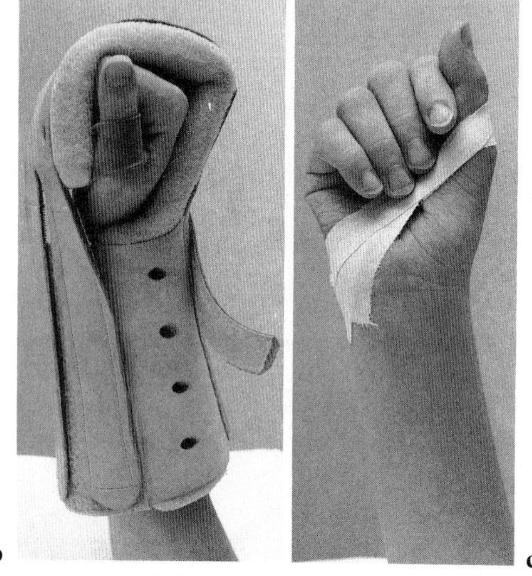

b c

Abb. 3.10. **a** Funktionshand. **b** Funktionshandschuhe. **c** Tapen des Daumens

Hände: Spezielle Aufmerksamkeit verdient die Stellung der Hände. Bei jedem tetraplegischen Patienten mit einer Läsionshöhe bis C 8 wird die sogenannte Funktionshand (Abb. 3.10) angestrebt. Damit ist eine Stellung gemeint, in der das Handgelenk in 30° Dorsalflexion steht, mit den Fingergrundgelenken (MCP) in 90° Flexion, den Fingermittelgelenken (PIP) in 90° Flexion und den Fingerendgelenken (DIP) in 0° Flexion. Dies gilt für den zweiten bis einschließlich fünften Finger. Der Daumen wird im halben Oppositions-Adduktionsstand fixiert, wobei verhindert werden muß, daß der Daumen zu weit in die Handfläche greift.

Diese Stellung wird erreicht, indem in der akuten Phase im 3-h-Rhythmus sogenannte Funktionshandschuhe getragen werden (Abb. 3.10b). Wenn nötig, legen wir mit einem Sporttape einen Verband an, um den Stand des Daumens kontinuierlich zu halten (Abb. 3.10c). Dies hat den Vorteil, daß der Daumen nie in Reposition/Abduktion gelangen kann und daß, wenn der Patient über eine ausreichend starke Dorsalflexion im Handgelenk verfügt, bereits in einer frühen Phase leichte funktionelle Aktivitäten möglich sind. Gerade bei Frauen, bei denen der Muskel-Band-Apparat meist flexibler ist als bei männlichen Patienten, zeigen sich schnelle und deutliche Resultate. Das Ziel dieser Handstellung ist eine Verkürzung der langen Fingerflexoren und des M. opponens des Daumens, keine arthrogene Einschränkung der Hand- und Fingergelenke.

Untere Extremitäten: Der Stand der unteren Extremitäten bei Patienten mit Tetraplegie ist der gleiche, wie er bei paraplegischen Patienten beschrieben wird (s. 3.2.3).

Bauchlage (Abb. 3.11)

Diese Lage ist nur im kleinen Stryker-Bett zu erreichen.

Kopf: In bezug auf Rotation und Lateralflexion gilt das gleiche wie in Rückenlage.

In der zervikalen Wirbelsäule wird eine leichte Extension angestrebt.
Schulter: Die Oberarme liegen am Körper, wodurch eine leichte Flexion/Adduktion und eine submaximale Außenrotation im Schultergelenk erreicht wird.
Ellenbogen: Die Ellenbogen sind in Ruhe immer in Extension. Wenn der Patient aber in Bauchlage eine Aktivität ausführen möchte, was in diesem Bett gut möglich ist, kann der Arm frei bewegt werden.
Hände: Der Stand der Hände ist der gleiche wie in Rückenlage, wobei die Funktionshandschuhe im 3-h-Wechsel getragen werden.
Untere Extremitäten: Die Lage der unteren Extremitäten ist identisch mit der bei paraplegischen Patienten (s. 3.2.3).

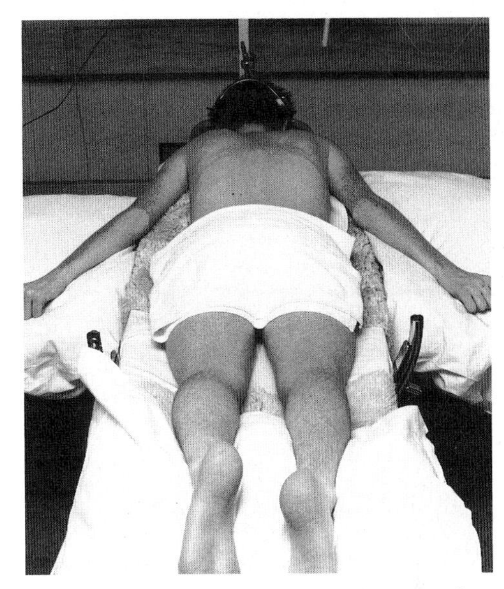

Abb. 3.11. Bauchlage des tetraplegischen Patienten im Stryker-Bett mit Halotraktion

Seitenlage (Abb. 3.12)

Die Seitenlage ist nur möglich, wenn die Fraktur operativ fixiert wurde. Eine halbe Seitenlage ist auch im Stoke-Eggerton-Bett möglich.
Kopf: Der Kopf liegt bezüglich Lateralflexion in der Verlängerung der Wirbelsäule, er wird dabei durch ein kleines Kissen unterstützt. Eine leichte Rotation und Flexion oder Extension sind zugelassen.
Schulter: Die untenliegende Schulter wird in Protraktion etwas heruntergezogen, wodurch der Patient auf der Skapula und nicht auf dem Schulterkopf liegt. Da der Patient damit auf einer größeren Unterstützungsfläche liegt, werden Irritationen verhindert. In dieser Stellung liegt die untenliegende Schulter meist in einer Außenrotation mit einer Supination im Unterarm. Der obere Arm liegt meistens in leichter Flexion/Adduktion mit Innenrotation. Es muß verhindert werden, daß dieser Arm hinter den Rumpf des Patienten fällt, wodurch wieder eine Extension in den Schultern mit der bereits früher genannten Irritation in der Schultergelenkkapsel entstehen würde.

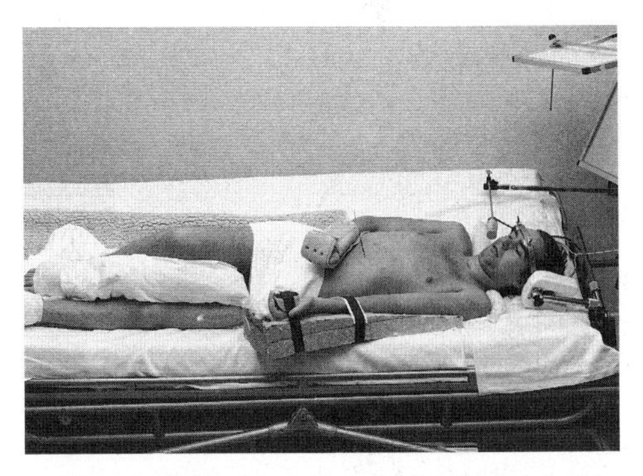

Abb. 3.12. Seitenlage im Stoke-Eggerton-Bett mit Halotraktion, Blasenschelle, Spiegel, Armrinnen und Funktionshandschuhen

Ellenbogen: Der Ellenbogen des untenliegenden Armes liegt in Extension/Supination, der des obenliegenden Armes in leichter Flexion/Pronation.
Hände: Die Hände sind in der gleichen Position wie in Rückenlage mit Anlegen der Funktionshandschuhe im 3-h-Rhythmus.

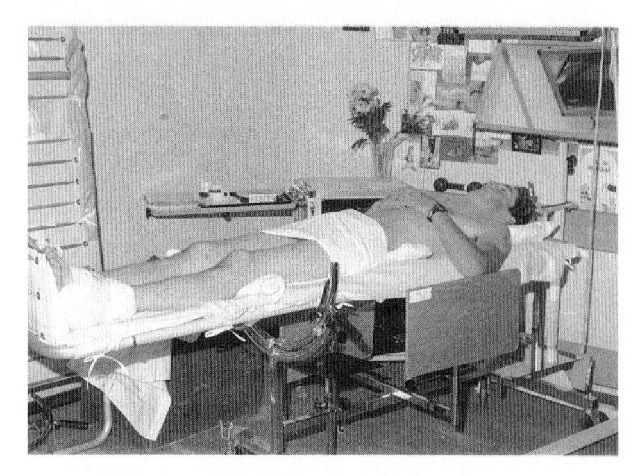

Abb. 3.13. Rückenlage des paraplegischen Patienten

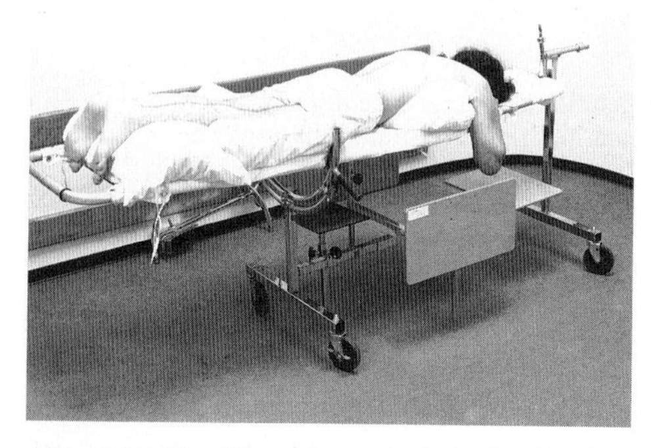

Abb. 3.14. Bauchlage des paraplegischen Patienten

Untere Extremitäten: Die Lage der unteren Extremitäten ist die gleiche, wie sie beim paraplegischen Patienten beschrieben wird (s. 3.2.3).

3.2.3 Paraplegische Patienten

Wenn eine konservative Behandlung gewählt wird, finden wieder nur die Rükken- und Bauchlage Anwendung.

Rückenlage (Abb. 3.13)

Wirbelsäule: Unter den gebrochenen Wirbel werden eine schmale und eine etwas dickere Rolle gelegt, wodurch die Wirbelsäule in Extension kommt. Dadurch wird jetzt gleichsam eine leichte Traktion proximal wie distal der Fraktur ausgeübt.
Obere Extremitäten: Da die oberen Extremitäten nicht gelähmt sind, ist eine spezielle Lagerung nicht nötig.
Hüften: Die Hüften sind in 0°-Stellung bezüglich Flexion/Extension und Rotation. Beide Beine werden in leichter Adduktionsstellung (10 – 15°) gelagert. Zwei kleine Sandsäckchen lateral der Ferse verhindern, daß die paralytischen Beine in Außenrotation fallen.
Knie: Unter die Knie wird ein dünn aufgerolltes Handtuch gelegt, um einem Wegeleiten der Tibia nach dorsal vorzubeugen.
Füße: Die Füße werden in bezug auf Plantar- und Dorsalflexion in 0°-Stellung gelagert, indem die umwickelten Füße gegen ein steifes Kissen gestellt werden.

Bauchlage (Abb. 3.14)

Wirbelsäule: Proximal und distal der Fraktur wird ein dickes Kissen gelegt, wodurch das Frakturgebiet in Extension verbleibt. Auf diese Weise erhält man den gleichen Stand wie in Rückenlage.
Hüften: Die Hüften werden jetzt in eine leichte Extension gebracht, um eine Kontinuität der Extension distal der Fraktur zu erreichen. Die Hüftextension kann auch für das späte Steh- und Gehtraining von Bedeutung sein. Deshalb werden ein dickes Kissen unter die Oberschenkel und mehrere Kissen unter die Knie und Unterschenkel gelegt. Bezüglich Rotation sowie Ab- und Adduktion werden die Hüften in eine neutrale Stellung gebracht.
Knie: Die Knie werden mit Hilfe der Kissen in einer leichten Flexion von maximal 10° gelagert.
Füße: In Bauchlage hängen die Füße über das distal angelegte Kissen, wobei man

darauf achten muß, daß die Füße frei nach unten hängen können und nicht durch das Kissen in Plantarflexion gedrückt werden.

Seitenlage

Die Seitenlage ist nur möglich, wenn die Fraktur des Patienten operativ stabilisiert wurde. Nach dieser operativen Fixation kann der Patient auch in Bauch- oder Rückenlage gelagert werden. Die für die Wirbelsäule beschriebenen Lagerungsmaßnahmen brauchen dann nicht mehr getroffen zu werden, sondern nur die für die anderen Gelenke.
Wirbelsäule: In der Seitenlage wird die Wirbelsäule dorsal durch ein starkes Kissen unterstützt.
Beine: Das untenliegende Bein liegt in der Verlängerung der Wirbelsäule, also in Nullstellung bezüglich Flexion/Extension.

Das obenliegende Bein ist in der Hüfte und im Knie leicht gebeugt.

Dies wird ermöglicht, indem dieses Bein sowohl unter dem Ober- als auch Unterschenkel von Kissen unterstützt wird.

3.3 Hautproblematik

3.3.1 Dekubitus: die häufigste Komplikation

Dekubiti sind noch immer eine der am häufigsten vorkommenden Komplikationen bei Patienten mit Querschnittlähmung. 1980 wiesen 33 % aller Patienten, die zum ersten Mal wegen einer Querschnittlähmung in einem Rehabilitationszentrum aufgenommen wurden, einen Dekubitus auf. Dekubiti entstehen primär in der ersten Phase der Frischverletztenbehandlung!

1989 wurde bei 25 % aller Wiederaufnahmen die Aufnahmeindikation bestimmt durch die Hautproblematik. Das sind immer noch sehr hohe, alarmierende Zahlen. Diese Komplikation verlängert den Klinikaufenthalt um viele Monate, erfordert sehr viel Geduld vom Patienten und Einsatz vom Behandlungsteam und beeinflußt die Hautbelastbarkeit oft bleibend negativ.

3.3.2 Wie entsteht ein Dekubitus?

„Ein Dekubitus ist jede degenerative Änderung der Haut und des darunterliegenden Gewebes unter Einfluß von komprimierenden Kräften und/oder Schubkräften“ (Schut 1982).

Ein Dekubitus darf jedoch nicht als ein einfaches, leicht lösbares Druckproblem gesehen werden. Im Gegenteil, Dekubiti sind der sichtbare Beweis eines komplexen Zusammenspiels von mechanischen, zirkulatorischen, neurophysiologischen, hormonalen und zellulären Phänomenen, die in immobilisiertem und/oder denerviertem Gewebe auftreten (formuliert nach Constantian 1980). Beim Entstehen von Dekubiti sind extrinsische und intrinsische Faktoren zu unterscheiden.

Zu den *extrinsischen* Faktoren gehören Druck, Feuchtigkeit und Temperatur der Haut. *Intrinsische* Faktoren sind z. B. Gewebedurchblutung, Ernährungszustand, anatomische Verhältnisse, Motilität und Sensibilität, Alter und psychische Faktoren. Die Hautdurchblutung ist hauptsächlich während der spinalen Schockphase vermindert, wird aber auch negativ beeinflußt durch die Läsionshöhe. Die Bettruhe führt zu einem negativen Stickstoffgleichgewicht, also auch zur Abnahme des Körpergewichts. Aufgrund der Sensibilitätsausfälle werden zunehmende lokale Druck-

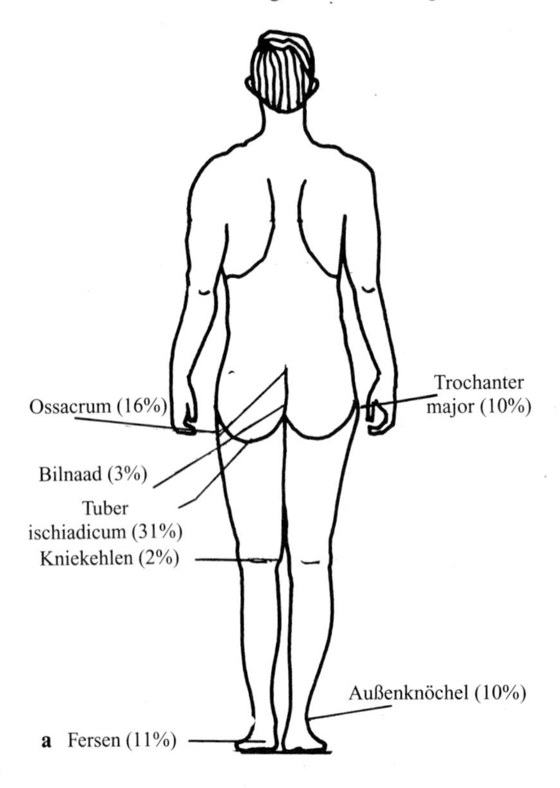

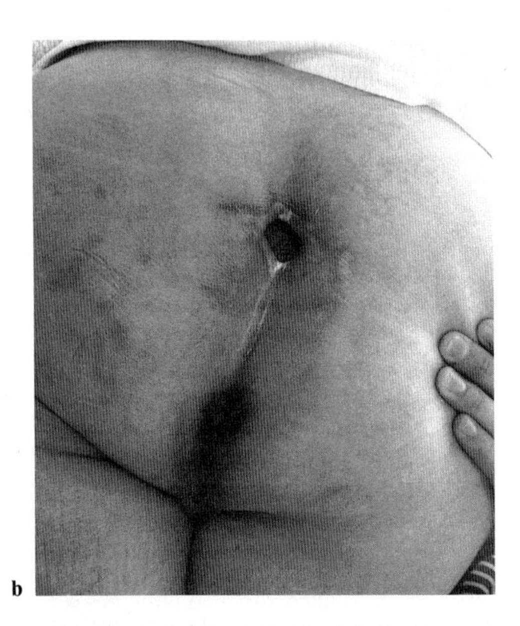

Abb. 3.15. **a** Häufige Dekubituslokalisationen. **b** Dekubitus sakral

erhöhungen nicht wahrgenommen. Das entsprechende Gebiet wird deshalb nicht entlastet, und es können Druckstellen entstehen, wodurch wiederum die lokale Zirkulation geringer wird. Bei gleichzeitig fehlender Mobilität fehlt auch die physische Möglichkeit, durch aktives Bewegen den zu hohen lokalen Druck zu verringern. Unwillkürliche Bewegungen dagegen, z. B. verursacht durch Spastizität, können durch die direkte oder wiederholte mechanische Gewalt Dekubiti verursachen (hochfrequente Schubkräfte). Auch kann Spastizität indirekt zu Dekubiti führen: durch Kontrakturen, die durch Spastizität provoziert werden, die dadurch geänderten Körperkonturen und daraus resultierende veränderte Druckverhältnisse.

Als besonderer Risikofaktor muß der *iatrogene Dekubitus* (durch eine Behandlung provozierter Dekubitus) genannt werden. Dieser wird z. B. verursacht durch Gipsimmobilisation, Benutzung von Lagerungsschalen, langandauernde Immobilisation bei Untersuchungen, Operation oder Behandlung. Bei jeder Behandlung muß man sich deshalb fragen, ob ein Dekubitus provoziert oder eine gute Dekubitusprophylaxe zunichte gemacht werden könnte.

3.3.3 Lokalisation und Konsequenzen

Ein Dekubitus ist meistens an dominanten Knochenvorsprüngen lokalisiert, und zwar hauptsächlich im Gebiet des Beckengürtels, in abnehmender Frequenz in Höhe des Tuber ischiadicum, os sacrum und Trochanter major (Abb. 3.15 b). Weniger oft findet man den Dekubitus an den Spinae und in Höhe des Os coccygis. Bei liegenden Patienten spielen Druckstellen in Höhe der Scapulae, des Hinterkopfs und Ellenbogens und der Spinae vertebralis eine wichtige Rolle (Abb. 3.15 a). Sicher gilt dies auch für die Fersen. Jedes

Mitglied des Behandlungsteams sollte sich vor Augen halten, welche Konsequenzen das Entstehen eines Dekubitus und der daraus resultierenden Behandlung hat:

- Langandauernde Immobilisation mit allen negativen Auswirkungen,
- Zunahme der Spastizität,
- Verlängerung der stationären Behandlung,
- bleibende Einschränkung der Haut- und Rollstuhlbelastbarkeit,
- erneute Immobilisation beim Auftreten eines Rezidivs,
- Abnahme der körperlichen Belastbarkeit und Ausdauer,
- Gefahr von Kontrakturen.

In der ersten Phase der Behandlung (sofort im Anschluß an die entstandene Querschnittlähmung!) hat die Dekubitusprophylaxe Priorität innerhalb der gesamten Behandlung.

3.3.4 Praktische Dekubitusprophylaxe

Zur Prävention müssen folgende Maßnahmen getroffen werden:

- Wechsellagerung im Bett im Dreistundenrhythmus: Abwechseln von Rücken-, Bauch- und Seitenlage.
- Häufige Inspektion der Haut: Bei einer Rötung, die nicht nach einer Viertelstunde verschwunden ist, muß die Haut entlastet werden. Der Patient wird angelernt, die Haut mittels eines Spiegels zu kontrollieren (Abb. 3.16). In der Immobilisationsphase kann der Patient dies nicht selber ausführen, so daß die Pflegekräfte bei jeder Versorgung die Haut inspizieren müssen.
- Sowohl im Sitzen als auch im Liegen muß man für eine saubere, glatte Unterlage sorgen und Falten vermeiden. Die Matratze oder der Rollstuhlsitz müssen eine gute Druckverteilung gewährleisten. Die Sitzhaltung im Rollstuhl ist von wesentlicher Bedeutung (s. 8.1.2).

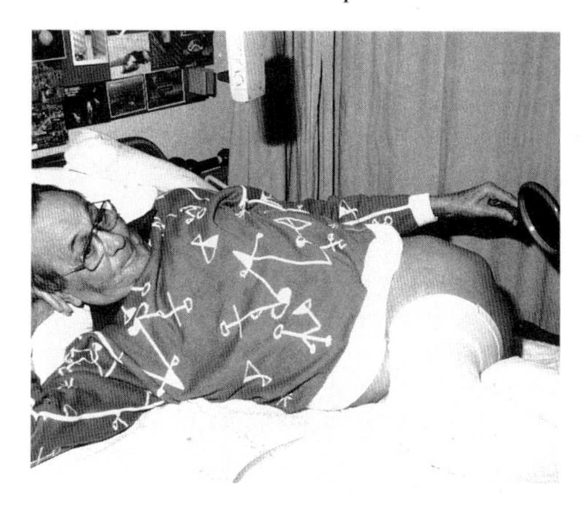

Abb. 3.16. Kontrolle der Haut mittels Spiegel

- Das Wundsein in den Leisten, am Damm und unter den Brüsten muß vermieden werden. Eine gute Hygiene an diesen Stellen ist deshalb notwendig.
- Bei der Benutzung von Schienen achtet man auf Druckstellen.
- Man muß für eine gute körperliche Kondition und gesundes, abwechslungsreiches Essen sorgen (besonders Eiweiße sind wichtig).
- Erlernen des regelmäßigen Hochstützens, wodurch der Steiß entlastet wird (ungefähr 15 – 20 s). Auf diese Weise erhalten die belasteten Gewebe wieder die Chance einer guten Durchblutung. Patienten, die sich nicht selber hochstützen können, müssen durch Therapeuten oder Angehörige wenigstens einmal pro halbe Stunde angehoben werden (Abb. 3.17). Eine Uhr, die jede halbe Stunde ein Signal gibt, ist dabei in der Lernphase ein praktisches Hilfsmittel.

Die Dekubitusprophylaxe ist keine allein pflegerische Aufgabe, dementsprechend kann auch das Entstehen eines Dekubitus

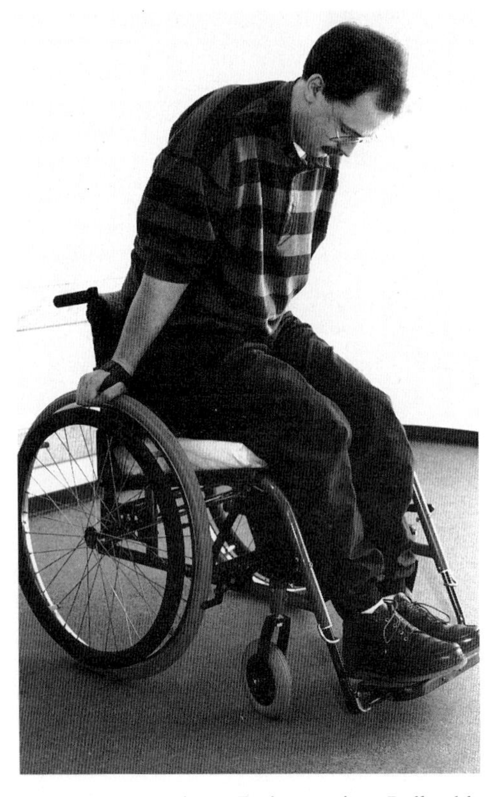

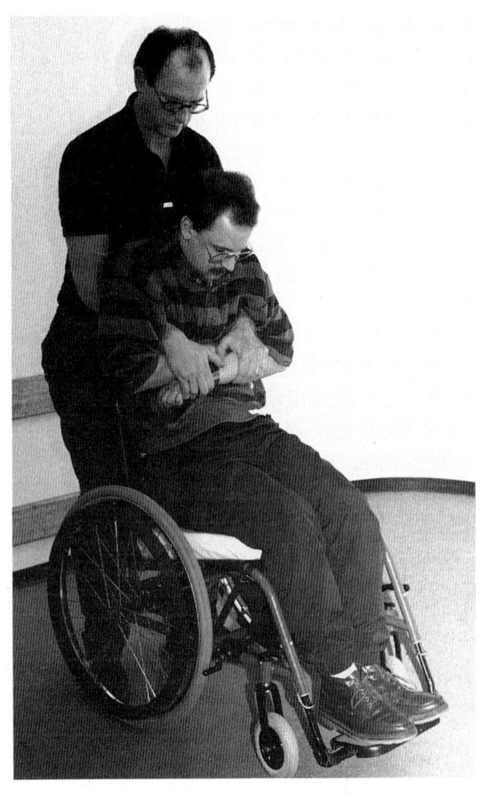

Abb. 3.17. **a** Aktives Entlasten im Rollstuhl. **b** Passives Entlasten durch eine Hilfsperson

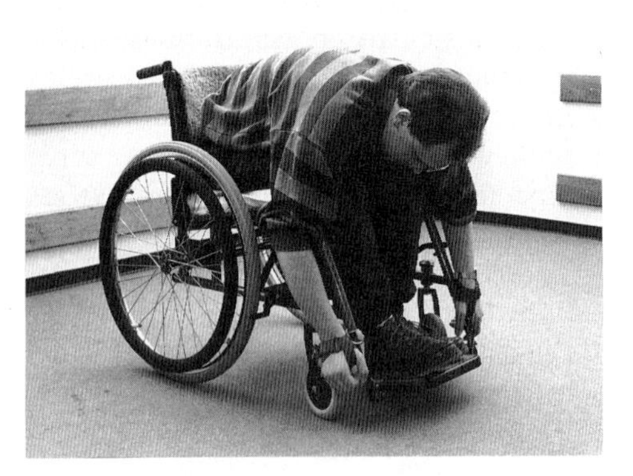

Abb. 3.18. Aktives Entlasten durch maximale Rumpfflexion im Rollstuhl

nicht ausschließlich auf pflegerische Fehler zurückgeführt werden.

Besonders der Physiotherapeut kann viel zur Prävention beitragen, indem er sich mit dem Patienten folgenden Punkten widmet:
- dem Lernen einer guten Sitzhaltung im Rollstuhl (s. 8.1.2),
- dem Lernen der Techniken zum Entlasten (Abb. 3.18),
- der Wichtigkeit des Stehens und Gehens (s. 6.3),
- dem korrekten Ausführen der Transfers (s. 6.1.2 und 10).

3.3.5 Praktische Dekubitusbehandlung

Die Art der Behandlung hängt von der Ausdehnung und dem Schweregrad des Dekubitusgeschwürs ab.

Folgende Einteilung in Schweregrade

wurde von der Concensuszusammenkunft „Dekubitus" (C.B.O. 1986) empfohlen:

Erscheinungsform	*Symptome*
I:	Lokale Röte und/oder Zyanose nicht wegzudrücken.
II:	Formung von Blasen.
III:	Oberflächlicher Dekubitus: a) ohne Nekrose; b) mit Nekrose.
IV:	Tiefer Dekubitus: a) ohne Nekrose; b) mit Nekrose.

Der Schweregrad hat direkte Konsequenzen für das therapeutische Handeln. Ein Nachteil dieser Einteilung ist, daß z. B. Knochenschädigungen nicht explizit benannt werden. Dies müßte unter IVb zusätzlich angegeben werden. Daniels schlägt eine chirurgische Klassifikation in 5 Graden vor, wobei Grad 5 für die tiefe Dekubituswunde mit Knochen- oder Gelenkschädigung sowie für einen Durchbruch zu den Beckenorganen steht. Lüscher (1989) beschreibt, ausgehend von diesen Einteilungen, operative Indikationen und Techniken.

Grundlage jeder Behandlung sind die prophylaktischen Maßnahmen. Wechsellagerung mit Entlasten der Dekubitusstelle, eine überzeugende Information und Instruktion des Patienten und seiner Umgebung sowie ein konsequenter Behandlungs- und Pflegeplan, der von allen Betreuern getragen wird, sind unabdingbare Voraussetzungen einer effektiven Therapie.

Zusätzlich sind folgende Maßnahmen erforderlich:

Erscheinungsform II:	Entlasten und deckender Verband.
Erscheinungsform III:	Spülen, feuchte Verbände, chirurgisch und enzymatische Entfernung der Nekrosen (III b).
Erscheinungsform IV:	Erweiterte Diagnostik, vor allem Röntgen, Fistulegraphie, Ultraschall, evtl. Computertomographie und Angiographie, zur Abklärung einer chirurgischen Behandlung.

Oft wird bei einem so schweren Dekubitus eine operative Behandlung notwendig. Dies ist immer bei einer akuten oder vitalen Indikation der Fall (Osteomyelitis mit Sequesterbildung, Durchbruch ins Gelenk oder Körperorgan), die jedoch selten sind. Wenn Knochen und/oder Gelenke nicht vom Dekubitusprozeß betroffen sind, wird der Defekt auch durch die richtige konservative Behandlung abheilen. Dies erfordert jedoch einen enormen Zeitaufwand, oft von mehr als 6 Monaten. Wegen dieser langen Zeitdauer wird häufig auch dann operativ behandelt, wenn keine Knochenschädigung vorhanden ist. Zudem sprechen Faktoren wie die endgültige Hautbelastbarkeit und die Möglichkeit von Dekubitusrezidiven für eine operative Behandlung. Das schon genannte Buch von Lüscher (1989) gibt hier sehr detaillierte Informationen.

Nach dem Abheilen ist die Dekubitusprophylaxe erst recht notwendig, denn jede Narbe bedeutet eine verringerte Hautbelastbarkeit (Abb. 3.19).

Neben den schon erwähnten Maßnahmen wird der Physiotherapeut seine besondere Aufmerksamkeit auf

- das Erlernen einer guten Sitzhaltung im Rollstuhl,
- das Erlernen guter Hebetechniken,
- das Steh- und Gehtraining und
- auf das richtige Ausführen von Transfers lenken.

Die physiotherapeutische Dekubitusbehandlung zielt meistens auf das Stimulieren der Zirkulation oder des Metabolismus in Höhe der Dekubitusstelle.

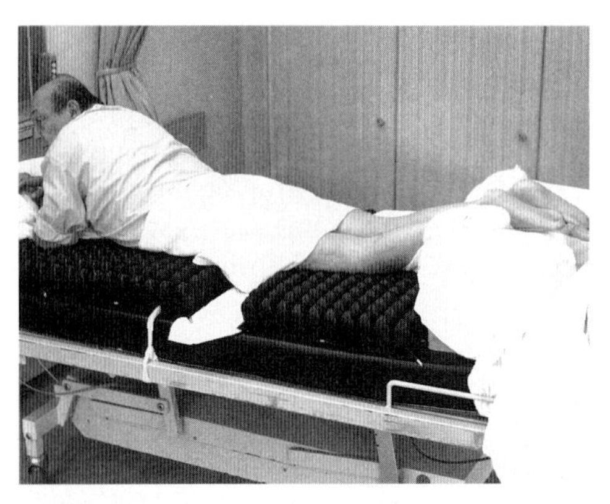

Abb. 3.19. Patient in Bauchlage auf einer Roho-Matratze

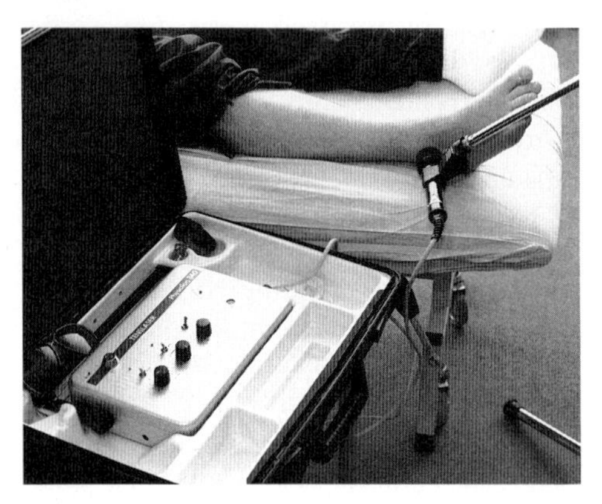

Abb. 3.20. Dekubitusbehandlung mittels Laser

- Laser-Licht stimuliert den Metabolismus auf dem Zellniveau. Eine Untersuchung bei Tieren bewies, daß die Wundheilung dadurch möglicherweise beschleunigt wird (Lievens 1986) (Abb. 3.20).
- Andere zirkulationsstimulierende Mittel haben sich bei uns nicht bewährt.

3.3.6 Anpassung von Antidekubituskissen

Erhöhter Druck im subkutanen Gewebe, besonders wenn es gegen knöcherne Teile gedrückt wird, verursacht eine verringerte Sauerstoffzufuhr, was zu Nekrosen führen kann. Eine Druckverringerung ist deshalb einer der wichtigsten Faktoren der Dekubitusprophylaxe.

Tiefer liegendes Gewebe ist dabei druckempfindlicher als oberflächliches. Ein „roter Fleck auf dem Steißbein" kann deshalb schon eine ernsthafte Schädigung des tiefer gelegenen Gewebes verbergen.

Jeder Sitzanpassung muß eine sorgfältige Analyse des individuellen Dekubitusrisikos vorangehen. Dabei sind sowohl die intrinsischen als auch die extrinsischen Faktoren zu berücksichtigen (s. 3.3.2).

Abschätzung des Dekubitusrisikos

- Welches Risiko besteht für eine Degeneration der Gesäßmuskeln?
- Welches Risiko besteht für eine gestörte Wiederfüllung der Gefäße bei Entlastung?
- Welche übrigen Faktoren, wie z. B. das Gewicht in Relation zur darunterliegenden Oberfläche, spielen eine Rolle?
- Ist die Sensibilität vorhanden (Druckwahrnehmung und Haltungsgefühl)?
- Sind Inkontinenz und/oder übermäßige Transpiration zu beobachten?
- Bestehen Spasmen?
- Bestehen periartikuläre Ossifikationen in den Hüftgelenken?
- Welches funktionelle Niveau hat der Patient erreicht?
- Kann er sich hochstützen und/oder umsetzen?
- Kann er Transfers selbständig ausführen?
- Kann er seine Sitzhaltung korrigieren?
- Hat der Patient eine abweichende Sitzhaltung mit asymmetrischem Beckenstand?

Eigenschaften des Sitzkissens:

Die spezifischen Eigenschaften des Kissens können umschrieben werden in Ausdrücken, wie Reibung, Wärmeleitfähigkeit, Feuchtigkeitsdurchlässigkeit, Feuchtigkeitsbeständigkeit (Urin), Stabilität, Druckverteilungsfähigkeit, Gewicht und Höhe, Waschbarkeit, Sicherheit/Feuerbeständigkeit, Transportmöglichkeit. Manche dieser Eigenschaften hängen miteinander zusammen, und sie sind nicht gleich wichtig. So hat die Druckverteilungsfähigkeit einen höheren Stellenwert als die anderen Eigenschaften.

Man unterscheidet bei Sitzkissen 4 Lagen, die jeweils besondere Funktionen zu erfüllen haben:
- *Bezug*: Wichtig sind Verschiebbarkeit, Reibungswiderstand und Waschbarkeit. Er muß weiterhin temperatur- und feuchtigkeitsdurchlässig sein, verschleißfest, feuerfest und farbecht.
- *Oberschicht*: Diese Lage ist zuständig für die Oberflächenhärte und die Wärme- und Feuchtigkeitsregulation.
- *Zwischenschicht*: Sie ist verantwortlich für die Druckverteilung, d. h. sie muß die Teile, die am schwersten belastet werden (die Tubera), entlasten. Die Zwischenschicht beeinflußt auch die Sitzbalance und die Sitzstabilität.
- *Unterschicht*: Hier ist die Befestigung am Chassis wichtig. Man unterscheidet zwischen schlaffer Unterschicht (Hängematte), Brett- und Sitzbespannung.

Anpassung des Sitzkissens

Die Sitzhaltung wird von einer Vielzahl von Faktoren beeinflußt, wie Spastizität, Körperbau und Körpergewicht. Zur Sitzanpassung werden nun die sogenannten Kisseneigenschaften auf die Patienteneigenschaften (d. h. die intrinsischen und extrinsischen Risikofaktoren) abgestimmt.

Patienten ohne Risiko mit guter funktioneller Perspektive: Bei diesen Patienten bestehen keine speziellen Forderungen an die Zwischenschicht oder an die Druckverteilung und Stabilität. Andere Faktoren, wie Verschiebbarkeit, Feuchtigkeits- und Wärmeregulation und die Befestigung, spielen eine Rolle. Das heißt, daß die Standardausführungen der Hersteller oft ausreichen, also ein gepolsterter und geflochtener Sitz. Eventuell wird ein Schaffell als oberste Schicht verwendet.

Risikogruppe und/oder Patienten mit eingeschränktem funktionellem Niveau: Diese Patienten benötigen ein spezielles Sitzkissen. Möglich sind:
- Kissen aus Schaumgummi,
- viskoelastische Kissen aus Schaumgummi,
- Gelkissen,
- mit Flüssigkeit gefülltes Kissen,
- Luftkissen.

Die Wahl ist abhängig von den gestellten Ansprüchen. Bei uns wird häufig das Roho-Kissen (ein Luftkissen) in Kombination mit einem Schwellensitz, in dem das Roho-Kissen fixiert liegt, verwendet (Abb. 3.21). Dieses Kissen schneidet in bezug auf die Eigenschaften aller 4 Schichten gut ab. Bezüglich der Druckverteilung hat das Roho-Kissen große Vorteile. Deutliche Nachteile sind aber die unnötig erhöhte Sitzposition, die Eindrückbarkeit und die mäßige Stabilität. Um diese Nachteile zu vermeiden, entscheidet man sich häufig für ein Kombinationskissen aus halb Roho/halb Schaum.

Bevorzugt ein (erfahrener) Rollstuhlbenutzer eine bestimmte Kissenmarke oder einen bestimmten Kissentyp, so sollte dies nicht unbeachtet bleiben (Abb. 3.22).

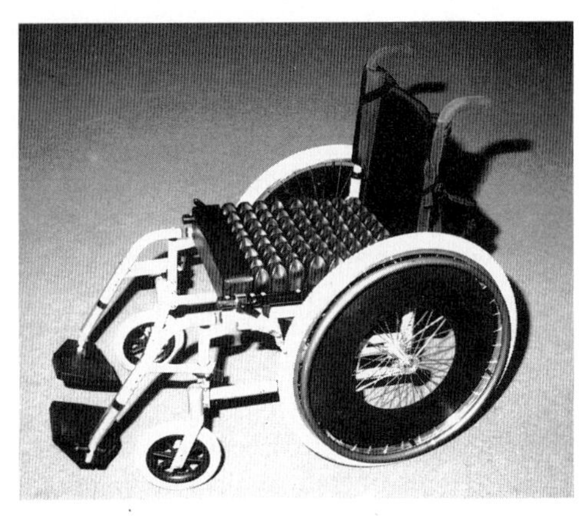

Abb. 3.21. Rollstuhl mit Roho-Kissen und Schwelle

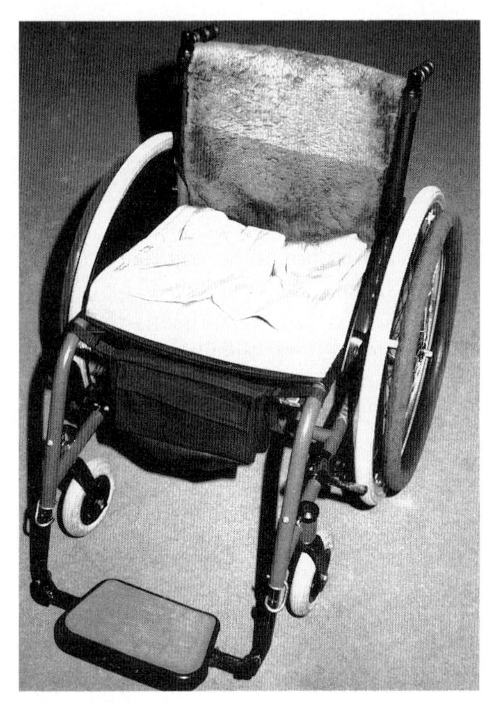

Abb. 3.22. Rollstuhl mit Jay-Kissen

3.3.7 Dekubitusprävention als gemeinsame Verantwortung

Während des Rehabilitationsprozesses wird sich der querschnittgelähmte Patient zu einem Sachverständigen entwickeln müssen, der imstande ist, die Verantwortung für sein weiteres Leben zu tragen. Auch in bezug auf die Dekubitusprophylaxe muß er sich eigenverantwortlich verhalten. Eine sehr exakte und häufig wiederholte Instruktion und eine große Disziplin des Patienten werden dafür notwendig sein. Eine aufmerksame Begleitung und Kontrolle unterstützen diesen Lernprozeß.

Literatur

Concensus-Sammlung (1985) Dekubitusprophylaxe. Ausgabe C.B.O., Utrecht

Constantian MB (1980) Pressure ulcus, principles and techniques of management. Little, Brown and Company, Boston

Lievens P (1986) Lasertherapie. Ned Tijdschr Fysiotherap. 96 p. 135 – 139

Lüscher NJ (1989) Dekubitalulzera der Beckenregion. Huber, Bern

Schut GL (1982) Diagnose. Dekubitus academisch proefschrift, Amsterdam

3.4 Neurogenes Blasen- und Darmleiden, neurogene Sexualität

3.4.1 Neurogenes Blasenleiden

Blasenfunktion und Innervation

Das Funktionieren der Niere ist lebenswichtig. Ununterbrochen wird Urin produziert. In diesem Prozeß nimmt die Harnblase eine wichtige Stellung ein, einerseits als Reservoir für den Urin, andererseits als Organ für dessen Entleerung.

In einem sehr fein abgestimmten Gleichgewicht werden zwei Funktionen kombiniert:

- Die Urinproduktion wird sozial beherrschbar durch Sammeln des Urins und regelmäßige Entleerung.
- Während der Speicherphase bleibt der Druck innerhalb der Blase niedrig, damit die Nieren kontinuierlich Harn abgeben können.

Um diese Funktionen zu gewährleisten, sind die Harnblase, der Blasenhals und die Harnröhre mit einer dreifachen Innervation versorgt.

Parasympathisch: Impulse aus den Rezeptoren in der Blasenwand (M. detrusor) werden über afferente Bahnen (N. pelvicus) zu den sakralen Segmenten S2–S4 weitergeleitet, z. B. bei Dehnung der Blase. Von hier aus gehen diese Impulse über weitere aufsteigende Bahnen zum Hirnstamm und zur Hirnrinde. Es entsteht das Gefühl des Harndrangs („urge"). Aus den höhergelegenen Zentren werden Impulse über absteigende Bahnen und das sakrale Miktionszentrum zurück zur Blase fortgeleitet. So wird z. B. die Kontraktion der Blase ausgelöst.
Sympathisch: Der Blasenhals und das glatte Muskelgewebe der Urethra beziehen ihre sympathische Innervation aus den „Kernen" in Höhe von Th10–L2 über den Plexus und N. hypogastricus. Diese sympathische Innervation garantiert die Reservoirfunktion der Harnblase während der Speicherphase.
Somatisch: Druckrezeptoren in der Urethra (quergestreiftes Muskelgewebe als Teil des Beckenbodens M. sphincter externus) senden bei Schmerz, Temperaturveränderung, Berührung der Harnröhre und der Haut im Genitalbereich und auch bei drohender Blasenentleerung Impulse über den N. pudendus zu den sakralen Segmenten S2–S4. Von hier aus gehen diese Impulse einerseits efferent zum M. sphincter externus, andererseits aufsteigend zu höher gelegenen Zentren im Hirnstamm und in der Hirnrinde. Von diesen Zentren aus wird das somatische Reflexsystem kontrolliert und gesteuert.

Um eine effektive Blasenentleerung zu ermöglichen, ist eine reibungslose Abstimmung dieser verschiedenen Funktionen notwendig. Die Detrusorkontraktion muß zusammen mit der Öffnung des Blasenhalses und einer Sphinkterrelaxation (Entspannung des M. sphincter externus) erfolgen, um eine problemlose Urinentleerung zu ermöglichen. Ein umgekehrtes Gleichgewicht ist notwendig, um eine ungestörte Reservoirfunktion mit Kontinenz zu erreichen. Die sakralen Reflexsysteme sind an sich nicht in der Lage, diese Funktionen zu koordinieren.

Die supraspinale Steuerung, d. h. die Steuerung über das Gehirn, ist notwendig, um die verschiedenen Aktivitäten richtig aufeinander abzustimmen. Auf diese Weise entsteht ein Detrusor-Sphinkter-Gleichgewicht: Während der Phase der Urinspeicherung besteht ein Niederruck in der Blase (Detrusorrelaxation) und ein ausreichender Tonus am Blasenhals und in der Urethra; während der Miktionsphase besteht durch die Kontraktion des Blasenmuskels eine austreibende Kraft, die höher ist als der Auslaßwiderstand (Detrusorkontraktion und Relaxation des Blasenhalses und des M. sphincter externus).

Neurogene Blase

Durch die Schädigung des Rückenmarks werden die obengenannten synergistischen Abläufe und ihre zentrale Beeinflussung gestört: Das Blasenfüllungsgefühl entfällt, die Kontinenz und die aktive Entleerung sind nicht mehr möglich.

In der ersten Phase nach Auftreten der Querschnittlähmung (spinaler Schock) fehlt jede Reflexaktivität der Blase und der Urethra. Der Blasenhals und die Urethra bleiben geschlossen, die Blasenwand ist atonisch.

Nach einer Periode, die von einigen Stunden bis zu mehreren Monaten variieren kann, wird sich, abhängig von der Höhe und der Art der Rückenmarkschädigung, eine Reflexblase, eine schlaffe Blase oder eine Mischform von beiden entwickeln.

Reflexblase

Wenn die Rückenmarkschädigung oberhalb des sakralen Miktionszentrums liegt (S 2 – S 4), spricht man von einer Reflexblase („upper motor neuron lesion", UMN-Blase). Das Kennzeichen dieses Blasentyps ist, daß die sakralen Reflexe intakt sind, also die sakrale Reflexaktivität vorhanden ist. Die supraspinale Beeinflussung aus dem Hirnstamm und Kortex entfällt jedoch. Dadurch entsteht ein gestörtes Detrusor-Sphinkter-Gleichgewicht (DSD, Detrusor-Sphinkter-Dyssynergie). Der Detrusor neigt zu reflektorischer Überaktivität und kontrahiert schon bei einer (relativ) geringen Blasenfüllung. Die effektive Entleerung der Reflexblase kann nur zustande kommen, wenn es gelingt, die Kontraktion des M. sphinkter externus zu verhindern.

Schlaffe oder autonome Blase

Wenn die Schädigung im sakralen Teil des Rückenmarks (Conus) oder in den korrespondierenden Wurzeln (Cauda equina) lokalisiert ist, ist der sakrale Reflexbogen unterbrochen, und die sakrale Reflexaktivität fehlt. Dies führt zu einer autonomen oder „schlaffen" Blase („lower motor neuron lesion", LMN-Blase). Die Blase füllt sich, ohne daß eine reflektorische Entleerung auftreten kann. Die Entleerung ist das Resultat eines oft sehr unphysiologischen Außendrucks, der den Auslaßwiderstand überwindet.

Mischformen

Hauptsächlich bei inkompletten Läsionen kann eine Mischform auftreten, die sowohl Symptome der Reflexblase als auch der autonomen Blase aufweist.

Eine sorgfältige Diagnostik und Evaluation ist hier notwendig.

Regulation der Blasenfunktion

Das Bestreben, die Blasenentleerung zu regulieren, hat 2 Ziele:

- Das Erreichen einer sozialen Kontinenz. Ihr Wert kann nicht genug unterstrichen werden. Eine Inkontinenz kann gravierende soziale Konsequenzen haben und bildet oft ein zusätzliches Handicap.
  Besonders bei Frauen ist die Blasenregulation von größter Wichtigkeit, weil für sie noch immer kein befriedigendes äußeres Auffangsystem besteht, entsprechend dem Kondomurinal beim Mann.
- Der Schutz der Nierenfunktion. In erster Linie sollen pathologisch hohe Druckentwicklungen im unteren Harntrakt vermieden werden, da sie unweigerlich zu einem Harnaufstau in das Kelchsystem der Nieren führen mit den damit verbundenen dramatischen Konsequenzen.
  Harnwegsinfekte sind Zeichen für eine unzureichende Therapie und können zusätzlich die Nierenfunktion schädigen.

Folgende Möglichkeiten zur Blasenentleerung werden angewandt:

Entleerung im spinalen Schock: Eine Entleerung der Blase geschieht hier durch das intermittierende Katheterisieren (Abb. 3.23). 4- bis 5mal pro Tag wird die Blase mit Hilfe eines Katheters unter sterilen Bedingungen entleert.

Nur in Ausnahmefällen kann eine Dauerableitung notwendig sein. Hier wird dem suprapubischen Katheter der Vorzug gegenüber dem transurethralen Katheter gegeben.

Reflexentleerung: Durch rhythmisches Beklopfen der Unterbauchregion oberhalb der Symphyse in der Mittellinie wird die Blasenentleerung herausgefordert. Die Effektivität der Entleerung hängt ab von der Blasenkontraktion, der Öffnung des Blasenhalses, aber auch und besonders von der Relaxation oder der Entspannung des Sphinkters.

Die Entleerung erfolgt im Dreistundenrhythmus, so daß die Blase nicht „nach dem Gefühl", sondern „nach der Uhr" entleert wird.

Preßentleerung: Dieser Entleerungsmechanismus der Blase wird mechanisch angeregt, indem die Blase entweder in Höhe der Schamgegend mit der Faust komprimiert wird (Credé-Manöver) oder, wenn eine ausreichende Innervation vorhanden ist, mit Hilfe der Bauchpresse leergepreßt wird.

Die Effektivität dieser Maßnahmen wird von dem Verhältnis zwischen Kompressionsdruck und Sphinktertonus abhängen.

Katheterisieren: Eine sehr gute und zunehmend bevorzugte Alternative ist das selbständige Entleeren der Blase durch Katheterismus.

Die Durchführbarkeit dieser Methode hängt aber von zahlreichen Faktoren ab, in erster Linie natürlich von der Handfunktion, aber auch vom Ausmaß des Spasmus, von der freien Gelenkbeweglichkeit, von der Körperkonstitution (Adipositas) und nicht zuletzt von der Lernfähigkeit und der manuellen Geschicklichkeit.

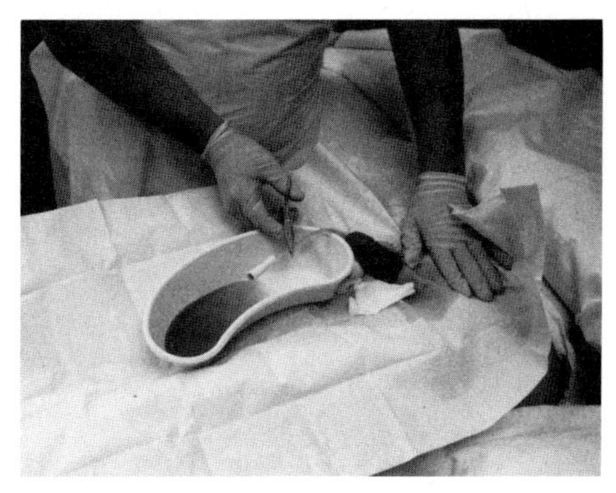

Abb. 3.23. Intermittierendes Katheterisieren

Medikamentöse Unterstützung der druckfreien Entleerung: Ein medikamentöses Eingreifen ist hauptsächlich zur Dämpfung der reflektorischen Detrusoraktivität (Parasympathikolytika) und zur Senkung des Auslaßwiderstands in Höhe des Blasenhalses und des M. sphincter externus (α-Blocker und Spasmolytika) indiziert.

Entleerung nach operativer Behandlung: Operative Eingriffe bezwecken entweder eine Senkung des Auslaßwiderstands (Blasenhalsinzision, externe Sphinkterektomie), eine Erhöhung der Blasenkapazität oder einen (partiellen) Ersatz der Blase bei nicht zu steuernder Detrusorhyperreflexie.

Neuere Entwicklungen, z. B. künstliche Sphinkterprothesen oder eine Elektrostimulation der Blase (SARS – „sacral anterior root stimulation"), bieten für die Zukunft weitere Möglichkeiten.

3.4.2 Neurogenes Darmleiden

Darmfunktion und Innervation

Zwischen Blasen- und Darmfunktion bestehen deutliche Analogien. Beide Male geht es um das Halten und das Entleeren.

Die Darmentleerung und die Kontinenz, d. h. die austreibende Kraft (das Rektum) und der „Auslaßwiderstand" (der äußere Schließmuskel) sowie auch die komplexe reflektorische Steuerung (parasympathisch und somatisch) stehen unter der Kontrolle der supraspinalen Systeme.

Neurogener Darm

Bei einer Schädigung des Rückenmarks werden die Reflexsysteme, die für eine koordinierte und willkürliche Defäkation notwendig sind, entweder geschädigt, oder sie verlieren zumindest ihre supraspinale Steuerung.

Während der spinalen Schockphase gibt es keine reflektorische Aktivität, was zur Retention von Stuhlgang führt. Die Reflexaktivität kehrt meistens innerhalb einiger Tage zurück. Analog zum neurogenen Blasenleiden kann sich ein reflektorischer bzw. schlaff gelähmter Defäkationsmechanismus entwickeln. Im ersten Fall reagiert das Rektum auf Füllung mit Kontraktion, wonach eine Relaxation des Anus folgt. Im zweiten Fall, bei der besonders der Verlust von Spannung im analen Sphinkter zum unkontrollierten Abgang von Stuhl führt, ist diese Reaktion unmöglich geworden. In beiden Fällen entsteht durch fehlende oder verminderte Darmaktivität oft Obstipation.

Darmregulation

Während der spinalen Schockphase wird wegen der vorhandenen Darmatonie keine orale Nahrung gegeben. Die Menge an festem Stuhl ist deshalb auch gering. Nichtsdestoweniger muß regelmäßig digital rektal inspiziert werden, ob sich kein Stuhl anhäuft.

Reflexentleerung

Das Darmtraining beruht auf dem Ausnutzen der bestehenden Reflexe. Indem z. B. ein fester Zeitpunkt nach der Mahlzeit gewählt wird, kann der gastrokolische Reflex (durch Magenfüllung erzeugte Kolonaktivität) ausgenutzt werden. Weiterhin kann die Rektumaktivität durch anale/rektale Reizung gefördert werden. Dazu benutzt man Zäpfchen oder Mikroklistiere.

Entleerung bei schlaffer Lähmung des Enddarms

Ein fester Zeitpunkt nach der Mahlzeit kann hier ebenfalls wichtig sein, da der gastrokolische Reflex noch vorhanden ist. Die reflektorische rektale und anale Aktivität fehlt jedoch, und die Entleerung erfolgt durch ein mechanisches Prinzip: Erhöhung des intraabdominalen Druckes mit Hilfe der Bauchpresse oder digitales Ausräumen.

Häufig wird bewußt eine Obstipation gefördert, um die an sich bestehende Inkontinenz so weit wie möglich zu steuern.

Von großer Wichtigkeit ist in beiden Fällen die richtige Zusammensetzung der Nahrung: Ballaststoffreiche Kost kombiniert mit genügend Flüssigkeit muß die Produktion einer ausreichenden Stuhlmenge gewährleisten.

Pflegerische Aspekte

Arzt und Pflegekräfte müssen auf eine ausreichende und regelmäßige Darmentleerung achten.

Um einer Obstipation vorzubeugen, muß der Stuhl eine eher weiche Konsistenz aufweisen. In diesem Zusammenhang ist faserreiche Nahrung wichtig, ebenso wie eine ausreichende Flüssigkeitsaufnahme.

Viele Laxanzien arbeiten in gleicher Weise: sie halten Wasser im Darm fest wodurch die Stuhlmenge zunimmt.

Wenn die Obstipation zu lange anhält, kommt es vor, daß der Stuhl aus höheren Teiles des Darms in sehr weicher Form an der blockierenden Masse vorbei läuft, was Durchfall vortäuschen kann. Man spricht dann von „falschem Durchfall". Behandelt man diesen wie Durchfall, wird das Problem verstärkt. Kräftiges Laxieren ist in diesem Fall von größter Wichtigkeit.

Es gibt viele Mittel, um regelmäßigen Stuhlgang zu unterstützen:
- Microlax fördert die Verbindung von Wasser und Fäzes, wodurch der Stuhl weicher wird. Das Einbringen von Microlax wirkt wie ein Reiz, der einen evtl. vorhandenen anwesenden Reflexdarm aktivieren kann.
- Dulcolax wirkt wie ein Kontaktlaxans. Durch direktes Einwirken auf die Darmschleimhaut wird die Peristaltik stimuliert.
- Duphalac bewirkt eine Verringerung des Säuregrads, wodurch die Peristaltik angeregt wird. Die Zusammensetzung der Fäzes wird dadurch verbessert.

Die reflektorische Entleerung des Darms kann auf verschiedene Arten stimuliert werden, auch medikamentös.

Auch der Krankengymnast wird mit der Blasen- und Darmproblematik konfrontiert. In der Bettphase ist der Patient während der Behandlung oft noch inkontinent für Urin und Stuhl. Hüftbeugung über 90° vergrößert den Druck auf die Blase und die Därme. Beim Durchbewegen männlicher Patienten kann sich der Uritip lösen, wodurch Inkontinenz auftreten kann. Man muß immer dafür sorgen, daß der Schlauch nicht zu straff gespannt wird.

Oft steht man in der Anfangsphase des funktionellen Trainings beim Transfer oder beim Hochstemmen im Langsitz, daß der Patient durch den erhöhten Druck inkontinent wird. Diese unbequeme und besonders für den Patienten unangenehme Situation kann man durch beruhigenden Zuspruch erleichtern.

Anders als in Frankreich sind in Holland die Krankengymnasten nicht in die Behandlung von Blase und Darm mit einbezogen. Nur in seltenen Fällen kann mal eine Darmpassage gemacht werden, um die Darmaktivität zu fördern.

3.4.3 Neurogene Sexualität

Bei jedem Menschen, auch bei den Querschnittgelähmten, spielt die Sexualität eine wichtige Rolle. Im Kontext von Intimität, Gefühlswärme und Erotik nehmen die genitalen sexuellen Funktionen eine wichtige, aber nicht unbedingt beherrschende Stellung ein.

Probleme bei Männern

Beim Mann sind während der sexuellen Aktivität drei Phasen zu unterscheiden:
- die Erektion des Penis,
- der innere Transport des Samens,
- die Ejakulation (Samenlösung).

Um einen normalen Verlauf dieser Funktionen zu gewährleisten, ist ein enges Zusammenspiel zwischen sympathischen, parasympathischen und somatischen Reflexsystemen notwendig, die besonders im sakralen und thorakolumbalen Gebiet angesiedelt sind. Beim Orgasmus spielen neben den physiologischen auch psychologische und soziale Faktoren eine wichtige Rolle.

Abhängig von Höhe und Art der Läsion kann – in Analogie zum neurogenen Blasenleiden – eine Einteilung in „Reflexsexualität" und „Areflexsexualität" (komplett oder inkomplett) erfolgen.

Allgemein kann festgestellt werden, daß besonders bei hohen Läsionen (UMN-Läsion) eine reflektorische Erektion (Reaktion beim Anfassen) auftritt und bei tieferen (LMN-Läsion) eine psychogene Erektion. Umgekehrt besteht bei einer tiefen Läsion eher eine Chance zur Ejakulation als bei höheren Läsionen.

Zur Kompensation fehlender oder verringerter genitaler Funktionen gibt es verschiedene Möglichkeiten. Sie sind dann sinnvoll, wenn sie im Gesamtkontext von ausreichender Verarbeitung der Lähmungssituation, Selbstbewußtsein und sexueller Beziehung ihren Platz finden.

Als *Erektionssubstitut* gibt es dickwandige, steife Kondome, die jedoch für den Benutzer und seine Partnerin akzeptabel sein müssen. Eine andere Möglichkeit bietet die Implantation einer Prothese: entweder als halbelastischer Stab, wodurch Festigkeit und Volumen erreicht werden oder in aufblasbarer Form (hydraulische Füllung aus einem subkutan im Penis implantierten Reservoir).

Auch die Auto-Injektion von Papaverin in die Schwellkörper des Penis durch den Betroffenen bietet eine gute Möglichkeit, eine längerwährende Erektion zu erzielen. Dies setzt jedoch ein vorheriges Austesten unter urologischer Kontrolle voraus sowie eine enge ärztliche Betreuung des Querschnittgelähmten, da die Langzeiteffekte dieser Behandlung noch nicht vollständig bekannt sind.

Die Behandlung der *Ejakulationsstörungen* muß häufig im Zusammenhang mit der Fruchtbarkeit (Fertilität) gesehen werden. Manuelle und mechanische Methoden wie Masturbation und das Benutzen eines Vibrators können die Ejakulation fördern und lassen sich auch in das sexuelle Zusammensein mit der Partnerin einbauen. Andere Techniken wie medikamentöse Provokation oder Elektrostimulation sind medizinische Möglichkeiten bei der Lösung des Problems der Fertilität.

Der verbreiteten Ansicht, daß ein querschnittgelähmter Mann mit Sicherheit unfruchtbar ist, muß vehement widersprochen werden. Die Praxis beweist das Gegenteil.

Beim Koitus können sich auch Faktoren wie Kontrakturen, Spastizität, periartikuläre Osteopathie und urologische Probleme als sehr hinderlich erweisen. Eine individuelle und offene Begleitung ist notwendig, um auch mit diesen Einschränkungen die Möglichkeiten für eine befriedigende Sexualität zu eruieren.

Probleme bei Frauen

Bei der querschnittgelähmten Frau sind die sexuellen Störungen nicht weniger ausgeprägt, sie haben aber oft einen weniger spezifischen Charakter. Frauen sind im allgemeinen weniger genital ausgerichtet als Männer. Sich selbst wieder attraktiv zu finden, ist eine wichtige Voraussetzung, um wieder eine Beziehung zu wagen, in der Platz für Intimität und Koitus ist.

Durch die fehlende Schwellung von Klitoris und Schamlippen, die fehlende Feuchtigkeitsabsonderung und die gelähmten Beckenbodenmuskeln können die genital-orgastischen Möglichkeiten verlorengehen. Wahrscheinlich spielt jedoch der Sensibilitätsausfall im Genitalbereich die größte Rolle.

Bei Frauen wird der Koitus in der Regel mehr als beim Mann durch sekundäre, nichtgenital bestimmte Probleme wie Spastizität, Kontrakturen usw. erschwert.

Daneben spielen spezifische Probleme wie die Menstruation, die Fruchtbarkeit, die Schwangerschaft und die Entbindung eine wichtige Rolle.

Die *Menstruation* tritt in 50 % der Fälle innerhalb von 6 Monaten nach dem Entstehen der Querschnittlähmung erneut auf, bei den anderen 50 % der Frauen fällt die Menstruation überhaupt nicht aus.

Die *Fruchtbarkeit* wird durch die Querschnittlähmung nicht beeinflußt, was Konsequenzen für eine eventuell nötige Antikonzeption hat. Querschnittlähmung und Mutterschaft sind sehr gut miteinander vereinbar, wie in hunderten von Fällen erwiesen und vorgelebt wurde.

In der *Schwangerschaft* und für die *Entbindung* ist eine Kontrolle der spezifischen Komplikationen und eine zielgerichtete Behandlung durch Personen mit Erfahrung auf diesem Gebiet notwendig. Medizinisch bestehen sicher keine Bedenken gegen eine gewünschte Schwangerschaft.

Aufgaben des Behandlungsteams

Als Therapeut ist es wichtig zu wissen, daß drängende Fragen zur Sexualität in der Regel vorhanden sind, oft aber nicht direkt geäußert werden. Der tägliche und oft enge Kontakt zwischen Patienten und Therapeuten verringert jedoch die Schwellenangst beim Ansprechen des „Tabuthemas“. Es ist wichtig, die oft versteckt formulierten Fragen zu erkennen und auf natürliche und ernsthafte Weise darauf einzugehen. Auf alle Fälle sollte der Patient erfahren, bei welchen Teammitgliedern er Auskünfte erhalten und wo er die notwendige Betreuung und Behandlung erwarten kann.

3.5 Mobilität, Muskelkraft und Sensibilität

3.5.1 Mobilisation in der Primärphase

Als Folge der Immobilisation, der entstandenen Dysbalance in der Innervation der Muskulatur von Spastizität, Schmerzen sowie möglicherweise auftretenden periartikulären Ossifikationen besteht bei den querschnittgelähmten Patienten ein erhöhtes Risiko für Einschränkungen der Gelenkmobilität (Abb. 3.24). Anfänglich äußern sich diese Mobilitätseinschränkungen nur als Muskel- oder Sehnenverkürzungen, später eventuell als artikuläre Einschränkungen.

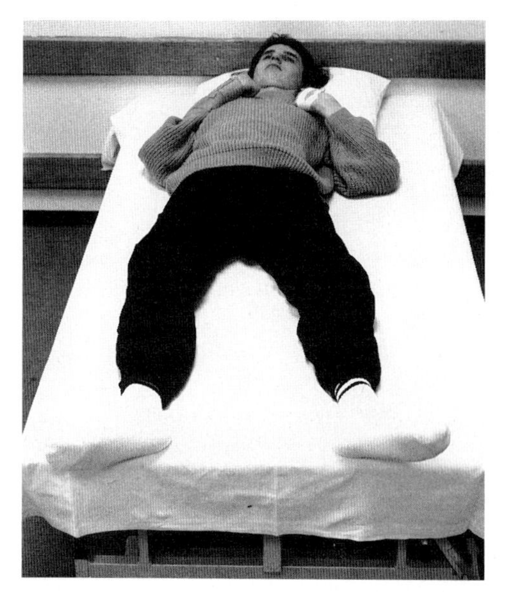

Abb. 3.24. In dieser Lage werden Kontrakturen provoziert

Präventiv können und müssen Maßnahmen getroffen werden, wie korrekte Lagerung im Bett, Lagewechsel und das regelmäßige aktive und/oder passive Bewegen der Extremitäten. Genügt dies nicht, so können als unterstützende Maßnahmen das Benutzen von Schienen, Muskelkräftigung der schwachen Antagonisten, Behandlung von provozierenden Faktoren wie Spastizität und Schmerzen, Anwendungen von Wärme, Eis und Dauerdehnungen hinzukommen. Letztlich besteht dann noch die Möglichkeit eines operativen Eingriffs.

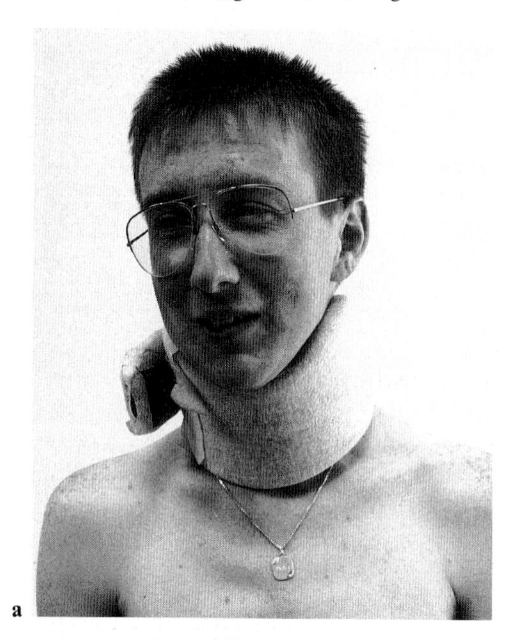

a

Wirbelsäule

Die Mobilisation der Wirbelsäule nach einer Rückenmarkverletzung kann erst dann beginnen, wenn entweder durch operative Maßnahmen oder nach einer konservativen Konsolidation eine völlige Stabilität gewährleistet ist. Der Zeitpunkt ist sehr unterschiedlich und muß in der Regel von den behandelnden Orthopäden, Neurochirurgen oder Rehabilitationsärzten beurteilt werden.

Nach Verletzungen der Halswirbelsäule

Nach *konservativer* Behandlung wird eine Immobilisationsperiode von 10 Wochen eingehalten. In dieser Zeit ist jede Bewegung der Halswirbelsäule kontraindi-

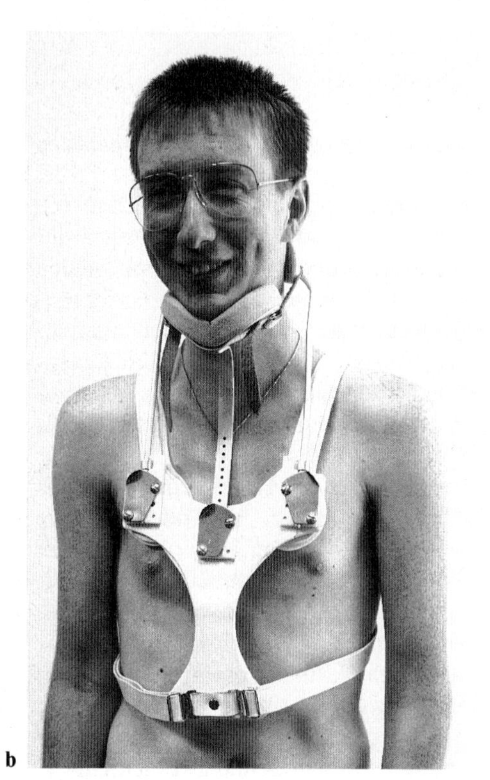

b

Abb. 3.25. a Patient mit weicher Halskrawatte. **b** Patient mit harter Halskrawatte (Somibrace)

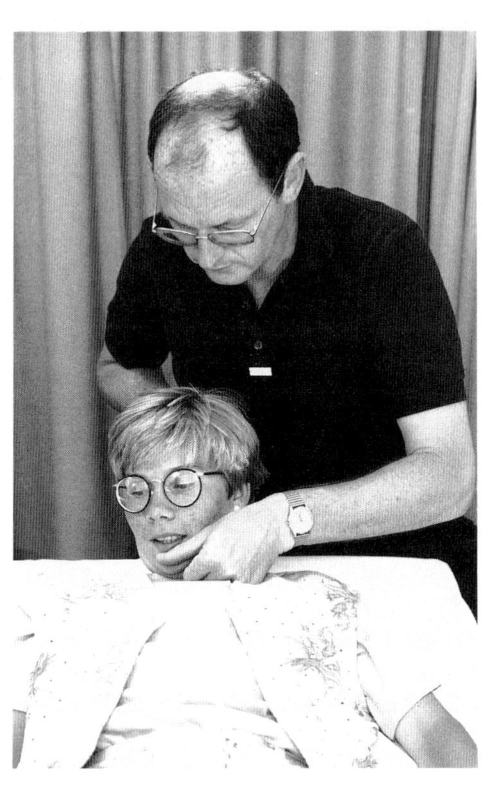

Abb. 3.26. Vorbereitende Kräftigungsübung für eine optimale Kopfbalance

ziert. Danach wird der Patient mit einer weichen oder harten Halskrawatte vertikalisiert (Abb. 3.25 a, b). Damit dürfen alle aktiven Übungen zur Muskelstärkung und Mobilisation ausgeführt werden. Einen Monat nach der Mobilisation im Rollstuhl darf der Patient ohne Halskrawatte schwimmen; nach Rücksprache mit dem Arzt wird in dieser Phase auch mit unterstützenden aktiven Übungen der Halswirbelsäule begonnen. Drei Monate nach der Mobilisation im Rollstuhl können nach der Beurteilung der funktionellen Röntgenaufnahmen der Wirbelsäule alle Mobilisationsübungen (auch passive) der Wirbelsäule durchgeführt werden (Abb. 3.26). Patienten, bei denen die Fraktur der Halswirbelsäule operativ stabilisiert ist, können bereits nach 2 Wochen im Rollstuhl mobilisiert werden. Aktive Übungen und Widerstandsübungen, bei denen der Bewegungsausschlag progressiv vergrößert wird, können schon ab diesem Zeitpunkt durchgeführt werden. Die Wirbelsäule wird noch mit einer Halskrawatte unterstützt. Ungefähr 6–8 Wochen nach der Operation sind vollständige Bewegungsausschläge (aktiv und passiv) zugelassen.

Nach Verletzungen der Brust- und Lendenwirbelsäule

Werden diese Patienten *konservativ* behandelt, dauert die Immobilisationsperiode 13 Wochen. Danach wird der Patient vorzugsweise mit Hilfe eines Dreipunktekorsetts im Rollstuhl mobilisiert (Abb. 3.27). Die Patienten können mit dem Korsett alle aktiven Bewegungen ausführen.

Nach *operativer* Stabilisation der Wirbelsäule wird vorzugsweise ein Dreipunktekorsett verwendet. Es erlaubt eine schnelle Vertikalisation und Rollstuhlmobilisation.

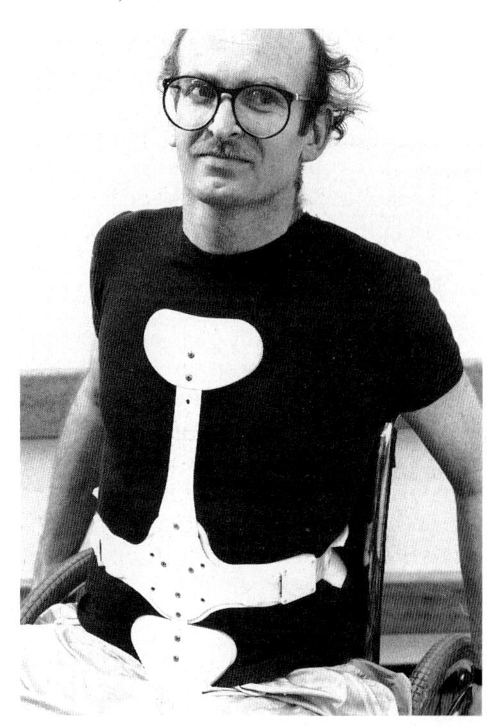

Abb. 3.27. Patient mit einem Dreipunktekorsett

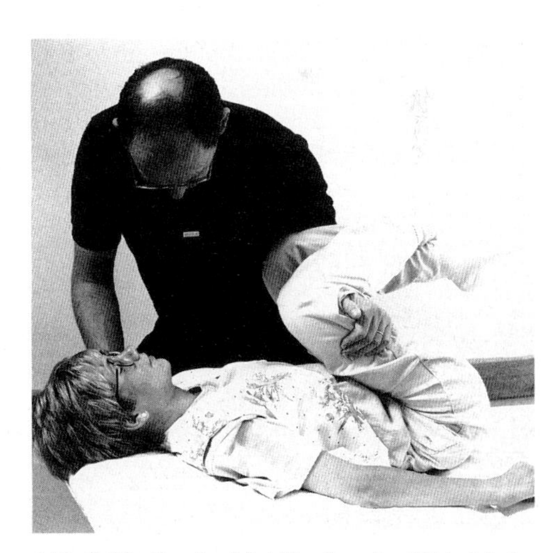

Abb. 3.28. Passive Mobilisation der Wirbelsäule

Einen Monat nach der Operation kann der Patient ohne Korsett schwimmen und schlafen, wenn das Röntgenbild eine stabile Fraktur zeigt. Drei Monate nach der

Mobilisation wird innerhalb von einer Woche die Benutzung des Korsetts abgebaut. Jetzt wird auch mit der aktiven und passiven Mobilisation der Wirbelsäule begonnen (Abb. 3.28). Dies kann durch Übungen im Schlingentisch oder durch andere Hilfsmittel unterstützt werden.

Komplikationen

Häufig sehen wir mehr oder weniger bleibende Einschränkungen in der Wirbelsäule. Beim Gebrauch von Harrington-Stäben zur Stabilisation der lumbalen Wirbelsäule, kommt es oft über eine größere Strecke (6 Wirbel oder mehr) zu stärkeren Fixationen in einem leicht lordotischen Stand. Auch bei ossalen Fixationen über mehrere Wirbelniveaus bemerken wir oft große Bewegungseinschränkungen (s. Abb. 3.3). Wenn die lumbale Wirbelsäule über viele Etagen fixiert ist, hat das hauptsächlich Konsequenzen für die Sitzbalance und für die Rumpfflexion sowie für ATL-Funktionen wie das An- und Ausziehen von Schuhen, Socken und Hosen. Werden die Wirbel in einer falschen Lage konsolidiert, so hat das – neben der bereits durch die Konsolidation der primären Fraktur bestehenden Einschränkungen in der Mobilität – immer zusätzliche Einschränkungen der Mobilität zur Folge. Im übrigen bringt jede konservative oder operative Konsolidation der Lendenwirbelsäule eine Einschränkung in der Mobilität mit sich.

Häufig sieht man, daß die Segmente proximal und distal des konsolidierten Teiles auf Dauer eine größere Mobilität aufweisen.

Obere Extremitäten

Schulter

Der Schultergürtel besteht aus folgenden Gelenken:
- Sternoklavikulargelenk,
- Akromioklavikulargelenk,
- Glenohumoralgelenk,
- Bewegung der Skapula über den Thorax.

In all diesen Gelenken können Einschränkungen auftreten. Besonders im Schultergelenk treten bei tetraplegischen Patienten häufig Bewegungseinschränkungen und Schmerzen auf (Scott u. Donovan 1981). Ursache dafür können sein:
- falsche Lage in der Immobilisationsphase,
- Zerstörung des Muskelgleichgewichts,
- zu frühe Belastung beim funktionellen Training bei nicht genügend trainierter Muskulatur des Schultergürtels; dadurch können Überbelastungsbeschwerden auftreten, besonders bei Patienten mit operativ stabilisierter Fraktur, bei denen das funktionelle Training viel früher anfängt,
- lang andauernde Ruhe,
- Traumatisierung durch andere (falsches Drehen, Heben, falsche Belastungen bei den ATL).

Deshalb muß in der Immobilisationsperiode bei tetraplegischen Patienten besonders darauf geachtet werden, daß die Schultermobilität erhalten oder verbessert wird.

Bei Patienten mit einer *konservativen* Behandlung der Fraktur wird während der ersten 6 Wochen die Schulter bei zu 90° Abduktion und Anteflexion bewegt, wobei das Bewegen der Schultern in Richtung Kopf verhindert wird. Die anderen Bewegungsrichtungen können endgradig ausgeführt werden. Beim Mobilisieren der Schulter muß das Caput humeri im Sinne des Rollgleitens bewegt werden. Genügend Aufmerksamkeit muß dabei auch den Translationsbewegungen gewidmet werden. Nach diesen 6 Wochen wird der Bewegungsausschlag in den Schultern wöchentlich um 10 – 15° vergrößert, so daß am Ende der Immobilisationsperiode der normale Bewegungsausschlag erreicht ist.

Erfahrene Krankengymnasten können auch schon in den ersten 6 Wochen einen größeren Bewegungsausschlag in den Schultern ausführen, ohne daß dabei der zervikale Wirbelbereich unzulässig stark bewegt wird.

Bei Patienten mit *operativer* Fixation der Fraktur gibt es keine Einschränkungen bezüglich des Bewegungsausschlags der Schultergelenke. Zu frühe Belastung beim funktionellen Training bei nicht genügend trainierter Muskulatur des Schultergürtels kann Komplikationen erzeugen (surmenage).

Komplikationen: Periartikuläre Ossifikationen (PAO) der Schultern treten nicht sehr häufig auf. Man beobachtet aber regelmäßig schmerzhafte Einschränkungen der Anteflexion und Außenrotation. Dies liegt vor allem daran, daß bei Patienten mit hoher Tetraplegie die aktive Muskulatur fehlt, um diese Mobilität selbst zu erreichen. Manchmal tritt auch ein Hypertonus im M. pectoralis major auf.

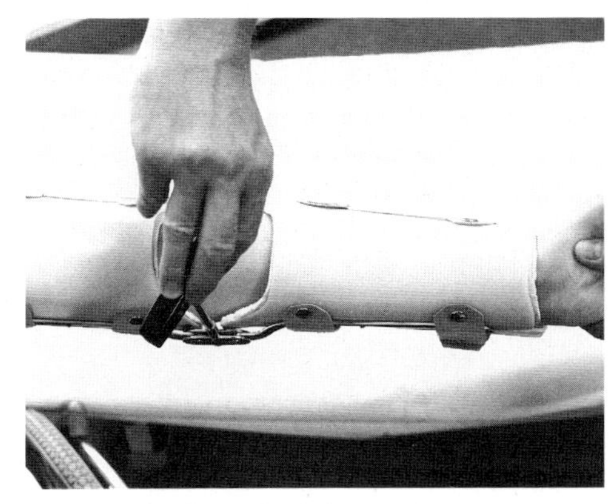

Abb. 3.29. Schiene zur Vorbeugung bzw. Verringerung einer Ellenbogenkontraktur

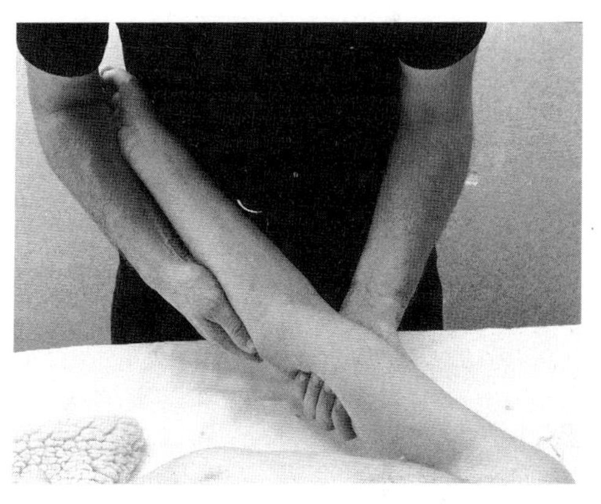

Abb. 3.30. Passive Mobilisation der Ellenbogenextension

Ellenbogen

Flexionseinschränkungen im Ellenbogen kommen nicht so oft vor. Viel häufiger gibt es Extensionseinschränkungen als Folge des Hypertonus des oft schmerzhaften M. biceps brachii bei Patienten mit einer C 5/C 6-Querschnittlähmung, bei denen durch das Fehlen des Antagonisten eine Dysbalance aufgetreten ist. Ob dies das Resultat einer nicht konsequent durchgeführten Behandlung in der Anfangsphase der Querschnittlähmung ist oder ein eigenständiges Phänomen, ist noch unklar. Da bei hohen Querschnittlähmungen oft nur der M. biceps brachii innerviert ist, entstehen nicht nur Flexions-, sondern auch Supinationskontrakturen. Deshalb muß eine Pronation kombiniert mit einer Extensionsbewegung des Ellenbogens häufig durchgeführt werden.

Die Kontrakturen sind oft sehr schwierig zu behandeln. Die am häufigsten angewandten Mittel sind Dauerdehnungen, Eis und Schienen (Abb. 3.29) sowie die artikuläre Mobilisation, wobei das Olekranon bei der Extensionsbewegung kranial bewegt wird (Abb. 3.30). In der Anfangsphase muß die konsequente Lagerung der Ellenbogen unterstützt werden durch täglich mindestens zweimaliges passives Bewegen des Ellenbogens.

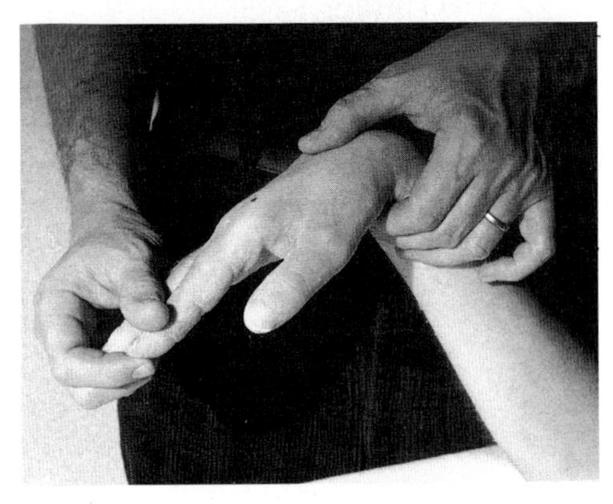

Abb. 3.31. Passive Mobilisation der aktiven Funktionshand

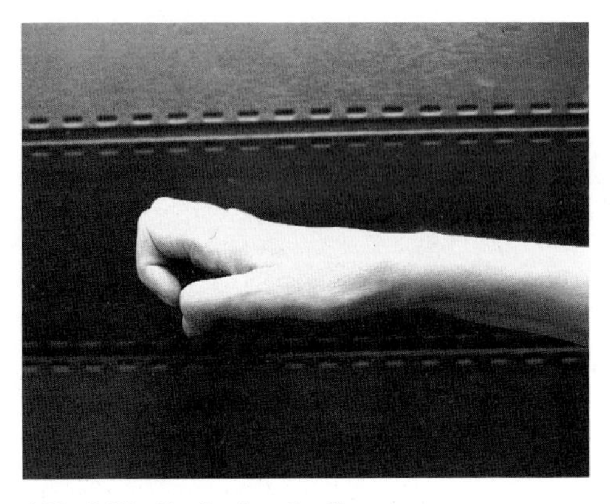

Abb. 3.32. Krallenhandstellung

Ziel ist es, eine leichte Hyperextension im Ellenbogen zu erreichen, so daß trotz nicht aktivem M. triceps brachii durch eine passive Streckfunktion im Ellenbogen doch ein Abstützen möglich ist. Damit werden Gewichtsverlagerungen im Sitz und beim Transfer möglich.

Hände

Wie bereits in 3.2 beschrieben, verdienen die Hände bei tetraplegischen Patienten besondere Aufmerksamkeit. Bei innervierten Dorsalflexoren werden die Handgelenke beim funktionellen Training genügend aktiviert bzw. belastet und bereiten deshalb selten Probleme. Anders ist die Situation bei Patienten mit einer Läsion oberhalb C 5/C 6 (keine Innervation der Handmuskulatur): hier müssen die Handgelenke ausreichend mobilisiert werden. Die Translationsbewegungen der proximalen Handwurzelknochen müssen erhalten werden.

Für die sog. Funktionshand sollen lediglich die Fingerflexoren und Adduktoren des Daumens verkürzt werden, es soll jedoch keine fixierte Flexionsstellung in den Fingergelenken auftreten! Die Fingergrundgelenke müssen dazu in Extensions- und Flexionsrichtung, die Fingermittel- und Endgelenke in Extensionsrichtung mobilisiert werden. Das Grundgelenk des Daumens muß in Adduktion und Opposition bewegt werden. Um eine gute Funktionshand zu erreichen, wird die Palmarflexion im Handgelenk mit einer Extensionsbewegung in den Fingergelenken kombiniert (Abb. 3.31). Dabei wird die Abduktions-Extensions-Bewegung im Daumengrundgelenk möglichst vermieden. Die Dorsalflexion im Handgelenk wird dann mit einer Flexionsbewegung in den Fingergelenken kombiniert.

Komplikationen: Wir sehen oft, daß das Grundgelenk des 4. Fingers und noch mehr das des 5. eine bedeutend stärkere Einschränkung in der Flexionsrichtung aufweisen, obwohl gerade diese Gelenke prätraumatisch eine größere Flexionsbewegung zeigen. Welcher Mechanismus hierbei zugrunde liegt, ist unklar. In der Praxis ist dieses Problem trotz der Verwendung von funktionellen Handschuhen und dynamischen oder statischen Handschienen schwierig zu behandeln. Eine Stellung der Fingergrundgelenke in 0° Flexion/Extension und der Fingermittelgelenke in maximaler Flexion (Abb. 3.32) muß vermieden werden. Diese Probleme sind auch eine Folge des nicht korrekten

Anziehens oder des nicht konsequenten Tragens der Funktionshandschuhe. Neben der Hypomobilität tritt auch häufiger eine Hypermobilität der Hand- und Fingergelenke auf, und zwar mehr bei Frauen als bei Männern. Oft ist das Daumengrundgelenk betroffen. Das präventive Anlegen eines Sporttapes und das kontinuierliche Tragen der Funktionshandschuhe können dieses Problem nicht immer beheben. Die moderne Handchirurgie nach Moberg u. a. bietet uns aber in den letzten Jahren viele Lösungsmöglichkeiten (Abb. 3.33, s. auch 11.3).

Verkürzungen der langen Fingerflexoren oder häufig der Fingerextensoren wie auch die Spastik der Fingerextensoren beschränken ebenfalls die Handfunktion.

An den Händen enstehen oft Ödeme. Da die Lymphgefäße an der Dorsalseite des Handgelenks liegen, muß verhindert werden, daß die Handgelenke in Palmarflexion herunterhängen, was eine Kompression zur Folge hätte. Durch den gestörten Lymphabfluß und durch die Inaktivität der Muskeln (Ausfall der Muskelpumpe) schwellen die Hände an. Zur Verhinderung der Palmarflexion werden für die Zeit, in der der Patient den Funktionshandschuh nicht trägt, dorsale Schienen angelegt, wenn die Handextensoren nicht stark genug sind.

Eine asymmetrische Stellung der Finger kommt auch oft vor (Abb. 3.34).

Untere Extremitäten

Hüftgelenke

Bei Patienten mit *Paraplegie*, bei denen eine *konservative* Frakturbehandlung bevorzugt wird, folgt man während der ersten 6 Wochen untenstehendem Schema, um die Mobilität der Hüftgelenke zu erhalten:

- 0° Hüftflexion bei einer Wirbelfraktur von Th 11 und tiefer,
- 45° Hüftflexion bei einer Wirbelfraktur von Th 9 und 10,
- 90° Hüftflexion bei einer Wirbelfraktur von Th 7 und 8.
- völlige Hüftflexion bei einer Wirbelfraktur von Th 6 und höher.

Danach wird die Mobilität wöchentlich um 10 – 15° vergrößert.

Bei Patienten mit einer *operativen* Fixation der Fraktur können die Hüftgelenke progressiv bewegt werden, so daß schon eine Woche nach der Operation die völlige Mobilität erreicht werden kann.

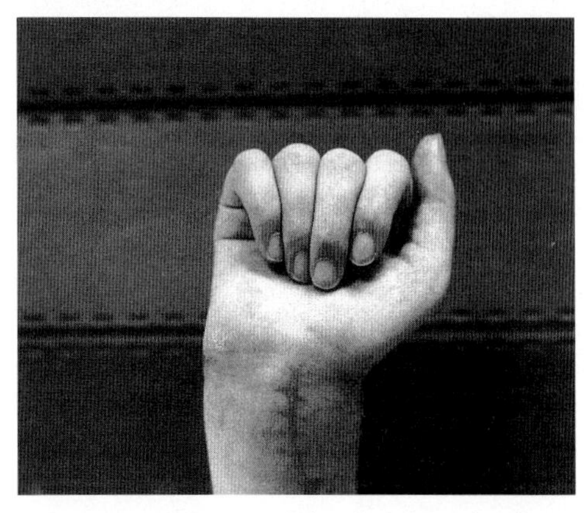

Abb. 3.33. Aktive Funktionshand nach einem handchirurgischen Eingriff

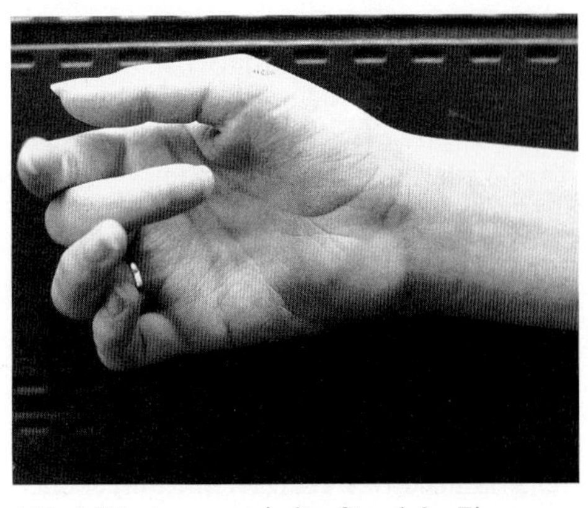

Abb. 3.34. Asymmetrischer Stand der Finger

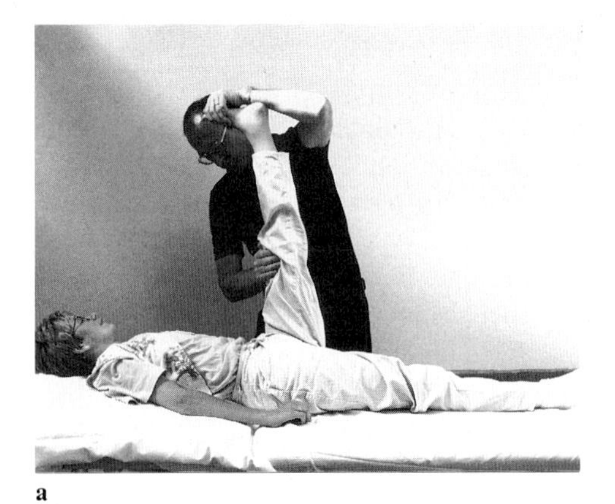

a

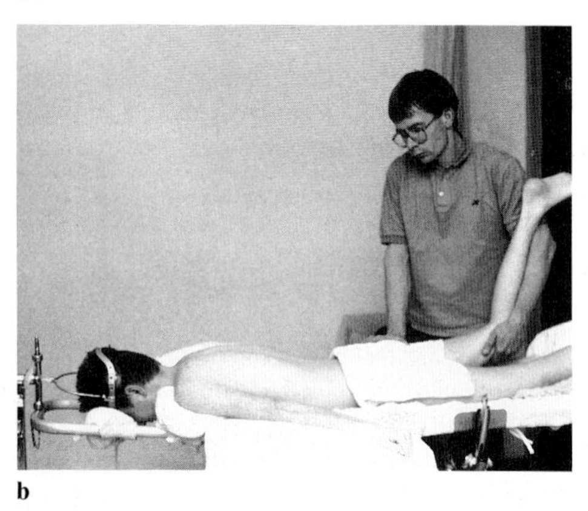

b

Abb. 3.35. a Passives Dehnen der Ischiokruralmuskulatur. **b** Passive Mobilisation der unteren Extremitäten in der Akutphase

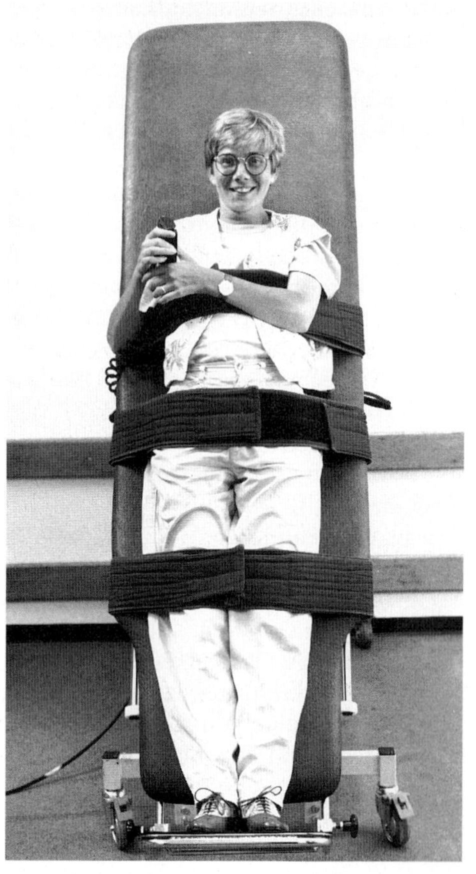

Abb. 3.36. Stehbrett

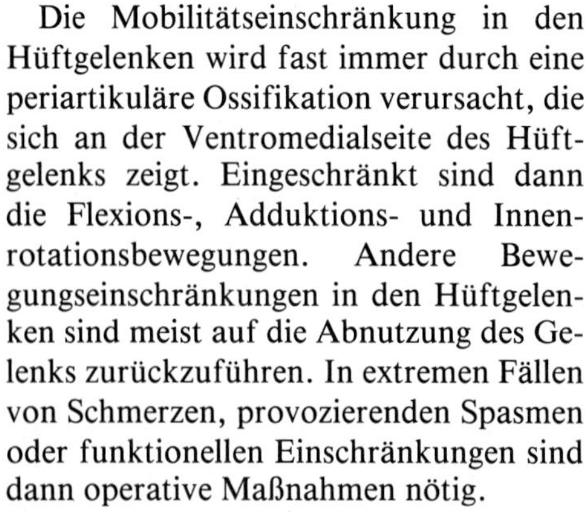

Die Mobilitätseinschränkung in den Hüftgelenken wird fast immer durch eine periartikuläre Ossifikation verursacht, die sich an der Ventromedialseite des Hüftgelenks zeigt. Eingeschränkt sind dann die Flexions-, Adduktions- und Innenrotationsbewegungen. Andere Bewegungseinschränkungen in den Hüftgelenken sind meist auf die Abnutzung des Gelenks zurückzuführen. In extremen Fällen von Schmerzen, provozierenden Spasmen oder funktionellen Einschränkungen sind dann operative Maßnahmen nötig.

Es muß besonders darauf geachtet werden, daß die das Hüftgelenk umgebende Muskulatur auf der entsprechenden Länge gehalten wird. Hauptsächlich die Verkürzungen der Hamstrings (der ischiokruralen Muskulatur), die bei den meisten Patienten vorhanden sind, müssen behandelt werden. Schon vor dem Unfall ist diese Muskelgruppe bei vielen Patienten verkürzt. Diese Muskulatur auf einer optimalen Länge zu halten, ist die erste Voraussetzung, um ein angemessenes funktionelles Niveau zu gewährleisten. Unser Ziel ist es, einen Langsitz zu erreichen, bei dem der Rumpf etwas vor der frontalen Achse des Hüftgelenks steht. Auf diese Weise „hängt" der Patient in den Hamstrings, und die Sitzbalance im Langsitz wird gewährleistet.

Patienten mit *Tetraplegie* oder hoher Paraplegie erreichen aufgrund der zu weit gedehnten Hamstrings keine ausreichende Sitzbalance, da die Rumpfstabilität bei nicht innervierten Rücken- und Bauchmuskeln fehlt.

Täglich wird diese Muskulatur vom Physiotherapeuten, aber auch vom Patienten selbst gedehnt (Abb. 3.35 a). Falls nötig, wird zusätzlich eine Dauerdehnung der verkürzten Muskulatur auf dem Schlingentisch durchgeführt. Eispackungen und die Hold- und Contract-relax-Techniken der PNF sind gut zur Unterstützung der Kontrakturbehandlung geeignet.

Verkürzungen der Hüftflexoren (Abb. 3.35 b) sind häufig, da die Patienten den ganzen Tag im Rollstuhl sitzen, oft nicht mehr stehen und gehen können und durch die oft eingenommene Seitenlage im Bett die Hüften immer gebeugt sind.

Präventive Maßnahmen sind das selbständige Durchbewegen, das Durchbewegen durch eine Hilfsperson, die konsequente Bauchlage während der Nacht und das tägliche Stehen (Abb. 3.36) oder Gehen. Trotzdem sehen wir bei vielen Patienten, die schon länger querschnittgelähmt sind, Kontrakturen entstehen. Eine konsequente Behandlung in Kombination mit erneuter Aufklärung des Patienten kann oft eine Operation noch verhindern helfen.

Verkürzungen der Adduktoren als Folge der Adduktionsspastik und ab und zu eine Spastizität des M. tensor fascia lata kommen selten vor.

Knie

Kontrakturen in den Knien treten oft zusammen mit Kontrakturen in den Hüftgelenken auf, als Folge der Verkürzung von Hüftflexoren und ischiokruraler Muskulatur. Es handelt sich hierbei immer um Flexionskontrakturen. Zur Vorbeugung und Behandlung werden die gleichen Maßnahmen wie bei der Hüftflexionskontraktur angewandt. Bei konservativer Behandlung der Wirbelfraktur muß die völlige Flexion der Knie in Bauchlage mit Hüftextension bei fixiertem Becken beim verkürzten M. rectus femoris in der Akutphase vorsichtig, aber konsequent durchgeführt werden, da sonst kompensatorisch das Becken mitbewegt und dadurch auch die lumbale Wirbelsäule belastet wird.

Füße

Spitzfüße entstehen als Folge einer Verkürzung des M. triceps surae. Die Ursachen sind Spastizität des M. triceps surae, keine Steh-/Gehbelastung und die Tatsache, daß ein entspannter Fuß sich immer in Plantarflexion befindet (Bettlage). Neben der Physiotherapie und dem selbständigen Durchbewegen ist das tägliche Stehen und Gehen die beste Prophylaxe. Ist Spastizität die Spitzfußursache, so muß in erster Linie diese behandelt werden. Sehr effektiv ist das Phenolisieren des N. tibialis posterior oder der motorischen Punkte des M. triceps surae. Ab und zu ist eine operative Behandlung von Kontrakturen nicht zu umgehen. Die Spitzfußstellung im oberen Sprunggelenk geht mit einer Varusstellung einher.

Daneben sind oft Hammer- und Krallenzehen zu finden, die auf der Dorsalseite der Zehen zu Druckstellen führen können. Eine Verkürzung der Fascia plantaris, wobei die ganze Fußsohle und die Zehen gekrümmt sind, ist eine weitere Komplikation.

Es versteht sich, daß die Mobilität während der weiteren Rehabilitation und nach der Entlassung erhalten werden muß. Dies kann auf folgende Art geschehen:

Muskeltest

Name:
Geb.:
Diagnose:

Behandelnde KG:

Hinweis:
Bewertung: 0–5

Segmentale und periphere Innervation der Muskeln von C 1 – Th 1

Links | Rechts

Prüfer:
Datum:

Segmentale Innervation: C 1, C 2, C 3, C 4, C 5, C 6, C 7, C 8, Th 1

Muskel	Nerv
Mm. erectores spinae cerv.	Rr. dorsales Nn. spinalium
M. sternocleidomastoideus	N. accessorius
M. trapezius p. sup.	N. occipitalis minor
p. med.	N. accessorius
p. inf.	
Diaphragma	N. phrenicus
M. levator scapulae	N. dorsalis scapulae
Mm. rhomboidei	N. dorsalis scapulae
M. supraspinatus	N. suprascapularis
M. infraspinatus, M. teres minor	N. suprascapularis
M. deltoideus p. ant.	N. axillaris
p. med.	
p. post	
M. biceps brachii, M. brachialis	N. musculocutaneus
M. supinator	N. radialis
M. brachioradialis	N. radialis
M. serratus anterior	N. thoracis longus
M. pectoralis major p. clav.	Nn. pectorales
p. stern.	
Mm. extensores carpi radialis long./brev.	N. radialis
Mm. teres major, subscapularis	N. musculocutaneus/N. subscapularis
M. pronator teres, M. pronator quadratus	N. medianus
M. triceps brachii	N. radialis
M. latissimus dorsi	N. thoracodorsalis
Mm. extensores digitorum communis/ M. indicis proprius	N. radialis
M. flexor carpi radialis	N. medianus
M. extensor carpi ulnaris	N. radialis
M. extensor pollicis long.	N. radialis
M. extensor pollicis brevis	N. radialis
M. abductor pollicis long.	N. radialis/N. medianus
M. flexor pollicis brev.	N. medianus/N. ulnaris
M. opponens pollicis	N. medianus
M. flexor pollicis long.	N. medianus
M. flexor carpi ulnaris	N. ulnaris
M. palmaris long.	N. medianus
M. flexor digitorum superficialis	N. medianus
M. flexor digitorum profundus	N. medianus/N. ulnaris
M. adductor pollicis	N. ulnaris
M. abductor pollicis brevis	N. ulnaris
Mm. interossei dorsales	N. ulnaris
Mm. interossei ventrales	N. ulnaris
Mm. lumbricales I–IV	N. ulnaris/N. medianus
M. flexor digiti minimi	N. ulnaris
M. abductor digiti minimi	N. ulnaris
M. opponens digiti minimi	N. ulnaris

C 1, C 2, C 3, C 4, C 5, C 6, C 7, C 8, Th 1

Verfasser: Abteilung für die Behandlung und Rehabilitation Querschnittgelähmter (Leiter: Prof. Dr. V. Paeslack) der Orthopädischen Klinik und Poliklinik der Universität Heidelberg (Direktor: Prof. Dr. H. Cotta)
weiter entwickelt von: Arbeitsgemeinschaft Krankengymnastik Heidelberg 1977

Segmentale und periphere Innervation der Muskeln von Th 1 – S 5

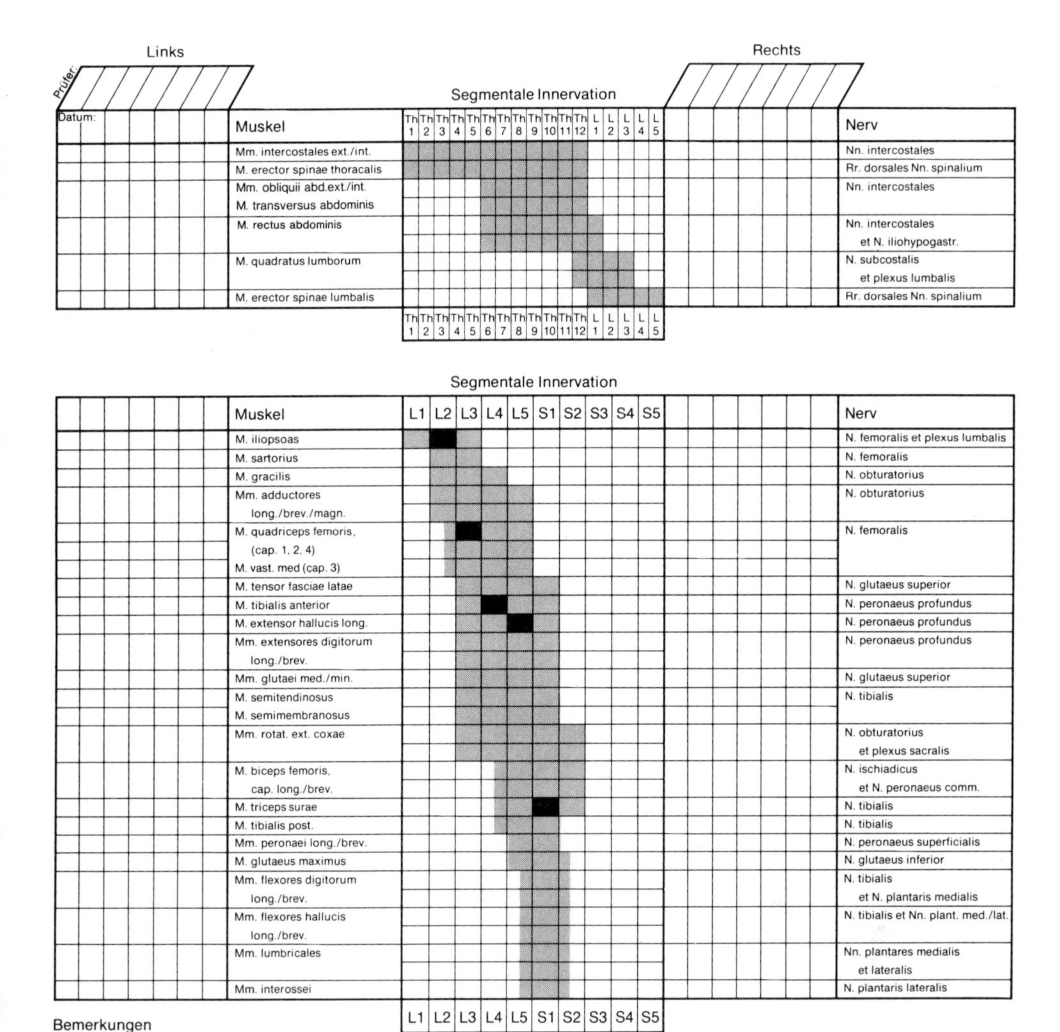

Links | Rechts | Prüfer: | Datum:

Segmentale Innervation

Muskel	Th 1	Th 2	Th 3	Th 4	Th 5	Th 6	Th 7	Th 8	Th 9	Th 10	Th 11	Th 12	L 1	L 2	L 3	L 4	L 5	Nerv
Mm. intercostales ext./int.																		Nn. intercostales
M. erector spinae thoracalis																		Rr. dorsales Nn. spinalium
Mm. obliquii abd.ext./int. M. transversus abdominis																		Nn. intercostales
M. rectus abdominis																		Nn. intercostales et N. iliohypogastr.
M. quadratus lumborum																		N. subcostalis et plexus lumbalis
M. erector spinae lumbalis																		Rr. dorsales Nn. spinalium

Segmentale Innervation

Muskel	L1	L2	L3	L4	L5	S1	S2	S3	S4	S5	Nerv
M. iliopsoas											N. femoralis et plexus lumbalis
M. sartorius											N. femoralis
M. gracilis											N. obturatorius
Mm. adductores long./brev./magn.											N. obturatorius
M. quadriceps femoris, (cap. 1, 2, 4) M. vast. med (cap. 3)											N. femoralis
M. tensor fasciae latae											N. glutaeus superior
M. tibialis anterior											N. peronaeus profundus
M. extensor hallucis long.											N. peronaeus profundus
Mm. extensores digitorum long./brev.											N. peronaeus profundus
Mm. glutaei med./min.											N. glutaeus superior
M. semitendinosus M. semimembranosus											N. tibialis
Mm. rotat. ext. coxae											N. obturatorius et plexus sacralis
M. biceps femoris, cap. long./brev.											N. ischiadicus et N. peronaeus comm.
M. triceps surae											N. tibialis
M. tibialis post.											N. tibialis
Mm. peronaei long./brev.											N. peronaeus superficialis
M. glutaeus maximus											N. glutaeus inferior
Mm. flexores digitorum long./brev.											N. tibialis et N. plantaris medialis
Mm. flexores hallucis long./brev.											N. tibialis et Nn. plant. med./lat.
Mm. lumbricales											Nn. plantares medialis et lateralis
Mm. interossei											N. plantaris lateralis

Bemerkungen

Abb. 3.37. Befundbogen zur Erhebung des Muskelstatus. (Aus Paeslack u. Schlüter 1980)

- Durchbewegen durch eine Hilfsperson (Physiotherapeut oder Angehörige),
- selbständiges Durchbewegen (s. Kap. 9),
- unterstützende Maßnahmen wie Schlingentisch, Stehgerät, aktives Stehen und Gehen, Aktivitäten des täglichen Lebens, funktionelles Training und Sport.

3.5.2 Muskelkraft

Die maximale Mobilität und Muskelkraft sind Grundbedingungen, um später ein optimales funktionelles Niveau zu erreichen. Deshalb liegt der Schwerpunkt der Physiotherapie während der ersten Wochen und Monate der Rehabilitation auf der Schaffung dieser Bedingungen, wobei oft das Restpotential voll ausgeschöpft werden muß, um verlorengegangene Funktionen wiederzugewinnen oder zu kompensieren.

Muskelstatus

Bei der Aufnahme in die Rehabilitationsklinik führt der Physiotherapeut eine eingehende analytische Muskelkraftuntersuchung durch. Dies ist von äußerster Wichtigkeit, um die motorische Läsionshöhe korrekt zu bestimmen, eventuelle Änderungen im neurologischen Befund festzustellen und um später den Zuwachs der Muskelkraft zu objektivieren. Grundlage ist ein Muskelstatus aller Muskeln mit ihrer segmentalen Innervation (Abb. 3.37). Die Ergebnisse werden mit Hilfe des Kendall-Scores (Stufen von 0 bis 5) festgehalten. Besonders die Kennmuskulatur (s. 1.2.3) muß korrekt getestet werden, um die motorische Läsionshöhe festzulegen. Als Läsionshöhe wird vermerkt, wenn der Kennmuskel des Segments eine Muskelkraft von 4 oder mehr hat. So wird man z. B. bei einem tetraplegischen Patienten mit einer Kraft von 5 im M. biceps brachii, von 2+ im M. extensor carpi radialis und keiner Innervation in den Armmuskeln als Läsionshöhe festlegen: unterhalb C 5/C 6 komplett. Nur wenn der M. extensor carpi radialis eine Kraft von 4 oder mehr hat, ist dieser Muskel funktionell gut einsetzbar und man spricht von einer Läsionshöhe motorisch komplett unterhalb C 6.

Während der akuten Phase im Bett kann die korrekte Bestimmung des Muskelstatus erschwert werden durch Immobilisation, Schmerzen, Schläfrigkeit des Patienten, Instabilität bei konservativer Frakturbehandlung und eventuell andere einschränkende Faktoren. Bei tetraplegischen Patienten sind oft die Nacken- und Schultermuskulatur schwierig zu testen. Oft kann nicht der ganze Bewegungsweg überprüft werden, oder es muß isometrisch und submaximal getestet werden bzw. nur auf die Kriterien „innerviert" (1 und 2) und „gut innerviert" (3 und 4). So kann man in der akuten Phase nur einen Eindruck über die Rumpfmuskulatur gewinnen.

Sobald die Wirbelsäule stabil genug ist, wird man einen ausführlichen Muskelstatus erstellen und diesen regelmäßig überprüfen, um die Fortschritte festzustellen. Der Patient erfährt bei diesen Muskeltests die Bedeutung der einzelnen Muskeln und lernt den Muskelwert in funktionelle Möglichkeiten umzusetzen. Der gemessene Zuwachs an Muskelkraft hat auch einen motivierenden Reiz, um weiter an der Muskelkräftigung zu arbeiten.

Die Festlegung eines Muskelstatus beinhaltet aber mehr als nur die Bestimmung der Kraft. Man beurteilt ebenso Faktoren wie Muskeltonus, Reflexe, Muskellänge, Spastizität, Muskeldysbalance, Koordination, Bewegungsgefühl oder Propriozeption. Diese Faktoren sind mitbestimmend für die Wahl der aktiven Übungstherapie.

Muskelkräftigung in der Bettphase

Bei einer konservativen Frakturbehandlung kann man in den ersten Wochen eine Muskelstärkung nur sehr dosiert durchführen. Oft fixiert man dabei mit einer Hand die Extremität proximal, um Wirbelbewegungen zu verhindern. Ein Kotherapeut fixiert die Wirbelsäule (an der Schulter oder am Becken), damit keine weiterlaufenden Bewegungen in den Frakturbereich gelangen. Je übungsstabiler die Wirbelsäule wird, desto mehr wird man die aktiven Bewegungsausschläge und den Widerstand vergrößern. Dies ist notwendig, um ein optimales Innervationstraining auszuführen.

Innervationstraining

Das Innervationstraining dient zur Fazilitation der Muskelkontraktionen in den teilweise oder minimal innervierten Muskeln. Bei kompletten Läsionen kann man hauptsächlich im Übergangssegment eine Reinnervation erwarten. So wissen wir aus der klinischen Erfahrung, daß, obwohl die Läsionshöhe bei Patienten komplett bleibt und sich nicht ändert, die Kraft der Muskeln mit Innervation aus dem Übergangsgebiet durch intensives Training während der Rehabilitation um ein oder zwei Punkte zunimmt. Beispiel: Bei einem Patienten mit kompletter Läsion unterhalb C5-C6 und einer Kraft von 2 im M. extensor carpi radialis direkt nach dem Trauma entwickelt sich diese Muskelkraft durch optimales Training meist bis zu einem Wert von 3 – 4.

Für dieses Reinnervationstraining ist die *PNF-Methode* ganz besonders gut geeignet. Dieses Konzept kombiniert mehrere Fazilitationsprinzipien und Techniken, z. B. optimaler manueller Widerstand, synergistische Kontraktion, Stretch, visuelle und auditive Reize, um einen maximalen „Overflow" von motorischen Nervenimpulsen in nicht oder nur teilweise innervierten Muskeln zu erreichen (Abb. 3.38).

Die motorischen Nervenimpulse, die normalerweise den Schwellenwert zur Muskelkontraktion nicht erreichen, werden also summiert, wodurch willkürliche Kontraktionen fazilitiert werden. Diese Muskelkontraktionen kann man weiter trainieren, bis die Muskelkraft einsetzbar ist. Auch wenn eine komplette in eine inkomplette Läsion übergeht, was meistens durch einen Sensibilitätszuwachs angezeigt wird, ist dieses Innervationstraining notwendig. Da das Bewegungsgefühl oft verringert ist, sind fazilitierende Reize über propriozeptive Nervenbahnen ein zusätzliches Mittel, um einen rascheren Kraftgewinn zu erreichen.

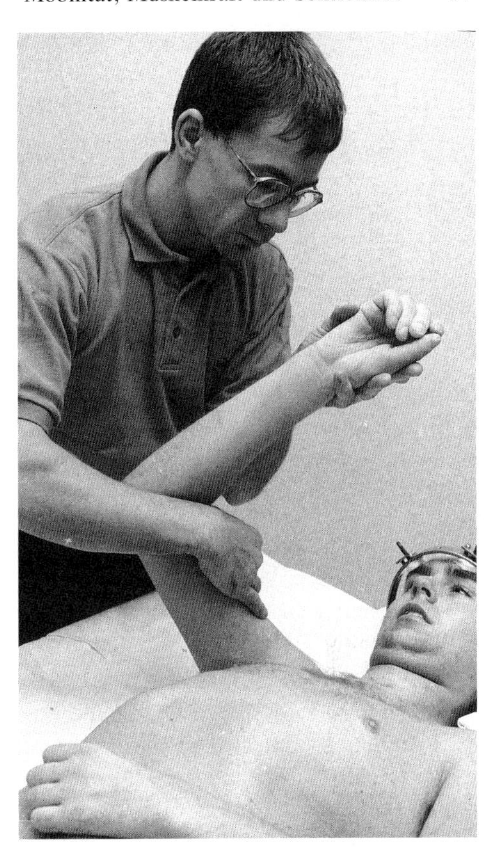

Abb. 3.38. Dosierte Kräftigung im Bett mit PNF bei einem Patienten mit Tetraplegie C5-C6 und mit Halotraktion

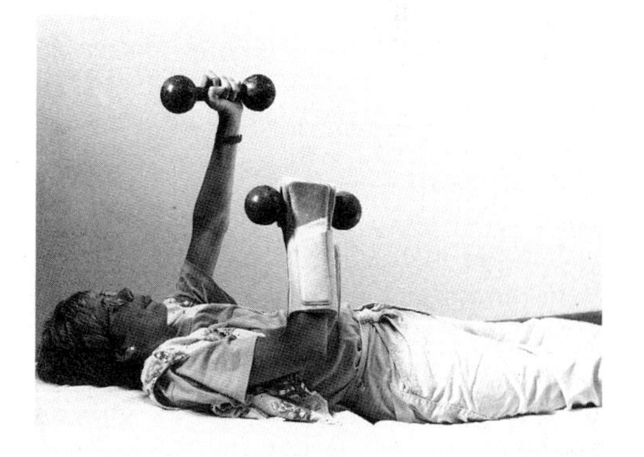

Abb. 3.39. Muskelkräftigung durch Hanteltraining. Ein Funktionshandschuh kann als Fixationsmittel benutzt werden, wenn die Greiffunktion unzureichend ist

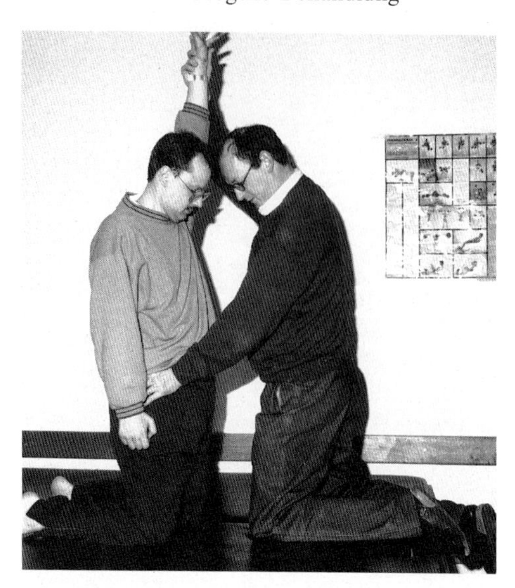

Abb. 3.40. Funktioneller Muskelaufbau über das PNF-Mattenprogramm bei einem Patienten mit einer inkompletten Tetraplegie C 5

Zu nennen sind hier die PNF-Techniken „repeated contractions“ und „timing for emphasis“ für eine gerichtete Muskelstärkung und „hold-relax“ bzw. „contract-relax“, als Dehnungs- und Entspannungstechniken.

Unser Buch *PNF in der Praxis* (Beckers u. Buck 1988) gibt praktische Anleitungen beim Erlernen dieser Fazilitationstechniken. Einen sehr guten PNF-Behandlungsplan für querschnittgelähmte Patienten findet man auch bei Sullivan et al. (1982).

Hanteltraining

Neben der manuellen Muskelstärkung im Bett kann man bei genügender Greifkraft auch ein Hanteltraining der Arme einsetzen (Abb. 3.39). Am Anfang wird man immer symmetrische Armbewegungen ausführen lassen, so daß die Wirbelsäule minimal belastet wird.

Bei tetraplegischen Patienten mit einem Läsionsniveau unterhalb C 5 bis C 6/C 7 kann man in der Bettphase schon mit dem Erlernen der Trickbewegungen anfangen. Diese sind kompensatorische Bewegungen, die es ermöglichen, den Ellenbogen zu strecken oder mit der Hand zu greifen (Baeten et al. 1980). Eine Ellenbogenextension ist in Rückenlage wegen des Ausfalls des M. triceps brachii nur durch eine Schwung- und Außenrotationsbewegung aus der Schulter heraus möglich. Das Anheben der Arme mit gestrecktem Ellenbogen über die Schulterhöhe hinaus ist nur in Außenrotation möglich, bei der der M. biceps brachii bewußt entspannt werden muß. Ein passives Blockieren des Ellenbogens übt man, indem gegen die Hand als „punctum fixum“ Widerstand gegen die Schulterdepression, Adduktion und Außenrotation geleistet wird. Dies ist eine ideale Vorbereitung auf das spätere Hochdrücken mit blockierten Ellenbogen.

Das Üben der aktiven Funktionshand bei C 6- und C 7-Läsionen bezweckt eine maximale Kraft der Handgelenksextension. Dadurch entsteht ein passiver Zylindergriff. Eine Supination nach dem „Festgreifen“ von Gegenständen macht diesen Griff effektiver.

Muskelstärkung in der aktiven Trainingsphase

PNF-Konzept

Das Krafttraining kann jetzt voll durchgeführt werden und nicht nur in liegender Ausgangsstellung. Solange der Muskelstatus Fortschritte zeigt, bleibt eine zielgerichtete, individuelle Muskelstärkung indiziert. Diese kann mit der klassischen Übungstherapie erreicht werden, doch unserer Ansicht nach bietet wieder das PNF-Konzept zusätzliche Vorteile durch die Kombination aller möglichen Fazilitationstechniken. Die enorme Variation der Bewegungsmuster und zielgerichteten Techniken kann man in mehreren Ausgangsstellungen einsetzen. So ist das PNF-Programm auf der Matte (Abb. 3.40) für das funktionelle Training geeignet, um z. B. zu einer stabilen Sitzbalance, einem selbständigen Transfer oder zur Steh- und Gehfunktion zu gelangen (s. 6.1).

Der muskelstärkende Charakter dieses Selbständigkeitstrainings darf nicht unterschätzt werden, und meistens ist der Rehabilitationspatient dafür besonders motiviert, weil er den direkten funktionellen Vorteil erkennt. Dies ist ein wichtiger Aspekt der PNF-Philosophie, die beinhaltet, daß man die Übungstherapie so funktionell wie möglich anbietet und in einem intensiven Training mit vielen Wiederholungen immer Aktivitäten fordert, die schwierig, aber durchführbar sind.

Diese positive Einstellung ist unentbehrlich bei dem manchmal langen und intensiven Training.

Neben dem PNF-Konzept wird ein erfahrener Physiotherapeut auch Fazilitationen nach der Bobath- und Vojta-Methode anwenden. Diese Methoden haben das Ziel, das zentrale Nervensystem mittels spezifischer Reize zu stimulieren und dadurch die Sensomotorik zu verbessern.

Vojta-Konzept

Das Vojta-Konzept (Pape u. Stierle 1985; Hoffman u. Seemann 1990) benutzt als „Bahnungssystem" hauptsächlich die Haltungs- und Bewegungsmuster aus dem motorischen Entwicklungsprozeß des ersten Lebensjahres. Diesen Mustern liegen sowohl ontogenetisch als auch phylogenetisch Gesetzmäßigkeiten zugrunde, die die weitere motorische Entwicklung bestimmen. Hauptsächlich die Ausgangsstellungen aus der Reflexfortbewegung, besonders das Reflexkriechen mit Variationen und das Reflexumdrehen, werden vielfach in der Vojta-Therapie angewendet. Dazu wird durch Druck auf spezifische Zonen (Muskel-, Sehnen- und Periostpunkte) an das ZNS eine bestimmte Information abgegeben. Dadurch werden Nervenbahnen stimuliert, die ein im ZNS genetisch angebahntes Bewegungsmuster ansprechen. Über die afferenten Nervenbahnen kommt es zu einer globalen motorischen Reaktion. Durch die Kombination verschiedener Reizzonen erzielt man eine räumliche Summation von Reizen. Deshalb ist dieses Behandlungsprinzip bei allen Krankheiten mit einer gestörten Afferenz, also auch bei querschnittgelähmten Patienten, sinnvoll.

Durch die einfachen Ausgangsstellungen der Vojta-Therapie ist diese auch bei hohen zervikalen Läsionen gut einzusetzen. Die Zielsetzungen, die man mit ihr anstrebt, sind u. a. eine maximale Reinnervation und eine Verbesserung der zentralen Haltungskontrolle, was eine Voraussetzung für ein koordiniertes Bewegen der Extremitäten ist. Daneben möchte man einen positiven Einfluß auf vegetative Reaktionen wie Blasen- und Darmleerung, auf die Intensität und die Qualität der Spastik und auf eine der Läsionshöhe entsprechende Atmung erwirken.

Apparative Muskelstärkung

Mehrere Apparate, wie ein Suspensionsapparat oder Schlingentisch, eine Drückbank, Pulleys und Hanteln können eingesetzt werden, um die Kraft zu optimieren. Ein Gewichtstraining motiviert oft besonders dadurch, daß die geleistete Anstrengung und der Kraftgewinn in einer meßbaren Größe (Gewicht) ausgedrückt werden.

Auf dem Schlingentisch sind zur Muskelstärkung eine Reihe von Grundübungen möglich, um spezifische Muskelgruppen zu trainieren (Rolf et al. 1971):

- Bei tetraplegischen Patienten kann man die Strecker der Nacken- und

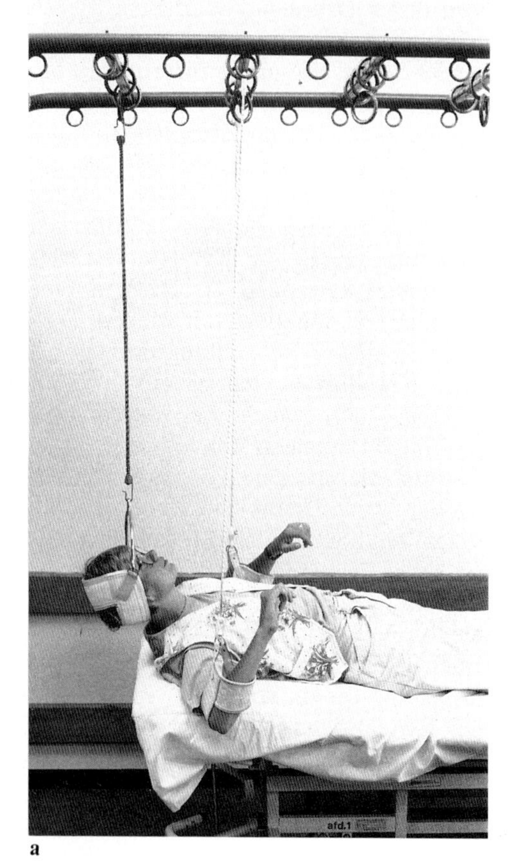

a

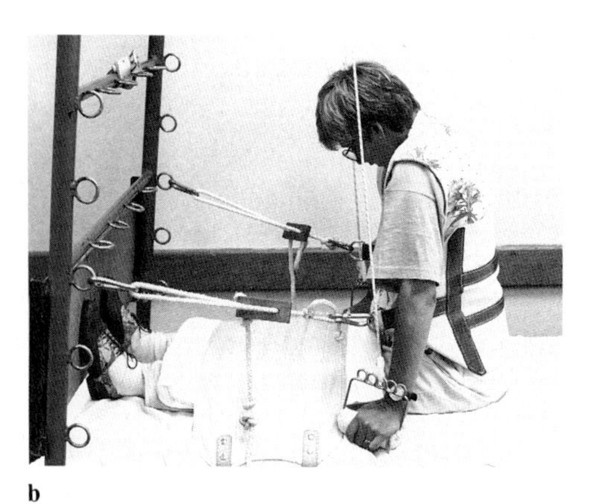

b

Abb. 3.41 a, b. Schlingentischanwendungen. **a** Stärkung der Nackenextensoren und der Schulterblattadduktoren. **b** Dehnung der Ischiokruralmuskulatur in Kombination mit Armübungen

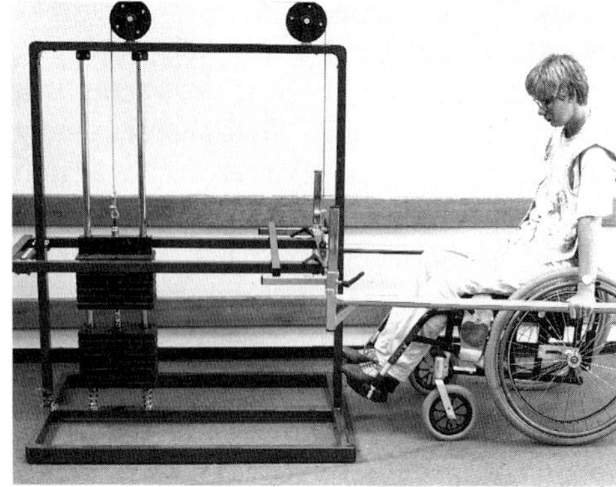

Abb. 3.42. Die Drückbank macht eine zielgesetzte Muskelkräftigung möglich, um das Hochdrücken zu verbessern

Schulterblattadduktoren trainieren, indem in Rückenlage der Kopf zusammen mit den Armen nach unten gezogen wird (Abb. 3.41 a).
- Die Muskeln, die man beim Hochstemmen im Langsitz anspannt, kann man besonders mit Expanderfedern trainieren (Abb. 3.41 b).
- Die Beinmuskeln kann man in mehreren Ausgangsstellungen und Richtungen aktiv anspannen, z. B. durch Hochziehen des Beines in Rückenlage oder durch Spreizen der Beine, um die Hüftabduktoren zu trainieren.
- In Suspension der Wirbelsäule kann man aus den fixierten Armen das Becken nach kranial ziehen lassen, um die Lateroflexion (M. latissimus dorsi, M. quadratus lumborum) zur Vorbereitung auf das Gehtraining zu üben.

Die Drückbank ist ein ideales Gerät, um die Kraft, die zum Hochdrücken aus dem Rollstuhl gebraucht wird, progressiv zu trainieren (Abb. 3.42). Höhe und Breite der Stangen sind individuell einzustellen, so daß auch tetraplegische Patienten ohne Innervation des M. triceps brachii (C5 und C6) mit diesem Gerät selbständig üben können.

Ein gleichartiges Gerät ist das Pulley-Gerät, mit dem man Zieh- und Druckbewegungen ausführen kann (Abb. 3.43). Wenn die Greiffunktion nicht ausreicht, kann man eventuell den Funktionshandschuh als Fixationsmittel einsetzen (C 5, C 6, C 7).

Auch schweres Hanteltraining zählt mit zu den Übungsmöglichkeiten (Abb. 3.44).

Es ist sinnvoll, das apparative Krafttraining in Gruppen durchzuführen, wobei man das Wettkampfelement als besondere Motivation einsetzt. Beim Üben benutzt man am besten die Grundprinzipien aus dem Krafttraining, d. h. daß immer mit submaximalen Trainingsgewichten (80 %) geübt wird und daß die Frequenz und Kontraktionsdauer (z. B. 5 Folgen von 10mal, dazwischen immer wieder 5 – 6 Sekunden halten und 2 Sekunden Ruhe) genau abgesprochen werden.

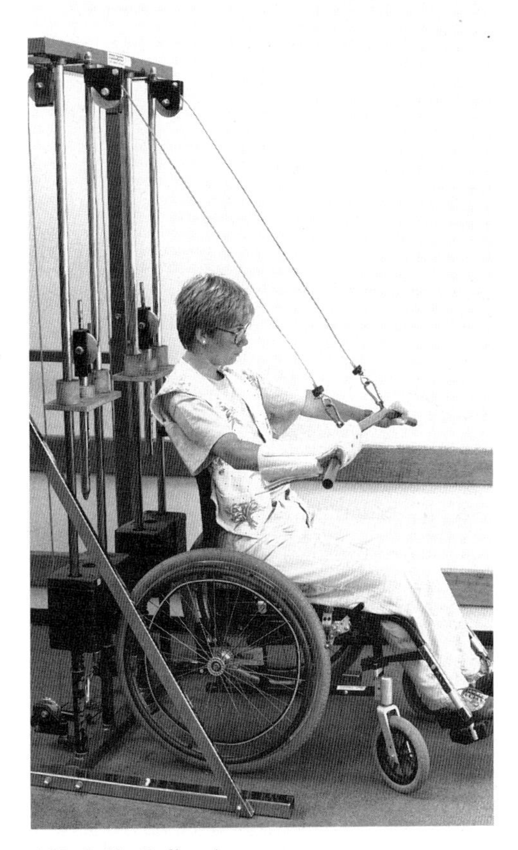

Abb. 3.43. Pulley-Apparat

Myofeedback

Dieser Apparat, der auditiv und visuell die Muskelkontraktionen registriert, hat seinen Wert besonders bei gestörter Propriozeption bewiesen, kann aber die erfahrene Hand eines Therapeuten nicht ersetzen. Deshalb muß das Training des Muskelgefühls mittels Myofeedback als zusätzliche Therapie angesehen werden, die der Patient eventuell auch allein durchführen kann.

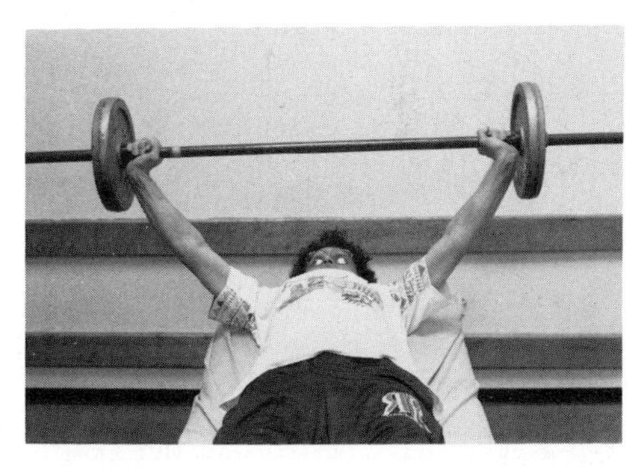

Abb. 3.44. Schweres Hanteltraining für Patienten mit Paraplegie

Elektrostimulation
(Bélanger 1990; v. Sambeek 1990)

Die Elektrostimulation hat besonders den Zweck, die Muskelatrophie zu verringern, sie hat jedoch wenig oder keinen Einfluß auf die Reinnervation. Die Stimulation hat ihren Wert beim Training des Muskel- und Bewegungsgefühls, wobei man den querschnittgelähmten Patienten auffordert, sich aktiv mitzubewegen. Besonders bei teilweise innervierten Muskeln mit gestörter Propriozeption oder nach Sehnentransplantationen geht nach Muskelreizung das selbständige Anspannen und „Finden“ dieser Muskeln schneller, und es kann mehr Kontraktionskraft aufgebaut werden.

Sport

Der therapeutische und muskelstärkende Charakter der verschiedenen Sportaktivitäten wird in Kap. 8 ausführlich beschrieben.

Nach der Entlassung wird durch ADL-Selbständigkeit, tägliches Steh- oder Gehtraining und Sportaktivitäten die erworbene Muskelkraft so weit wie möglich erhalten werden müssen.

3.5.3 Sensibilität

Ein Patient mit erworbener Querschnittlähmung leidet meist an einem totalen oder partiellen Ausfall der Sensibilität. Dies hat Auswirkungen (Sturm 1979; Paeslack u. Schlüter 1980; Buchanan 1987) bis in den psychologischen und Sexualbereich hinein. Fast jeder Patient mit traumatischer Querschnittlähmung erlebte den Unfall mehr als einen Verlust der Sensibilität denn als einen Verlust der Mobilität. Moberg akzentuiert die Wichtigkeit der Sensibilität für das Gelingen einer Handoperation. Dafür ist die Zweipunktediskrimination ein wichtiges Maß.

Neurologie

Das Rückenmark besteht aus der zentralen grauen Masse, welche eine Schmetterlingsform bildet, und der sie umgebenden weißen Masse. Diese weiße Masse teilt sich in einen Hinter-, Seiten- und Vorderstrang.

Im *Hinterstrang* verlaufen die sensorischen Fasciculus gracilis und Fasciculus cuneatus (aufsteigend). In diesem Strang sind der Vibrationssinn, der Tastsinn, die Zweipunktediskrimination und das tiefe Druckempfinden lokalisiert.

Im *Seitenstrang* verlaufen als aufsteigende, sensorische Bahnen die Tractus spinocerebellares anterior und posterior. Diese Bahnen dienen der Muskeltonusregulation. Weiterhin liegt dort der Tractus spinothalamicus lateralis. Über ihn werden Schmerzen und Temperatursensationen weitergeleitet.

Im *Vorderstrang* verlaufen die sensiblen aufsteigenden Tractus spinothalamicis ventrales. Diese Bahnen leiten die Informationen über leichte Berührung und Druck weiter.

Im allgemeinen kann man sagen, daß die motorischen Bahnen hauptsächlich im anterioren und anterolateralen Teil und die sensiblen Bahnen im posterioren und posterolateralen Teil des Rückenmarks lokalisiert sind.

Symptomatik

Bei einer kompletten Querschnittlähmung sind die motorischen und/oder sensiblen Bahnen vollständig unterbrochen. Klinisch sehen wir bei Patienten mit kompletter Querschnittlähmung oft eine Diskrepanz zwischen dem motorischen und dem sensiblen Ausfall über ein oder mehrere Segmente. Eine gleichartige „horizontale“ Verletzung des Myelons links und rechts, anterior und posterior ist gerade bei der traumatischen Querschnittlähmung selten. Dadurch entsteht ein Unterschied zwischen den Ausfällen der linken und rechten Seite und zwischem dem motorischen und dem sensiblen Ausfall.

Bei einer inkompletten Läsion sind einige motorische und/oder sensible Funktionen distal der Läsion noch vorhanden. Dies läßt sich jedoch nur schwer quantitativ erfassen.

Bei einem *Vorderstrang-Syndrom* („anterior cord") besteht hauptsächlich ein Ausfall der motorischen Funktionen und in geringem Maß der sensiblen Funktionen, wie des leichten Berührungs- und Druckempfindens (Abb. 3.45).

Ein *Hinterstrang-Syndrom* („posterior cord") ist vor allem gekennzeichnet durch einen Ausfall der sensiblen Funktionen, wie Vibrationssinn, Propriozeption und Diskrimination.

Das *Central-cord-Syndrom* zeichnet sich durch einen stärkeren Ausfall der oberen als der unteren Extremitäten aus, was sowohl die motorischen als auch die sensiblen Funktionen betrifft.

Das *Brown-Sequard-Syndrom* ist das Resultat einer lateralen Schädigung des Rückenmarks in anterior-posteriorer Richtung. Für diese Art der Schädigung sind typisch: der Verlust der motorischen Funktionen, der Propriozeption und des Vibrationssinns an der homolateralen Seite und der Verlust der Schmerz- und Temperaturempfindung sowie des Tast- und Drucksinnes an der heterolateralen Körperseite.

Die sensiblen Bahnen kreuzen sich innerhalb des Rückenmarks auf dem Niveau, wo die dorsalen Äste in das Rückenmark eintreten, während die motorischen Äste auf dem Niveau der Medulla oblongata das Rückenmark kreuzen. Dies erklärt den typischen Unterschied zwischen den motorischen und den sensiblen Ausfällen.

Behandlungsaspekte

In allen Phasen der Rehabilitation und auch nach der Entlassung müssen sich Therapeuten und Patient der Sensibilitätsstörungen bewußt sein.

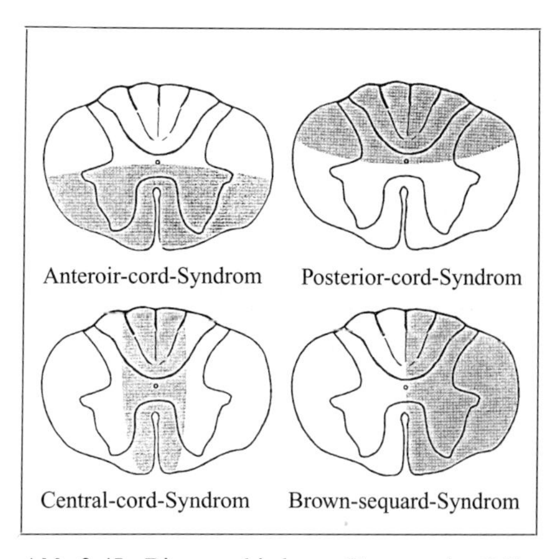

Abb. 3.45. Die verschiedenen Formen der Rückenmarkschädigung

Akute Phase

Der Verlust der Sensibilität ist für jeden Patienten eine traumatische Erfahrung. Der Körperteil, der nicht mehr gefühlt wird, gehört sehr oft für den Patienten nicht mehr dazu. Das vertraute Körperbild ist gestört.

Die Auskunft über die gelähmten Körperteile fehlt, wodurch der Patient verwirrt, ängstlich oder depressiv werden kann. Der Patient bemerkt nicht, wenn er Stuhl und Urin verliert oder reflektorisch eine Erektion hat. Eine gute Erklärung der Ursachen und eine adäquate Reaktion seitens der Umgebung können dem Patienten helfen, diese schwierigen Momente besser zu akzeptieren.

Schon in einer frühen Phase kann besonders der Physiotherapeut während der Behandlung mit der Reaktion des Patienten auf die Körperentfremdung konfrontiert werden. Beim Durchbewegen oder Mobilisieren der Beine mag der Patient anfänglich seine Beine nicht ansehen. Wenn der Patient über die Körperteile, in denen die Sensibilität ausgefallen ist, redet, scheint es oft so, als ob er nicht

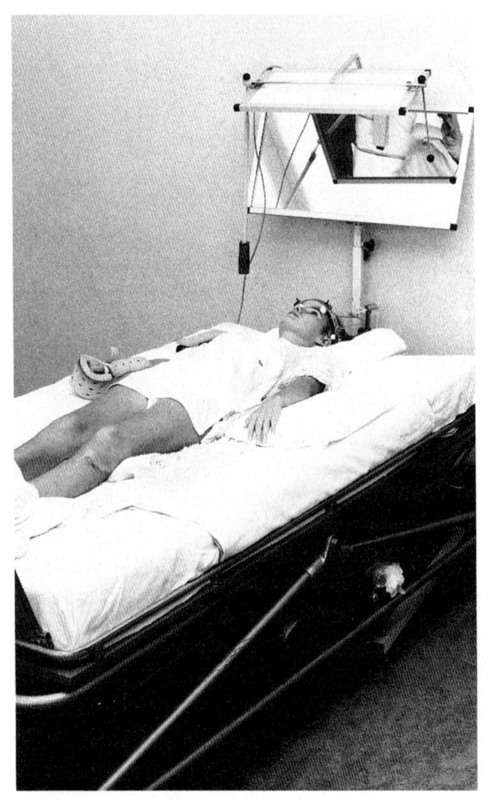

Abb. 3.46. Visuelle Informationen über die gelähmten Körperteile in der Akutphase

über seinen eigenen Körper, sondern über den eines anderen spricht.

Der Physiotherapeut muß in der akuten Phase den Patienten in die Behandlung mit einbeziehen, indem er ihn gut informiert und dem Patienten einen visuellen Input über die gelähmten Körperteile vermittelt (Abb. 3.46). Nur auf diese Weise lernt der Patient, seine gelähmten Körperteile zu akzeptieren und in das neue Körperschema zu integrieren. Während der Bettphase, vor allem, wenn diese so kurz ist wie bei der operativen Stabilisation der Wirbelfraktur mit schneller Mobilisation des Patienten, übersieht der Patient oft noch nicht die Konsequenzen dieses Gefühlsverlusts.

Alle Behandler müssen sich aber immer der Tatsache bewußt sein, daß die Sensibilität verringert, verändert oder nicht vorhanden ist. Warnsignale wie Schmerz, erhöhter Druck oder veränderte Temperatur können durch den Patienten nicht wahrgenommen werden, also auch nicht als Alarmzeichen verstanden werden. Dekubiti können dadurch schneller entstehen, aber auch Probleme mit den inneren Organen können bei einem Sensibilitätsverlust eine Diagnosestellung deutlich erschweren. Der Patient kann dem Arzt oft nicht deutlich sagen, was er fühlt oder bemerkt.

Mobilisationsphase

In dieser Phase wird sich der Patient oft zum ersten Mal völlig der Folgen des Sensibilitätsverlusts bewußt.

Eine junge Frau mit einer kompletten Paraplegie unterhalb Th 12 reagierte sehr emotionell, als sie zum ersten Mal aufrecht in den Rollstuhl gesetzt wurde. Zum ersten Mal bemerkte sie bewußt den völligen Verlust an Sensibilität. Sie glaubte, auf einem Ball zu sitzen.

Es ist sinnvoll, daß die Therapeuten den Patienten vor der ersten Mobilisation auf diese Reaktion vorbereiten. Manchmal ist es nötig, daß der Patient zum Zeitpunkt der ersten Rollstuhlmobilisation psychologische Unterstützung erhält. Dies auch deshalb, weil der Rollstuhl für den Patienten oft die definitive Zukunft bedeutet.

Der Patient muß in dieser Phase eine ganz andere Körpererfahrung verarbeiten und ein neues Körperschema in sich aufnehmen. Auffallend ist jedoch, wie schnell sich Patienten an dieses neue Körperschema gewöhnen können.

Ein Patient mit einer kompletten Tetraplegie weiß schon nach 2–3 Wochen, wenn er nicht richtig im Rollstuhl sitzt. Durch Korrektur der Oberschenkel oder des Beckens, also von Körperteilen, aus denen er keine Rückmeldung erhält, wird eine richtige Sitzhaltung erreicht. Der

Patient gibt nicht nur an, daß er nicht richtig liegt oder sitzt, er gibt meist auch die nötigen Instruktionen.

Wenn der Patient mit kompletter Querschnittlähmung die gelähmten Körperteile nur als Behinderung empfindet, äußert er sich manchmal sehr negativ über sie. Für sein Gefühl sind diese Körperteile nicht mehr sinnvoll, also überflüssig. Sie sind spastisch, hindern beim Übersetzen und verursachen manchmal zu allem Überfluß auch noch Schmerzen (Phantomschmerz, Reinnervationsschmerz). Eine richtige Begleitung durch die Umgebung ist in dieser Phase sehr wichtig.

Der Physiotherapeut muß den Patienten lehren, auf adäquate Weise mit seinem Körper umzugehen, insbesondere mit den gelähmten Körperteilen. Eine Vernachlässigung dieser gelähmten Körperteile kann zu ernsthaften Komplikationen führen, (Dekubitus, Kontrakturen, Frakturen usw.). Auch muß der Physiotherapeut den Patienten auf die Signale aufmerksam machen, die aus den gelähmten Extremitäten heraus auftreten können. Spastizität, Kloni, Schwellungen, Rötungen, Krepitationen und Schmerzen sind Zeichen, mit denen der Patient lernen muß umzugehen oder die er wiedererkennen muß. Andere Aspekte der gestörten Sensibilität sind die Wurzelschmerzen, die Übergangsschmerzen auf dem Niveau des Übergangs von der normalen zur gestörten Sensibilität und das ringförmige einengende Gefühl genau auf diesem Niveau. Unter dem Niveau der Läsion können Phantomschmerzen und diffuse brennende Schmerzen auftreten. Eine Behandlung dieser Empfindungen erfordert oft viel Aufmerksamkeit und Einsatz aller Behandler.

Spätphase

In dieser Phase muß der Patient die Gefährdungen durch den Sensibilitätsverlust

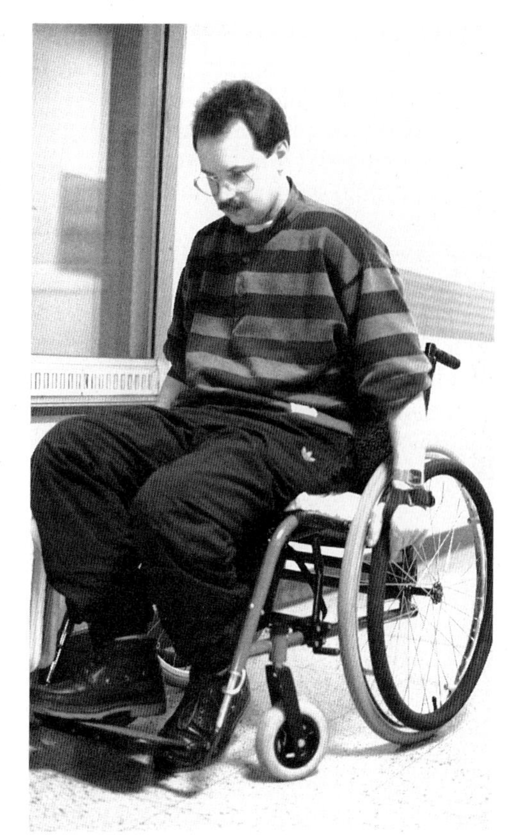

Abb. 3.47. Verbrennungsgefahr beim Kontakt mit einem Heizkörperelement

selbst vermeiden können. Dazu muß er über die möglichen Gefahren informiert werden.

Verbrennung durch:

- Trinken von heißen Getränken aus Bechern bei Patienten mit Tetraplegie,
- Berührung eines heißen Heizungsradiators (Abb. 3.47) oder Abflußsiphons mit den Beinen,
- Verbrennung durch Rauchartikel (Zigarette, Pfeife).
- Bei Wärmeapplikationen, wie Fangopackung, Baden, Duschen, muß die gestörte Sensibilität berücksichtigt werden.

Erfrierung oder Abkühlung:

- Oft haben hauptsächlich tetraplegische

Patienten ein allgemeines Kältegefühl, so daß man die Umgebungstemperatur stark erhöhen muß.
- Vorsicht bei Eisapplikationen. Wenn nötig, muß der Physiotherapeut z. B. seine Hand selbst mit in das Eisbad stecken.

Dekubitusgefahr bei langandauerndem Verbleiben in einer Position. Deshalb ist eine Gipsimmobilisation bei Frakturen unter dem Läsionsniveau im Prinzip kontraindiziert. Bei jedem operativen Eingriff, so kurz dieser Eingriff auch dauern mag, müssen die dominanten knöchernen Körperteile gepolstert werden. Dasselbe gilt für die Oberschenkel-Schienen-Schellenapparate. Besser ist es, wenn jeder Druck durch diese Apparatur vermieden wird. Der Patient muß darauf hingewiesen werden, sich rechtzeitig hochzustützen (zu entlasten).

Einwachsende *Zehennägel* sind oft ein großes Problem als Folge der fehlenden Sensibilität und können zu erhöhter Spastik führen. Bei ATL-Aktivitäten können ebenfalls *Verletzungen* wegen des Fehlens der sensiblen Wahrnehmung entstehen.

Das Problem der Sensibilitätsstörungen zeigt, daß beim funktionellen Training des querschnittgelähmten Patienten die Beweglichkeit und die Muskelkraft für das Erreichen eines möglichst optimalen funktionellen Niveaus nicht ausreichen. Vor allem bei Patienten, die einige Gehfunktionen aufweisen, kann eine gestörte Sensibilität sehr hinderlich sein. Hier ist oft eine Augenkontrolle nötig. Eine ausreichende Mobilität und Muskelkraft allein gewährleisten nicht, daß diese Patienten eine gute Gehfunktion erreichen. Sie können oft nicht ungestützt gehen, da jedes Feedback fehlt.

Beim Manipulieren mit den Händen ist der Verlust der Sensibilität ein dermaßen großes Handikap, daß das Benutzen der Hände nur noch unter strenger visueller Kontrolle möglich sein kann.

Das Fehlen der Sensibilität bestimmt auch Fertigkeiten wie Transfers (Radschutz, Rutschbretter), das selbständige Durchbewegen (dosierte Kraft, richtige Handstellung) und ATL-Aktivitäten mit. Bei der Rehabilitation des querschnittgelähmten Patienten muß man sich also immer und unter allen Umständen der veränderten Sensibilität bewußt sein.

Literatur

Baeten V et al. (1980) Behandlung der Querschnittlähmung. Dwarslaesiebehandeling, Ned Tijdschr Fysiother 11: 336 – 367

Beckers D, Buck M (1988) PNF in der Praxis. Springer, Berlin, Heidelberg, New York, Tokyo

Beckers D, Buck M (1990) Het PNF-concept in de Praktijk. (PNF-Konzept in der Praxis) De Tijdstroom, Lochem

Belanger AY (1990) Neuromuskulaire elektrostimulatie in de fysiotherapie. (Neuromuskuläre Elektrostimulation in der Physiotherapie) Ned Tijdschr Fysiother 7/8: 189 – 192

Buchanan LE (1987) An overview. In: Buchanan LE, Nawoczenski DA (eds) Spinal cord injury, concepts and management approaches. Williams & Wilkins, Baltimore

Cherry D (1980) Review of physical therapy alternatives for reducing muscle contracture. Phys Ther 60/7: 877 – 881

Hoffman C, Seemann H (1990) Erläuterungen zur Vojtatherapie. Werner Wickerklinik, Bad Wildungen

Paeslack V, Schlüter H (1980) Physiotherapie in der Rehabilitation Querschnittgelähmter. Springer, Berlin, Heidelberg, New York (Rehabilitation und Prävention, Bd 9)

Pape A, Stierle L (1985) Die Vojta-Therapie in der Krankengymnastischen Behandlung bei Querschnittlähmung. Z Krankengymnastik 37: 5, 308 – 312

Rolf G et al. (1971) Das Schlingengerät in der Praxis der Krankengymnastik. Kohlhammer, Stuttgart

Sambeek van HWR (1990) Effekten van elektrostimulatie op spierdenervatie. (Auswirkungen von Elektrostimulation auf Muskeldenervation) Ned Tijdschr Fysiother 7/8: 184 – 188

Scott J, Donovan W (1981) The prevention of shoulder pain and contracture in the acute tetraplegia patient. Paraplegia 19: 313 – 319

Sturm E (1979) Rehabilitation von Querschnittgelähmten. Eine medizin-psychologische Studie. Huber, Bern
Sullivan P et al. (1982) An integrated approach to therapeutic exercise. Reston/VA

3.6 Kreislauf

3.6.1 Hypotonie

Bei Haltungsveränderungen kann eine orthostatische Hypotonie auftreten. Dies hängt hauptsächlich mit der Abnahme oder dem Wegfall des Sympathikuseinflusses auf die Herzfrequenz und das Schlagvolumen zusammen, wodurch sich eine Abnahme des kardialen Outputs und des Gefäßtonus mit Vasodilatation und vermindertem venösem Rückstrom ergibt. Dieses spielt vor allem eine wichtige Rolle bei den hoch querschnittgelähmten Patienten. Bei einer Haltungsänderung wird durch diese verminderte Sympathikusaktivität keine oder eine nur ungenügende Steigerung des kardialen Outputs und des peripheren Widerstands auftreten, was zu einer orthostatischen Hypotonie führt.

Der Körper entwickelt nach und nach Kompensationsmechanismen, wie z. B. eine Erhöhung des peripheren Widerstands durch Spastizität und die Entwicklung spinaler Reflexe, bei denen durch efferente Reize aus der Haut, der Blase und dem Darm autonome Reflexe des Rückenmarks entstehen.

Diese und noch andere Kompensationsmechanismen werden gefördert durch Muskelaktivität, Mobilisation und regelmäßige Haltungsänderungen, z. B. Lagewechsel und Vertikalisierung; deshalb ist v. a. das Stehtraining so sinnvoll (Schaedel 1990). Weitere prophylaktische Maßnahmen sind z. B. das Benutzen eines Bauchgurts und das Tragen von Kompressionsstrümpfen (Abb. 3.48). Eine salzreiche Diät bindet Flüssigkeit im Körper; in ernsthaften Fällen kann eine medikamentöse Behandlung erwogen werden.

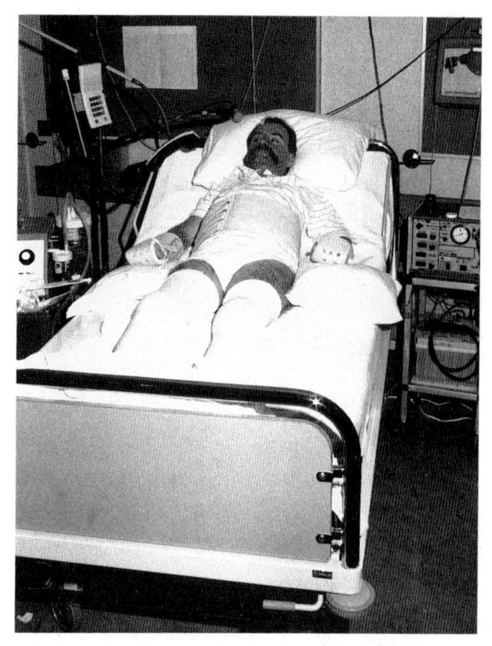

Abb. 3.48. Patient mit partieller Beatmung, TED-Socken, Bauchgürtel und Funktionshandschuhen

Beim Auftreten orthostatischer Beschwerden muß der Patient so weit wie möglich in die Horizontale gebracht werden. Dies kann auch beim im Rollstuhl sitzenden Patienten durchgeführt werden, ohne diesen aus dem Stuhl zu heben (Abb. 3.49):

- Bremse des Rollstuhls anziehen,
- den Rollstuhl nach hinten kippen und die Arme auf einer hinter dem Rollstuhl stehenden oder knienden Hilfsperson abstützen lassen,
- den Kopf des Patienten auf die Schulter der Hilfsperson legen,
- eventuell die Beine des Patienten von einer zweiten Hilfsperson hochheben lassen.

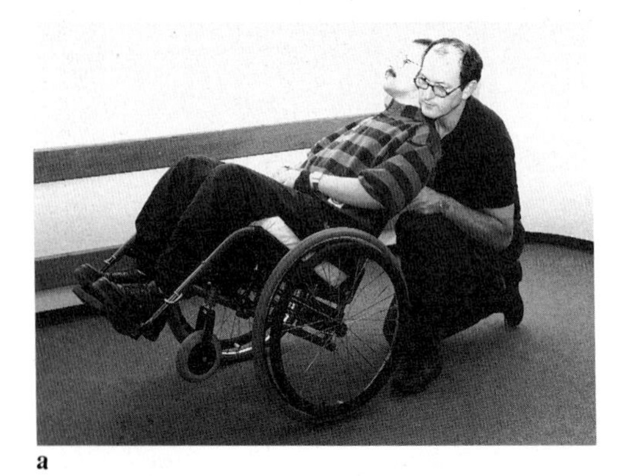

a

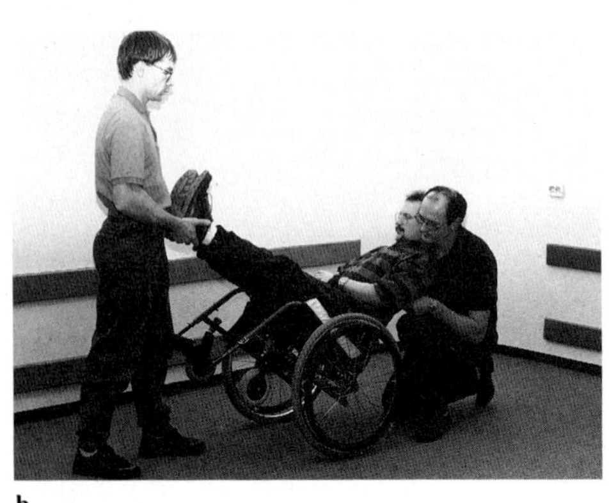

b

Abb. 3.49 a, b. Das Kippen im Rollstuhl

3.6.2 Hypertonie als Teil der autonomen Dysreflexie

Das Bild der autonomen Dysreflexie ist gekennzeichnet durch eine Kombination von Symptomen, die infolge einer unzureichend korrigierbaren starken Reaktion des autonomen Nervensystems auf einen Stimulus hin auftreten.

Ein bestimmter Reiz, der von der Blase, dem Darm, der Haut ausgeht oder durch psychische Faktoren wie heftige Emotionen provoziert ist, löst einen spinalen sympathischen Reflex aus. Bei einer Lähmungshöhe oberhalb von Th 6, bei der die efferenten sympathischen Fasern unterbrochen sind, kann dieser spinale sympathische Reflex nicht zentral gebremst werden, so daß eine massive Antwort, sozusagen ein „sympathischer Sturm“, erfolgt.

- Unterhalb der Läsionshöhe tritt eine starke Vasokonstriktion auf, was zu einer Hypertonie führt, bei der Werte bis zu 300 mmHg systolisch und 220 mmHg diastolisch gemessen werden können. Infolge der Vasokonstriktion sind die unteren Extremitäten kalt und blaß.
- Der Hochdruck wird über die Barorezeptoren im Aortenbogen und in der A. carotis interna wahrgenommen, wobei der Körper versucht, diese Hypertension zu kompensieren.
- Die Gegenregulation soll durch eine Vasodilatation erreicht werden; diese beschränkt sich aber auf den Bereich oberhalb der Läsion, da wegen des unterbrochenen sympathischen Outflow das Splanchnikusgebiet nicht erreicht wird. Dadurch kommt es zu einer starken Rötung des Gesichts, zu starkem Schwitzen oberhalb der Läsion, einer verstopften Nase und zu pochenden Kopfschmerzen.
- Auch wird über die Barorezeptoren der N. vagus gereizt, was zu einer Bradykardie führt.

Das Auftreten dieses Symptomkomplexes wird *autonome Dysreflexie* genannt. Der Reiz, der diese Symptome hervorruft, muß meist gesucht werden in:

- Blase: Überdehnung, Blasenentzündung, verstopfter Katheter;
- Darm: Überfüllung, Ausräumen;
- Haut: eingewachsene Zehennägel, Druckstellen, zu enge Schuhe und Kleidung;
- Uterus: Ende der Schwangerschaft und Entbindung.

Auch intensive sportliche Belastung kann zu diesem Symptom führen. Die autonome Dysreflexie kommt am häufigsten bei Patienten mit Querschnittläsion oberhalb von Th6 vor, allerdings in unterschiedlicher Ausprägung.

Eine Behandlung ist dringend erforderlich, da aufgrund des Bluthochdrucks lebensbedrohliche Komplikationen auftreten können, z. B. Hirnblutungen oder Herzversagen.

Die Behandlung beruht auf dem Beheben des auslösenden Reizes. Wenn dies gelingt, verschwinden die Erscheinungen sehr schnell. Eine unterstützende symptomatische Behandlung besteht darin, den Patienten aufrecht hinzusetzen. Bei nicht ausreichendem Erfolg wird medikamentös behandelt.

Ein Vorbeugen durch adäquate Blasen- und Darmregulation, gute Dekubitusprophylaxe und richtige Kleidung ist wichtig. Manchmal ist eine medikamentöse Prophylaxe notwendig.

Bemerkenswert ist, daß das klinische Bild der autonomen Dysreflexie oft unbekannt ist, und zwar sowohl bei Ärzten als auch beim medizinischen Hilfspersonal. Daher ist eine genaue Instruktion des Patienten und seiner Angehörigen notwendig, in Verbindung mit Informationen über dieses bedrohliche Geschehen für das gesamte Behandlungsteam.

3.6.3 Thromboembolische Prozesse

Querschnittpatienten haben ein erhöhtes Risiko für eine Beinvenenthrombose oder eine Lungenembolie, da bei ihnen die folgenden Risikofaktoren bestehen:

- Veränderungen der Gefäßwand durch Schädigung beim Trauma oder bei der Mobilisation,
- veränderte Bluteigenschaften (metabole Änderung, Hyperkoagulation, Endotoxine bei häufigen Harnwegsinfektionen),
- Veränderungen des Blutstroms (Stase durch Paralyse, Parese und Immobilisation).

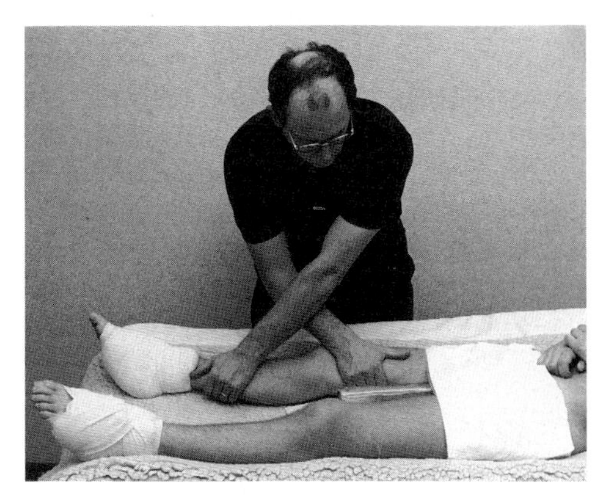

Abb. 3.50. Ausstreichen der unteren Extremitäten zur Verbesserung des Kreislaufs

Die klinische Diagnosestellung einer Beinvenenthrombose sowie einer Lungenembolie ist schwierig. Oft sind bei den Querschnittpatienten die Symptome nicht so deutlich oder nicht vorhanden. Im Verdachtsfall sind zusätzliche Untersuchungen nötig. Bei positivem Befund wird der Patient heparinisiert (intravenös). Da eine Beinvenenthrombose zu bleibenden Durchblutungsproblemen mit Hautdefekten und eine Lungenembolie zum Schock oder sogar zum Tod führen kann, müssen wirksame präventive Maßnahmen getroffen werden, ganz besonders in der Immobilisationsphase. In dieser Phase müssen mechanische Maßnahmen wie Bandagen, Thrombosestrümpfe, Haltungsänderungen, intermittierende pneumatische Kompressionen, Bewegungen von Fuß und Wade, Ausstreichen der Beine (Abb. 3.50) und medikamentöse Prophylaxen mit Cumarinderivaten angewandt werden (Visser u. Pons 1991).

Über die Dauer einer medikamentösen Prävention besteht keine Übereinstimmung. Im Rehabilitationszentrum Hoensbroeck wird diese Form von Prävention beendet, wenn der Patient 3 Wochen im Rollstuhl belastbar ist. Zur Thrombose-

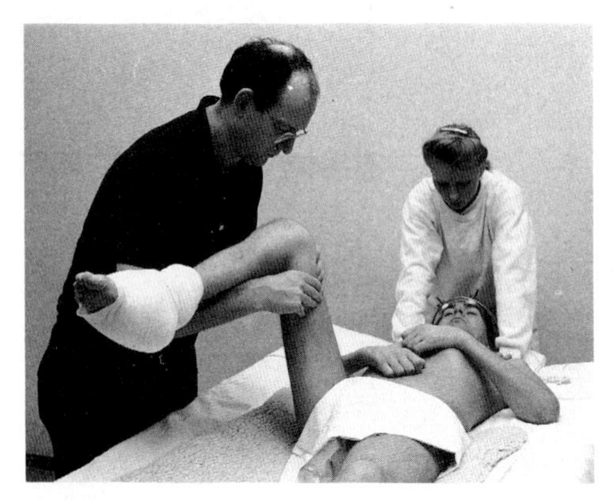

Abb. 3.51. Passives Durchbewegen der unteren Extremitäten zur Verbesserung des Kreislaufs mit gleichzeitiger Fixation der Schultern durch eine Hilfsperson bei einem Patienten mit zervikaler Läsion

prophylaxe werden dann kreislaufstimulierende und allgemeine Maßnahmen weitergeführt:
- passives Durchbewegen der Beine (Abb. 3.51),
- aktive Bewegungstherapie und Sport,
- Tragen von elastischen Strümpfen,
- Hochstellen der Fußstützen oder des Fußteils im Bett.

Daneben spielen eine ausgewogene Ernährung, ein guter Allgemeinzustand und genügend Ruhe eine positive Rolle bei der Prävention.

3.6.4 Temperaturregulation

Bei Anstrengung werden 75 % der Energie in Wärme umgesetzt. Die Wärmeabgabe geschieht durch Vasodilatation und Schwitzen. Dieser normale Regelmechanismus funktioniert jedoch nur für den Bereich oberhalb der Läsion. Unterhalb der Läsion treten Phänomene wie Schwitzen oder Gefäßerweiterung zur Wärmeabfuhr nicht auf. Bei körperlicher Anstrengung in einer warmen oder feuchten Umgebung besteht deshalb die Gefahr einer *Überhitzung* (Hyperthermie).

Die Behandlung besteht dann in Kühlen (ventilieren, nasse Umschläge usw.), wobei dies nicht forciert geschehen darf, da sonst die Gefahr einer Hypertonie besteht (Terpstra 1981).

Eine *Unterkühlung* kann besonders nach Anstrengungen auftreten. Die normalen Kompensationsmechanismen wie Vasokonstriktion, Gänsehaut und Frieren fehlen oder treten viel später auf. Die Behandlung besteht aus lokalem Aufwärmen (warme Handbäder) und der Kontrolle der Vitalfunktionen wie Atmung und Kreislauf. Zu schnelles Aufwärmen kann zu Hypotonie führen.

Bei Überhitzungs- und Unterkühlungsgefahr ist Prävention jedoch besser als Behandlung: richtige Kleidung, richtige Umgebungstemperatur und gute Kontrolle.

Wegen der verringerten kardiopulmonalen Belastbarkeit von Patienten mit hohen Querschnittlähmungen (oberhalb Th 6) muß das Kraft- und Konditionstraining immer dosiert aufgebaut und erweitert werden. Eine Begleitung beim Wettkampfsport ist notwendig (Haga u. Cluitmans 1990).

Literatur

Haga N, Cluitmans JJH (1990) Hoge dwarslaesies en sport. Geneeskunde en Sport 2: 56–58

Schaedel A (1990) Thromboseprophylaxe und Thrombosetherapie bei querschnittgelähmten Patienten. D.M.G.P.-Kongress, Hoensbroek

Terpstra E (1981) Temperatuursregulatie bij gezonden versus dwarslaesie. Referaat voor revalidatie-artsen, Hoensbroek

Visser A, Pons C (1991) Management of thromboembolism in spinal cord injuries. J Rehab Sci 4: 3

Vroonhoven TJ van (1989) Concensus preventie van diepe veneuze trombose. Ned Tijdschr voor Geneeskunde 133: 2233

3.7 Atmung

Atemprobleme bei Patienten mit Tetraplegie oder hoher thorakaler Querschnittlähmung sind die häufigsten Todesursachen in der akuten Phase (Mang 1989; Morgan et al. 1986). Diese Patienten haben – abhängig von der Läsionshöhe – eine insuffiziente Atmung als Folge einer Lähmung von Diaphragma, Interkostal- und Bauchmuskulatur. Die Atemhilfsmuskeln sind posturale Muskeln, welche während des Schlafs nicht alle selbständig im Atemzyklus weiterarbeiten. Deshalb sterben auch viele Patienten während der Nacht, trotz ausreichender Ventilation tagsüber.

Nach der akuten Phase treten oft interkurrente Atemprobleme auf mit Schleimansammlung, Pneumonie oder Atelektase. Die kritischste Phase ist die Zeit 3–5 Tage nach dem Trauma. Die Behandlung der gefährdeten Patienten ist deshalb hauptsächlich auf die Prophylaxe von Lungenkomplikationen und die Aufrechterhaltung einer optimalen Atemfunktion gerichtet.

3.7.1 Normale Atmung (Mang 1989; Morgan et al. 1986)

Der Hauptatemmuskel ist das Diaphragma, unterstützt von der Interkostal-, Atemhilfs- und Bauchmuskulatur. Die Atemmuskulatur steht sowohl unter willkürlicher als auch unwillkürlicher Kontrolle; sie muß den ganzen Tag an den unterschiedlichen Bedarf angepaßt arbeiten.

Inspiration

Die Inspiration ist ein aktiver Prozeß, der durch Aktivität des Diaphragmas (C 3–C 5) und der Mm. intercostales externi (Th 1 – Th 12) zustande kommt. Das Diaphragma liefert 65 % der vitalen Kapazität und ist zu 2/3 verantwortlich für die Atmung bei sitzenden und zu 3/4 bei liegenden Patienten.

Durch die Kontraktion des *Diaphragmas* nimmt der vertikale Durchmesser der Thoraxhöhle zu, wodurch der intrathorakale Druck fällt und Luft in die Lungen gesaugt wird. Gleichzeitig wird der Bauchinhalt komprimiert, wodurch der intraabdominale Druck steigt. Das Diaphragma muß immer gegen den abdominalen Widerstand arbeiten, aber ein zu großer Widerstand infolge von Spastizität, Korpulenz oder Magen-Darm-Problemen ist nachteilig.

Die *Mm. intercostales externi* heben die Rippen, wodurch sowohl der frontale als auch der sagittale Durchmesser des Thorax größer wird und der intrathorakale Druck fällt, so daß erneut Luft in die Lungen gesaugt werden kann.

Daneben gibt es noch einige Atemhilfsmuskeln, die bei einer forcierten Inspiration oder bei nicht ausreichender Arbeit der normalen Inspirationsmuskulatur tätig werden, und zwar Mm. scaleni, M. trapezius, Mm. sternocleidomastoidei, Mm. pectorales, Mm. serrati anteriores, das Platysma, Mm. infrahyoidei und Mm. suprahyoidei.

Um asymmetrische Atembewegungen festzustellen, welche auf eine partielle Phrenicuslähmung hinweisen können, muß der Patient genau beobachtet werden.

Exspiration

Die Exspiration ist ein passiver Prozeß. Nur unter bestimmten Umständen, z. B. beim Husten, Niesen oder Räuspern ist die Ausatmung ein aktiver Prozeß, bei dem hauptsächlich die Bauchmuskeln (Th 7 – Th 12) und die Mm. intercostales interni (Th 1 – Th 12) eine Rolle spielen.

Bei forcierter Ausatmung wird das Diaphragma durch Anspannen der Bauchmuskeln nach kranial gedrückt, während die Rippen durch Anspannung der Mm. intercostales interni nach kaudal gedrückt werden. Der frontale und sagittale Durchmesser des Thoraxraums nimmt ab, und die Luft wird aus den Lungen gepreßt.

Nach neueren Untersuchungen von Campbell und De Troyer ist kein so deutlicher Unterschied zwischen den Mm. intercostales externi als Inspirationsmuskeln und den Mm. intercostales interni als Exspirationsmuskeln zu machen. Beide Gruppen von Muskeln sollen sowohl bei der Inspiration, wenn das Lungenvolumen noch klein ist, als auch bei der Exspiration, wenn das Lungenvolumen groß ist, aktiv sein.

Veränderungen durch die Querschnittlähmung

Um eine ausreichende Belüftung und den Reinigungsmechanismus zu erhalten, sind eine große Kraft der Atmungsmuskeln und eine ausreichende Mobilität des Thorax notwendig.

Die gelähmte Bauchmuskulatur und die Position des Patienten haben Einfluß auf die Stellung des Diaphragmas. Wenn der Patient auf dem Rücken liegt, wird das Diaphragma durch den Bauchinhalt hochgedrückt, wodurch die absolute Länge des Diaphragmas zunimmt. In aufrechter Position hat das Diaphragma bei einer Lähmung der Bauchmuskulatur eine tiefere Ruheposition, wodurch die Senkstrecke des Diaphragmas bei seiner Kontraktion verringert wird und dadurch eine verminderte Inspirationskapazität vorhanden ist. Ein elastisches Mieder oder Bauchgurt, welcher von der Crista iliaca bis zum unteren Rippenbogen reicht, ist ein adäquates Hilfsmittel, um diese verringerte Inspirationskapazität so weit wie möglich zu kompensieren. Die Bauchmuskeln haben einen größeren Einfluß auf die forcierte Exspiration als auf die normale Inspiration.

3.7.2 Atemparameter

Um den Effekt der Atemtherapie zu objektivieren, müssen zunächst die Ausgangswerte erhoben werden. Dafür braucht man u. a. Röntgenbilder des Thorax, um Frakturen auszuschließen und eine Pneumonie oder Atelektase zu diagnostizieren. Die Vitalkapazität sowie die arteriellen Blutgaswerte müssen bestimmt werden, um eventuelle vorbestehende Atemprobleme festzustellen.

Vitalkapazität

Die Vitalkapazität ist das Atemvolumen bei einer maximalen Ausatmung nach einer maximalen Einatmung. Bei gesunden Personen variiert sie zwischen 3,5 und 5,5 l, abhängig vom Gewicht, der Größe und dem Geschlecht. Bei Patienten mit Querschnittlähmung werden sogar Werte von weniger als 0,8 l gemessen. Manchmal sieht man direkt nach dem Unfall sogar einen Abfall bis 0,3 l. Bei einer Vitalkapazität unter 0,5 – 0,8 l sind die Patienten meistens beatmungspflichtig (Carter 1987).

Die durchschnittliche Vitalkapazität bei Patienten mit Tetraplegie, bei denen das Diaphragma und die Atemhilfsmuskulatur innerviert sind, beträgt 1,25 l, nach einem Atemtraining 2,5 l. Manchmal messen wir sogar außergewöhnlich hohe Werte bei diesen Patienten (4 – 4,5 l).

Maßnahmen zur Verbesserung der Vitalkapazität sind eine intensive Atemtherapie, muskelstärkende Übungen für die Atemmuskulatur und „intermittend positive pressure breathing“. Diese Therapie dient auch als Prophylaxe von Atelektasen. Ein intensives Trainingsprogramm, das auf eine Verbesserung der Muskelkraft der innervierten Muskulatur gerichtet ist, und ein funktionelles Training machen eine ausgesprochene Atemtherapie bei Patienten mit einer tieferen Tetraplegie als C6 meistens überflüssig. Je größer die Vitalkapazität ist, desto leichter kann der Patient den Schleim in den Luftwegen bewegen, so daß er diesen, mit oder ohne Hilfe, abhusten kann.

Es gibt Zentren, in denen man während der gesamten Rehabilitationsperiode zur Prophylaxe eine intensive Atemtherapie durchführt. Die betroffenen Patienten bekommen deshalb auch manchmal ein Inhalationsgerät mit nach Hause, um die Sekretlösung zu fördern und einer Atelektase vorzubeugen. Immer erhalten der Patient und seine Angehörigen Anleitungen, die das Abhusten erleichtern.

Atemzugvolumen

Das normale Atemzugvolumen beträgt in Ruhe ungefähr 0,5 l, bei Patienten mit einer hohen Querschnittlähmung kann es auch niedriger sein. Die Ursachen sind die gleichen wie bei der Verringerung der Vitalkapazität.

Der Totraum beträgt abhängig von den anatomischen Verhältnissen (Körpergröße) bei einem Atemzugvolumen von 700 cm^3 ca. 130 – 150 cm^3.

Atemfrequenz

Die normale Atemfrequenz in Ruhe liegt bei 12- bis 16 mal pro Minute. Diese Atemfrequenz kann sich unter bestimmten Umständen (z. B. Sport, Anstrengung, Streß) ändern und entweder zur primären Hyperventilation oder Hypoventilation führen.

Muskelkaft der Atemmuskulatur

Eine exakte Messung der Muskelkraft der Atmungsmuskeln ist in der akuten Phase oft schwierig oder sogar unmöglich. Einerseits ist es oft kontraindiziert, einen Muskeltest in der Nähe des Frakturgebiets auszuführen, andererseits kann man keine exakten Muskelwerte angeben. In der späteren Phase ist das Testen der Atemmuskulatur möglich.

Ob das Diaphragma innerviert ist, kann man danach beurteilen, ob der Oberbauch beim Patienten, der in Rückenlage liegt, genügend bewegt wird. Die Tätigkeit der interkostalen Muskulatur kann dadurch festgestellt werden, daß der Thoraxumfang nach einer maximalen Inspiration und Exspiration gemessen wird. Der Unterschied in cm ergibt einen Meßwert für die Aktivität der Muskulatur. Bei Patienten mit Querschnittlähmung sieht man aber oft negative Werte, da diese Patienten eine paradoxe Thoraxbewegung zeigen. Erschwert bzw. fast unmöglich ist diese Messung bei allen Läsionen oberhalb Th1, da alle Interkostalesmuskeln ausgefallen sind, und bei einem starren Thorax.

Ein Maß für die Kraft der Inspirationsmuskeln ergibt sich aus der Messung des maximalen inspiratorischen Munddrucks, welcher entwickelt wird, wenn gegen einen bis auf ein kleines Loch geschlossenen Luftweg eingeatmet wird.

Ausdauer

Hier wird die Zeit gemessen, die man braucht, bis in den Inspirationsmuskeln beim inspiratorischen Atemwiderstandstraining Ermüdung auftritt.

Atemmuster (Mang 1989)

Bei der normalen Atmung tritt eine Elevation der Rippen auf, der Thorax richtet

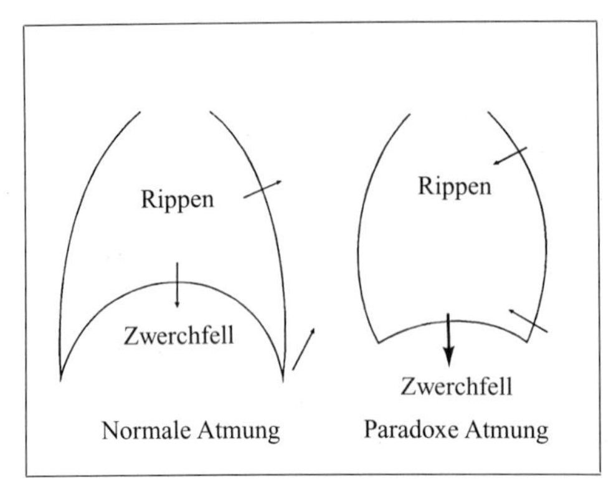

Abb. 3.52. Normale und paradoxe Atmung. (Nach Morgan et al. 1986)

sich auf, und der Oberbauch kommt hoch. Bei einer verminderten Zwerchfellfunktion werden die Atemhilfsmuskeln eingesetzt, wodurch der Ausschlag des oberen Thoraxteils zunimmt (Mang 1989).

In *Rückenlage* ist die Arbeit für die Interkostalmuskulatur leichter, weil sie nicht gegen die Schwerkraft zu arbeiten braucht. Das Diaphragma hat eine normale Ruheposition, wodurch eine bessere Thoraxexpansion als im Sitzen möglich ist. Bei gelähmter Bauchmuskulatur ist die Stellung des Diaphragmas hingegen schlechter, und es ist dadurch weniger effektiv. In Rückenlage hat der abdominale Inhalt einen günstigen Einfluß auf die Vordehnung und dementsprechend auf die Leistung des Diaphragmas. Während das Diaphragma sich senkt, erlaubt der Bauch, daß es abflacht, was die unteren Rippen komprimiert, und dies verringert die Inspiration in dieser Position.

Im *Sitzen* ist die Bauchwand nicht gestützt, und bei Patienten mit Tetraplegie oder hoher Paraplegie fehlt der Bauchmuskeltonus, so daß durch die Vorwölbung des Bauchs die Ausgangsposition des Diaphragmas tiefer ist. Der Bauch hat sein elastisches Limit erreicht und geht weniger mit. Es kommt zu einer größeren Bewegung der Rippen. Das Problem wird durch das Benutzen eines (elastischen) Bauchbandes gelöst.

Patienten mit Querschnittlähmung, bei denen das Diaphragma der wichtigste Atemmuskel ist, können eine *paradoxe* Atmung zeigen: Die gelähmten Muskeln des Thorax verkürzen sich passiv bei der Inspiration, wenn das Diaphragma sich senkt, und verlängern sich bei der Ausatmung, wenn das Diaphragma sich hebt. Dies ist der normalen Atmung entgegengesetzt. Wenn man den Patienten von der Seite beobachtet, ist diese Atmung gut zu sehen (Abb. 3.52). In Rückenlage ist die paradoxe Bewegung der Rippen größer. Die abdominale Exkursion ist in Rückenlage verschwunden und verringert sich in der aufrechtstehenden Position. Die Rippenbewegung kann paradox verlaufen infolge von Steifheit des Thorax, Spastizität der interkostalen Muskeln oder aus folgenden Gründen:

- Wenn die Thoraxwand schwach und dehnbar ist, kann es keinen Widerstand zum negativen intrapleuralen Druck geben, welcher durch die Aktivität des Diaphragmas verursacht wird.
- Der Teil des Rippenbogens, der am Diaphragma festsitzt, bewegt sich normalerweise nach außen. Bei der paradoxen Atmung werden die unteren Rippen dagegen zusammengezogen, wenn das Diaphragma abflacht.

Kraft beim Husten

Die Bauchmuskulatur liefert die meiste Kraft beim Husten, so daß bei Lähmung dieser Muskulatur die Kraft des Abhustens verringert bzw. aufgehoben ist.

Thoraxmobilität

Für eine maximale Inspiration ist eine optimale Mobilität des Thorax notwendig. Eine Messung der aktiven Mobilität entspricht der Messung der Kraft der Interkostalmuskulatur.

Haltung

Eine schlechte Haltung wie bei Kyphosen, z. B. bei Patienten mit Morbus Bechterew, Scheuermann-Krankheit oder mit schlecht konsolidierten thorakalen Frakturen, kann die Atmung in größerem Ausmaß behindern.

Befundschema zur Untersuchung der Atmung (Luder u. Wenck)

1. Vitalkapazität (cm^3)
2. Diaphragmafunktion
   a) schwach
   b) mittel
   c) gut
3. Husten
   a) funktionell
   b) schwach
   c) nicht funktionell
4. Atemmuster
   a) normal
   b) paradox
5. Thoraxexpansion (cm)
6. Muskelkraft (von 0 – 5)
7. Atemfrequenz (pro min)

3.7.3 Behandlung

Als allgemeine Regel kann gesagt werden, daß sich die Behandlung von Atemproblemen bei Patienten mit Querschnittlähmung auf die Prophylaxe konzentriert.

Wegen des Unfalls können bei querschnittgelähmten Patienten viele zusätzliche Probleme auftreten, z. B. Rippenfrakturen, Pneumothorax, Hämatothorax, Rupturen des Diaphragmas, Hypoxämie oder Fettembolien nach Frakturen von großen Knochen. Bei Patienten mit einer akuten Querschnittlähmung besteht die Gefahr einer tiefen Venenthrombose oder einer Lungenembolie.

Atemtherapie

Über den Effekt von *Vibrationen und Tapotagen* besteht keine Einigkeit. Wir selbst wenden diese bei Atemproblemen konsequent zwischen 2- und 4 mal pro Tag an. Das Abhusten des Sekrets geschieht mit Hilfe von zwei Personen. Beide legen ihre Hände und Unterarme über den Thorax und den Bauch des Patienten. Wichtig dabei ist, daß der am meisten distal liegende Unterarm gerade unter den Bauchnabel gelegt wird, wodurch verhindert wird, daß beim Komprimieren der Druck zur Bauchhöhle anstatt zur Thoraxhöhle aufgebaut wird. Der Patient wird gebeten, tief einzuatmen, wonach er ausatmen und husten muß. Während des Hustens drükken beide Hilfspersonen auf den Thorax des Patienten (Abb. 3.53). Das Abhusten kann auch, was jedoch weniger effektiv ist, mit Hilfe einer Person geschehen, wobei diese beide Hände seitlich vom unteren Rippenbogen aufsetzt und bei der Ausatmung wieder in Richtung Thorax drückt. Sitzt der Patient bereits im Rollstuhl, steht die Hilfsperson hinter ihm und umfaßt mit ihren Armen den Thorax des Patienten in der Höhe des Übergangs von den Rippen zum Bauch (Abb. 3.54). Bei der Ausatmung drückt die Hilfsperson den Thorax und die Bauchhöhle des Patienten kräftig zusammen. Dieses Zusammendrücken wird nach Möglichkeit mit einer totalen Rumpfflexion des Patienten kombiniert.

Manche Patienten lernen, das Abhusten selbst zu unterstützen, indem sie eine

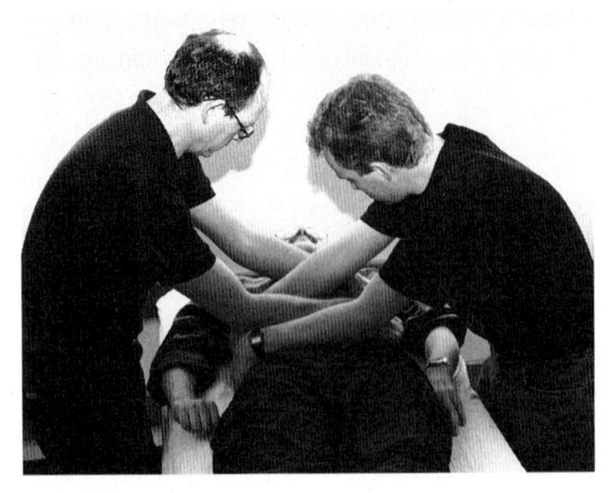

Abb. 3.53. Manuell durch zwei Hilfspersonen unterstütztes Abhusten

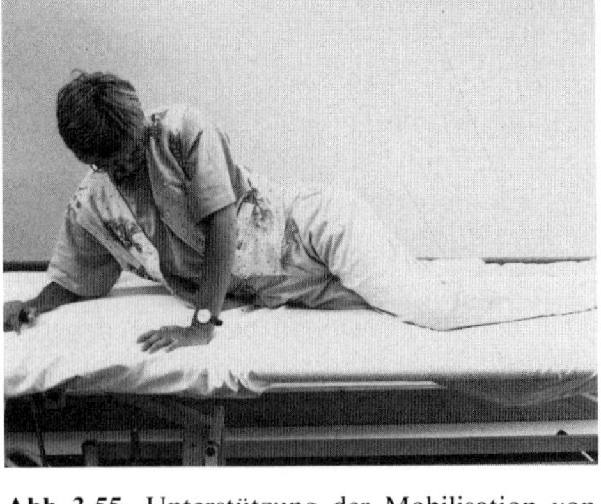

Abb. 3.55. Unterstützung der Mobilisation von Wirbelsäule und Thorax durch funktionelle Aktivitäten

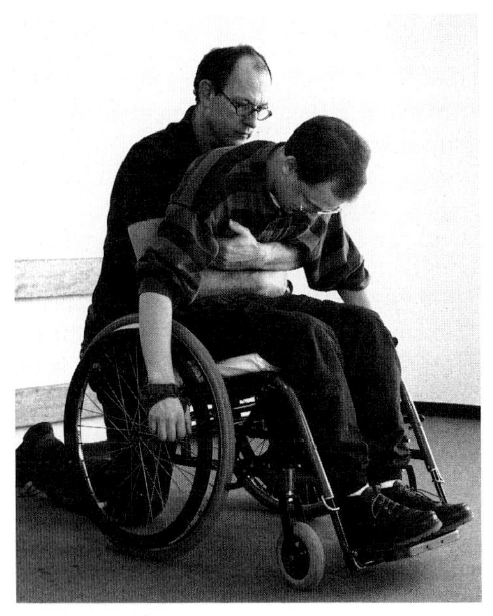

Abb. 3.54. Manuell durch eine Hilfsperson unterstütztes Abhusten im Rollstuhl

Rumpfflexion ausführen oder beim Abhusten selbst mit den Armen einen Gegendruck auf die Bauchwand geben. Es ist wichtig, daß dieses unterstützte Abhusten nicht nur durch Physiotherapeuten ausgeführt werden kann, sondern im Prinzip durch alle Behandler und die Familienmitglieder zu Hause. Eine Einweisung in diese Techniken ist unerläßlich. Abklopfungen im Frakturgebiet werden in der akuten Phase bei Patienten, bei denen die Fraktur nicht operativ versorgt wurde, so weit wie möglich vermieden, da sie die Frakturheilung negativ beeinflussen können.

Die *Erhaltung der Thoraxmobilität* kann durch passive Bewegungen des Thorax, durch Komprimierung bei der Exspiration, tiefes Ein- und Ausatmenlassen und durch IPPB („intermittend positive pressure breathing“) erreicht werden. Auch die periphere Mobilisation der kostovertebralen Gelenke, die Hilfe beim Abhusten und das funktionelle Training, z. B. drehen, zum Sitz kommen usw., haben einen mobilisierenden Einfluß auf den Thorax (Abb. 3.55).

Wie bereits erwähnt, hat die richtige Ausgangsposition mit aufrechter Wirbelsäule einen günstigen Einfluß auf den Atemmechanismus. Die Benutzung eines Bauchgurts oder Mieders hat einen günstigen Einfluß auf die Position des Bauchinhalts und dadurch wieder auf die Ausgangsposition des Diaphragmas, was wiederum die Wirkung des Diaphragmas günstig beeinflußt.

Posturale Drainage: Trendelenburg- und Anti-Trendelenburg-Positionen (abwechselnde Kopf-Hoch- und -Tieflagerung) können den Abfluß des Sekrets fördern.

Drainagelagerungen in Rücken-, Bauch- und Seitenlage sind sehr nützlich, um dem Sekretstau vorzubeugen, wenn keine Kontraindikationen bestehen.

Die lokale Verabreichung von Medikamenten mittels Aerosolen hat das Befeuchten und Erwärmen der Einatmungsluft, das Lösen des Schleims und das Erweitern der Luftwege zum Ziel.

Atemübungen

- Tief einatmen und Atem einige Sekunden anhalten.
- Tief einatmen, Atem einige Sekunden anhalten und direkt danach noch einmal tief einatmen.
- Training der Atemhilfsmuskulatur (z. B. durch PNF).
- Erlernen des Abhustens.
- Übungen des Diaphragmas mit und ohne manuellen Widerstand.
- Atmen, während Gewichte auf dem Oberbauch liegen (Abb. 3.56).
- Atemübungen für die einzelnen Lungenanteile, z. B. durch gezielten (Führungs-)Widerstand.

Als nicht spezifische Atemübungen gelten das funktionelle Training und Sportaktivitäten (z. B. Schwimmen), die die Kraft der Atmungsmuskeln verbessern, die Mobilität der Wirbelsäule und des Thorax günstig beeinflussen und das Ausdauervermögen vergrößern.

Apparative Atemtherapie

Giebel-Rohr: Durch den Einsatz des Giebel-Rohrs (Giebel 1989) kann der Totraum erweitert werden. Voraussetzung ist, daß der Patient tiefe Atemzüge machen kann und daß die Atemwege frei sind. Die positiven Effekte dieser Form der Therapie

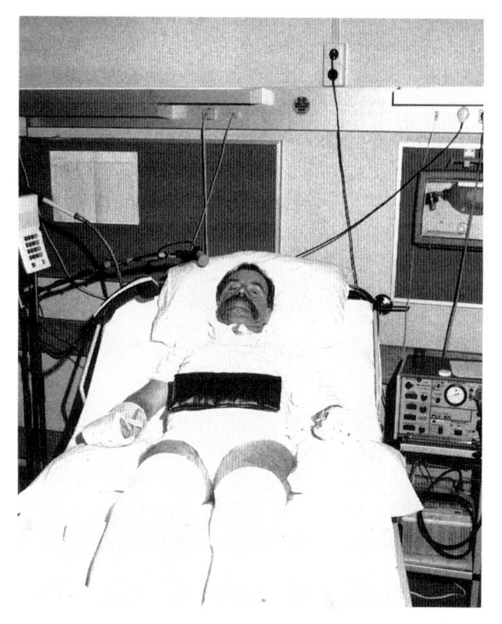

Abb. 3.56. Training des Diaphragmas mittels eines Sandsäckchens auf dem Bauch

sind: Vergrößerung der funktionellen Reservekapazität und Belüftung zeitweise nicht ventilierter Alveolen.

Bei gesunden Menschen werden in Ruhe nur 5 % der zu ventilierenden alveolaren Oberfläche mit Luft versehen. Durch eine hochfrequente und flache Atmung kommt es bei querschnittgelähmten Patienten zu einer insuffizienten Ventilation. Wir müssen also bei den Patienten die Atmung vertiefen. Wenn wir den PCO_2 der Inspirationsluft um 1 mm Hg steigern können, wird die Ventilation um 2,5 – 4,5 Liter pro Minute vermehrt. Dies kann erreicht werden durch die Benutzung eines Totraumvergrößerers, des Giebel-Rohrs. Das ist ein Rohr, dessen Länge individuell einstellbar ist und durch das der Patient ein- und ausatmet. Das ausgeatmete CO_2 bleibt dabei teilweise im Rohr zurück. Beim nächsten Atemzug atmet der Patient mehr CO_2 ein als bei der Einatmung normaler Luft. Dadurch steigt auch der CO_2-Gehalt im Blut, und das Atemzentrum

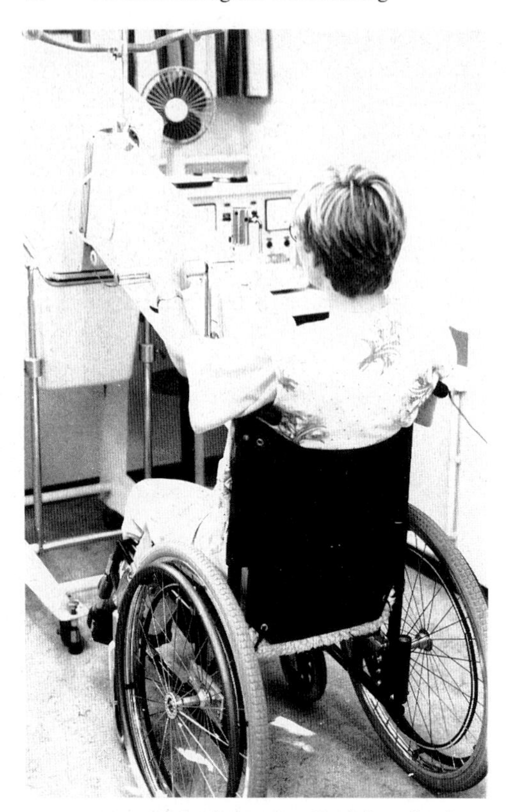

Abb. 3.57. Drehkurbeln zum Training des kardiorespiratorischen Systems

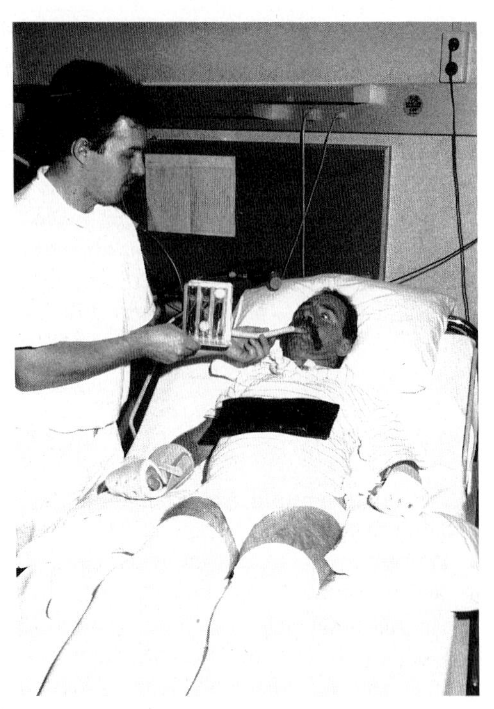

Abb. 3.58. Training der Atmung durch inzentive Spirometer

wird aktiviert. Das Ziel ist eine Erhöhung des *Atemvolumens* und nicht eine Erhöhung der Atemfrequenz!

Die Luft kann eventuell mit Hilfe eines Adaptionssystems befeuchtet, und es kann auch noch Sauerstoff hinzugefügt werden. Gegen die Anwendung des Giebel-Rohrs bestehen einige Kontraindikationen, z. B. ernsthaftes Emphysem oder Asthma, erhöhter Druck im Gehirn, thromboembolische Prozesse und schnell auftretende Hypoxie.

IPPB: Bei der IPPB handelt es sich um ein Beatmungssystem, das eine passive vertiefte Inspiration bewirkt (Nett et al. 1984). Am Anfang steht die aktive Inhalation durch den Patienten, danach übernimmt der Apparat die weitere Inspiration bis zu einem vorher eingestellten Druck. Das Atemvolumen ist variabel, da die Umschaltung von der Inspiration zur Exspiration erfolgt, nachdem ein zuvor eingestellter Druck erreicht worden ist, und nicht, nachdem das Atemvolumen erreicht wurde. Bei dieser Überdruckbeatmung ist die Größe des Atemzugvolumens abhängig von der Lungenkapazität des Patienten. Die Wirkung kann durch Vernebelung von Medikamenten erhöht werden. Als Komplikationen können Hyper- und Hypoventilation, Blutdrucksenkung, Tachykardie, Arrythmien und eine Magenfüllung mit Luft auftreten.

Durch *Armergometrie* (Rinehart u. Nawoczenski 1987) kann auch das kardiorespiratorische System trainiert werden (Abb. 3.57). Dazu benutzt man ein Ergometer, bei dem die Belastung über Kurbelbewegungen der Arme geschieht, wodurch das kardiorespiratorische System trainiert wird. Bei Patienten mit Tetraplegie befestigt man die Hände mit Hilfe von Funktionshandschuhen am Ergometer.

Die inzentiven Spirometer (Nett 1984) sind einfache Apparate, die hauptsächlich die Inspiration beeinflussen, und bei denen der Patient ein Feedback über das Ausmaß und die Dauer der Inspiration erhält (Abb. 3.58). Diese Apparate können jedem Patienten gegeben werden.

3.7.4 Beatmung

Eine Indikation zur Beatmung besteht bei Hyperkapnie und/oder Hypoxämie. Beatmet werden überwiegend Patienten mit einer hohen Tetraplegie (C1 – C3), Patienten mit einer tieferen Tetraplegie, aber aufsteigender Lähmung sowie ältere Patienten, für die das längere selbständige Atmen wegen einer bereits vorbestehenden pulmonären Problematik zu ermüdend ist. Auch Patienten mit einer inkompletten Lähmung des Diaphragmas, für die eine dauernde aktive Atmung zu ermüdend ist, sind zeitweise auf eine Beatmungsapparatur angewiesen. Nur 10% der Patienten, die primär beatmet werden, benötigen dies auf Dauer (Carter 1987). Probleme bei der Beatmung bereiten Komplikationen, wie Infektionen, außergewöhnlich große Schleimproduktion, Pneumothorax, gastrointestinale Komplikationen, nekrotische Veränderungen der Trachea, Granulome an den Stimmbändern als Folge des langandauernden Druckes durch Cuff und Tubus sowie respiratorische Insuffizienz durch Steigerung des CO_2-Gehalts. Alle beatmeten Patienten haben zudem Kommunikationsprobleme.

Wir unterscheiden zwei Arten von Beatmungsgeräten:

- *Druckkontrollierte* Maschine: Sie beendet die Inspiration, wenn ein zuvor eingestellter Druck erreicht ist. Bei diesem System ist das Sprechen leichter.
- *Volumenkontrollierte* Maschine: Diese beendet die Inspiration, wenn eine zuvor eingestellte Menge an Luft zugeführt ist.

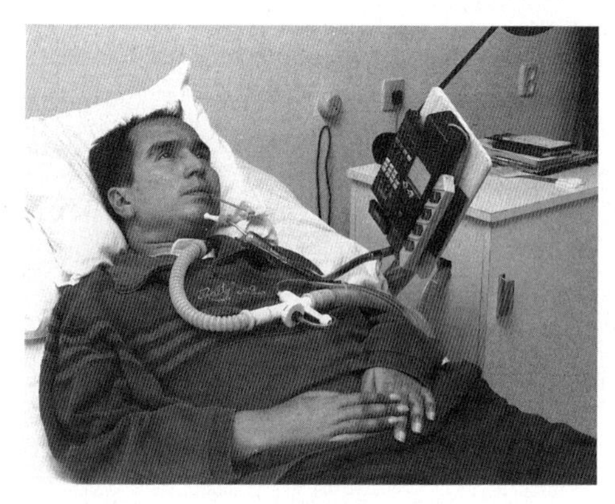

Abb. 3.59. Tracheotomierter Patient mit apparativer Beatmung, Mundfühler und Umweltkontrolle

Eine *Intubation* ist nötig, wenn eine Obstruktion der oberen Luftwege oder eine Störung ihrer Luftdurchlässigkeit bei überflüssiger Sekretion auftritt und wenn eine mechanische Ventilation notwendig ist. Die Art der Störung und die erwartete Dauer, für die der künstliche Luftweg bestehen bleiben muß, bestimmen die Art des Eingriffs.

Die *nasotracheale Intubation* wird angewandt, wenn eine kurzdauernde Intubation notwendig ist. Der Tubus reicht von der Nase bis zur Trachea und ist für die Patienten sehr lästig, da er Würgen, Erbrechen und eine erhöhte Speichelbildung verursachen kann. Auch ist die Kommunikationsfähigkeit stark beeinträchtigt.

Die *Tracheotomie* (Abb. 3.59) wird angewendet, wenn der Patient eine langandauernde Atemunterstützung benötigt. Die Tracheotomie ermöglicht es dem Patienten zu essen und unter bestimm-

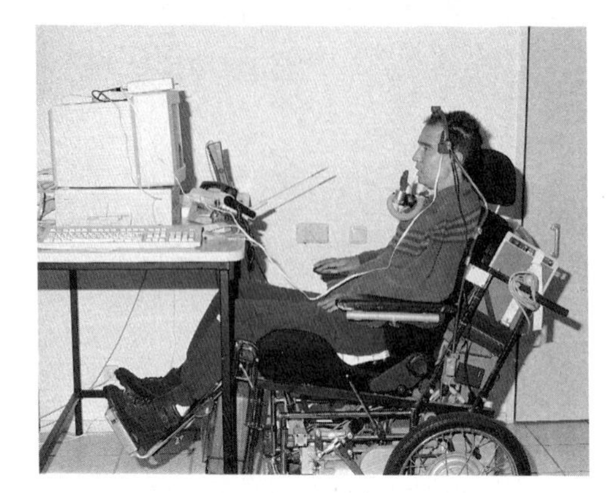

Abb. 3.60. Mobilisation eines Beatmungspatienten in einem elektrischen Rollstuhl

ten Voraussetzungen zu kommunizieren. Über den Tubus ist die Entfernung von Schleim möglich, wodurch eine bessere Bronchialtoilette erreicht und der Totraum verkleinert wird.

Heute wird häufig die Minitracheotomie (Cupta et al. 1989) durchgeführt. Dabei wird unter Lokalanästhesie ein dünner Tubus von 4 mm Durchmesser durch die Membrana cricothyreoidea in die Trachea geführt. Ein Absaugen von Schleim ist damit gut möglich.

Die Behandlung von Beatmungspatienten in der akuten Phase besteht aus Atemübungen, Muskelstärkung der Atemhilfsmuskulatur, Absaugen und Hilfe beim Abhusten, posturaler Drainage, Abklopfungen, Vibrationen, Infektionsprophylaxe und -behandlung. Zur Mobilisation im Rollstuhl benutzt man einen Bauchgurt oder ein Mieder. Bei der Rollstuhlmobilisation müssen die Atmung, die Herzfrequenz und der Blutdruck regelmäßig kontrolliert werden. Bei einem elektrischen Rollstuhl kann dieser mit einem tragbaren Atemgerät, einem manuellen Beatmungsgerät und einem mit der Hand zu bedienenden Absaugsystem versehen werden (Abb. 3.60).

Entwöhnungsprozeß
(Lerman u. Weiss 1987; Morgan et al. 1986)

Wenn es keine medizinischen Komplikationen gibt, die Vitalkapazität wenigstens 800 cm^3 beträgt, die Blutgaswerte dazu Anlaß geben und der Patient dafür vorbereitet ist, wird der Entwöhnungsprozeß eingeleitet. Dieser wird langsam, aber progressiv durchgeführt. Dazu gibt es folgende Möglichkeiten:
- assistierte, kontrollierte Ventilation,
- Benutzung eines T-Stücks,
- IMV („intermittend mandatory ventilation").

Bei der ersten Methode setzt der Patient die Atmung in Gang und erhält dann durch das Beatmungsgerät eine zuvor festgelegte Menge an Luft. Dafür ist ein minimaler Unterdruck (Sog) erforderlich.

Bei der IMV-Methode setzt der Patient ebenfalls die Atmung in Gang. Die Spontanatmung wird durch zwischengeschaltete maschinelle Beatmungshübe ergänzt, um die benötigte Quantität an Luft zu erreichen. Bei dieser Beatmungsart muß die Atemmuskulatur ständig arbeiten.

Das T-Stück sorgt für eine Befeuchtung der Atemluft, unterstützt jedoch in keiner Weise die Atmung. Es wird anfänglich 4- bis 5 mal pro Tag benutzt, dann wird die Frequenz allmählich gesteigert. Wenn der Patient nach dem Benutzen des T-Stücks wieder an die Beatmungsapparatur angeschlossen wird, ruht die Muskulatur im Gegensatz zu der IMV-Methode. Mit der Entfernung von T-Stück und Tracheakanüle kann begonnen werden, wenn der Patient von der Beatmungsapparatur entwöhnt ist, selbständig mit der Schleimförderung umgehen kann und die Blutgaswerte innerhalb der Norm liegen. Ein kleiner Stopfen kann dazu benutzt werden, die Tracheakanüle für kürzere oder längere Zeit abzuschließen, um die Luft wieder physiologisch anzufeuchten. Nach einiger Zeit kann zu einem vollständigen Abschluß übergegangen werden. Dazu können über einige Tage immer kleinere Tuben benutzt werden, welche täglich mehrere Male ausgewechselt werden müssen, oder das Stoma kann auf einmal dachziegelartig abgeklebt werden.

Patienten, welche von der Beatmungsapparatur abhängig bleiben, können die glossopharyngeale Atmung erlernen, bei der durch Benutzung der Zunge, des Mundes und der Kehle die Luft nach hinten über den weichen Gaumen gedrückt wird und danach in die Lungen gelangt. Damit kann das Beatmungsgerät – wenn auch nur für kurze Zeit – ausgeschaltet werden. Eine andere Möglichkeit ist das Implantieren eines Stimulators für den N. phrenicus. Voraussetzungen dafür sind, daß der N. phrenicus intakt, das Diaphragma durch Elektrostimulation reizbar und die zerebralen Funktionen normal sind (Carter et al. 1987).

Kommunikation (Morgan et al. 1986)

Jeder Beatmungspatient hat mehr oder weniger große Kommunikationsprobleme mit seiner Umgebung, weil die Möglichkeiten zu sprechen entweder eingeschränkt sind oder vollständig fehlen. Die Einschaltung eines Logopäden ist in diesem Fall notwendig. Daneben gibt es verschiedene Kommunikationshilfen, wie:

- Langsames und deutliches Sprechen.
- Die Benutzung eines Brettes, auf dem die Buchstaben des Alphabets oder Symbole stehen und eventuell für jeden Patienten stereotype Fragen, wie: ich möchte trinken, ich möchte schlafen, ich habe Schmerzen, ich will nach draußen usw. Der Patient kann sich durch Deuten auf die Buchstaben, Symbole oder Sätze mitteilen.
- Entblocken der Kanüle, wodurch eine Stimmbildung im Rhythmus des Beatmungsapparats entsteht.
- Die Benutzung des Elektrolarynx, eines Vibrators, der Sprechschwingungen ersetzt und es somit dem Patienten ermöglicht, durch Artikulationsbewegungen verschiedene Laute zu formen. Der Western Electric wird seitlich an den Hals des Patienten gehalten, während der Cooper Rand an die Wange des Patienten gesetzt wird.
- Die Venti-Voice-Communication Aid und der Olympic Trach Talk können von geschultem Personal verwendet werden, um dem Patienten eine Kommunikation zu ermöglichen. Beim Olympic Trach Talk ermöglicht eine Klappe das Einatmen über die Tracheotomie; bei Exspiration schließt die Klappe, wodurch der Patient eine Stimme bilden kann.
- Umweltkontrollgerät (s. 7.7).

Literatur

Campbell EJM et al. (1970) The respiratory muscles. Mechanics and neural control, 2nd edn. Lloyd Luke, London

Carter R (1987) Respiratory aspects of spinal cord injury management. Paraplegia 25: 262–266

Carter R et al. (1987) Comparative study of electrophrenic nerve stimulation and mechanical ventilatory support in traumatic spinal cord injury. Paraplegia 25: 86–91

Decramer MLA, Gosselink RAAM (1989) Training van ademspieren, hoe en waarom. Ned Tijdschr Fysiother 11: 308–311

De Troyer A (1980) Respiratory mechanics in quadriplegia. The respiratory function of the intercostal muscles. Am Rev Respir Dis 121: 591

Ellenberg M et al. (1989) Aerobic capacity in early paraplegia: implications for rehabilitation. Paraplegia 27: 261–268

Giebel O (1989) Der variable, dosierbare Totraumvergrößerer in der prä- und postoperativen Atemtherapie. Krankengymnastik 41/10: 986–988

Gupta A et al. (1989) Minitracheotomy in the early respiratory management of patients with spinal injuries. Paraplegia 27: 269 – 277
Hsu S (1987) Glottic and tracheal stenosis in spinal cord injured patients. Paraplegia 25: 136 – 148
Lerman RM, Weiss M (1987) Progressive resistive exercise in weaning high quadriplegics from the ventilator. Paraplegia 25: 130 – 135
Loveridge B et al. (1989) Ventilatory muscle endurance training in quadriplegia: effects on breathing pattern. Paraplegia 27: 329 – 339
Luder K, Wenck B (1991) Atembefundaufnahme und Therapievorschläge bei Hals- und Hoch-Brustmarkgelähmten. D MGP Kongreß, Notwill
Mang H (1989) Atemtherapie mit apparativen Atemhilfen in der operativen Medizin. Krankengymnastik 41/10: 979 – 985
Morgan MDL, Silver JR, Williams ST (1986) The respiratory system of the spinal cord patient. In: Bloch R, Basbaum M (eds) Management of spinal cord injuries. Williams & Wilkins, Baltimore, pp 78 – 116
Nett LN (1984) Gewinn durch weaning, Vertaling uit Critical Care Monitor 4/5
Rinehart ME, Nawoczenski DA (1987) Respiratory care. In: Buchanan LE, Nawoczenski DA (eds) Spinal cord injury, concepts and management approaches. Williams & Wilkins, Baltimore, pp 61 – 80
Walker J et al. (1989) Improved pulmonary function in chronic quadriplegics after pulmonary therapy and arm ergometry. Paraplegia 27: 278 – 283
Ward ME et al. (1988) Optimization of respiratory muscle relaxation during mechanical ventilation. Anesthesiology 69: 29 – 35

3.8 Periartikuläre Ossifikationen

Die periartikuläre Ossifikation (PAO) kann bei Querschnittpatienten in den ersten Monaten nach der Lähmung entstehen. Neben der starken Spastizität ist sie die am häufigsten vorkommende Komplikation, die zu bleibenden Einschränkungen in der Mobilität und Selbstversorgung führen kann. Der Physiotherapeut spielt eine wichtige Rolle beim Erkennen der ersten Symptome und leistet einen wesentlichen Beitrag zur Diagnosestellung und Behandlung. Jeder Therapeut muß diese Komplikation und ihre Konsequenzen kennen und mit dem Arzt die beste Art der Behandlung absprechen. Die Behandlung ist immer ausgerichtet auf die Erhaltung der maximalen Gelenkbeweglichkeit und Selbständigkeit oder, wenn eine Ankylose zu entstehen droht, auf das Erhalten eines optimalen Gelenkstandes.

3.8.1 Definition, Vorkommen, Lokalisation

Definition

Die periartikuläre Ossifikation kann definiert werden als Knochenbildung in der Nähe von Gelenken und um diese herum, wo normalerweise keine Neubildung von Knochengewebe auftritt. Dieser Prozeß der Verknöcherung wurde zuerst 1883 (Wijnen 1986) von Riedel beschrieben. Neben der Bezeichnung periartikuläre Ossifikation werden heute auch andere Begriffe für diesen Verknöcherungsprozeß verwendet, z. B. heterotope Ossifikation (HO), Para-osteo-arthropatie (POA), „soft tissue calcification“ oder „ossification“ (dies weist auf das Gewebe hin, in dem die Kalkbildung auftritt) und „neurogenic heterotopic ossification“ (da diese Knochenbildung meist bei neurologischen Störungen entsteht; Jensen 1988).

Vorkommen

Periartikuläre Ossifikationen kommen hauptsächlich nach akuten, traumatischen, zentralen neurologischen Krankheitsbildern vor, insbesondere bei Querschnittlähmung und Schädel-Hirn-Trauma. In geringerem Maße tritt diese Komplikation auch bei anderen neurologischen Ursachen, z. B. bei Hemiplegie

(Hajeck 1987), multipler Sklerose und bei Patienten mit Guillain-Barré-Krankheit, auf. Auch nach orthopädischen Eingriffen, hauptsächlich bei Hüftendoprothesen, und nach umfangreichen Bandverletzungen sind manchmal Verkalkungen zu finden. Bei Patienten mit traumatischer Querschnittlähmung tritt die PAO meist 1–4 Monate nach der Lähmung auf.

Inzidenz

In der Literatur sind sehr unterschiedliche Angaben zur Inzidenz von PAO bei Querschnittpatienten zu finden. Meistens schwankt die Prozentzahl zwischen 16 und 53 % (Santosh et al. 1989). Diese Bandbreite liegt größtenteils an den unterschiedlichen verwendeten Diagnosekriterien. Oft ruft die PAO nur wenige klinische Erscheinungen oder Einschränkungen hervor, und es ist nur auf Röntgenbildern eine Kalkbildung zu sehen.

Alle Autoren sind sich aber einig darüber, daß die PAO häufiger bei kompletten als bei inkompletten Läsionen und auch häufiger bei traumatischen als bei nichttraumatischen Querschnittlähmungen auftritt.

Die Läsionshöhe spielt für die Inzidenz keine Rolle, jedoch für die Lokalisation, die immer unterhalb der Läsionshöhe zu finden ist.

In einer noch nicht publizierten eigenen Untersuchung an 136 Patienten mit traumatischer und kompletter Querschnittlähmung wurde bei 37 röntgenologisch eine PAO festgestellt. Dazu wurde bei allen Patienten ein Röntgenbild von den großen Gelenken unterhalb der Läsionshöhe gemacht. Unser Ergebnis entspricht einer Inzidenz von 27 %; dies ist eine sehr hohe Zahl, aber die untersuchten Patienten mit traumatischen und kompletten Läsionen bilden auch die Gruppe mit dem größten Risikofaktor. Zu funktionellen Einschränkungen führte die PAO jedoch nur bei 5 % der untersuchten Patienten.

Lokalisation

Die PAO erscheint meist an den peripheren großen Gelenken. Die Hüften sind am häufigsten betroffen, gefolgt von den Knien. In weitaus geringerem Umfang findet man die PAO an den Schultern und Ellenbogen. Nicht selten sieht man diese Knochenbildung bilateral.

In unserer Untersuchung kam die PAO bei den betroffenen 37 Querschnittpatienten an 52 Gelenken vor, und zwar in der folgenden Reihenfolge:

- Hüftgelenk 34
- Knie 15
- Ellenbogen 2
- Schulter 1

3.8.2 Klinische Aspekte

Da die PAO meistens in den ersten drei Monaten nach der Lähmung auftritt, also in einer Periode, in der der Querschnittpatient täglich physiotherapeutisch behandelt wird, ist es oft der Physiotherapeut, der als erster klinische Symptome wahrnimmt. Dies sind in der Regel die klassischen Entzündungserscheinungen einer Schwellung (tumor), Röte (rubor) und der lokale Temperaturanstieg (calor). Schmerzen (dolor) werden oft nicht direkt wahrgenommen, da viele Patienten auch sensibel komplett gelähmt sind. An der Hüfte ist die Schwellung meistens am ausgeprägtesten an der ventralen Seite, beginnend ab der Leiste (Abb. 3.61). Die Haut ist dort wärmer, rot und zeigt nicht selten ventral und auch lateral typische blau-violette Streifen. Bei der Palpation fühlt man am Anfang noch keine harte

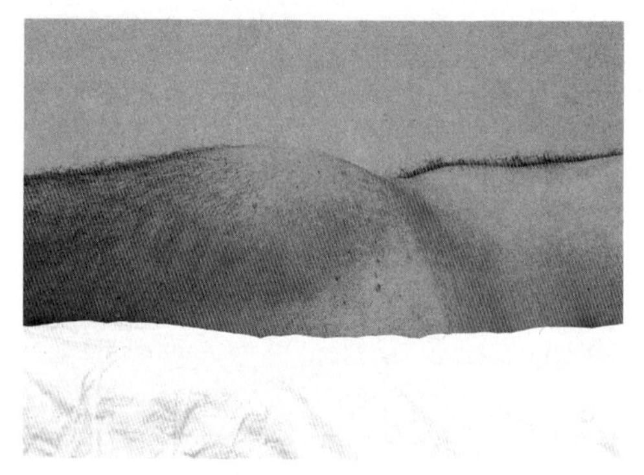

Abb. 3.61. PAO mit Schwellung an der ventralen Seite der Hüfte

Masse. Dagegen bemerkt man beim Durchbewegen einen erhöhten Widerstand, der auch durch die Schwellung verursacht wird.

Bei der Hüfte ist dieser erhöhte Widerstand meistens in Flexions-/Adduktionsrichtung spürbar.

Diese ersten Symptome treten nicht immer in aller Deutlichkeit auf. Der Entzündungsprozeß kann je nach Patient von einer akuten und heftigen Reaktion, oft mit einem Temperaturanstieg verbunden, bis zu einer trägen progressiven Reaktion reichen. Im letztgenannten Fall ist die Knochenneubildung oft weniger weit fortgeschritten.

Die akuten Entzündungserscheinungen dauern einige Wochen, in denen unter der Schwellung zunehmend eine harte Masse palpabel wird. Die Gelenkbeweglichkeit nimmt ab, der Widerstand beim Durchbewegen nimmt zu. Nicht selten bemerkt man eine Krepitation. Diese Steifheit ist hauptsächlich morgens, nach einer längeren passiven Phase, zu bemerken. Beim Durchbewegen tritt auch oft eine Zunahme der Spastizität auf, und der Patient kann transpirieren (autonome Dysflexie, s. 3.6.2).

Abhängig von der Lokalisation und dem Ausmaß des Prozesses kann die PAO zu keiner, einer teilweisen oder einer totalen Gelenkversteifung (Ankylose) führen. Santosh (Santosh et al. 1989) berichtet, daß ungefähr ein Drittel aller Querschnittpatienten mit einer PAO eine deutliche Behinderung im Sinne eines Funktionsverlusts empfinden. Eine Hüftflexion von weniger als 100 ° oder eine Knieflexion von weniger als 90 ° bedeuten eine ernsthafte Einschränkung der Selbstversorgungsmöglichkeiten und führen oft zu einer abweichenden und asymmetrischen Beckenstellung und Sitzhaltung mit möglichen sekundären Folgen, wie z. B. Wirbelsäulenverkrümmungen und Dekubitus.

3.8.3 Medizinische Diagnosestellung

Eine Differentialdiagnose durch den Arzt mit besonderer Abgrenzung zur Thrombose ist notwendig (van As 1989), da die klinischen Symptome sich sehr oft ähneln. Bei einer Thrombose ist allerdings das Ödem meist diffuser als bei der PAO.

Die Laboruntersuchung zeigt bei einer PAO immer eine Erhöhung der alkalischen Phosphatase im Blutserum. Dies ist ein guter Parameter für die Aktivität des Knochenneubildungsprozesses.

Röntgenologisch ist zum Zeitpunkt der ersten klinischen Erscheinungen meistens wenig zu sehen. Nach einigen Wochen erkennt man eine wolkenförmige Struktur, was auf eine Kalzifikation hinweist. Eine klar abgegrenzte Ossifikation ist oft erst nach Monaten deutlich sichtbar (Abb. 3.62).

Mittels Skelettszintigraphie können Aktivität und Ausreifung des Knochenneubildungsprozesses gut beurteilt werden.

3.8.4 Ätiologie und Prävention

Trotz zahlreicher Untersuchungen ist die Ursache der PAO unbekannt. In der Lite-

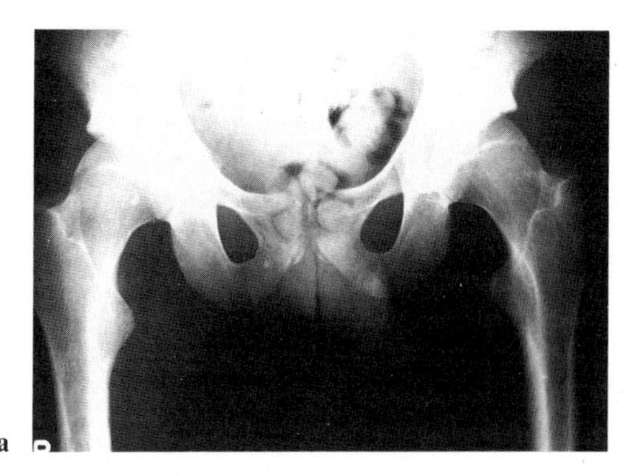
a

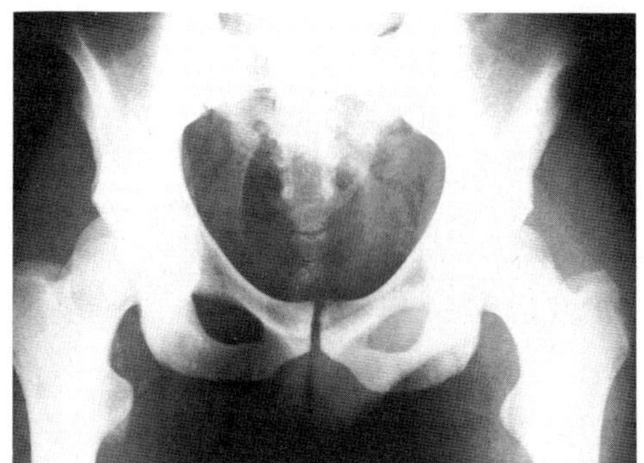
b

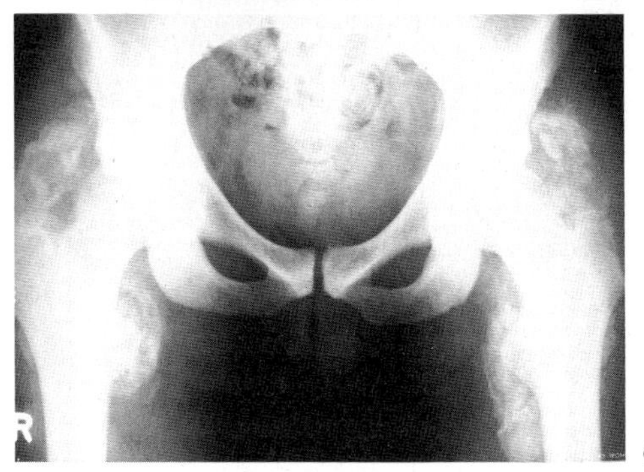
c

Abb. 3.62 a–c. Röntgenbild einer PAO an beiden Hüften. a Die PAO-Struktur ist noch nicht sichtbar, trotz der ersten Symptome der Gelenkversteifung und Schwellung. b Nach einigen Wochen wird die PAO sichtbar. c Deutlich sichtbare Ossifikation beidseits

ratur wird eine Reihe möglicher Theorien genannt (Guttmann 1973; Terbizan 1978; Paeslack u. Schlüter 1980):

- Eine gestörte sympathische Innervation soll die Hauptursache dafür sein, daß besonders nach neurologischen Traumen eine PAO entsteht.
- Chronischer Druck und Passivität bei langandauernder Bettlägerigkeit sind ebenfalls Faktoren, die beteiligt sind und die Ossifikation hauptsächlich in den Muskeln verursachen sollen.
- Eine intensive Gelenkmobilisation nach langer Immobilisation könnte ebenfalls Mikrotraumata provozieren und dadurch eine PAO begünstigen (Minaire et al. 1980; Paeslack u. Schlüter 1980).
- Bei Patienten mit PAO wird das HLA-B_{18}-Antigen signifikant häufiger im Blut gefunden. Dies würde auf einen immunologischen Faktor hinweisen (Garland et al. 1984; Minaire et al. 1980).
- Systemfaktoren wie genetische, neuroendokrinologische, neuroimmunologische Faktoren und Infektionen können eine Rolle spielen (Rush 1989).

Wegen dieser unklaren Ätiologie ist keine adäquate Prävention der PAO möglich, da bis jetzt keine prognostischen Parameter gefunden wurden. Santosh (1989) fand eine positive Korrelation mit Dekubitus und Spastizität.

3.8.5 Physiotherapeutische Behandlung

Die physiotherapeutische Behandlung der PAO besteht hauptsächlich in einer konsequenten Mobilisation, Dauerdehnung und der funktionsgerechten Lagerung des betroffenen Gelenks. Andere Applikationen, z. B. Diathermie, Massage oder Elektrotherapie, sind nicht von Nutzen.

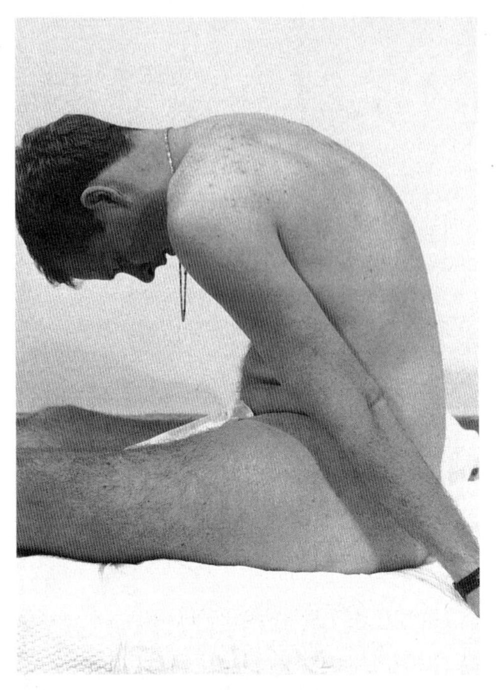

Abb. 3.63. Eingeschränkte Hüftflexion durch PAO beidseits. Eine maximale Rumpfflexion ist notwendig, um ein optimales Funktionsniveau für das tägliche Leben zu erhalten

Mobilisation

Bei einem träge auftretenden PAO-Prozeß wird die Mobilisation des Gelenks fortgesetzt.

Wenn die ersten Symptome der PAO sehr plötzlich (1–2 Tage) und mit einer starken Schwellung, Röte und eventuell Fieber auftreten, wird die Mobilisation der betroffenen Extremität für kurze Zeit eingestellt oder verringert. Nachdem differentialdiagnostisch eine Thrombose ausgeschlossen ist und eine Laboruntersuchung die PAO bestätigt hat, wird die Mobilisation fortgesetzt.

Wenn eine Zunahme der Gelenkeinschränkung droht, ist es sinnvoll, diese Mobilisation bezüglich Zeit und Intensität zu steigern. Eine Abnahme der Gelenkmobilität nach einer Nachtruhe oder einem Wochenende ohne Mobilisation ist ein deutlicher Parameter dafür, daß die Mobilisation intensiviert werden muß. Die Mobilisation kann durch Dauerdehnungen und adäquates Positionieren im Sitzen oder Liegen im Bett unterstützt werden. Die Dauerdehnung wird, falls nötig, abwechselnd in Flexion und Extension durchgeführt. Selbstmobilisation und maximale ATL-Selbständigkeit unterstützen die Mobilisation.

Wenn sich die Ossifikation manifestiert, müssen aufgrund der klinischen Erfahrungen der letzten Jahre die Frequenz und Intensität der Mobilisation erhöht werden. Nicht selten wird röntgenologisch eine Pseudarthrose in der Knochenstruktur festgestellt. Auch hört man es beim Mobilisieren oft krepitieren und sogar krachen. Die intensive Behandlung erhält jedoch eine maximale Mobilität. Bei Steifheit am Morgen ist es sinnvoll, die Mobilisation auch morgens, noch vor dem „Aufstehen“, auf dem Bett auszuführen. Diese zielgerichtete Mobilisation muß oft monatelang fortgesetzt werden.

Funktionelles Training

Bei einer zunehmenden Versteifung im Hüftgelenk ist eine gute funktionelle Gelenkstellung unabdingbar. Für Rollstuhlfahrer ist eine optimale Sitzhaltung sehr wichtig. Um diese zu erreichen, wird immer eine maximale Hüftflexion angestrebt. Wenn die Beine im Rollstuhl immer in Abduktion und Außenrotation stehen, sollte dies verhindert werden, indem z. B. Schaumgummi zwischen das Seitenteil und das entsprechende Bein geklemmt wird. Bei Patienten mit einer PAO in den Hüften, die gehen können, ist bei einer zunehmenden Versteifung die Hüftextension erwünscht. Dann kann zum Sitzen ein angepaßter Sitz (Arthrodesesitz) notwendig sein.

Eine eingeschränkte Hüftflexion erschwert den freien Langsitz und damit das Erreichen der Füße (Abb. 3.63). Dadurch werden das Waschen und Abtrockenen der Unterschenkel, ein Transfer oder das Anziehen der Hose ohne Hilfsmittel oft unmöglich. Eine Schlinge kann helfen, die Beine zu versetzen (Abb. 3.64) und eine „helping hand" ist für das Waschen und Anziehen der Kleidung am Unterkörper oft notwendig.

Die PAO an den Hüftgelenken führt manchmal zu einer stabileren Sitzbalance.

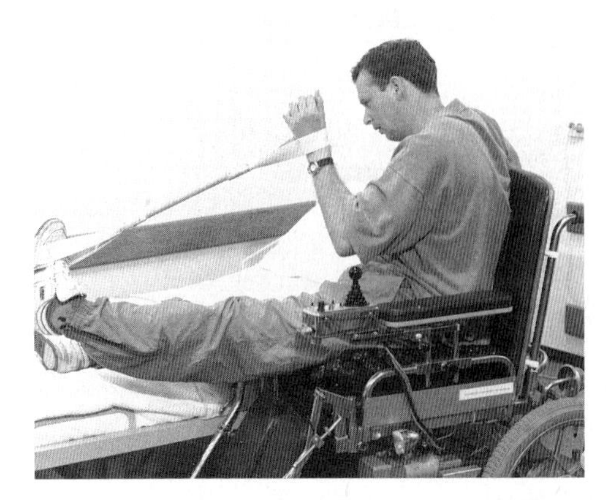

Abb. 3.64. Wegen eingeschränkter Hüftflexion ist das Benutzen einer Schlinge notwendig, um die Beine auf das Bett zu legen (Patient mit Tetraplegie C6 – C7)

3.8.6 Medizinische Behandlung

Wegen der ungeklärten Ätiologie kann die ärztliche Behandlung der PAO nicht kausal ansetzen. Die Ergebnisse einer medikamentösen Behandlung mit Diphosphaten erscheinen unbefriedigend, obwohl Stover positive Resultate erzielte (van As 1989; Garland et al. 1984; Stover 1976). Indocid wird oft verwendet, obschon auch hier die Wirkmechanismen unklar sind und die Effektivität fraglich ist.

Eine chirurgische Behandlung der PAO kann nur erfolgen, wenn Knochenszintigraphien zeigen, daß der PAO-Prozeß völlig abgeschlossen ist. Ist er dies noch nicht, ist ein Rezidiv sehr wahrscheinlich. Indikationen für die Operationen sind vor allem große Bewegungseinschränkungen, die das Sitzen, Gehen oder ATL-Aktivitäten unmöglich machen.

Eine chirurgische Therapie ist auf alle Fälle nur in Verbindung mit einer langandauernden postoperativen Physiotherapie von Nutzen, wobei Mobilisation, Haltungskorrekturen und ein funktionelles Neutraining im Vordergrund stehen.

Den Effekt einer Röntgenbestrahlung auf das Entstehen der PAO und nach chirurgischen Eingriffen wird momentan untersucht. Die Resultate sind noch nicht überzeugend.

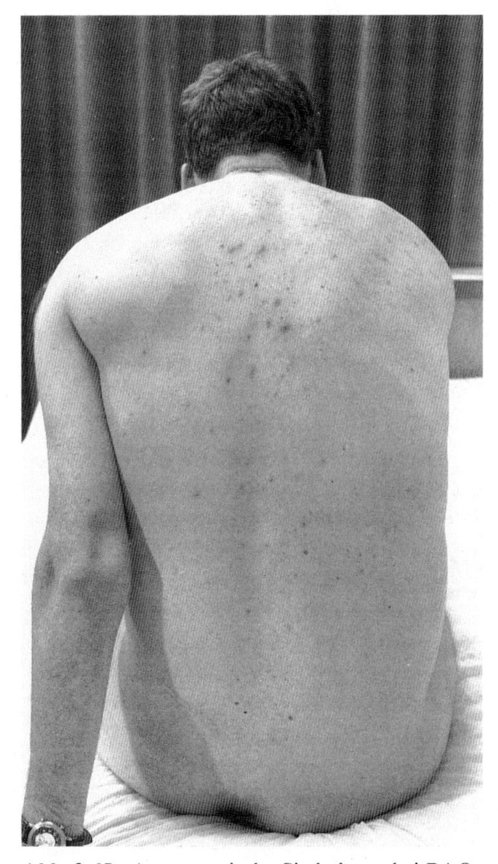

Abb. 3.65. Asymmetrische Sitzhaltung bei PAO

3.8.7 Sekundäre Folgen der PAO

Neben einer Gelenkversteifung und Einschränkung der Selbständigkeit kann die PAO auch zu einer asymmetrischen Sitzhaltung führen (Abb. 3.65), was wiederum eine Skoliose und ein erhöhtes Dekubitusrisiko für die stärker belastete Seite zur Folge hat. Die Ossifikation kann die Spastizität vergrößern. Bekannt ist auch, daß Gefäße eingeklemmt werden können, wodurch der Entstehung von Ödemen Vorschub geleistet wird. Eine Kompression der peripheren Nerven wird selten festgestellt. Die Kenntnis der möglichen Komplikationen einer PAO ist für ihre Prävention nötig.

Literatur

As van HHJ (1989) Heterotope ossificatie bij dwarslaesie. In: Pons C (Hrsg) Basiskursus Revalidatie-Geneeskunde Dwarslaesieproblematiek. Revalitatie Informatiecentrum (RIC) Hoensbroek, S. 1–7

Garland DE et al. (1989) Resection of heterotopic ossification. J Bone Jont Surg 67: 1261–1269

Garland DE et al. (1984) Heterotopic ossification and HLA-antigens, Arch Phys Med Rehabil 65: 531–532

Gerner HJ, Graul EH, Graul H, Michelbrink A (1990) Die Paraosteoarthropathie bei Querschnittgelähmten. In: Graul EH, Pütter S (Hrsg) Medizin und Grenzgebiete – Perspektiven für die 90er Jahre, Bd II, 1. Aufl. Medice, Iserlohn, S. 1011–1022

Guttmann L (1973) Spinal cord injuries. Blackwell Scientific, Oxford

Hajeck VE (1987) Heterotopic ossification in hemiplegia following stroke. Arch Phys Med Rehabil 68: 313–314

Jensen LM (1988) Neurogenic heterotopic ossification. Am J Phys Med 66/6: 351–363

Minaire P et al. (1980) Neurologic injuries, paraosteo-arthropathies and human leucocyte antigens. Arch Phys Med Rehabil 61: 5

Paeslack V, Schlüter H (1980) Physiotherapie in der Rehabilitation Querschnittgelähmter. Springer, Berlin, Heidelberg, New York (Rehabilitation und Prävention Bd 9, S. 13–28)

Rush PJ (1989) The rheumatic manifestations of traumatic spinal cord injury. Semin Arthritis Rheum 19/2: 77–89

Santosh L et al. (1989) Risk factors for heterotopic ossification in spinal cord injury. Arch Phys Med. Rehabil 70: 387–390

Stover SL (1976) Disodium etidronate in the prevention of heterotopic ossification following spinal cord injury. Paraplegia 14: 146–150

Terbizan A (1978) Physiotherapeutical mistakes in the early stages after spinal cord injury. Paraplegia 16: 233–235

Wijnen H (1986) Peri-articulaire osteopathie. Studie der Medizinischen Fakultät, Utrecht (unveröffentlicht)

3.9 Spastizität

3.9.1 Definition, Kennzeichen und Behandlungsindikationen (Becher 1988; Delwaide 1987; Halpern 1977; Kawamura et al. 1989; Young u. Shahani 1986)

Spastizität wird in der Literatur (Lance 1980) beschrieben als ein motorischer Defekt, der charakterisiert ist durch

- Widerstand, welcher abhängig ist von der Schnelligkeit des Bewegens,
- einen erhöhten Ruhetonus (verstärkte „tonische“ Reflexaktivität),
- verstärkte Muskelspindelreflexe (verstärkte „phasische“ Reflexe, „tendon jerk“) als Resultat erhöhten Widerstands auf Dehnung.

Diese Definition von Spastizität ist nicht ganz vollständig, da auch bei Spastizität eine Verminderung von Muskelkraft und Koordination sowie eine Zunahme von Flexionsspasmen auftreten können. Abzugrenzen ist die *Rigidität* als abnormal vergrößerte, schnelligkeitsunabhängige Muskelaktivität.

Von einem Zustand der Areflexie in der spinalen Schockphase kann sich bei Patienten mit Querschnittlähmung die Spastizität zu einer extrem schmerzhaften Tonuserhöhung in der Phase nach dem spinalen Schock entwickeln (Abb. 3.66). Dies entspricht dem *Upper-motor-neuron-Syndrom* aufgrund von Läsionen auf kortikalem, subkortikalem oder spinalem Niveau, zu abnormalen motorischen Funktionen. Das Pyramidenbahn-Syndrom ist eines der Symptome des Upper-motor-neuron-Syndroms und deshalb nicht mit diesem gleichzusetzen. Die seltenen, rein pyramidalen Verletzungen verursachen nur negative Symptome. Insgesamt ist das Upper-motor-neuron-Syndrom durch folgende Symptome gekennzeichnet (Becher 1988; Bakx 1989; Katz et al. 1989; Vredeveld 1989; Young et al. 1986):

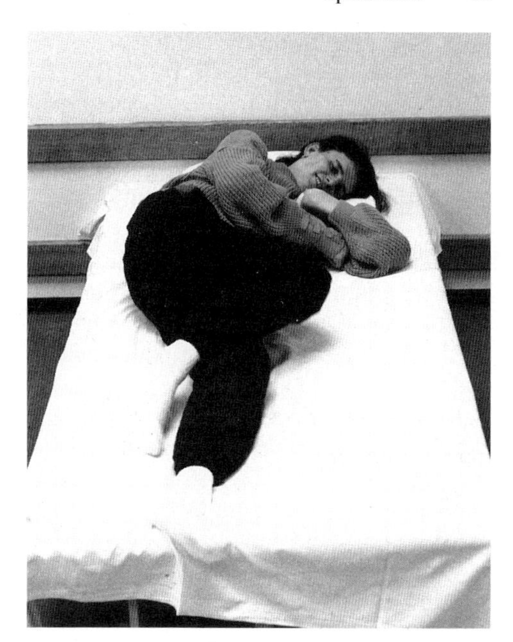

Abb. 3.66. Patient mit extremer Spastizität im Rumpf sowie in den oberen und unteren Extremitäten

Positive Symptome (nehmen zu):
- erhöhter Widerstand beim passiven Bewegen in Abhängigkeit von der Schnelligkeit des Bewegens,
- Hyperaktivität der propriozeptiven Reflexe,
- Zunahme unkoordinierter Bewegungen,
- Reflex-release-Phänomen.

Negative Symptome (nehmen ab):
- verminderte Geschicklichkeit,
- Parese/Schwäche der Muskeln,
- Ermüdbarkeit der Muskeln,
- verminderte Schnelligkeit des Bewegens.

Spastizität ist also eines der Kennzeichen des Upper-motor-neuron-Syndroms.

Die klinischen Erscheinungen der Spastizität sind (Grüninger 1989):
- gesteigerte Reflexe,
- Erweiterung der reflexogenen Zone,
- erhöhter Ruhetonus in den Muskeln,
- Vorkommen von Kloni,
- Taschenmesserphänomen: plötzliches Vermindern des Tonus bei (maximaler) Dehnung der Muskelgruppe.

Parese oder Paralyse können mit Spastizität einhergehen.

Obwohl bei Patienten mit Querschnittlähmung die Spastizität sehr häufig ist, muß sie nicht immer behandelt werden. Denn nicht das Ausmaß der Spastizität auf dem Organniveau (Störung) ist ausschlaggebend für die Behandlung, sondern vielmehr ihre Auswirkung auf das Niveau des Handelns (Einschränkung) oder das Ausmaß, in dem die Spastizität für den Patienten oder seine Umgebung in den alltäglichen Funktionen störend ist (Handikap) (Pons 1989).

Vor einer Behandlung müssen deshalb folgende Punkte in Erwägung gezogen werden:
- Ist die Spastizität funktionell hemmend oder brauchbar, z. B. bei den

ATL, dem Laufen, dem Sitzen im Rollstuhl, dem Liegen im Bett usw.?
- Ist die Spastizität schmerzhaft?
- Ist der Schmerz, der mit Spastizität einhergeht, die Ursache, daß der Patient z. B. nicht schlafen kann?

Ein Problem innerhalb der Rehabilitationsbehandlung kann sein, daß die Spastizität bei dem einen Therapeuten ein positiver und beim anderen ein störender Faktor ist. Unterstützt die Spastizität z. B. das funktionelle Gehen, während derselbe Spasmus bei der Blasenleerung stört, dann sollte gemeinsam mit dem Patienten eine gezielte Wahl getroffen werden, um diese Spastizität adäquat zu behandeln. Die verschiedenen Faktoren müssen dabei sorgsam gegeneinander abgewogen werden, um eine optimale Wirkung zu erzielen.

Auch hier ist zu berücksichtigen: Nicht die Störung ist das Maß für die Behandlung, sondern die Einschränkung bzw. das Handikap.

3.9.2 Messen der Spastizität (Becher 1988; Bakx 1989; Grüninger 1989; Lehmann et al. 1989; Young et al. 1987)

Spastizität ist leicht zu erkennen, aber nicht leicht zu quantifizieren oder zu untersuchen.

In der Literatur findet man viele Darstellungen, die das Ausmaß der Spastizität beschreiben. Aber die immer wechselnden Einflüsse auf die Spastizität und die oft nicht standardisierten Messungen machen eine objektive Beurteilung ihres Ausmaßes schwierig.

Um den Effekt der Behandlung objektivieren zu können, ist jedoch ein Meßinstrument notwendig. Die bekanntesten Meßinstrumente sind:

Ashworth-Skala: Das Ausmaß der Spastizität wird in Zahlen ausgedrückt.

0 Keine Zunahme des Tonus.
1 Geringe Zunahme des Tonus mit dem Erfolg eines „Schlags", wenn die Extremität in Flexion oder Extension bewegt wird.
2 Deutlich merkbare Zunahme des Tonus, aber die Extremität kann leicht bewegt werden.
3 Ansehnliche Zunahme des Tonus; passives Bewegen ist schwierig.
4 Die Extremität ist sowohl in der Flexions- als auch in der Extensionsrichtung rigide.

Morosini-Einteilung: Hiernach besteht zwischen Dehnung und Widerstand eine Korrelation, die spürbar ist. Die dreistufige Einteilung ist hauptsächlich bei Patienten mit Hemiplegie verwendbar.

Paeslack-Einteilung für Patienten mit Querschnittlähmung:

1. Stärkegrad der Spastizität bei Patienten mit inkompletter Querschnittlähmung:
   a) Spastizität, die überwunden werden kann durch die noch innervierte Muskulatur;
   b) Spastizität, die nicht mehr willkürlich zu beherrschen ist.
2. Stärkegrad der Spastizität bei Patienten mit kompletter Querschnittlähmung:
   a) Spastizität, die durch den Patienten selbst beherrschbar ist, ohne daß medikamentöse oder physiotherapeutische Maßnahmen getroffen werden;
   b) Spastizität, welche durch medikamentöse oder physiotherapeutische Maßnahmen zu regulieren ist;
   c) Spastizität, welche durch medikamentöse oder physiotherapeutische Maßnahmen nicht zu beheben ist und oft zu Sehnenverkürzungen und Kontrakturen führt.

Gerstenbrand gibt eine Skala an, mit der sich festhalten läßt, ob spastische Phänomene vorkommen, ob sie zu provozieren sind und ob sie sich spontan zeigen (Grüninger 1989).

Haslam fordert eine ausführliche Analyse der spastischen Phänomene, z. B. aktive und passive Beweglichkeit, Tonus, Klonus, Reflexe und das Kreuzen der Beine (Grüninger 1989).

Um das Ausmaß von Spastizität zu untersuchen, sind folgende Parameter zu beachten (Grüninger 1989):

1. Muskeltonus der Hüftflexoren, Hüftextensoren, Knieextensoren, Knieflexoren, Dorsalflexoren und Plantarflexoren bei schnellen und bei trägen passiven Bewegungen. Der Muskeltonus ist abhängig von der Schnelligkeit des Bewegens.
2. Aktives Bewegen.
3. Sehnenreflexe.
4. Klonus nach schnellen passiven Bewegungen.
5. Bewegungseinschränkung bei langsamen passiven Bewegungen.
6. Zurückziehbewegung beim Streicheln des lateralen Fußrandes.
7. Bewegungen, welche auftreten, wenn der Patient sich schnell vom Sitz in die Rückenlage bewegt.

Natürlich ist eine solche Messung nicht vollständig standardisierbar und dadurch subjektiv.

Es sind noch viele andere Einteilungen beschrieben worden, wie z. B. der Pendulum-Test, der elektromyographische Test, der Barthel-Index (ATL-Parameter, nicht nur Spastizität), die Gross-Skala, die Pedersen-Skala, biomechanische Messungen und die Fugl-Meyer-Skala (untersucht objektiv Funktionen bei Patienten mit Hemiplegie).

Die „Funktionele Observatielijst Dwarslaesiepatienten" (FOD, deutsch: Funktionelle Beobachtungsliste für Querschnittpatienten) kann benutzt werden, um Veränderungen des bestehenden funktionellen Niveaus bei sich ändernder Spastizität zu erfassen. Es ist nicht ratsam, die Gelenksteifigkeit als Maß für die Spastizität zu nehmen, da sich diese Rigidität nicht zu verändern braucht, sondern eher die Folge von Kontrakturen ist (Katz et al. 1989).

3.9.3 Spastische Muster

(Bakx 1989; Katz et al. 1989)

Bei Patienten mit Tetraplegie oder Paraplegie äußert sich die Spastizität meist nicht auf stereotype Art. Man sieht in der Regel keine „normalen" spastischen Muster, wie sie bei Patienten mit einer zerebralen Störung (Hemiplegie, Schädel-Hirn-Trauma) auftreten. Im Gehirn sind Bewegungsmuster gespeichert, und bei einer Störung auf diesem Niveau äußern sie sich in den bekannten zerebralen spastischen Mustern. Bei einer Störung auf dem Niveau des Rückenmarks zeigen sich nicht stereotype, sondern nicht ausgereifte Bewegungsmuster pro Segment. So kann eine Flexionshypertonie in der Hüfte einhergehen mit einer Extensionshypertonie im Knie. Abhängig vom Stimulus oder von der Ausgangsposition zeigt der Patient eine Extensions- oder eine Flexionshypertonie. Im allgemeinen kann man sagen, daß die spastischen Muster bei einem Patienten mit Querschnittlähmung weniger vorhersagbar sind als bei Patienten mit Zerebralparese.

Dennoch gibt es bestimmte Vorzugsmuster:

- Schulter: Adduktion-Innenrotation,
- Ellenbogen: Flexion-Supination,
- Handgelenk: Flexion,
- Finger: Extension,
- Rumpf: sowohl Flexion als auch Extension und oft einseitig,
- Hüfte: Flexion-Adduktion,

- Knie: meist Flexion, aber auch oft kombiniert mit Extension, abhängig von der Ausgangsposition,
- Fuß: Plantarflexion-Inversion.

Zahlreiche Untersuchungen (Kawamura et al. 1989; Little 1989) haben ergeben, daß bei den unteren Extremitäten eine Kombination von Hüftadduktion, Knieextension und Plantarflexion am häufigsten vorkommt und daß Knieextensionen öfter bei Patienten mit einer inkompletten Läsion zu sehen sind. Folgende Kombinationen treten (in abnehmender Frequenz) auf: Flexion obere Extremitäten und Extension untere Extremitäten; Extension obere und untere Extremitäten; Extension obere und Flexion untere Extremitäten.

Eine Extensionsspastizität tritt in den unteren Extremitäten öfter auf als in den oberen Extremitäten. Motorisch inkomplette Läsionen weisen häufiger Rückziehbewegungen in der Flexion und weniger in der Extension auf als komplette Läsionen, und bei inkompletten Läsionen ist eine deutliche Beziehung zu Schmerzen, Schlaf und Bewegung zu sehen. Patienten mit inkompletter Läsion zeigen häufig eine heftigere Spastik als Patienten mit kompletter Läsion. Die Spastizität äußert sich entweder in einer mehr oder weniger anhaltenden Hypertonie oder in einem plötzlich einschießenden Spasmus. Letzteres sieht man oft, wenn die Patienten gehen oder sich aus einer sitzenden Position auf den Rücken legen, wobei meist ein kurzer und heftiger Flexionsspasmus von Rumpf- und Hüftmuskulatur auftritt.

Die Spastizität tritt im Durchschnitt 15mal am Tag auf, sie dauert jeweils ungefähr 8 Sekunden und ist häufig am Morgen nach dem Erwachen zu beobachten (Kawamura et al. 1989). Auch deshalb ist es notwendig, daß der Physiotherapeut den Patienten zuerst morgens auf dem Bett durchbewegt oder daß der Patient lernt, sich selbst durchzubewegen, bevor er mit den ATL anfängt. Oft reicht es bereits, wenn der Patient die Ischiokruralmuskulatur dehnt und eine völlige Rumpfflexion ausführt.

3.9.4 Auslösende Reize (de Vos u. Wijnen)

Es gibt kein einziges Phänomen bei Patienten mit einer Querschnittlähmung, das so schnell und intensiv auf verschiedene Reize reagieren kann, wie die Spastizität. Beim passiven Durchbewegen durch den Krankengymnasten und beim funktionellen Training fühlen der Patient und der Behandler das Maß der Spastizität. Bei einer mehr oder weniger plötzlichen Änderung des Ausmaßes muß immer nach der Ursache geforscht werden. Mögliche Auslöser können sein:

- *Exogene Reize:* Dekubitus (z.B. Knie, Fersen), exogener Druck, passive Bewegungen (meist vorkommender Auslöser, wenn über längere Zeit eine Position eingenommen wurde), aktive Bewegungen (Transfers, umrollen, husten, waschen, an- und ausziehen).
- *Endogene Reize:* Kontrakturen (z.B. Knieextension, Dorsalflexion der Füße, propriozeptive Reize), Ödem, Blasen- und Darmstörungen, einwachsende Zehennägel, Fieber, periartikuläre Ossifikation, allgemeiner Zustand des Unbehagens, übersehene Frakturen, Fisteln und Hämorrhoiden.
  Emotionen und Schmerz (signifikant häufiger bei inkompletten Läsionen) können ebenfalls einen Einfluß auf das Ausmaß der Spastizität haben.

Es ist selbstverständlich, daß man zuerst diese Auslöser und danach die Spastizität behandelt. Der Krankengymnast und der Patient sind oft die ersten, die bemerken, daß das Ausmaß der Spastizität sich ändert.

3.9.5 Prävention

Die Behandlung der Spastizität muß in einem sehr frühen Stadium mit präventiven Maßnahmen beginnen.

Dazu gehören neben einer guten Lagerung im Bett während der Immobilisationsphase das Verhindern von Dekubitus, Blasen-, Darm- und Atmungsproblemen, das Vorbeugen von Kontrakturen und das Verringern von Druck durch zu enge Kleidung. Hier haben Schwestern und Pfleger eine wichtige Funktion. Eine gezielte Vorbeugung periartikulärer Ossifikationen, die ebenfalls die Spastizität erhöhen können, ist nicht möglich.

Manche Behandler empfehlen in der akuten Phase Zurückhaltung mit dem Verwenden von Reizen, um die Spastizität nicht zu provozieren. Intensive Muskelstärkung und weit durchgeführtes passives Bewegen sind nach dieser Auffassung nicht richtig. Wir selbst sind jedoch nicht dieser Ansicht.

3.9.6 Behandlung (Bakx 1989; Delwaide 1987; Groot 1988; Grüninger 1989; Katz 1988)

Die Behandlung der Spastizität wird meist aus einer Kombination von Maßnahmen bestehen. Fast immer wird in unserem Rehabilitationszentrum mit krankengymnastischen Maßnahmen (Übungstherapie, Stehtraining, Sportaktivitäten usw.) begonnen. Wenn dies nicht zu genügen scheint, wird die Behandlung der Spastizität durch verschiedene Medikamente, das Benutzen von Schienen oder die chemische Neurolyse unterstützt (Abb. 3.67).

Viele der beschriebenen Maßnahmen haben nur einen zeitlichen und lokalen Effekt. Sie sollen das funktionelle und das ATL-Training unterstützen oder sogar erst ermöglichen. Nur wenn diese Maßnahmen

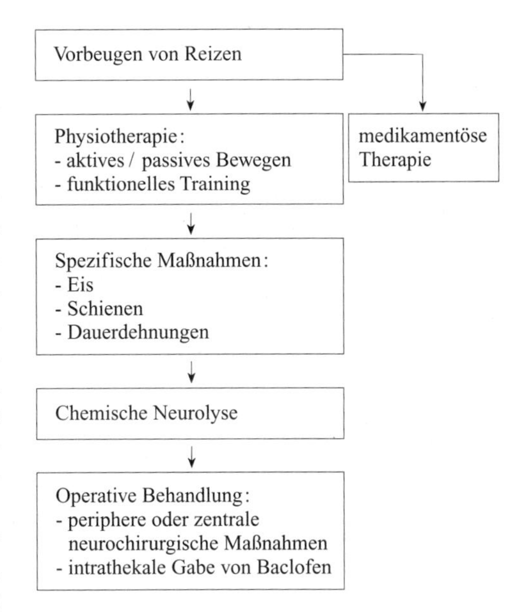

Abb. 3.67. Maßnahmen zur Prävention und Behandlung der Spastizität

nicht zu genügen scheinen, werden definitive operative Eingriffe erwogen.

Physiotherapeutische Maßnahmen

Die aktiven Möglichkeiten, welche der Krankengymnast für die Behandlung der Spastizität bei einem Patienten mit kompletter Querschnittlähmung hat, sind geringer als bei einem Patienten mit einer inkompletten motorischen und/oder sensiblen Querschnittlähmung. Der Patient verfügt über weniger aktive Motorik, um die Spastizität beeinflussen zu können.

Die Behandlung kann aus passivem und aktivem Bewegen bestehen. Wenn der Patient aktiviert wird, nimmt die Spastizität ab. Umgekehrt läßt sich häufig eine Zunahme der Spastizität beobachten, wenn der Patient – aus welchem Grund auch immer – längere Zeit im Bett bleiben muß. Die Aktivierung beinhaltet dann z. B., den Patienten durchzubewegen,

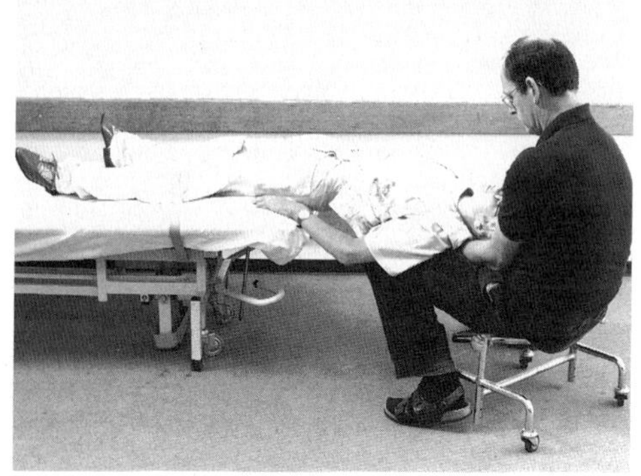

a

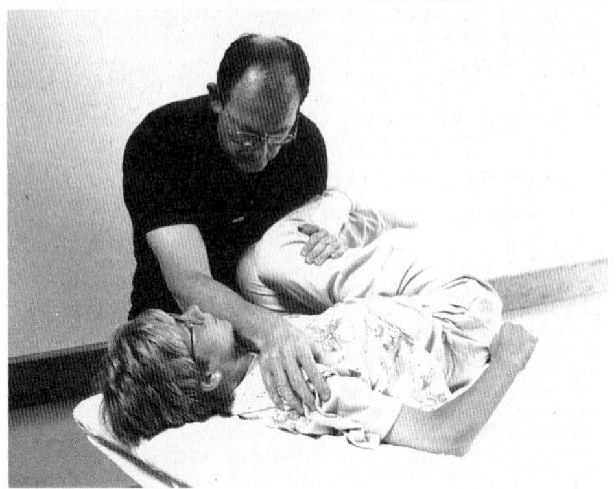

b

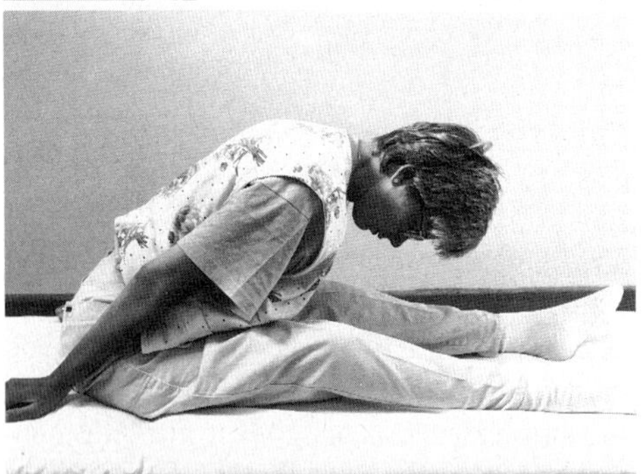

c

Abb. 3.68. a, b Beeinflussung der Rumpfspastizität durch passives Bewegen des Rumpfes. **c** Beeinflussung der Rumpfspastizität durch aktives Dehnen von Rumpf und unteren Extremitäten

Stehtraining auf dem Stehbrett, aktives Üben an Pullies oder Mobilisierung auf einer Bauchfahrerliege.

Zum *aktiven Bewegen* gehören das Selberdurchbewegen der gelähmten Gliedmaßen, das funktionelle Training, das Drehen, das Hochkommen zum Sitzen, die Transfers, das Steh- und Gehtraining und die Sportaktivitäten.

Beim *Durchbewegen* ist es sehr wichtig, daß der Rumpf als wichtigstes Körpersegment gesehen wird. Wird der Rumpf auf adäquate Art behandelt, hat dies häufig einen günstigen Einfluß auf das Ausmaß der Spastizität in den Gliedmaßen (Abb. 3.68).

Die *funktionellen Aktivitäten*, wie z. B. drehen, zum Sitz kommen, Transfers, stehen und laufen, können sich günstig auf die Vorbeugung oder Verringerung der Spastizität auswirken. Der Vierfüßlerstand und der Kniestand sind günstige Ausgangspositionen, um die Extensionsspastizität zu hemmen. Auch das Laufen mit oder ohne Gehapparate und das Stehen in einem Stehgerät oder auf einem Stehbrett beeinflussen die Spastizität positiv.

PNF
(s. Beckers u. Buck 1988)

Die Aktivitäten, die die Bedingungen für das funktionelle Training schaffen sowie die Mobilität und Muskelkraft verbessern, werden von uns meistens nach dem *PNF-Konzept* durchgeführt. Dieses Konzept bietet, wenn es korrekt angewandt wird, eine ausgezeichnete Möglichkeit, die Spastizität positiv zu beeinflussen. Bei einer nicht exakten Anwendung dieser Methode kann allerdings die Spastizität sogar zunehmen. Eine korrekte Ausführung hat folgende Voraussetzungen:

- Der Patient muß in der richtigen Ausgangsposition sein.
- Es muß zentral begonnen werden: das Zentrum ist meistens der Rumpf; dabei wird mit großen („mass movements") statt mit komplizierten Bewegungen angefangen.

- Benutzung der richtigen Grundprinzipien. Eines der wichtigsten Grundprinzipien ist die Diagonale. Ein spastisches Muster besteht, ebenso wie eine normal ausgereifte Bewegung, aus drei Bewegungskomponenten: Flexion/Extension, Adduktion/Abduktion und Rotation. Der Unterschied zwischen einer spastischen und einer normal ausgereiften Bewegung ist der, daß bei einer spastischen Bewegung immer eine Komponente von der normalen Bewegung abweicht. Die Spastizität wird unterdrückt, indem man den Patienten nur richtig ausgeführte PNF-Muster in allen Komponenten üben läßt (Abb. 3.69). Man läßt also bei muskelstärkenden Übungen keine falschen Muskelaktivitäten zu, da ansonsten die Spastizität zunehmen würde.
- Gebrauch der richtigen Techniken. Die Benutzung des Stretchreflexes zur Erreichung einer aktiven Hüftflexion bei einem überwiegenden Extensionsspasmus kann sehr effektiv sein. Andere Techniken, z. B. „hold – relax" und „contract – relax", können ebenfalls die Spastizität hemmen.
- Der Patient muß sich bewegen können. Häufig wird der Bewegung zu viel Widerstand entgegengesetzt, wodurch sie eher gehemmt als fazilitiert wird.
- Man darf keine Angst vor der Spastizität haben.

Werden diese Bedingungen erfüllt, ist bei der Anwendung des PNF-Konzepts keine Zunahme der Spastizität zu befürchten. Vielmehr erweist sich gerade diese Therapieform als geeignet, die Spastizität zu behandeln.

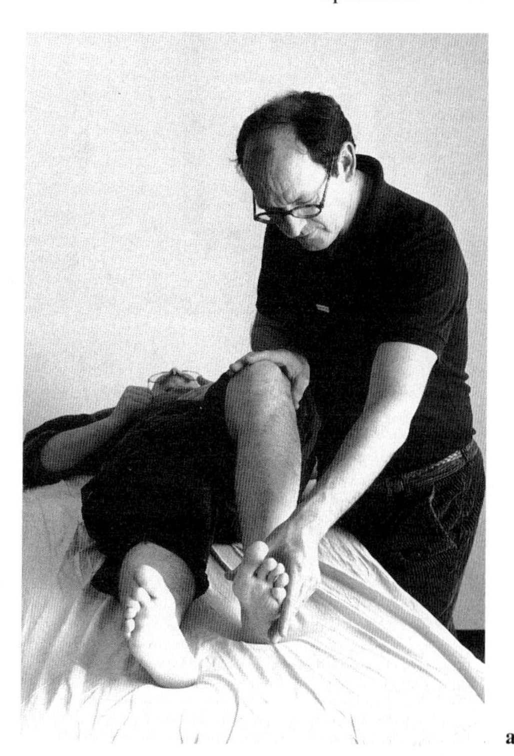

a

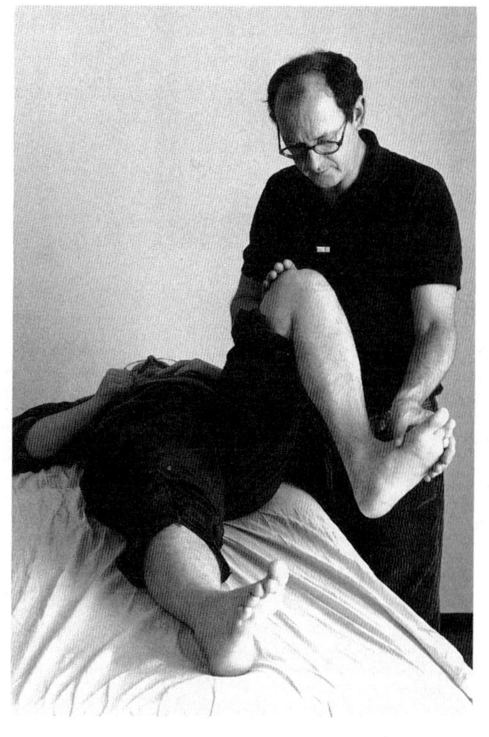

b

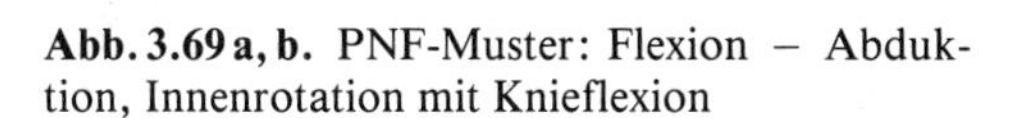

Abb. 3.69 a, b. PNF-Muster: Flexion – Abduktion, Innenrotation mit Knieflexion

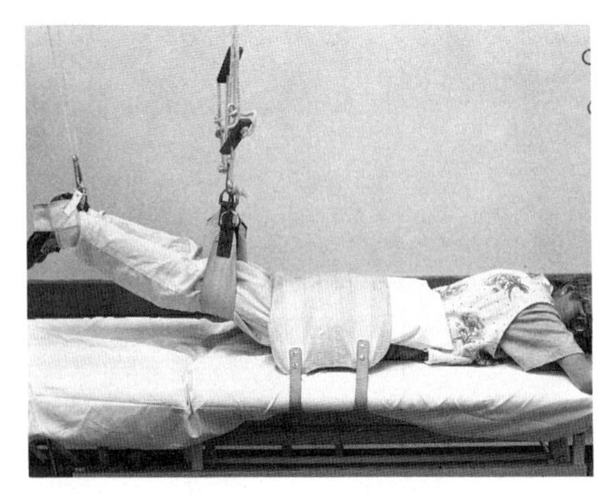

Abb. 3.70. Dehnung der Hüftflexoren/Bauchmuskulatur zur Beeinflussung der Flexionsspastizität

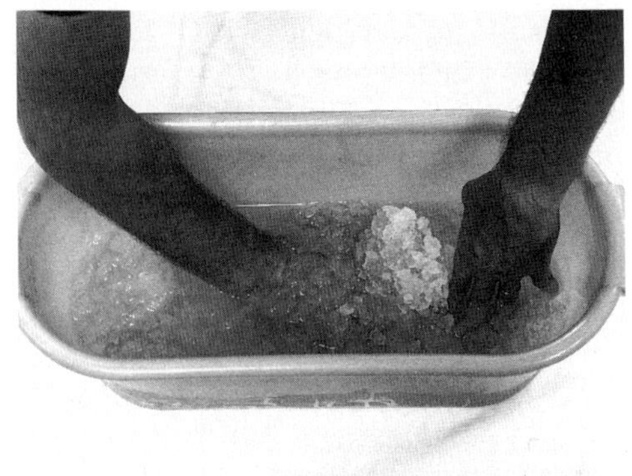

Abb. 3.71. Behandlung mit Eis

Muskeldehnungstechniken
(Grüninger 1989)

Muskeldehnungstechniken werden oft in Kombination mit der aktiven oder passiven Mobilisation angewandt. Das passive Dehnen muß immer vorsichtig ausgeführt werden, da oft der aktive Abwehrmechanismus und die Propriozeption fehlen. Es darf nicht federnd gedehnt werden, und der Therapeut darf nicht durch den Widerstand der Spastizität bewegen, da sonst das Auftreten von Rupturen gefördert wird. Bei Patienten, die bereits längere Zeit querschnittgelähmt sind, muß damit gerechnet werden, daß das Gewebe weniger dehnbar ist und es dadurch eher zu Rupturen kommen kann. Das Dehnen von Muskeln sollte wenn nötig durch zwei Therapeuten durchgeführt werden. Es kann auch durch die Anwendung apparativer Hilfen, z. B. durch den Schlingentisch (Abb. 3.70), den Guthrie-Smith-Apparat, das Stehbrett, den Pezziball und das Benutzen von Kissen und Bändern, unterstützt werden.

Kryotherapie
(Katz 1988; Knutsson 1973;
de Vos u. Wijnen)

Die Kryotherapie wird meist nicht allein angewandt, sondern oft in Kombination mit aktiven oder passiven Bewegungen. Man kennt viele Anwendungsformen, von denen an dieser Stelle nur die wichtigsten genannt werden.

Eisbäder können sowohl als Eisteilbäder als auch als Eisvollbäder angewandt werden. Bei der lokalen Anwendung wird das betreffende Körperteil des Patienten in einen mit Wasser und Eis gefüllten Kübel eingetaucht (Abb. 3.71). Meistens wendet man dies an bei einer störenden Spastizität einer Hand, des Unterarms, des Fußes oder des Unterschenkels. Bei Patienten mit einer spinalen Spastizität ist eine ununterbrochene Zeitdauer von einigen Minuten am effektivsten. Da die Sensibilität häufig fehlt, ist es zum Vermeiden von Erfrierungen ratsam, daß der Therapeut während dieser Zeit mit einer Hand im Eisbad verbleibt.

Bei einem Eisvollbad wird eine Badewanne mit Wasser und Eis gefüllt. Die Temperatur kann bis auf 5 – 6 °C sinken, die Höhe des Wassers im Bad beträgt

20 cm, die Zeit, die der Patient im Bad verbleibt, kann bis zu 15 Minuten dauern.

In Eissplitter getauchte *Handtücher* werden um die hypertonen Extremitäten gewickelt, wobei mindestens Ursprung und Ansatz des betroffenen Muskels bedeckt werden. Die Dauer dieser Applikation beträgt 20 – 30 Minuten. Die gleiche Technik und Zeitdauer gilt für die Anwendung von Eisbeuteln. Diese Applikation ist aber weniger effektiv, da es sich hier im Gegensatz zur Handtuchtechnik um eine trockene Anwendung handelt.

Wärmetherapie (Grüninger 1989)

Die Wärmetherapie nutzt z. B. Schwimmbäder unterschiedlicher Wassertemperatur, Wannen in Schmetterlingsform und die Sauna. Letztere wird in verschiedenen Zentren angewandt, wobei die Patienten von einer Begleitperson beaufsichtigt werden. Das Ziel des Saunabesuchs ist nicht nur eine Verringerung der Spastizität, sondern auch ein Kreislauftraining, wobei sowohl die Dauer als auch die Temperatur erhöht werden können. Bevor der Patient die Sauna benutzt, müssen einige Voraussetzungen gegeben sein, z. B. stabile Zirkulation, intakte Haut, keine Herzproblematik und keine Infektionen.

Schienen (Grüninger 1989)

In einigen Fällen können Schienen benutzt werden, wobei wegen der verminderten Sensibilität Vorsicht geboten ist. Die Schienen müssen gut passen und ausgepolstert sein. Nach dem Anlegen der Schienen muß die periphere Zirkulation regelmäßig kontrolliert werden. Die Schienen müssen bei verbesserter Mobilität regelmäßig angepaßt werden. Wenn die Schienen nicht kontinuierlich getragen werden, ist das Anlegen der Schienen oft nur nach einer vorhergehenden mobilisierenden Behandlung durch den Physiotherapeuten möglich.

Bewegungstrainer und Elektrostimulation (Grüninger 1989)

Der Bewegungstrainer ist eine Apparatur, bei der der Patient in seinem Rollstuhl sitzt und die Beine, am Apparat fixiert, Radfahrbewegungen machen. Am Apparat kann man das Bewegungstempo, die Bewegungsrichtung, die Gesamtdauer und den Widerstand einstellen. Wenn der Widerstand durch die Spastik zu groß wird, hält der Apparat automatisch an.

Die funktionelle Elektrostimulation ruft durch elektrische Impulse Muskelkontraktionen hervor (s. 11.1). Dabei können Elektroden auf der Haut des Patienten sowohl an die Knieflexoren als auch an die Knieextensoren angelegt werden, wodurch das Knie gestreckt und gebeugt werden kann. Diese Art der Behandlung hat nicht nur einen günstigen Einfluß auf die Spastizität, sondern auch auf die Zirkulation und die Vorbeugung von Kontrakturen.

Hippotherapie (Grüninger 1989)

Vor allem im Schweizerischen Paraplegikerzentrum in Basel hat man bereits seit einigen Jahren Erfahrung mit dieser Therapieform. Auch hier gilt wieder, daß nicht nur die Spastizität, sondern auch die Rumpfstabilität und die gesamte Belance des Patienten beeinflußt werden. Positiv ist auch die Freude, die der Patient beim Reiten erlebt. Es werden Pferde einer speziellen Rasse und bei Bedarf auch spezielle Sättel benutzt. Allerdings erfordert diese Therapieform in der Querschnittbehandlung sehr viel Zeit und menschliche Arbeitskraft und kommt deshalb nicht für jedes Zentrum in Frage.

Elektrotherapie

(Grüninger 1989; Katz 1988; Knutsson 1973; Robinson 1988a, b; Vredeveld 1989)

Hierbei können sowohl die Agonisten als auch die Antagonisten mit oberflächlichen oder unter der Haut angebrachten Elektroden während längerer Zeit gereizt werden. Waltz beschrieb, daß bei 75 Patienten mit Multipler Sklerose durch Stimulation des dorsalen Rückenmarkstrangs, wofür Elektroden unter die Haut in den epiduralen Raum implantiert wurden, in 60 – 70 % der Fälle eine Verbesserung auftrat. Die Verbesserung bezog sich auf Verminderung der Spastizität, Abnahme von durch Spastizität verursachten Schmerzen und größere Mobilität. Auch eine verbesserte Gehfunktion und Blasenfunktion sowie ein günstiger Effekt auf die Ataxie waren zu verzeichnen.

Andere physiotherapeutische Maßnahmen

Vojta-Therapie, Yoga, Akupunktur, Shiatsu, Fußsohlenreflexmassage und Ultraschalltherapie (Delwaide 1987; Grüninger 1989; Robinson 1988) seien der Vollständigkeit halber hier vermerkt, da sie in der Literatur zu finden sind. Erfahrungen mit diesen Arten der Therapie fehlen in unserem Behandlungszentrum.

Medikamentöse Behandlung

(Bakx 1989; Grüninger 1989; Katz 1988; Young et al. 1987; Young u. Shahani 1986; de Vos u. Wijnen)

Die medikamentöse Behandlung nimmt neben der Physiotherapie die wichtigste Stellung in der Behandlung der Spastizität ein. Meistens werden beide Behandlungsformen nebeneinander angewandt, wobei die Dosierung der Medikamente vom funktionellen Niveau abhängt. Am häufigsten werden Dantrolen, Baclofen (effektiver bei Flexionsspasmen und bei Spasmen als Folge von spinalen Läsionen), Tizanidin und Diazepam verabreicht.

Zur medikamentösen Behandlung gehört auch die intrathekale Anwendung von Baclofen. Dabei wird die Pumpe subkutan unter der Bauchhaut implantiert und von dort aus ein Katheter zum intrathekalen Raum geleitet. Das Medikament Baclofen kann damit direkt in einer vorher zu bestimmenden Frequenz und Menge verabreicht werden. Der Vorteil dieser Methode ist, daß eine viel geringere Dosis als oral verabreicht werden muß, und das Medikament viel genauer an die gewünschte Stelle gelangt. Die Resultate dieser Behandlungsweise, welche hauptsächlich in Deutschland und den Vereinigten Staaten schon länger angewandt wird, sind sehr hoffnungsvoll. Auch die ersten Erfahrungen in unserem Zentrum sind sehr positiv. Nachteile sind die Infektionsgefahr und Störungen durch Materialdefekte sowie die hohen Gesamtkosten der Behandlung. Auch muß die Dosierung sehr genau abgestimmt werden, um Komplikationen vorzubeugen und den erwünschten funktionellen Effekt zu erreichen.

Operative Maßnahmen

Eine Operation ist nur dann zu erwägen, wenn alle bisher genannten Möglichkeiten nicht das gewünschte Resultat geliefert haben, wenn funktionelle oder Versorgungsprobleme bestehen und wenn der Patient große Schmerzen infolge der Spastizität hat.

Es sind sowohl orthopädische als auch neurochirurgische Eingriffe möglich, z. B. die Durchtrennung peripherer Nerven (Neurotomie), Muskeln (Myotomie) oder Sehnen (Tenotomie), die Verlängerung von Muskeln und Sehnentransposi-

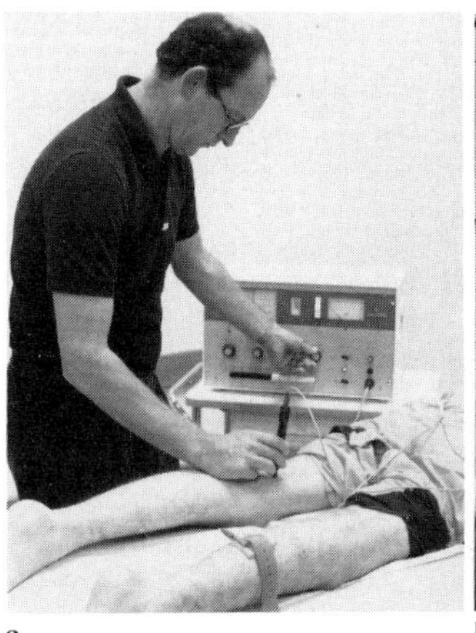
a

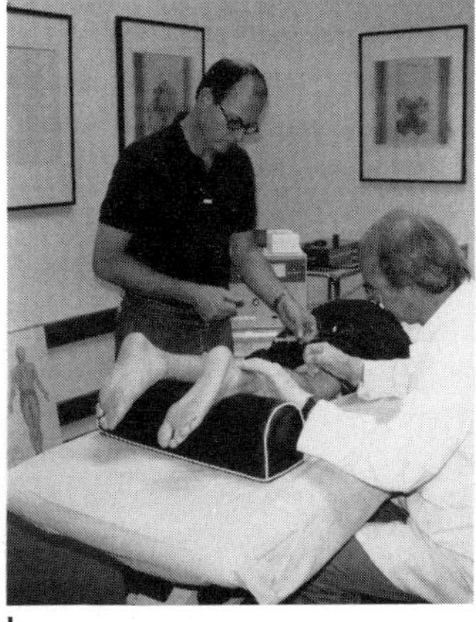
b

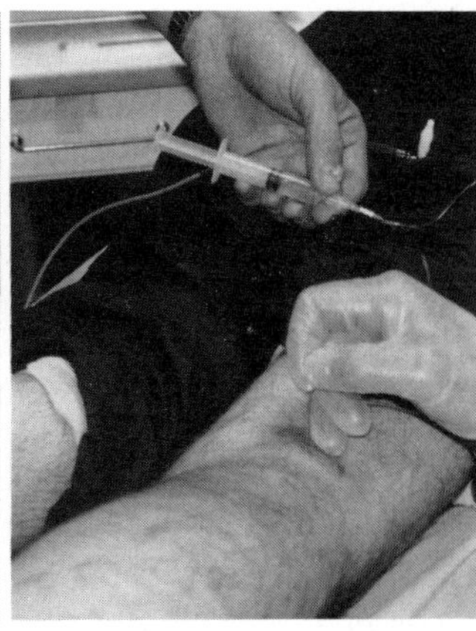
c

Abb. 3.72 a – c. Chemische Neurolyse. **a** Aufsuchen eines motorischen Punkts oder Nervs, kutan, durch den Physiotherapeuten. **b** Aufsuchen der gewünschten Stelle, subkutan, durch den Arzt. **c** Phenolblockade des gewünschten Punkts

tionen. Bekannt sind die Tenotomien der Adduktoren, des M. iliopsoas, der Ischiokruralmuskulatur, der Achillessehne und des M. biceps brachii.

Häufig wird die Tenotomie mit einer Durchtrennung des N. femoralis und des N. obturatorius durchgeführt.

Eine andere Möglichkeit ist die Durchtrennung der motorischen oder sensiblen Wurzeln, aber dies ist häufig mit ausgedehnten Laminektomien mit einer möglichen späteren Instabilität der Wirbelsäule und Kyphosen verbunden. Eine Rhizotomie (Durchtrennung der spinalen Wurzeln) kann sowohl offen als auch geschlossen, anterior oder posterior und partiell durchgeführt werden. Eine Myelotomie nach Bischof wird nur noch selten ausgeführt, da der Effekt auf längere Sicht nicht sehr befriedigend ist. Der Vorteil dieser Methode ist aber, daß die Blasenfunktion erhalten bleibt. Die Chordotomie hat ernsthafte Nebenwirkungen und wird nur noch selten ausgeführt.

Bei der *chemischen Neurolyse* (Bakx 1989; Halpern 1977; Keenan 1987; Katz 1988) werden periphere Nerven durch lokale Injektionen blockiert. Das heißt, man versucht auf lokalem Niveau aus einer Upper-motor-neuron- eine Lower-motor-neuron-Läsion zu machen. Dafür nimmt man 96 %igen Alkohol oder 3- bis 6 %iges Phenol. Die Einspritzstelle ist entweder ein peripherer Nerv oder an einem oder mehreren motorischen Punkten (Abb. 3.72). Der Physiotherapeut sucht mit einem Rechteckstrom von 6 ms und einer Pulspause von 2 s den Nerv oder den motorischen Punkt auf. In der Praxis hat sich gezeigt, daß bei einer Stromstärke von kutan maximal 2 mA und subkutan maximal 0,2 mA die richtige Stelle gefunden ist. Mit einer dünnen, hohlen Nadel, bei der nur die Endstelle leitet und die als Elektrode und Injektionsnadel benutzt wird, lokalisiert dann der Arzt die gewünschte Stelle. Danach wird die Flüssigkeit eingespritzt. Schon während der Injektion läßt der Klonus zuweilen merkbar nach. Eine halbe Stunde nach der Applikation kann das Ergebnis der Behandlung getestet werden.

Wenn nicht ganz sicher ist, welche funktionelle Konsequenzen diese Behandlung haben kann, kann zuerst eine Prüfblockade mit Lidocain ausgeführt werden. Bei einem positiven Effekt kann man dann nachträglich die Blockade mit Phenol ausführen. Sehr gute Ergebnisse wurden bei der Behandlung des M. triceps surae (N. tibialis posterior), der Hüftadduktoren (N. obturatorius) und der Ischiokruralmuskulatur (N. ischiadicus) erreicht. Die Dauer des Effekts variiert von einigen Stunden bis zu mehreren Monaten. Bei der Behandlung der motorischen Punkte hält der positive Effekt meist kürzer an (bis zu 2 Monate) als bei der Behandlung der peripheren Nerven (bis zu 6 Monate). Die Genauigkeit, mit der man die Behandlung ausführt, die Frage, ob man das erste Mal auf diese Art behandelt, und die Dauer der Querschnittlähmung bestimmen das Ergebnis mit. In einigen Fällen wurden Komplikationen beobachtet, wie z. B. Parästhesien und anhaltende Schmerzen, hauptsächlich bei der Benutzung von Alkohol. Deshalb wählen wir immer 3 %iges Phenol.

Literatur

Bakx W (1989) Spasticteit. In: Pons C (ed) Basiscursus Revalidatie-geneeskunde, dwarslaesieproblematiek. Revalidatie Informatie Centrum (RIC), Hoensbroek

Bakx W (1989) Behandeling van spasticiteit. Referat Mini Wander Symposium, Kerkrade

Becher J (1988) Klassificatie van stoornissen bij spasticiteit. In: Mey van der K (ed). Spastische en slappe verlamming van hand en voet: oorzaak, gevolg en behandeling. Boerhaave comissie voor PAOG, Rijksuniversiteit, Leiden

Beckers D, Buck M (1988) PNF in der Praxis. Springer, Berlin Heidelberg New York (Rehabilitation und Prävention 22)

Cranenburgh van B (1988) Neurofysiologie van spasticiteit en beinvloeding ervan. In: Mey van der K (ed) Spastische en slappe verlamming van hand en voet: oorzaak, gevolg en behandeling. Boerhaave commissie voor PAOG, Rijksuniversiteit, Leiden

Delwaide P (1987) Medical treatment of spasticity. J Drug Ther Res 12/5: 1–5

Groot P (1988) Fysiotherapie bij spasticiteit. In: Mey van der K (ed) Spastische en slappe verlamming van hand en voet: oorzaak, gevolg en behandeling. Boerhaave comissie voor PAOG, Rijksuniversiteit, Leiden

Grüninger W (1989) Spinale Plastik. Ueberreuter, Wien

Halpern D (1977) Histologic studies in animals after intramuscular neurolysis with phenol. Arch Phys Med Rehabil 58: 438–443

Katz R (1988) Management of spasticity. Am J Phys Med Rehabil 67: 108–116

Katz R et al. (1989) Spastic hypertonia: mechanisms and measurement. Arch Phys Med Rehabil 70: 144–154

Kawamura J et al. (1989) The clinical features of spasms in patients with a cervical cord injury. Paraplegia 27: 222–226

Keenan M (1987) The orthopedic management of spasticity. J Head Trauma Rehabil 2: 62–71

Knutsson E (1973) Physical therapy techniques in the control of spasticity. Scand J Rehabil Med 5: 167–169

Lance JW (1980) Symposium Synopsis. In: Feldman RG et al. (eds) Spasticity: disordered motor control. Yearbook medical, Chicago, pp 458–494

Lehmann F et al. (1989) Spasticity: Quantitative measurements as a basis for assessing effectiveness of therapeutic intervention. Arch Phys Med Rehabil 70: 6–15

Little J (1989) Lower extremity manifestations of spasticity in chronic spinal cord injury. Am J Phys Med Rehabil 68: 32–36

Pons C (1989) Behandeling van de Spasticiteit op functionale indicatie. Referat Mini Wander Symposium, Kerkrade

Robinson J (1988 a) Spasticity in spinal cord injured patients: 1. Short-term effects of surface electrical stimulation. Arch Phys Med Rehabil 69: 598–604

Robinson J (1988 b) Spasticity in spinal cord injured patients: 2. Initial measures and long-term effects of surface electrical stimulation. Arch Phys Med Rehabil 69: 862–868

Slooff A (1989) De neurochirurgische behandeling van spasticiteit. Referat Mini Wander Symposium, Kerkrade

Vodovnik L (1984) Effects of electrical stimulation on spinal spasticity. Scand J Rehabil Med 16: 29–34.

Vos de M, Wijnen L. Spasticiteit, oorzaken en beinvloeden. Scriptie fysiotherapie. Hoensbroek

Vredeveld J (1989) De neurofysiologische basis van spasticiteit: Wat weten we eigenlijk? Referat Mini Wander Symposium, Kerkrade

Young R et al. (1987) Spasticity. Clin Orthop 219: 50–62

Young R, Shahani B (1986) Spasticity in spinal cord injured patients. In: Bloch R, Basbaum M (eds) Management of spinal cord injuries. Williams & Wilkins, Baltimore, pp 241–283

4 Soziale Betreuung

Die Angaben in diesem Kapitel beziehen sich auf die Verhältnisse in den Niederlanden und die Arbeitsweise im Rehabilitationszentrum „Hoensbroeck". Unterschiede in den gesetzlichen und versicherungsrechtlichen Bestimmungen können in anderen Ländern teilweise andere Problemstellungen und Lösungsmöglichkeiten bedingen.

4.1 Einführung

Rehabilitation bezieht die ganze Persönlichkeit mit ein, dabei liegen die Schwerpunkte auf:
- Dinge erneut lernen,
- neue Dinge lernen,
- Dinge anders lernen,

um im günstigen Fall zu erreichen, daß der Patient wieder in die alte vertraute Umgebung zurückkehren und das Gelernte dort anwenden kann.

Für das Behandlungsteam ist es wichtig, die persönlichen Umstände des Patienten so weit wie möglich zu kennen, um so die Behandlung „nach Maß" abzustimmen und bei dem individuell zu erreichenden Rehabilitationsresultat diese persönlichen Fakten mit einzubeziehen.

Der Sozialarbeiter beschafft die notwendigen Informationen, die im Interesse des Rehabilitationsziels und der -planung liegen und agiert als Vermittler zwischen dem Behandlungsteam, dem Patienten und der sozialen Umgebung.

Hierzu sind eine Vielzahl von Gesprächen und Kontakten notwendig, z. B. mit:
- dem Patienten selber,
- dem Partner,
- der Familie,
- dem Arbeitgeber,
- Versicherungen,
- sozialen Diensten,
- Hausärzten etc.

4.2 Begleitung in den verschiedenen Rehabilitationsphasen

Die Rehabilitation besteht aus verschiedenen Phasen, die von den Sozialarbeitern unterschiedliche Betreuungsschwerpunkte verlangen. Man unterscheidet:
- Aufnahmephase,
- Bettphase,
- aktive Trainingsphase,
- Entlassungsphase.

4.2.1 Aufnahmephase

In dieser Phase muß der Sozialarbeiter so schnell wie möglich mit dem Rehabilitationspatienten in Kontakt kommen, um eine vertrauensvolle Beziehung zu erreichen. In einem Einführungsgespräch (manchmal sind auch mehrere Gespräche erforderlich) wird eine Anamnese erstellt, wobei sich die Aufmerksamkeit richtet auf:

Aktuelle Situation

Die plötzlich entstandene Querschnittproblematik verursacht ein augenscheinliches Chaos anstelle früherer Sicherheiten. Der Patient hat ein Recht auf ehrliche Information in bezug auf seine eigene Situation.

Bei der Aufnahme ins Rehabilitationszentrum stellt sich oft erst heraus, daß eine tiefgreifende Änderung der körperlichen Funktionen bleiben wird. Beim Einführungsgespräch kommt zu Sprache, wie der Patient seine Situation wahrnimmt (Frankl 1980; Fallon 1988).

Erleben, Lebensgeschichte, Erwartungen

Der erste Kontakt ist meist geprägt von Emotionen. Teilweise haben diese zu tun mit dem erlebten Unfall bzw. Krankheitsprozeß und dem Krankenhausaufenthalt, vor allem aber mit der entstandenen Problematik durch die Querschnittlähmung.

Der Verarbeitungsprozeß hat schon begonnen, wobei Reaktionen wie Ablehnung, Schuldgefühl und depressive Stimmungen regelmäßig vorkommen (s. Kap. 5).

Viele selbstverständliche Körperfunktionen sind ausgefallen. Bei etlichen bisher normalen Handlungen benötigt man Hilfe (Blasen-/Darmentleerung, Selbstversorgung). Das Selbstwertgefühl, das Vertrauen in den eigenen Körper und das Körpererleben bekommt einen Knacks, und es entstehen Zweifel in bezug auf den Sinn des Lebens. Je höher die Läsion ist, um so eingreifender sind die Beschränkungen und um so größer ist die Abhängigkeit von anderen. Der Sozialarbeiter wird mit dem Patienten reden und den Gefühlen Raum lassen; wo es möglich ist, wird er versuchen, Fragen zu beantworten.

Auch kommen die bis vor kurzem erfüllten sozialen und gesellschaftlichen Rollen zur Sprache. Der Patient hat manchmal das Bedürfnis, seine Lebensgeschichte zu erzählen. Er macht sich Sorgen, wie es zu Hause weitergeht, wie er finanziell zurecht kommen wird, er hat Angst vor der Zukunft. Die Vergangenheit und die spekulativen Erwartungen beeinflussen das aktuelle Empfinden.

Der Sozialarbeiter muß unrealistische Aussagen zulassen und gegebenenfalls in den folgenden Gesprächen darauf zurückkommen. Das Einführungsgespräch hat hauptsächlich inventarisierenden und informierenden Charakter und gibt Anhaltspunkte für das weitere Vorgehen zwischen dem Patienten und der Hilfsperson.

Soziale Umstände, soziale Beziehungen

Von Wichtigkeit ist das Lebensumfeld des Patienten. Hat er eine Familie/einen Partner? Wohnt er/sie bei seinen/ihren Eltern? Welche persönlichen Beziehungen bestehen? Was bedeutet die Querschnittlähmung für das sexuelle Erleben? (Dechesne et al. 1981; Dechesne 1979; Dolk-Mulder 1989) Wie geht man miteinander um? Gibt es Anlaß, Hilfe bei anderen zu suchen? Bestehen bereits Schwierigkeiten, die während des Rehabilitationsprozesses hemmend wirken können?

Es ist wichtig, den Patienten immer auch in seinem sozialen Umfeld zu sehen. Es kann auch vorkommen, daß ein Patient bereits vor seinem Unfall aufgrund anderer Probleme mit einem Sozialarbeiter zusammengearbeitet hat und von diesem dann weiterhin begleitet werden kann (Jongbloed 1987).

Wohnen

Die Wohnsituation ist deshalb wichtig, um einschätzen zu können, ob eventuell ein Umzug notwendig ist. Dieser ist abhängig von der Prognose bezüglich des kompletten oder inkompletten Bildes und der Höhe der Querschnittlähmung. Für eine Wohnungsanpassung muß dann auch die Ergotherapie eingeschaltet werden (s. 7.5 und 7.6).

Schule, Studium, Arbeit

Hier muß geklärt werden, ob es Sinn hat, ein Studium nach der Rehabilitation fortzusetzen oder ob eine Wiederaufnahme der alten Arbeit gelingen kann.

Die bereits realisierte Schullaufbahn gibt etwas wieder von den Möglichkeiten und/oder Interessen der Betroffenen.

Insgesamt wird der Sozialarbeiter beratend und unterstützend tätig sein im Hinblick auf die (Re)Integration (Gehandicaptenraad 1989) nach der Rehabilitation.

Hobby

Das Sprechen über das bis vor kurzem ausgeführte Hobby, besonders auf dem Gebiet des Sports ist für den Rehabilitationspatienten meist sehr schmerzlich. Er verliert nicht nur vergnügliche Beschäftigungen, sondern auch die dazugehörigen sozialen Kontakte (Dolk-Mulder 1989; Jongbloed 1987).

Transportmittel

Wenn der Patient einen Führerschein hat, muß zu gegebener Zeit an die Eintragung einer Einschränkung auf dem Führerschein und eine eventuelle Autoanpassung gedacht werden. Ein Vermerk auf dem bestehenden oder noch zu erwerbenden Führerschein gibt an, unter welchen Umständen und mit welcher Autoanpassung der Betroffene Auto fahren darf.

Das Transportmittel ist ein wichtiger Faktor für die Möglichkeit von Familienbesuchen und die zukünftigen Wochenendbesuche.

Wochenendübernachtung

Die Querschnittabteilung bietet einem Familienmitglied am Wochenende die Möglichkeit zu übernachten.

Für den Patienten, der noch nicht nach Hause kann, bedeutet die mögliche Anwesenheit des Partners oder der Familie eine gewaltige Unterstützung in einer schwierigen Periode. Gleichzeitig kann sich der Partner (oder die Familie) auch an die veränderte Situation gewöhnen.

Aufgrund des Einführungsgesprächs kann der Sozialarbeiter den Patienten anhand der gewonnenen Informationen zielgerichtet begleiten und die weitere Behandlungsstrategie entwickeln. Dabei kristallisieren sich zahllose Behandlungsschritte heraus, die primäre Aufmerksamkeit gilt aber immer dem Patienten (und seiner Familie).

In der Teambesprechung werden die wichtigsten Ergebnisse des Einführungsgesprächs berichtet. Es kann nötig sein, die Teammitglieder auf die bereits angesprochenen unrealistischen Erwartungen des Patienten hinzuweisen (Hermsen- v. d. Spiegel 1990; Jongbloed 1987; v. Riet u. Wouters 1988). Besonders der Physiotherapeut, der in direktem körperlichen Kontakt zum Patienten steht, kann diesem Problem Aufmerksamkeit schenken, während seiner Behandlung die zu erwartenden Möglichkeiten ansprechen und dabei konkret auf die Einschränkungen eingehen, die für den Rehabilitationspatienten bleiben werden.

4.2.2 Bettphase

Nach der Aufnahme ins Rehabilitationszentrum wird der Patient nur noch selten eine lange Bettphase durchmachen. Eine konservative Frakturbehandlung, die wegen der Immobilisation lange Bettaufenthalte erzwingt, wird heute mehr und mehr durch einen operativen Eingriff ersetzt, durch den schon bald eine Rollstuhlmobilisation erfolgen kann. Die Dekubitusproblematik ist heute eher Ursache für eine (manchmal langandauernde) Bettphase.

Durch die rasche Mobilisation kann mit einem aktiven Therapieprogramm schnell begonnen werden, so daß der Patient oft nicht genügend Zeit hat, sich an seine neue Situation zu gewöhnen. Die rasch aufeinanderfolgenden Rehabilitationsmaßnahmen machen eine bewußte Verarbeitung der Situation schwierig. „Patientsein" im engeren Sinne ist nicht mehr möglich.

4.2.3 Aktive Trainingsphase

In dieser Periode hat der Patient ein intensives Trainingsprogramm zu absolvieren. Gleichzeitig muß er die neue Situation verarbeiten und ist deshalb vielen wechselnden Stimmungen und Reaktionen ausgeliefert, die so weit führen können, daß auch die direkte Umgebung verwirrt wird. Auch Familie und Freunde müssen mit der entstandenen Problematik erst fertig werden (Dupuis 1983; Hermsen- v. d. Spiegel 1990; Jongbloed 1987). Der Sozialarbeiter wird diese Reaktionen besprechen mit dem Ziel, dabei zu helfen, mit den veränderten Lebensumständen umzugehen (Frankl 1980).

Verarbeitungsproblematik

Wechselnde Emotionen spielen während der gesamten Rehabilitationsperiode eine Rolle, sie haben einen nicht immer vorauszusagenden Einfluß auf den Patienten und die anderen Beteiligten (Dolk-Mulder 1989; Hermsen- v. d. Spiegel 1990; Hurley 1984). Die Probleme betreffen dabei nicht nur den Patienten, sondern auch den Partner, die Eltern und andere Familienmitglieder.

Die Unterstützung durch den Sozialarbeiter soll eine Basis schaffen, auf der der Rehabilitationspatient und seine Familie ihren Weg finden können. Die Inkontinenz, die Abhängigkeit in den ATL, das Unvermögen, über eigene Körperfunktionen verfügen zu können und die veränderte sexuelle Funktion können zu starken Ohnmachtsgefühlen und dem Verlust des Selbstwertgefühls führen. Der Verarbeitungsprozeß wird der Familie erklärt werden müssen. Die Familie braucht auch Anleitungen, wie sie damit umzugehen hat, da sonst leicht unerklärliche Spannungen und aggressive Konfrontationen entstehen können.

Soziales Beziehungsgefüge, soziale Möglichkeiten

Von der Familie (Partner, Eltern, Kind) wird erwartet, daß sie eine aktive, teilnehmende, mitdenkende und unterstützende Rolle spielt, aber auch sie hat Einschneidendes mitgemacht. Eventuell bestand eine lebensbedrohende Periode für ihr Familienmitglied, der Patient mußte besucht und viele seiner Pflichten übernommen werden.

Es gibt also genug Gründe für den Sozialarbeiter, auch der Familie (oft intensive) Aufmerksamkeit zu schenken und ein akzeptables Zusammenspiel zwischen Familie und Patient zu erwirken. Gemeinsame Gespräche können zu diesem gewünschten Gleichgewicht beitragen (Dolk-Mulder 1989; Hurley 1984; v. Riet u. Wouters 1988).

Vorbereitung auf die Wochenenden zu Hause

Eines der anzustrebenden Ziele ist es, dem Rehabilitationspatienten die Aufrechterhaltung der Kontakte zu seiner Umgebung und dem dazugehörenden sozialen Umfeld zu ermöglichen. Sonst besteht die Gefahr, daß durch die Aufnahme in das Rehabilitationszentrum und Dauer des Aufenthalts nähere Beziehungen abgebaut werden. Der gute Kontakt zum Partner oder zu Familienmitgliedern ist hohen Belastungen ausgesetzt. Es kann ein schleichender Entfremdungsprozeß entstehen, in dem sich die Partner und die Familie auseinanderleben.

Für das Rehabilitationspersonal sind viele der Einschränkungen selbstverständlich geworden, für den Patienten und seine Familie ist aber alles neu, und sie haben keine Erfahrung im Umgang damit.

Die Familie wird aus diesem Grund möglichst bald zu einem Therapietag eingeladen, was bedeutet, von 8.00 bis 17.00 Uhr alles mitzumachen, von der Versorgung morgens bis zum Abendessen. Dies verschafft Klarheit über das Tagesprogramm des Rehabilitationspatienten und sein verändertes körperliches Funktionieren. Die Familie lernt, mit dem Patienten umzugehen und umgekehrt. Erbotene und gebotene Hilfe können persönlich abgestimmt werden. Man hat Kontakte zu mehreren Behandlern, und der Sozialarbeiter wird an solch einem Tag besonders viel Zeit für ein Gespräch anbieten.

Die benötigte Hilfe (die zu einem großen Teil von der Läsionshöhe bestimmt wird) kann manchmal groß und sehr belastend sein. An diesem „Tag der offenen Tür" hat die Familie Gelegenheit, vom Physiotherapeuten etwas über die Hebetechniken zu hören sowie praktische Geschicklichkeit beim Transfer zu erlernen (z. B. beim Übersetzen Rollstuhl/Auto usw.). Die Beziehung zum Partner oder den Familienangehörigen bestimmt mit, wie rasch die Familie zu diesem „Tag der offenen Tür" eingeladen wird und auch selbst aktiv teilnehmen kann.

Außerdem muß sich der Sozialarbeiter in Abhängigkeit von der häuslichen Situation des Patienten mit der Verwirklichung des beabsichtigten Lebens zu Hause beschäftigen. Dazu benötigt er Informationen über die funktionellen Möglichkeiten des Patienten, die von der Physiotherapie in Form eines Plans erarbeitet werden (Dolk-Mulder 1989; Fallon 1988; v. Riet u. Wouters 1988).

Zur Vorbereitung der Wochenenden zu Hause sind folgende Punkte zu berücksichtigen:

- Wohnsituation
  - Zugänglichkeit der Wohnung,
  - Abstellmöglichkeit für ein Bett,
  - Belastbarkeit der Familie bei der notwendigen Hilfe,
  - eventuelle Einschaltung einer ambulanten Familienpflege für die Wochenenden.
- Beziehungsgefüge
  - Halten die Beziehungen den Belastungen stand?
  - Zeit für gut vorbereitete Gespräche.
- Transport
  - Gibt es eine Transportmöglichkeit, und kann der Patient die Entfernung innerhalb der vorhandenen Zeit schaffen?
  - Wie sehen die finanziellen Möglichkeiten aus? (Es gibt keine Entschädigung für die entstandenen Reisekosten.)

Dies alles erfordert eine gute Vorbereitung, denn der Rehabilitationspatient und seine Familie müssen in einer nicht adäquaten Wohnung mit sehr eingeschränkten Mitteln und fehlender Erfahrung, ohne anwesende sachverständige Unterstützung allein zurecht kommen. Eine eventuell eingeschaltete Familienpflegerin ist nur für eine beschränkte Zeit im Haus.

Deshalb bleibt der Patient am ersten Wochenende nur für einen Tag zu Hause, am nächsten Wochenende darf er eine Übernachtung anfügen und bei guten Erfahrungen kann er das nachfolgende Wochenende nach Hause. Der Patient und seine Familie bestimmen im Prinzip selbst, ob sie den Mut dazu haben. Manchmal benötigen sie einen zusätzlichen Anstoß, um die Schwelle zu überwinden (Dijkstra 1979; v. Riet u. Wouters 1988).

Der Aufenthalt zu Hause wird anschließend mit dem Sozialarbeiter aufgearbeitet, um einen Eindruck von den Erfahrungen und eventuellen Schwierigkeiten zu gewinnen und für das nächste Mal möglichst in eine positivere Situation zu gestalten.

Solch ein erster Aufenthalt zu Hause kann auch völlig unerwartete Reaktionen verursachen, z. B.

- Unsicherheit in bezug auf die Zukunft,
- Enttäuschung in bezug auf das Funktionieren zu Hause,
- Zweifel über mögliche Unterbringung zu Hause, machbare Wohnungsanpassung und vieles weitere.

Von vielen Seiten ist Unterstützung nötig. Ergotherapeut, Physiotherapeut und Sozialarbeiter besprechen die häusliche Situation, um die gewonnenen Informationen zu einem zielgerichteten Training zu nutzen.

Kontakte zu weiteren Instanzen

Die in den Niederlanden einzuschaltenden Instanzen (Versicherungen, Behörden, soziale Dienste) unterscheiden sich zum Teil von den deutschen. Eine wichtige Rolle spielen die „Bedrijfsverenigingen“, die als Träger von Leistungen auftreten, die der deutschen Kranken-, Arbeitslosen-, Unfall- und Rentenversicherung entsprechen.

Ebenfalls eine niederländische Besonderheit ist der „Gemeenschappelijke Medische Dienst“ (GMD), eine Mischung aus Vertrauensarzt und sozial-/bzw. arbeitsmedizinischem Dienst mit Beratungsfunktion gegenüber Kostenträgern und Patienten.

Nach der Aufnahme wird der Rehabilitationspatient so schnell wie möglich beim GMD gemeldet. In einer monatlichen Besprechung mit dieser Einrichtung werden dann die evtl. erforderlichen Hilfsmittel und Wohungsanpassungen besprochen. Der GMD gibt dann wiederum Empfehlungen an die Bedrijfsverenigingen. Außerdem berät der GMD auch den Rehabilitationspatienten, der in eine Art Irrgarten aus Regelungen und Gesetzen hineingeraten ist. Sozialarbeiter, Rehabilitationsarzt und Ergotherapeut sind bei diesen Gesprächen anwesend, so daß Ungeklärtes gemeinsam besprochen werden kann.

Während des Einführungsgesprächs und in weiteren Gesprächen wird die Wohnungssituation ausführlich erörtert. Der Sozialarbeiter nimmt nach Rücksprache mit der Ergotherapie Kontakt mit der *Wohnungsgesellschaft*/dem *Vermieter* auf, um eine adäquate oder eine andere Wohnung zu bekommen, falls die bestehende (Miet-)Wohnung nicht angepaßt werden kann. Ziel ist immer die Entlassung nach Hause.

Es gelingt aber nicht in allen Fällen, eine Entlassung nach Hause zu erreichen, so daß es notwendig wird, intensiv über andere Unterbringungsmöglichkeiten zu sprechen. In der Regel sind das:

- Wohnungen für körperlich Behinderte,
- Haus mit Familienersatz/betreutes Wohnen,
- Unterkommen in einem Fokus-Projekt (betreutes Wohnen),
- Altenheim (Alter ist mitbestimmend)
- Pflegeheim.

Die *häusliche Pflege* kann über den Sozialarbeiter bereits während der Rehabilitationsphase zur Entlastung im häuslichen Bereich vermittelt werden. Sie kann auch nach der Rehabilitation wegen der zu erwartenden Hilfebedürftigkeit tätig werden.

Ein Kontakt zu den *geldgebenden Institutionen* ist ebenfalls an der Tagesordnung (v. Riet u. Wouters 1988). Diese können sein:

- der Arbeitgeber,
- die Bedrijfsvereniging,
- der Gemeentelijke Sociale Dienst (Sozialamt der Gemeinde).

Informationsbeschaffung

Der Sozialarbeiter muß mit dem Rehabilitationspatienten und anderen Beteiligten ständig im Gespräch über die nächsten Schritte bleiben und wo nötig motivieren, unterstützen, Erklärungen bieten und Informationen beschaffen, da der Patient meist in Gesetzesfragen und Regelungen ein Laie ist. Rechtzeitige Informationen können späteren Problemen vorbeugen, und deshalb muß jede Frage der Betroffenen ernst genommen werden. Daneben hat der Sozialarbeiter die Pflicht, präventiv zu wirken. Besonders die langsam vorangehenden Prozeduren, wie die Wohnungsanpassung und der Erhalt von Hilfsmitteln erfordern Geduld und Erläuterungen. Durch die Probleme bei der Umsetzung vieler materieller Maßnahmen können erneut psychische Schwierigkeiten auftreten. Die Informationsbeschaffung hilft bei der Lösung dieser Probleme und wirkt damit auch psychisch entlastend.

Informationsveranstaltung

Zweimal jährlich findet im Rehabilitationszentrum eine Serie von 8–10 Informationsveranstaltungen statt. Die Patienten, ihre Angehörigen und evtl. enge Freunde treffen sich dazu einmal wöchentlich für ca. 1 1/2 Stunden. Jeder Patient sollte im Laufe seines Aufenthalts im Zentrum an dieser Veranstaltungsreihe teilnehmen. Bei den Treffen informieren Mitglieder des Behandlungsteams und ein Vertreter der Querschnittvereinigung „De Schakel" so ausführlich wie möglich über alles, was einen Bezug zur Querschnittproblematik hat. Selbstverständlich werden vorkommende Fragen beantwortet.

Der Krankengymnast bespricht ausführlich die funktionellen Möglichkeiten. Auch wird viel Aufmerksamkeit auf das Vorbeugen von Komplikationen, wie Dekubitus, Kontrakturen u. a. gelenkt sowie auf die Möglichkeiten, später Sport zu treiben.

Außerdem erhalten die Rehabilitationspatienten ein Informationsbuch, das als eine Art Nachschlagewerk benutzt werden kann. Das Material ist von allen Referenten zusammengestellt worden und bietet auf zahllose Fragen eine Antwort.

Ziel dieser Information ist es, die Patienten und ihre Angehörigen zu „Experten" in bezug auf die Querschnittlähmung zu machen. Deshalb wird auch großer Wert auf die Anwesenheit eines „Erfahrungssachverständigen" gelegt (dies ist ein Vertreter von „De Schakel").

Wohnen im „half-way house"

Während der Trainingsphase kann eine

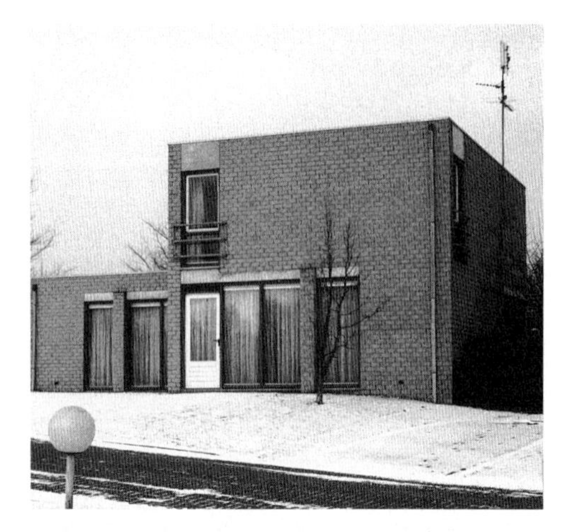

Abb. 4.1. Half-way house. Diese Wohnung schlägt eine Brücke zwischen dem Rehabilitationszentrum und dem Milieu zu Hause

Half-way-house-Periode indiziert sein. Damit ist gemeint, daß der Patient allein oder mit Familie (abhängig von der weiteren Zukunftsplanung nach der Rehabilitation) auf dem Gelände des Rehabilitationszentrums in einem rollstuhlgerechten Bungalow Erfahrungen im selbständigen Wohnen sammeln kann (Abb. 4.1). Diese helfen bei der Entscheidung, ob ein selbständiges Leben zu Hause möglich sein wird oder nicht.

Von der Querschnittabteilung aus werden Möglichkeiten geboten, die für zu Hause vorgesehenen Hilfsmittel auszuprobieren. In Hinblick auf die sozialen Beziehungen kann solch eine Zeit ebenfalls von Nutzen sein, vor allem dort, wo noch kein Aufenthalt zu Hause möglich ist.

Denn dann besteht in den meisten Partnerschaften seit Monaten kaum eine Intimität. Aber auch, wenn die Wochenenden zu Hause verbracht werden, zieht oft der Partner nachts in das Schlafzimmer im Obergeschoß, und der Patient bleibt im Wohnzimmer zurück. Für die Suche nach neuen sexuellen Möglichkeiten ist diese Situation nicht gerade stimulierend.

Wiederaufnahme der Arbeit oder Umschulungsmöglichkeiten, Hobbies

Für die Zeit nach der Rehabilitation ist bereits jetzt zu klären:

- Ist eine Integration im alten Betrieb oder beim alten Arbeitgeber möglich?
- Kann die alte Arbeit wieder aufgenommen werden und/oder gibt es alternative Arbeitsmöglichkeiten?
- Kann/muß eine Umschulung stattfinden?

Um diese Probleme und Möglichkeiten gut erfassen zu können und einen sorgfältig formulierten Ratschlag zu erteilen, wird der Patient eventuell auch an die Berufsberatung (Arbeitsexploration) verwiesen. Dort werden Arbeits- und (Um-) Schulungsmöglichkeiten erkundet und untersucht.

Bei einer Berufsorientierungsuntersuchung kann der Patient während einer Beratung über die Richtung der (Re-)Integrationsstrategie sprechen. Sowohl Wünsche als auch Möglichkeiten werden hier zusammengebracht.

Die Abteilung Arbeitsexploration bietet auch ein beschränktes Angebot von Kursen (z. B. Maschinenschreiben und Textverarbeitung, Personalcomputer-Gebrauch, Schulungskurse für den Einstieg in eine Berufsschule).

In den Niederlanden bestehen zwei Ausbildungszentren für Menschen mit einer körperlichen Behinderung:

- Werkenrode: Schulische Ausbildung für jüngere Leute (12–25 Jahre), daneben einige handwerkliche Kurse, die maximal 1 Jahr dauern.
- Zentrum für berufliche Ausbildung „Hoensbroeck“: Hier wird körperlich Behinderten (im Alter von 18 bis ungefähr 40 Jahren) mit einer (100 %igen) Berufsunfähigkeitsrente eine moderne Fachausbildung (2 Jahre) geboten, in den Fachrichtungen:

- Verwaltung,
- Elektronik,
- Feinmechanik,
- technisches Zeichnen (Abb. 4.2).

Die Kursteilnehmer sind in einem Internat (grundsätzlich ein Einzelzimmer mit Dusche und Toilette) untergebracht und verbringen die Wochenenden zu Hause.

Sagt ein Arbeitgeber dem Rehabilitationspatienten die (weitere) Beschäftigung zu, nimmt der Sozialarbeiter Kontakt auf; bei Bestätigung oder positiver Einstellung des Arbeitgebers wird sofort (das Eisen schmieden, solange es heiß ist) der GMD eingeschaltet, um weitere Vorkehrungen zu treffen. Meist ist eine Beratung zwecks Arbeitsanpassung oder wegen Abklärung der Arbeitsfähigkeit nötig (AAW, WAO) (Gehandicaptenraad 1989).

Eine Wiederaufnahme der Arbeit oder Umschulung ist nicht für jeden erreichbar. Nach sorgfältiger Abwägung beginnt für den Patienten der Verrentungsprozeß. Manchmal bestand vor dem Entstehen der Behinderung bereits eine Einkommenssituation, an der sich jetzt nichts ändert (im Falle einer allgemeinen Sozialhilfeauszahlung).

Es ist besonders wichtig, eine sinnvolle Tagesbeschäftigung zu finden. Das Zentrum bietet ein Programm für Freizeitbeschäftigung und ein Sportprogramm, aus dem der Patient entsprechend seinen funktionellen Möglichkeiten wählen kann.

Danach können weitere Entscheidungen getroffen werden.

Die Trainingsphase erfordert sowohl vom Patienten als auch von seiner Familie und/oder Freundin und auch vom Sozialarbeiter große Anstrengungen. Ein regelmäßiger Kontakt ist deshalb nicht nur wünschenswert, sondern sogar notwendig. Es muß aber auch auf eine Beendigung der Begleitung hingearbeitet werden, so daß diese mehr oder weniger parallel mit der gesamten Rehabilitation endet.

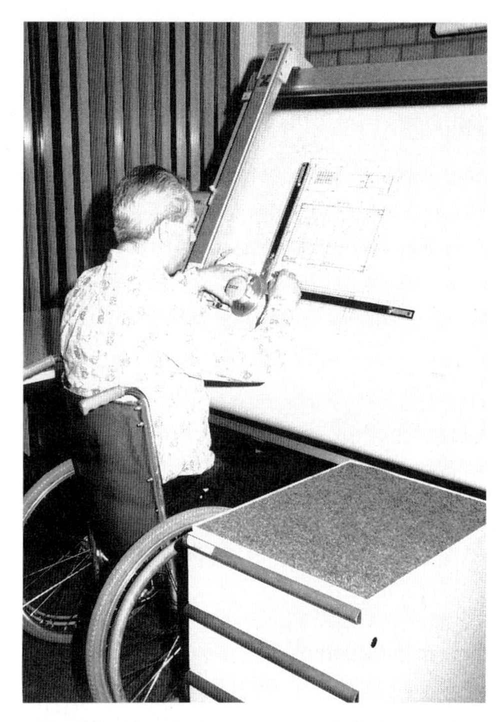

Abb. 4.2. Umschulung zum technischen Zeichner im Zentrum für berufliche Ausbildung Hoensbroeck

4.2.4 Entlassungsphase

Bei den immer wiederkehrenden Teambesprechungen (einmal in 6–7 Wochen) wird deutlich, wann der Patient einen Punkt erreicht, an dem mit dem Abbau der Intensität der angebotenen Therapien angefangen werden kann.

Dies ist für alle Teammitglieder auch die Zeit, in der die nötigen Schritte zur weiteren Versorgung realisiert werden. Der Patient und das Team wissen inzwischen bereits sicher, ob eine Entlassung nach Hause durchführbar ist. Eine eventuelle Entlassung an einen anderen Ort wurde (auf dem Papier) bereits geregelt.

Bei der Rückkehr nach Hause wurde meist noch keine Wohnungsanpassung realisiert; deshalb muß zunächst eine Hilfe eingeschaltet werden. Diese wird nicht durch die körperlichen Einschränkungen, sondern durch das nicht adäquate Wohnen bestimmt. Institutionen wie Familienpflege und/oder häusliche Pflege müssen rechtzeitig informiert werden, um ein abgestimmtes Hilfsangebot zu erwirken. Manchmal läßt sich ein zeitlich befristeter Pflegeheimaufenthalt nicht umgehen. Dies erfordert erneut psychische Vorbereitung, denn der Patient hat sich evtl. auf ein selbständigeres Leben gefreut und ist nun enttäuscht.

Der Aufenthalt im Rehabilitationszentrum kann verlängert werden, wenn eine Entlassung an einen anderen Ort nicht zum geplanten Termin möglich ist. Das Festlegen des Entlassungstermins kann die Emotionen im Prozeß der Auseinandersetzung mit der Behinderung wieder aufleben lassen.

Vieles ist abhängig von den persönlichen und sozialen Umständen des Patienten. Es ist gut, wenn ein soziales Netzwerk besteht, das ein Auffangen garantiert, aber es kann niemandem vorgeworfen werden, wenn dies nicht der Fall ist!

Während der Entlassungsphase wird auch überprüft, ob in bezug auf die erforderlichen Hilfen alles geregelt ist. Der Patient muß darüber und über die Stellen, wo er weitere Informationen erhalten kann, unterrichtet werden. Manchmal muß sich der Sozialarbeiter verstärkt um finanzielle Fragen kümmern.

Der Patient und seine Familie benötigen in dieser neuen Phase besonderen Beistand. Oft ist eine Nachsorge zu empfehlen, und Sozialarbeiter oder andere Hilfspersonen in der Wohnumgebung des Patienten sind einzuschalten.

Zusätzlich wird dem Patienten angeboten, bei Fragen oder Problemen wieder Kontakt zum Rehabilitationszentrum aufzunehmen, wodurch eine Unterstützung über die Entlassung hinaus möglich ist.

Die Entlassung aus der Betreuung im Querschnittzentrum kann in einigen Fällen zu einem Rückfall aus der bereits erarbeiteten psychischen Stabilität führen. Es ist jedoch nicht zu ändern, daß die stationäre Rehabilitationsbehandlung zu Ende geht.

Der Querschnittgelähmte ist nun nicht mehr Patient und muß selbst Verantwortung tragen für seine Zukunft. So endet auch sein Zusammensein mit „Schicksalsgenossen“, mit denen er viel Freude und Leid geteilt hat.

Literatur

Dechesne BHH (1979) Lichamelijk gehandicapte jongeren, sexualiteit, relaties, zelfbeeld. Lemniscaat, Rotterdam

Dechesne BHH, Pons C, Schellen AMCM (Hrsg) (1981) Sexualiteit en Handicap. Stafleu, Alphen a/d. Rijn

Dijkstra A (1979) Stigmatisering, maatschappelijke gevolgen van een afwijkend uiterlijk. Lemniscaat, Rotterdam

Dolk-Mulder H (1989) Sociale aspecten, opvang voor, begeleiding tijdens en anticiperen op vervolgfase. In: Pons C (Hrsg) Dwarslaesieproblematiek Revalidatie Informatie Centrum (RIC). Basiskursus revalidatie-geneeskunde. Hoensbroek

Dupuis H (1983) Goed te leven, reflecties op de moraal. 2. Aufl, Ten Haave, Baarn

Fallon B (1988) Nou daar zit je dan. 2. Aufl. Casparie, Almere

Frankl VE (1980) De wil zinvol te leven. Lemniscaat, Rotterdam

Gehandicaptenraad (1989) Werk en handicap, een handleiding voor werknemers en werkgevers. Uitgave v. Gehandicaptenraad, Utrecht

Hendrik W, Weverink M (1985) Sexualiteit en dwarslaesie, een informatieboekje. 2. Aufl. Stichting „De Schakel“, Utrecht

Hermsen-v d Spiegel E (1990) Dwarslaesie. In: Moor de JMH, et al. (Hrsg), Revalidatiepsychologie. van Gorcum, Assen

Hurley G (1984) Geluk na een ongeluk. Bechts's Uitgeversmij, Amsterdam

Jongbloed JC (Hrsg) (1987) Basiscursus revalidatie-geneeskunde: de psychologie en het maatschappelijk werk in het revalidatieproces. Bureau PAOG, Rijksuniversiteit, Leiden

Riet v N, Wouters H (1988) Helpen = Leren, politiserend maatschappelijk werk als bijdrage tot emancipatie. 2. Aufl. Dekker en van de Vegt, Nijmegen

Sporcken P (1980) Ethiek en gezondheidszorg. 4. Aufl. AMBO, Baarn

5 Psychologische Aspekte

5.1 Einführung

Der Patient, der mit einer Querschnittlähmung in unser Zentrum kommt, hat meistens kurz vorher ein ernsthaftes physisches und psychisches Trauma erlebt: einen Verkehrsunfall, einen Unfall während der Arbeit oder beim Sport. Oder er hat, was oft noch schwieriger zu bewältigen ist, eine Läsion infolge einer evtl. leichten Operation oder eines mißlungenen Selbstmordversuchs erlitten. Der Patient ist mit einem Schlag aus seinem vertrauten Lebenskreis herausgerissen. Viele Erwartungen für die Zukunft werden in Frage gestellt.

Die psychologische Begleitung konzentriert sich auf die drei eng miteinander verbundenen Aspekte: Fühlen, Denken, Handeln. Der Pateint muß die Emotionen, die das Trauma mit sich bringt, bewältigen. Er muß neue Normen und Werte für seine Lebensziele finden und in der neuen Situation (z. B. in einem Rollstuhl) neue Verhaltensweisen ausprobieren und erlernen.

Für den Patienten bedeuten seine motorischen, sensiblen und vegetativen Störungen eine nicht zu unterschätzende besondere Belastung.

Der querschnittgelähmte Patient erfährt:

- eine Entfremdung des eigenen Körpers durch die Gefühllosigkeit des gelähmten Körperteils;
- Scham wegen der (in jedem Fall am Anfang) notwendigen Hilfe Fremder bei der Blasen- und Darmentleerung;
- Angst vor den Folgen der drohenden Inkontinenz für das soziale Leben;
- Auswirkungen auf die Partnerschaft wegen der verschwundenen oder veränderten sexuellen Gefühle und Möglichkeiten;
- körperliche Komplikationen, die die Rehabilitation und das Leben zu Hause erschweren können und die auch in psychischer Hinsicht belastend sind, z. B. Dekubitus, Spastizität und Phantomschmerzen.

5.2 Psychologische Schwerpunkte in den einzelnen Rehabilitationsphasen

Allgemein können wir aus psychologischer Perspektive in jeder Rehabilitationsphase verschiedene Schwerpunkte erkennen, die besondere Aufmerksamkeit erfordern (Hermsen- v. d. Spiegel 1990).

5.2.1 Immobilisationsphase

Anpassung an die neue Umgebung: Die Atmosphäre in einem Rehabilitationszentrum unterscheidet sich stark von der in einem Krankenhaus. Hinzu kommt, daß manche Patienten weniger Besuch bekommen, da die Entfernung zwischen

Wohnort des Patienten und dem Rehabilitationszentrum oft groß ist.

Körpererleben: Durch den Sensibilitätsausfall unterhalb des Läsionsniveaus macht der Patient die Erfahrung, daß ein Teil seines Körpers ihn im Stich läßt, nicht mehr dazugehört. Wie Therapeuten mit diesem Körper umgehen, ist von größter Wichtigkeit.

Erleben von Abhängigkeit: Die notwendige Hilfe bei der Blasen- und Darmentleerung führt anfangs zu Schamgefühlen. Patienten mit einer hohen Läsion benötigen außerdem Hilfe bei Tätigkeiten wie Essen, Trinken und Naseputzen. Dies führt in einem hohen Maße zu Irritationen, aber auch zu Angstphantasien.

Bewältigung des Unfalls: In der ersten Phase ist der Patient oft auf den Unfall fixiert. Die Szene wiederholt sich vor seinem inneren Auge und er denkt: „wäre ich in dem Moment nur nicht mit dem Rad gefahren", „wäre ich nur nicht in das untiefe Wasser gesprungen".

Stimulusdeprivation: Wenn der Patient wegen der Frakturheilung oder des Dekubitus wochenlang nicht aus dem Bett darf, entsteht ein ernsthafter Mangel an Ablenkung. Es ist sehr wichtig, ihm in dieser Phase des Liegens genügend Stimuli anzubieten, weil die Stimulusdeprivation an sich schon zu Depressivität und Halluzinationen führen kann.

Konfrontation mit der Diagnose und Prognose: Wenn der Patient es verkraften kann, hat er natürlich ein Recht auf klare Informationen, aber eine zu starke Konfrontation mit der Realität zeigt oft negative Auswirkungen. Die Information muß auf die Reaktionen des Patienten abgestimmt werden. Patient und Familie fragen oft selbst nach der Diagnose, aber es besteht häufig über einen langen Zeitraum eine Kluft zwischen dem, was der Verstand weiß und das Herz erhofft. Aus dieser Hoffnung heraus schöpft man – zumindest in der Anfangsperiode – den Mut zum Weitermachen.

5.2.2 Mobilisationsphase

Ambivalenz hinsichtlich des Rollstuhls: Einerseits gibt der Rollstuhl dem Patienten die Möglichkeit, seinen Aktionsradius zu vergrößern; andererseits ist der Rollstuhl das Symbol für die Verurteilung zur Invalidität: „da sitzt du, und zwar lebenslänglich".

Gestörte Wahrnehmung beim Sitzen: Patienten, die in den Rollstuhl gesetzt werden, erfahren durch den Sensibilitätsausfall nicht, daß sie sitzen, sondern es scheint, als ob sie schweben. Auf diese Erfahrung müssen Patienten vorbereitet werden. Die gestörte Wahrnehmung kann unmerklich zu psychotischen Reaktionen führen.

Zunehmende Konfrontation mit der Realität: In der Bettphase fühlt sich der Patient in Hinsicht auf die Umgebung ziemlich beschützt. Nach der Mobilisation befindet er sich in der Klinik noch unter Schicksalsgenossen. Dort ist auch alles auf seine Behinderung abgestimmt. Außerhalb des Rehabilitationszentrums wird er aber mit vielen Hindernissen konfrontiert und – besonders am ersten Wochenende zu Hause – mit dem, was er „früher noch konnte und jetzt nicht mehr kann".

5.2.3 Aktive Trainingsphase

Motivation: In der aktiven Trainingsphase wird viel von den Patienten gefordert. Die Therapeuten haben bei der Behandlung ein Endziel vor Augen, das für den Patienten oft unwirklich scheint und Aversionen weckt. Es ist wichtig, konkrete Therapieziele für einen kurzen Zeitraum zu setzen, die dem Patienten die Chance zu Erfolgserlebnissen bieten und ihn motivieren, sich weiter anzustrengen. Der Kontakt mit dem Therapeuten kann eine erste Bestätigung sein, wenn alles weitere noch widerstrebende Gefühle weckt.

Verarbeitung von Angst und Widerstand während der Therapie: Auf verschiedene Arten können Emotionen, die einen Teil des Bewältigungsprozesses ausmachen, mit den Therapien interferieren. Ein Beispiel dafür ist die Angst vor und der Widerstand gegen Hilfsmittel, die sich in endloser Kritik an den materiellen Versorgungen äußern können. Ein Problem dabei ist, daß für den Patienten seine Erfahrungen neu, erschütternd und überwältigend sind, während die Behandlung für diejenigen, die im Rehabilitationszentrum arbeiten, unvermeidlich einen routinemäßigen Aspekt bekommen hat.

Partnerschaftliche und sexuelle Entwicklung: In dieser Phase können auch Beziehungs- und sexuelle Probleme besprochen werden, die am Anfang der Rehabilitation oft im Hintergrund geblieben sind. Auch kommt die Frage, ob es trotz der Querschnittlähmung möglich ist, Kinder zu bekommen, jetzt zur Sprache.

Soziale Kontakte: Der Patient unternimmt jetzt auch außerhalb der Klinik mehr und muß in gewissem Umfang über Durchsetzungsfähigkeit verfügen, um – jetzt als Rollstuhlfahrer – schwierige Situationen lösen zu können.

Berufsberatung: Eine Querschnittlähmung hat oft zur Folge, daß der Betroffene seine frühere Arbeit nicht mehr aufnehmen kann. Dies wird mitbestimmt von der Art der Arbeit und dem Umfang der Läsion. Wenn eine Umschulung oder Berufsänderung notwendig scheint, wird eine Berufsberatung – eventuell mit Eignungstests – durchgeführt. Diese Untersuchung gibt Aufschluß über das Intelligenzniveau, die geistigen Kapazitäten, das Schulniveau, die Persönlichkeit und das Berufsinteresse. In Zusammenarbeit mit dem Patienten werden auf Basis der Untersuchungsresultate die beruflichen Möglichkeiten diskutiert.

5.2.4 Entlassungsphase

Die letzte Phase steht im Zeichen der nahenden Entlassung, der eventuell ein Probeurlaub und/oder eine ambulante Rehabilitationsbehandlung vorausgegangen ist. Während der letzten Teambesprechungen wird erörtert, inwieweit die Zielsetzungen der verschiedenen Disziplinen sowie des Patienten und seiner Familie realisiert wurden. Eventuelle Änderungen und die Nachbetreuung werden festgelegt. Das Ende der Rehabilitation bewirkt manchmal in psychischer Hinsicht einen vorübergehenden Rückfall. Der Patient vermißt die Unterstützung des Behandlungsteams und der Schicksalsgenossen.

Einige der genannten Probleme gelten außer für den Patienten auch für diejenigen, die eng mit ihm verbunden sind: Partner, Eltern, Kinder, Freunde.

5.3 Der Bewältigungsprozeß

Viele Probleme beschränken sich nicht nur auf eine Rehabilitationsphase. Im folgenden wird ausführlicher auf die Problematik der emotionalen Bewältigung, des Körpererlebens, der Sexualität und der Selbstbehauptung eingegangen.

5.3.1 Der Trauerprozeß

Die Bewältigung des Querschnittstraumas läßt sich anhand des Trauerprozesses beschreiben, der als Modell für die psychische Bewältigung eines ernsthaften Verlustes steht. Der Trauerprozeß verläuft in verschiedenen Phasen:

- Schock,
- Verleugnung,
- Gefühle von Kummer, Machtlosigkeit und Depression,
- Auflehnung und Aggression,
- Akzeptieren.

Diese Einteilung in Phasen heißt nicht, daß eine bewältigte Phase später nicht noch einmal auftreten kann. Verschiedene äußere Anlässe oder Schwierigkeiten können zu einem Wiederaufleben der Emotionen führen.

Schock

In der Akutphase dreht sich alles darum, den Patienten am Leben zu erhalten. Inmitten all der medizinischen Maßnahmen fühlt der Patient sich verwirrt, aber was geschieht, dringt kaum zu ihm durch. Physisch und psychisch kann man von einem Schockzustand sprechen.

Ein Patient berichtet, vom ersten Moment an gewußt zu haben, nie mehr laufen zu können. Für die meisten Patienten ist die Bettphase aber durch ein Gefühl von Unwirklichkeit gekennzeichnet: „Es ist, als ob ich einen Traum erlebe. Eines Tages werde ich erwachen, und dieser Alptraum ist vorbei."

Verleugnung

Wenn der Patient anfängt, sich psychisch stärker zu fühlen, nimmt meist die Hoffnung auf Genesung zu.

Verleugnung der Realität ist in erster Linie eine gesunde psychische Abwehrreaktion, die den Menschen vor Gefühlen schützt, die er im Moment noch nicht bewältigen kann.

Die Verleugnung ist also zeitweilig ein gesunder Abwehrmechanismus. Der Patient kommt oft mit (häufig in der vorhergehenden Phase unterstützten) überzogenen Erwartungen: „Im Rehabilitationszentrum lerne ich wieder laufen" und „ich bin hier doch nur für kurze Zeit aufgenommen". Es ist oft der Physiotherapeut, der mit dieser falschen Vorstellung konfrontiert wird. Wenn der Patient soweit ist, hat er natürlich ein Anrecht auf eine ehrliche Antwort, aber eine zu starke Konfrontation mit der Wahrheit während der Verleugnungsphase hat nur negative Auswirkungen: Der Patient hört die Antwort (nicht) und verschließt sich noch mehr vor der Wirklichkeit. Besser ist es, kurzfristige Ziele zu nennen und den Patienten zu unterstützen. Mit der Zeit lernt er, besser mit der neuen Situation fertig zu werden, die dadurch weniger bedrohlich wird, so daß die Verleugnung weniger notwendig wird.

Wenn man einem Patienten Informationen gibt, muß man ihm auch immer – eventuell später – die Möglichkeit geben, Fragen zu stellen und Gefühle zu äußern. Das gleiche gilt, wenn dem Patienten Literatur über Querschnittlähmung zur Verfügung gestellt wird, z. B. „Nou, daar zit je dan" (Fallon 1988). Die aufkommenden Emotionen dürfen vom Umfeld nicht verdrängt werden, sondern der Patient muß die Gelegenheit haben, sie zu äußern. Dazu muß in der ganzen Abteilung ein gutes therapeutisches Klima herrschen (Hermens 1987), in dem auch das Pflegepersonal und die Therapeuten eine Einstellung und Gesprächstechnik zeigen, die auf die Gefühle des Patienten eingeht. Eine Ausnahme gilt lediglich, wenn anhaltendes Klagen aufzutreten scheint. Dies erfordert eine ganz andere Art der Annäherung.

Viele Informationen erhalten die Patienten auch, indem sie sich umschauen. Der Kontakt mit Schicksalsgenossen wird im allgemeinen als positiv empfunden, obwohl manche Patienten (hauptsächlich ältere) zunächst von dem Elend um sie herum überrollt werden. Bettlägerige Patienten finden wegen ihrer Bewegungseinschränkung schwieriger Kontakt zu anderen, und ihre Plazierung im Aufenthaltsraum erfordert darum besondere Aufmerksamkeit.

Kummer, Machtlosigkeit und Depression

Wie der Patient auf das Trauma reagiert, ist stark von seiner Lebensweise und seinen Erwartungen vor dem Trauma abhängig sowie von der Art, wie er es gewohnt war, mit Problemen umzugehen.

Wie bereits erwähnt, sind für den Patienten seine Erfahrungen neu, erschütternd und überwältigend, während die Behandlung für Therapeuten und Pflegepersonal (auch aus Zeitmangel und aufgrund eigener Abwehrmechanismen) routinemäßig durchgeführt wird. Dies gilt z. B. für Maßnahmen, die von den Patienten als beschämend und erniedrigend erfahren werden, etwa z. B. die Behandlung der Blasen- und Darmproblematik. Auch das Gefüttertwerden bewirkt, daß der Patient sich hilflos wie ein Baby fühlt, und weckt entweder Widerstand oder regressives Verhalten (Funktionieren auf kindhaftem Niveau und so der harten Wirklichkeit ausweichen), was der späteren aktiven Teilnahme an der Rehabilitation entgegenwirken kann. Es ist besonders wichtig, den Patienten in dieser Phase wie einen Erwachsenen zu behandeln.

Der Psychologe kann dem Patienten helfen, seine Gefühle von Entfremdung, Zerrüttung und Kummer zu verarbeiten und die Anspannung zu bewältigen, aber manchmal müssen auch andere Disziplinen dabei helfen, ein besseres Verhalten aufzubauen, besonders, wenn der Patient ein „rehabilitationshemmendes" Verhalten zeigt. Dies kann aus einer Depression entstehen, die den Patienten apathisch macht. Angst vor der Zukunft bewirkt, daß der Patient dem selbständigen Agieren ambivalent gegenübersteht. Der Trauerprozeß kann auf vielerlei Art den Fortgang der Therapien hemmen. Zum Beispiel möchte eine Patientin, die selbständig duschen könnte, das nicht tun. Das Duschen ist für sie eine angsterweckende Konfrontation mit den gelähmten Beinen. Selbstmordgedanken treten wiederholt in Gesprächen auf.

Besonders bei Patienten mit einer hohen Läsion sind die medizinischen Möglichkeiten in diesem Moment größer als die psychologischen; das heißt, der Patient überlebt, aber er fühlt sich (zu) stark eingeschränkt, um dieses Leben befriedigend auszufüllen.

Auflehnung und Aggression

Neben der Depression kann auch die aggressive Phase des Trauerprozesses die Therapie beeinflussen. Der Patient entwickelt Widerstand gegen sein Schicksal oder seinen Gott, und da er das an ihnen nicht abreagieren kann, läßt er seine Aggressionen an seiner direkten Umgebung aus. Es ist für das soziale Umfeld eine Hilfe, die Reaktion des Patienten einordnen zu können. (Dies darf aber nicht a priori dazu führen, die Beschwerden nicht ernst zu nehmen!)

Eifersuchtsgefühle bilden einen wichtigen Teil der aggressiven Phase. Eine Frau drückte sich folgendermaßen aus: „Es ist entsetzlich, wenn man jeden laufen sieht, besonders im Sommer. Man sieht andere Sport treiben, radfahren, Mädchen und Frauen in herrlichen Sommerkleidern, und es läuft hin und her und arbeitet und es macht alles und man sieht das und ist eifersüchtig, und dann denkt man, ach, könnte ich das auch wieder. Ja, ihr habt sofort eure Arbeit gemacht und dann geht ihr weg und wir sitzen hier noch immer im Rollstuhl."

Die Wahrnehmung von Altersgenossen, die gesund sind, betont die Frage „warum ich", „warum muß dies jetzt gerade uns geschehen?". Der Mensch sucht nach Kausalität, aber findet keine Antwort. Ab und zu tauchen konkrete Selbstvorwürfe oder Aggressionen gegenüber dem Verursacher des Unfalls auf. Ab und zu hat der Patient das Gefühl, gestraft zu werden: so viel Schönes wird ihm weggenommen.

Die erhöhte Neigung zu Irritation oder Aggression hängt zusammen mit Abhängigkeit von anderen. Man würde die Sachen lieber (und besser) selber regeln, aber muß doch „danke schön" sagen.

Akzeptieren

Natürlich gibt es auch „positive" Gefühle. Dankbarkeit für eine gelungene Operation, Rührung über erlebtes Mitempfinden in der Umgebung. Besonders wenn man bei Therapien Fortschritte bemerkt, wächst die Motivation, sich völlig einzusetzen. So vollzieht sich meist im Laufe der Zeit ein Prozeß der Anpassung an die neue Situation.

Akzeptanz ist ein Wort aus der Literatur. Patienten reagieren darauf oft sehr skeptisch. So antwortete z. B. ein Mann auf die Frage, ob er, 3 Jahre nach dem Unfall, seine Halsmarkläsion akzeptiert habe: „Man gewöhnt sich nie daran. Wer das behauptet, dem glaube ich nicht. Akzeptieren tut man es nie. Man lernt aber seinen Weg zu gehen, du mußt weiter."

Akzeptieren bedeutet also sinngemäß: aus den Möglichkeiten, die übrig bleiben, das Maximale herauszuholen.

5.3.2 Auffassungen über den Bewältigungsprozeß

Eine Stagnation der Therapie kann manchmal auf eine Stagnation des Trauerprozesses zurückgeführt werden, manchmal auf eine Störung in der Patient-Therapeut-Beziehung und manchmal auf einen für den Patienten nicht geeigneten Aufbau der Therapie. Eine Analyse des Problems durch ein Gespräch mit dem betreffenden Therapeuten, dem Patienten oder beiden zusammen ist nötig, um einen Weg zu finden, damit die Rehabilitation wieder fortgesetzt werden kann.

Über das Gewicht der einzelnen Phasen des Trauerprozesses bestehen unterschiedliche Auffassungen. Trieschmann (1980) zitiert eine Untersuchung, bei der die depressive Phase nur in geringem Maße vorgefunden wurde, und warnt deshalb das Behandlungsteam davor, die Trauerreaktionen der Patienten zu übertreiben. Die Praxis lehrt allerdings, daß zwar manchmal von einer zu negativen Einschätzung der Stimmung ausgegangen wird, daß aber auch eine zu positive Einschätzung vorkommt, wodurch die Reaktionen, wie z. B. Selbstmordwünsche, verneint werden (Dolk-Mulder 1989).

In den letzten Jahren richtet sich die Aufmerksamkeit vermehrt auf die Aspekte des Verarbeitungsprozesses, die als Anpassungsvermögen und Streßbewältigung bezeichnet werden können. Kleber et al. (Kleber et al. 1986) bemerken dazu folgendes: „In wissenschaftlichen Untersuchungen von verschiedenartigen, sehr eingreifenden Ereignissen wird immer gezeigt, daß einer traumatischen Erfahrung unwiderruflich ein Verarbeitungsprozeß folgt. An und für sich sind die daraus resultierenden Reaktionen nicht unerwünscht oder pathologisch. Sie können gesehen werden als Versuche des Menschen, das Erlebte zu bewältigen."

Neben dem normal verlaufenden Verarbeitungsprozeß beschreiben sie die „posttraumatische Streßstörung", ein diagnostisches Klassifikationssystem, das in den Vereinigten Staaten entwickelt wurde.

Diagnostische Kriterien (s. DSM-III-R, 1988) für diese Störung sind:

A. Ein erkennbarer Streßfaktor, der bei fast jedem Menschen ein deutl. subjektives Leiden verursachen würde.
B. Wiedererleben des Traumas, wie es in mind. einem der folg. Pkt. erscheint:
   1. sich wiederholende und auf eindringliche Weise auftretende Erinnerungen an das Geschehen,
   2. sich wiederholende Träume über das Ereignis,
   3. ein plötzliches Verhalten od. Gefühl, als ob das traumatische Ereignis aufs Neue stattfindet, ausgelöst durch eine Assoziation zu einem Reiz aus der Umgebung od. aus der eigenen Gedankenwelt.
C. Verminderte Reaktionen od. abnehmende Bezogenheit auf die Umgebung, einige Zeit nach dem Trauma beginnend, wie es in mind. einem der folgenden Punkte erscheint:
   1. auffallend verringertes Interesse für eine od. mehrere wichtige Aktivitäten,
   2. Gefühle von Loslösung od. Entfremdung von anderen,
   3. eingeschränkte Affektivität.
D. Bestehen von mind. zwei der folgenden Erscheinungen, die vor dem Trauma nicht vorhanden waren:
   1. übermäßige Wachsamkeit od. verstärkte Schreckreaktionen,
   2. Schlafstörungen,
   3. Schuldgefühle, noch zu leben, während andere starben, od. wegen des eigenen Verhaltens, das nötig war, um zu überleben,
   4. Gedächtnisstörungen od. Konzentrationsschwierigkeiten,
   5. Vermeidung von Aktivitäten, die Erinnerungen an das traumatische Ereignis wecken,
   6. Intensivierung der Erscheinungen bei Ereignissen, die das Trauma symbolisieren od. ihm ähnlich sind.

Ein rechtzeitiges Erkennen dieser Symptome und eine adäquate Betreuung können sehr oft verhindern, daß die Beschwerden chronischen Charakter annehmen und/oder den Rehabilitationsprozeß beeinträchtigen.

Manchmal ist die Bewältigungsproblematik so groß, daß sie die Verarbeitungsmöglichkeiten des Patienten übersteigt. Der Patient ist in solch einer Situation oft dermaßen angespannt, daß Schlaflosigkeit, psychosomatische Beschwerden und Stimmungsstörungen so umfangreich werden können, daß er nicht mehr herausfinden kann.

5.3.3 Diagnostik und Behandlung

Zur richtigen Einschätzung der Problematik werden auch psychodiagnostische Methoden eingesetzt. Dazu gehören z. B. Coping-Fragebogen, Persönlichkeitstests, Handikapverarbeitung, Assertivität u. ä. Bei Aufmerksamkeits- und Gedächtnisproblemen im Zusammenhang mit einer Contusio cerebri wird auch der neuropsychologische Befund erhoben.

Eine weitere wichtige Informationsquelle sind eigene Beobachtungen und Gespräche mit dem Patienten sowie Mitteilungen einzelner Mitglieder des Behandlungsteams.

Aufgrund der gesammelten Informationen wird dann über eine erforderliche psychologische Intervention entschieden. Eine Übersicht über die Behandlungsmethoden findet sich bei Kleber et al. (1986). Sie unterscheiden sich im allgemeinen nicht von denen, die auch bei Patienten ohne Querschnittlähmung Anwendung finden. Eine wichtige Rolle spielen dabei Entspannungsmethoden wie die progressive Muskelentspannung nach Jacobson oder das autogene Training nach Schulz. Bei beiden Methoden ist jedoch zu berücksichtigen, daß sie zunächst zu einer verstärkten Konfrontation mit den gelähmten Gliedmaßen führen. Zu Beginn der Therapie kann es deshalb zu Abwehrreaktionen, Depressionen oder Widerstand kommen. Der Therapeut sollte sich deshalb vor Beginn einer solchen Behandlung vergewissern, welchen Stand die emotionale Verarbeitung der Lähmung beim Patienten hat.

5.4 Besondere Probleme

5.4.1 Körpererleben

Ein spezifisches Problem bei querschnittgelähmten Patienten ist der Verlust der Sensibilität unterhalb des Läsionsniveaus. Patienten mit einer hohen Läsion erleben sich als „ein schwebendes Brustbild“. Der gelähmte, gefühllos gewordene Teil des Körpers gehört nicht mehr dazu und wird manchmal total vernachlässigt. Dadurch kann z. B. ein ernsthafter Dekubitus entstehen.

Um zu erklären, wie Menschen mit einer Querschnittlähmung ihren Körper erfahren, ist das Körperschema-Konzept sehr hilfreich (Orbaan 1981). Unter Körperschema („body image“) wird das Bild verstanden, das ein Mensch von seinem Körper hat. Dieses Bild wird bestimmt von visuellen, taktilen und kinästhetischen Stimuli, aber auch von der Erinnerung. Es dauert oft lange, bis das gelähmte Körperteil ins Körperbild integriert wird. Querschnittgelähmte Patienten träumen noch einige Zeit, daß sie gehen können. „Wenn ich aus dem Auto steigen muß“, erzählt ein Patient fast ein Jahr nach dem Unfall, „habe ich das Gefühl, daß ich so aussteigen kann, und dann muß ich immer denken, oh nein ...“

Hat der Patient gerade den Begriff „Ausfall der Sensibilität“ verstanden, ist es sehr verwirrend für ihn, unter dem Niveau der Läsion doch Sensationen zu verspüren. Diese werden *Phantomsensationen* genannt wegen der Übereinstimmung mit den Sensationen bei Patienten nach einer Amputation. Auch sie haben manchmal Wahrnehmungen in dem Körperteil, das nicht mehr vorhanden ist. Die Phantomsensationen bei querschnittgelähmten Patienten können Einfluß haben auf ihre Bewegungen, aber auch auf Änderungen in der Körperhaltung und -form und auf die Körpertemperatur.

Der Patient meint z. B., eine Bewegung wahrzunehmen, oder er „fühlt“, daß seine Beine verknotet sind oder zusammenschrumpfen. Manchmal erlebt er Jucken oder Hitze. Über das Phantomerleben spricht er ungern, aus Angst, damit an den Psychiater verwiesen zu werden. Meistens erfährt er es als Erleichterung, darüber sprechen zu können und zu hören, daß dieses Erleben nicht abnormal ist. Wird der Patient nicht richtig begleitet, dann ist es wahrscheinlich, daß die Phantomsensationen in Schmerzbeschwerden *(Phantomschmerzen)* übergehen. Hermens- van der Spiegel (1990) fand bei einer Untersuchung unter 90 ehemaligen Rehabilitationspatienten heraus, daß 73 von ihnen schmerzhafte Sensationen im gelähmten Körperteil empfanden. Der Phantomschmerz wird beschrieben als ein stechendes, quälendes, taubes oder prickelndes Gefühl. 75 % der Befragten gaben an, daß die Beschwerden während der Rehabilitation angefangen hatten. Die Körpersensationen führten zu Schlafproblemen, eingeschränkten Aktivitäten und verursachten Stimmungsprobleme. In der Untersuchung wurde auch der Frage nachgegangen, was alles getan wurde, um diese Art von Schmerzen zu lindern und welche Resultate dies hatte. Viele Patienten schluckten Medikamente, darunter Antidepressiva und Schlafmittel. Daneben wurden zur Verminderung der Schmerzen Physiotherapie, Elektrostimulation, Akupunktur und Operationen eingesetzt. Oft suchte man Hilfe bei einem Hellseher, Magnetiseur, Gesundbeter oder im Alkohol. Ungeachtet der Behandlungsmethode war das Resultat nur „mäßig“: es half zwar, aber nur für kurze Dauer. Die Beschwerden wurden zu einem chronischen Schmerzproblem. Trieschmann (1980) weist auf die Möglichkeit der Hypnosetherapie und verhaltenstherapeutischer Methoden bei der Behandlung des Phantomschmerzes querschnittgelähmter Patienten hin. Über die Resultate ist jedoch noch wenig bekannt. Gleiches gilt für Übungsmethoden, die momentan sehr aktuell sind, wie Yoga und Reflexmassage.

Prinzipiell müssen während der Rehabilitation Störungen im Körpererleben, wozu auch die Phantomsensationen gehören, mehr Aufmerksamkeit geschenkt werden.

5.4.2 Sexualität

Eine Querschnittlähmung hat weitreichende Folgen für die sexuellen Funktionen und das sexuelle Erleben des Patienten (Pons 1981).

Durch die sensiblen, motorischen und vegetativen Ausfälle können beim Mann Änderungen bei der Erektion, dem Orgasmus, der Fertilität und dem Koitus eintreten. Bei der Frau fehlen Anschwellung und Feuchtwerden der Schamlippen. Hinsichtlich des Koitus gilt, daß sowohl für die Frau als auch den Mann die Einschränkungen zu einem großen Teil von der Lähmung des Körpers (Bewegungseinschränkung), einer eventuellen Spastizität, Inkontinenz und besonders vom Sensibilitätsausfall bestimmt werden.

Der Sensibilitätsausfall hat Einfluß auf alle Formen der Berührung unterhalb des Niveaus der Läsion.

Durch sexuelle Reizung können sich jedoch bei Mann und Frau andere erogene Zonen entwickeln, manchmal gerade über dem Niveau der Läsion. Dies erfordert Mut und die Offenheit, den oft fremd gewordenen Körper zu erschließen. Das Experimentieren mit neuen Möglichkeiten wird aber oft durch verschiedene Faktoren gehemmt (Hermens-van der Spiegel 1990):

- Abneigung gegenüber dem veränderten Körper. Als Folge der Querschnittlähmung verändert sich der Körper im Laufe der Zeit: z. B. werden die Beine dünn und blaß. Sowohl beim Patienten als auch beim Partner kann dies Widerwillen hervorrufen. Auch Probleme mit der Kontinenz und die erforderlichen Maßnahmen, um einer Inkontinenz vorzubeugen, können die Ablehnung des Körpers verstärken.
- Erinnerung daran, wie es früher war.
- Normen und Werte hinsichtlich der Sexualität. Patienten mit strengen Normen bezüglich Sexualität haben mehr Probleme als Partner, die schon vorher experimentierten und Intimität und Spiel über die koitale Leistung stellten.
- Unvermögen, über Sexualität zu reden. Obwohl in den 60er Jahren die sexuelle Revolution proklamiert wurde, scheint Sexualität noch immer ein schwierig zu besprechendes Thema zu sein. Dies hat zur Folge, daß der Patient und der Partner oft von dem ausgehen, was sie denken, daß der andere fühlt und wünscht. Daraus entstehen nur zu leicht Spannungen und Mißverständnisse.
- Das Kombinieren der Rollen als Pflegerin und Geliebte.
- Fehlen von Privatsphäre, Zeit und geeignetem Ort. Im Rehabilitationszentrum besteht zwar auch die Möglichkeit, daß der Partner zum Schlafen dableibt, man fühlt sich aber nicht frei genug, sich zu lieben. Wenn der Patient während der Wochenenden zu

Hause ist, bleibt wenig Zeit übrig für Sexualität (viel Besuch). Außerdem muß er oft allein im Erdgeschoß schlafen, weil die nötigen Versorgungsmaßnahmen noch nicht realisiert wurden. Dies alles macht es nicht gerade einfach, noch während der Rehabilitationsperiode Erfahrungen mit einer neuen Form der Erotik zu sammeln.

Die Begleitung bei der sexuellen Problematik beginnt meistens mit dem Vermitteln von Informationen. Eine Hilfe dabei bietet die Informationsbroschüre „Sexualität und Querschnittlähmung" (Hendriks et al. 1985). Oft richtet sich die Betreuung gleichzeitig an den Patienten und seinen Partner, wobei damit angefangen wird, das Kommunizieren über Sexualität zu lernen.

Ein Gespräch oder eine Informationsbroschüre über Sexualität werden jedoch kaum ausreichen, um eine Verhaltensanpassung zu erreichen. Außerdem müssen bei der Behandlung die Wünsche des Patienten und seines Partners respektiert werden.

In welcher Phase der Rehabilitation soll nun die Basis für eine intensive Begleitung gelegt werden? Im allgemeinen ist dies in der aktiven Trainingsphase der Fall. Aber auch schon in der Bettphase haben sich die meisten Patienten neben Fragen wie „werde ich wieder gehen können?" und „werde ich wieder arbeiten können?" auch gefragt, ob sie wieder sexuell aktiv sein können. Doch das Thema bleibt deutlich schwieriger zu besprechen als z. B. die Blasenproblematik. Eine fundierte Beratung auf diesem Gebiet besteht noch kaum.

Wenn die sexuellen Organe nicht mehr wie früher funktionieren, muß der Patient oft lernen, daß Erotik nicht nur aus dem traditionellen Koitus besteht. Er muß Tabus überwinden, um damit anzufangen, mit seinen noch funktionierenden Körperteilen (Hände, Mund) zu experimentieren und dabei zu entdecken, daß andere Stellen seines Körpers jetzt erotisch erregbar geworden sind. Er muß oft noch lernen, auch dieses Thema mit seinem Partner zu besprechen, und er muß seine Schüchternheit überwinden, um auch auf diesem Gebiet seine Möglichkeiten auszuprobieren.

Die Begleitung kann individuell (Sturm 1979) oder in Gruppen erfolgen (v. Son-Schoones 1989; Vrancken 1981).

5.4.3 Selbstsicherheit

Selbstsicherheit umfaßt verschiedene soziale Fähigkeiten. Jemand ist selbstsicher, wenn er auf adäquate Weise Gefühle und Meinungen äußern und schwierige soziale Situationen befriedigend lösen kann.

Der querschnittgelähmte Patient muß lernen, sich in einer total neuen Situation zurechtzufinden. Von einem auf den anderen Tag hat er über einen Teil seines Körpers die Kontrolle verloren. Die motorischen Einschränkungen sind für die Außenwelt sichtbar, die sensiblen und vegetativen Störungen nicht. Sie bilden dadurch ein zusätzliches Handikap. Schuhe zu kaufen und dem Verkäufer erklären zu müssen, daß man nicht fühlt, ob sie passen, erfordert ein selbstsicheres Improvisationsvermögen. Die Probleme, die von den Patienten am häufigsten genannt wurden, sind die Angst vor Inkontinenz, schroffe Reaktionen von Passanten und Verkäufern, unerwartete Begegnungen mit Bekannten, die man schon lange nicht gesehen hat, Konfrontation mit sich selbst („ich sah mich selbst plötzlich in einer Fensterscheibe"), Unzugänglichkeit von Gebäuden und Probleme mit dem Rollstuhl. Besonders Patienten mit einer hohen Querschnittlähmung, denen bei allem geholfen werden muß, haben Probleme mit dem Abhängigsein von anderen.

Es ist schwierig, nach der Rehabilitation wieder in die Gesellschaft zurückzukehren. Für jemanden, der im Rollstuhl sitzt, ist die Welt voll von Hindernissen. Der Patient, der zum ersten Mal im Rollstuhl nach draußen fährt, weiß nicht, wie er reagieren soll, insbesondere auf die Umgebung, die wiederum auf ihn reagiert. Umstehende können ihn anstarren oder über ihn hinwegreden. Es erfordert vom Patienten große Selbstsicherheit, um die Gesellschaft zu erziehen. Deshalb umfaßt das Rehabilitationsprogramm für Querschnittgelähmte auch Aktivitäten außerhalb der Klinik. Die Selbstbehauptung draußen bezieht die Wiederaufnahme der sozialen Aktivitäten mit ein, ohne sich durch Scham oder Unsicherheit hemmen zu lassen.

Dieser Teil der Therapie ist äußerst wichtig, denn die Rehabilitation ist mißlungen, wenn der Patient sich danach in seinem Haus und in sich selbst verkriecht. Viele Patienten haben zunächst diese Neigung oder, wie einer von ihnen formulierte: „Man fühlt sich angestarrt oder vernachlässigt." „Auf der Straße sah mich jeder an, aber wenn sie an mir vorbeisahen, fühlte ich mich abgelehnt." Der Behinderte gehört auf einmal zu einer Gruppe, die nicht mitzählt in der Gesellschaft, und er muß immer zu demjenigen hinaufsehen, mit dem er spricht. Meistens richtet man das Wort übrigens an den Begleiter („mag sie Sahne?") und nicht an den Behinderten, der wieder lernen muß, für sich selbst zu sorgen. Jeder Mensch, der auf einen Rollstuhl angewiesen ist, hat damit Schwierigkeiten, aber für den querschnittgelähmten Patienten werden soziale Kontakte auch oft noch dadurch bedroht, daß in allen Situationen Inkontinenz auftreten kann.

Außer Gesprächen über diese Situationen müssen diese auch geübt werden, und zwar sowohl in der Klinik als auch außerhalb. Zunächst zusammen mit den Therapeuten machen die Patienten in der Stadt

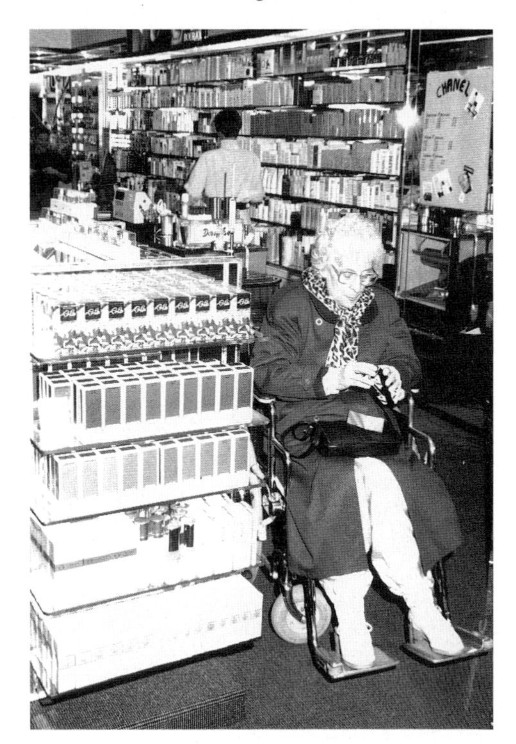

Abb. 5.1. Zum ersten Mal einkaufen im Rollstuhl

Einkäufe (Abb. 5.1), besuchen ein Restaurant usw., und wir regen an, daß diese Aktivitäten zu Hause (was als schwieriger empfunden wird) fortgesetzt werden.

Eine strukturierte Beobachtung ermöglicht unsere „Selbstsicherheitsbeobachtungsliste" (Tabelle 5.1). Die Ergebnisse zeigen, wo ein besonderes Training nötig ist, z. B. bei Angst in der Öffentlichkeit oder bei Problemen mit der sozialen Kompetenz. Die Liste wird von dem Therapeuten ausgefüllt, der eine kleine Gruppe von Patienten bei dem Programm außerhalb begleitet.

Das Ziel des *Selbstsicherheitstrainings* ist das Erlernen von sozialen Fähigkeiten, um sich in der neuen Situation (z. B. im Rollstuhl) zurechtfinden zu können. Das Training findet in erster Linie in der Kli-

Tabelle 5.1. Verkürzte Version der Selbstsicherheitsbeobachtungsliste (Hermens-van der Spiegel 1990)

Situation, in der beobachtet wird:

Einkäufe machen ☐ Cafébesuch ☐ Restaurant ☐ Film, Theater ☐ öffentlicher Verkehr ☐

1. Macht so viel wie möglich selbst (Erkundigungen einziehen, zahlen usw.)
   ja/nein
2. Fährt soviel wie möglich selbst
   ja/nein/nicht anwendbar
3. Reagiert gut auf Reaktionen anderer Menschen (auf das Handicap)
   ja/nein
4. Reagiert gut auf Hindernisse
   ja/nein
5. Kann nötigenfalls den Begleiter um Hilfe bitten
   ja/nein
6. Kann nötigenfalls Fremde um Hilfe bitten
   ja/nein
7. Kann für sich selbst sorgen (z. B. ein vollbesetztes Café besuchen)
   ja/nein
8. Kann selbst etwas bestellen
   ja/nein
9. Kann ein Gespräch anfangen oder fortsetzen
   ja/nein
10. Macht motiviert beim Programm mit
    ja/nein

Rehabilitationspatient war nicht/einigermaßen/durchschnittlich/sehr selbstsicher:

Nähere Erläuterung:

Schlußfolgerung und weitere Maßnahmen:

nik statt, wo im Rollenspiel geübt wird. Standardsituationen dabei sind: reagieren, wenn der Verkäufer über den Kopf des Patienten hinweg zum Partner spricht; um Hilfe bitten, wenn sie nötig ist, und unnötige Hilfe abweisen; reagieren auf die oft als nicht angenehm empfundenen Fragen wie: „Was ist mit dir passiert?" und „Wie geht es dir?". Beim Rollenspiel wird auch viel Wert auf die nonverbalen Aspekte der Kommunikation gelegt, z. B. Stimmvolumen, Augenkontakt und Haltung im Rollstuhl.

Manchmal wird im Gespräch mit dem Patienten eine Hierarchie der Aktivitäten aufgestellt, die er beherrschen möchte, steigend im Schwierigkeitsgrad. Eine unbekannte Umgebung wird meistens als angenehmer erfahren als eine bekannte. Ferner werden Aufgaben für die Situation zu Hause mitgegeben. Am schwierigsten sind Situationen, in denen man vorher aktiv war, wie das Besuchen eines Sportwettkampfs und des früheren Arbeitsplatzes.

Hierbei kommen oft Bewältigungs- und Selbstsicherheitsproblematik zusammen. Die Besprechung und das Training können individuell ausgerichtet sein, aber auch in kleinen Gruppen stattfinden. In der Informationsgruppe können Themen wie Traumabewältigung, Körpererleben, Phantomschmerzen, sexuelle Problematik und Selbstsicherheit allgemeiner besprochen werden.

Ein relativ neues Problemgebiet bildet der älter werdende querschnittgelähmte Patient, bei dem die abnehmende physische und psychische Stärke zu neuen Hilfsfragen Anlaß gibt.

5.5 Abschluß und Nachsorge

Ist der Patient klinisch bereits rehabilitiert, aber die psychologische Behandlung noch nicht abgeschlossen, kann diese Behandlung ambulant fortgesetzt werden. Daneben können über einen längeren Zeitraum Kontrolltermine vereinbart werden, da sich gerade in der Situation zu Hause manche Probleme erneut oder in einer anderen Form stellen und der Patient diese dann ohne die Unterstützung der Mitpatienten und des Behandlungsteams lösen muß. Wenn der Patient nach der Entlassung eine längerfristige psychologische Begleitung braucht, verweist man ihn an die entsprechenden Einrichtungen in seiner direkten Umgebung. Eine gute Information dieser Institutionen ist dann besonders wichtig, weil man dort selten mit der spezifischen Querschnittproblematik vertraut ist.

Literatur

Dolk-Mulder H (1989) Sociale Aspecten, opvang vóór, begeleiding tijdens opname en anticiperen op verfolgfase. In: Pons, C (Hrsg) Basiskursus Revalidatie-Geneeskunde. Dwarslaesieproblematiek. Revalidatie Informatie Centrum (RIC), Hoensbroek

DSM III-R (1988) Beknopte handleiding bij de diagnostische kriteria bij de DSM III-R. Swets ed Zeitlinger, Lisse

Fallon B (1988) Nou, daar zit je dan . . . Casparie, Almere, 2. Aufl.

Hendriks J, Wewerinke M (1985) Sexualiteit en dwarslaesie, een informatieboekje. 2. Aufl., De Schakel, Utrecht

Hermens E (1987) Das Rehabilitationsteam. In: Grüninger W, Classen R (Hrsg) Psychologische Aspekte in der Rehabilitation Querschnittgelähmter. Schindele, Heidelberg

Hermens E (1980) Psychologische begeleiding. Ned Tijdschr Fysiother 11: 346–350, 360–363

Hermens-Van der Spiegel E (1989) Pijnbeleving bij dwarslaesiepatienten. In: Pons C (Hrsg) Basiskursus Revalidatie-Geneeskunde: Dwarslaesieproblematiek. Revalidatie Informatiecentrum (RIC), Hoensbroeck

Hermens-Van der Spiegel E (1990) Dwarslaesie. In: de Moor JMJ, van Balen HGG (Hrsg) Revalidatiepsychologie. van Gorcum, Assen

Hohmann G (1975) Psychological aspects to treatment and rehabilitation of the spinal injured person. Clin orthopedica 112: 81–88

Kleber R, Brom D (1987) Traumatische ervaringen. Ontwikkeling in wetenschap en hulpverlening. De Psycholoog 22: 335–343

Kleber R, Brom D, Defares PB (1986) Traumatische ervaringen en psychotherapie. Swets und Zeitlinger, Lisse

Orbaan IJC (1981) Ondanks alles. Welke faktoren zijn van invloed bij de verwerking van een traumatische dwarslaesie? Dissertation, Erasmusuniversität, Rotterdam

Pons C (1981) Sexuele problemen bij neurologische aandoeningen, toegespitst op de dwarslaesie. In: Dechesne BHH, Pons C, Schellen AMCM (Hrsg) Sexualiteit en handicap. Stafleu, Alphen a. d. Rijn

Son-Schoones N v (1989) Sexualiteit. In: Pons C (Hrsg) Basiskursus Revalidatie-Geneeskunde: Dwarslaesieproblematiek. Revalidatie Informatiecentrum (RIC), Hoensbroek

Sturm E (1979) Rehabilitation von Querschnittgelähmten – eine medizinpsychologische Studie. Huber, Bern

Trieschmann RB (1980) Spinal cord injuries, psychological, social and vocational adjustment. Pergamon, New York

Trieschmann RB (1984) The psychological aspects of spinal cord injury. In: Golden CJ (ed) Current topics in rehabilitation psychology. Grune & Stratton, Orlando

Vrancken, PH (1981) Revalidatie en sexualiteit. In: Dechesne BHH, Pons C, Schellen AMCM (Hrsg) Sexualiteit en handicap. Stafleu, Alphen a. d. Rijn

6 Funktionelles Training

6.1 Grundfunktionen

6.1.1 Einführung

Das funktionelle Training wird überwiegend nach einem festen Plan aufgebaut. Aktivitäten, die der Patient erlernt, folgen aufeinander, ohne daß größere Lücken im funktionellen Aufbau entstehen. Die folgende Beschreibung folgt diesem Aufbau. In der „Funktionellen Beobachtungsliste querschnittgelähmter Patienten" (FOD; s. Tabelle 6.1, S. 156), die im Rehabilitationszentrum Hoensbroeck entwickelt wurde, wird die motorisch komplette segmentale Läsionshöhe des Patienten in Beziehung zu den funktionellen Aktivitäten gesetzt, die zu Untersuchungszwecken standardisiert sind (Buck et al. 1988).

In bestimmten Fällen kann von der Trainingsreihenfolge abgewichen werden. Zum Beispiel beobachten wir häufig, daß Patienten zwar einige Lauffunktionen besitzen, aber nicht selbständig von der Rückenlage zum Sitz kommen können. Es wäre unlogisch, diesen Patienten die mögliche Gehfunktion vorzuenthalten. Dagegen zeugt es nicht von einem richtigen Trainingsaufbau, wenn man mit dem Lernen des Transfers vom Rollstuhl zum Bett beginnt, obwohl der Patient noch eine ungenügende Sitzbalance im Lang- oder Kurzsitz hat. Für die letztendliche Beherrschung der schwierigen Aktiviäten, die bei der entsprechenden Läsionshöhe machbar sind, erfordert oft ein sehr intensives und langandauerndes Training.

Als Beispiel soll der Transfer vom Rollstuhl zum Bett für einen Patienten mit einer segmentalen Läsionshöhe C5 – C6 dienen. Diese Aktivität soll für einen nicht zu alten, dynamischen Patienten mit einer Tetraplegie, der keine störende Spastik hat, keine PAO in den Hüften und genügend Kraft, erreichbar sein. Motorisch gesehen müßte dieser Transfer selbständig, eventuell mit einem Rutschbrett, möglich sein. Das Training kann aber sehr lange dauern, d.h. ca. 6 – 8 Wochen, in denen der Patient zweimal täglich eine halbe Stunde physiotherapeutisch behandelt wird. Unsere Therapielisten (Abb. 6.1) zeigen Wochenpläne aus der aktiven Trainingsphase von Patienten mit Tetraplegie und Paraplegie. Aus den Plänen sind auch die Unterschiede der Therapien und Aktivitäten, die der Patient während seiner Rehabilitationsphase durchläuft, ersichtlich. Außerdem werden die unterstützenden Maßnahmen angegeben, die das funktionelle Niveau optimieren.

Diese Maßnahmen sind:

- Stehbrett oder Stehgerät,
- Schlingentisch (hauptsächlich notwendig, um die Mobilität und die aktive Muskelkraft zu verbessern),
- selbständiges Üben im Gehbarren oder auf der Bank,
- Pullies (Abb. 6.2),
- Flaschenzugübungen (Katrolübungen) zur Verbesserung der Schulterfunktion (Abb. 6.3),
- Fahren auf dem Hometrainer oder auf einem normalen Fahrrad,

THERAPIEKARTE

Name : Frau E.
Geb. datum : ...
Abteilung : ...
Datum : ...

FT	S + S	ET	AT	VIA

LOGO	5 C	PSYCH

Zeit	MO	DI	MI	DO	FR
8.00		Schwimmen		Schwimmen	
8.30		Schwimmen		Schwimmen	
9.00	Blasentr	Blasentr	Blasentr	Blasentr	Blasentr
9.30	Physio	Physio	Physio	Physio	Physio
10.00	Ergo	Ergo	Ergo	Ergo	Ergo
10.30	Pullies	Pullies	Pullies	Pullies	Pullies
11.00	Haushaltstr				
11.30	Haushaltstr				
12.00	Blasentr	Blasentr	Blasentr	Blasentr	Blasentr
13.30	Katrol	Katrol	Katrol	Katrol	Katrol
14.00	Stehbrett	Stehbrett	Stehbrett	Stehbrett	Stehbrett
14.30	Schreiben	Schreiben	Schreiben	Schreiben	Schreiben
15.00	Blasentr	Blasentr	Blasentr	Blasentr	Blasentr
15.30	Handf Tr	Handf Tr	Info	Handf Tr	Handf Tr
16.00	Handf Tr	Handf Tr	Info	Handf Tr	Handf Tr
16.30	Physio	Physio	Info	Physio	

594.233.902

THERAPIEKARTE

Name : Herr R.

Geb. datum :

Abteilung :

Datum :

FT	S + S	ET	AT	VIA

LOGO	5 C	PSYCH

Zeit	MO	DI	MI	DO	FR
8.00					
8.30	Physio	Physio	Physio	Physio	Physio
9.00	Bogensch	Bogensch	Bogensch	Bogensch	Bogensch
9.30		Radfahren		Radfahren	
10.00	Arb Ther	Arb Ther	Arb Ther	Arb Ther	Arb Ther
10.30	Arb Ther	Arb Ther	Arb Ther	Arb Ther	Arb Ther
11.00	Roll Sport	Roll Sport	Roll Sport	Roll Sport	Roll Sport
11.30	Schwimmen	Schwimmen	Schwimmen	Schwimmen	Schwimmen
12.00	Schwimmen	Schwimmen	Schwimmen	Schwimmen	Schwimmen
13.30	Stehbrett	Stehbrett	Stehbrett	Stehbrett	Stehbrett
14.00	Physios Ü	Physios Ü	Physios Ü	Physios Ü	Physios Ü
14.30	Schling	Schling	Schling	Schling	Schling
15.00	Arb Expl	Arb Expl	Arb Expl	Arb Expl	Arb Expl
15.30	Arb Expl	Arb Expl	Arb Expl	Arb Expl	Arb Expl
16.00	Arb Expl	Arb Expl	Arb Expl	Arb Expl	Arb Expl
16.30	Quadr	Quadr	Quadr	Quadr	Quadr

594.233.902

Abb. 6.1 a, b. Therapieplan für 2 Patienten. **a** Frau E., Tetraplegie rechts C 6, links C 7/C 8. **b** Herr R., Querschnittlähmung motorisch und sensibel inkomplett Th 10. (*Handf Tr* Handfunktionstraining, *Arb Ther* Arbeitstherapie, *Roll Sport* Rollstuhlsport, *Schling* Schlingentisch, *Arb Expl* Arbeitsexploration zur Bestimmung Umschulungs- oder Arbeitsmöglichkeiten, *Quadr* Quadrizepsbank)

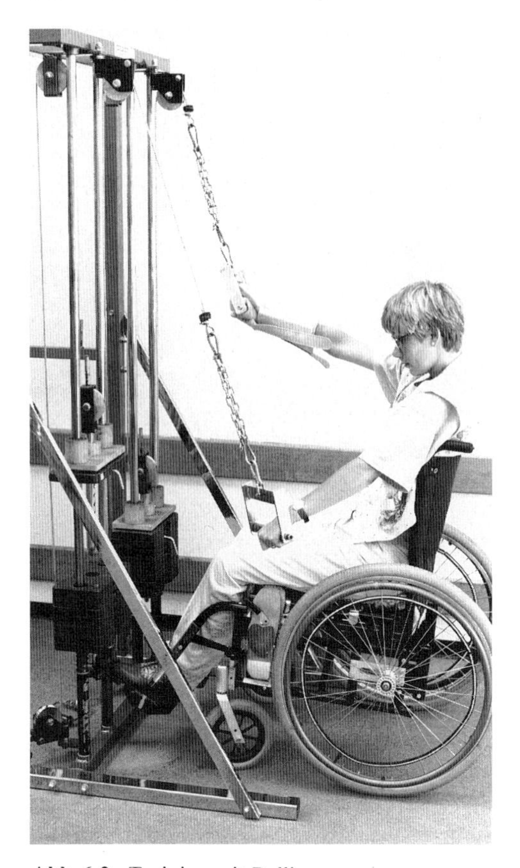

Abb. 6.2. Training mit Pullies

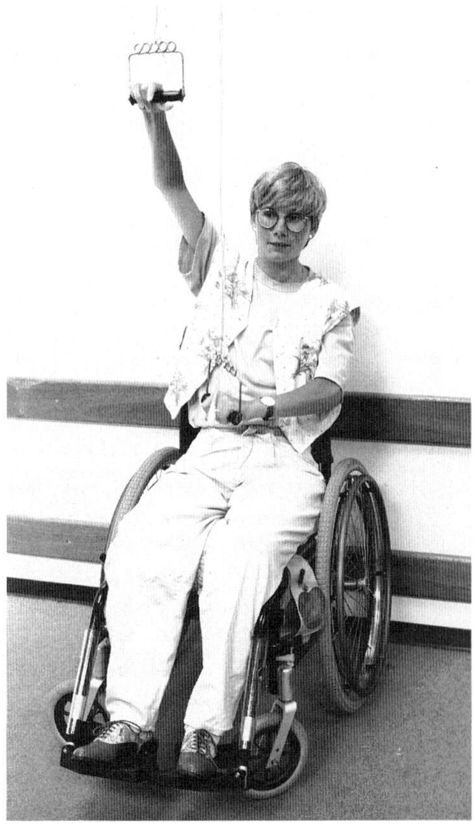

Abb. 6.3. Katrolübungen zur Verbesserung der Schultermobilität

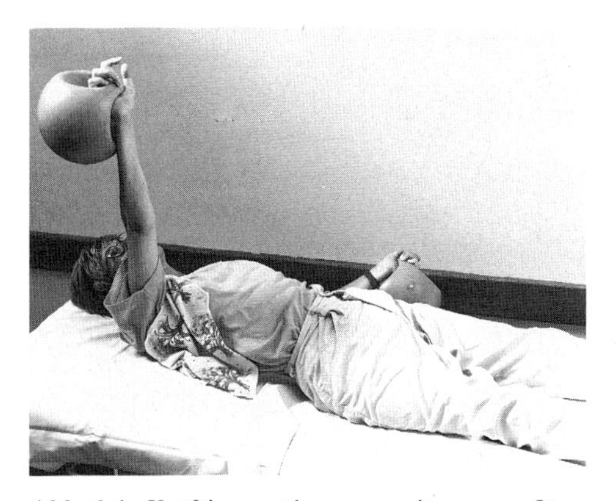

Abb. 6.4. Kräftigungsübungen mit angepaßten Gewichten

- Armergometertraining,
- Arbeiten mit Hanteln oder auf der Quadrizepsbank (Abb. 6.4).

Daneben werden Sportaktivitäten zur Unterstützung des funktionellen Trainings angeboten, nicht primär unter sportlichem Aspekt (hierzu s. Kap. 8).

Bevor das funktionelle Training beginnt, müssen bestimmte Bedingungen erfüllt sein, damit das Training nicht bereits in einem frühen Stadium mißlingt. So müssen die Mobilität und die Muskelkraft ausreichen, um die geforderte Aktivität ausführen zu können. Ein freier Langsitz zum Beispiel wird bei einer zu kurzen Ischiokruralmuskulatur oder bei eingeschränkter Hüftflexion unmöglich gemacht. Das Hochstützen und das Versetzen des Gesäßes im Langsitz ist bei einem tetraplegischen Patienten mit ungenügender Kraft in der Schultermuskulatur nicht nur unmöglich, sondern kann auch im Schultergürtel Überbelastungsbeschwerden verursachen. Unser Bestreben ist es deshalb, in der Anfangsphase des aktiven Trainings zuerst dafür zu sorgen, daß die Voraussetzungen für die angestrebten Ziele des funktionellen Trainings geschaffen werden. Dazu werden alle Patienten in der Anfangsphase mindestens zweimal täglich behandelt, wobei der Schwerpunkt auf der Erhaltung und Verbesserung der Mobilität und Muskelkraft und der Kontrolle der Spastik liegt. In dieser Phase wird deshalb auch von den bereits genannten, unterstützenden Maßnahmen häufiger Gebrauch gemacht. Erst nachdem diese Voraussetzungen erfüllt sind, kann das funktionelle Training in vollem Umfang starten.

6.1.2 Kopfkontrolle

Bei Patienten mit einer Tetraplegie von C 2, C 3 und C 4[1] ist es wichtig, daß die Kopfkontrolle beherrscht wird. Anfänglich wird diese Kopfkontrolle dadurch unterstützt, daß der Patient noch eine harte oder weiche Halskrawatte oder ab und zu einen Somibrace (am Rumpf befestigte Hals-Kopf-Fixation) trägt. Diese Unterstützung wird allmählich abgebaut. Voraussetzung dafür ist, daß entweder der Kopf durch eine Kopf- oder Nackenstütze unterstützt wird (C 2, C 3) oder daß Hals- und Nackenmuskeln kräftig genug sind, um den Kopf zu halten.

Die Kopfkontrolle wird in mehreren Stellungen trainiert, z. B. im Rollstuhl, im freien Kurzsitz, im Unterarmstütz, im freien und gestützten Langsitz (Abb. 6.5).

[1] Hier und in den folgenden Abschnitten geben die genannten Läsionshöhen immer die Höhe an, ab welcher die beschriebene Aktivität möglich sein sollte.

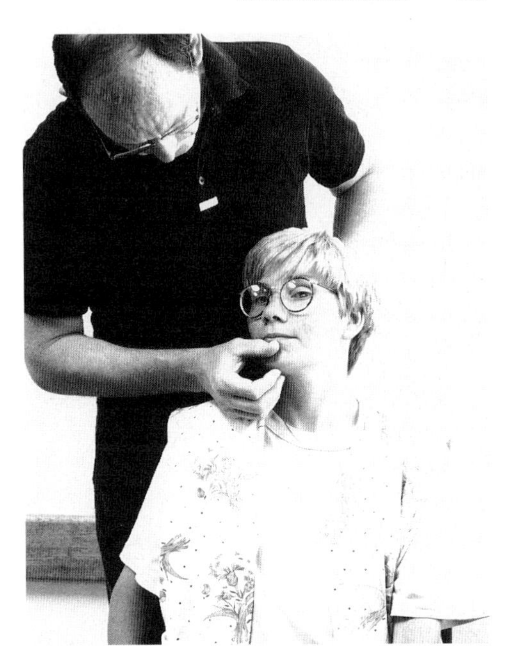

Abb. 6.5. Kräftigungsübungen für die Hals- und Nackenmuskulatur

6.1.3 Balance

Alle Ausgangspositionen, in die der Patient durch den Physiotherapeuten passiv gebracht werden kann, z. B. der Unterarmstütz (C 4) oder der gestreckte Handstütz in Bauchlage (C 5), der Unterarmstütz in Rückenlage (C 4), der gestützte Langsitz (C 4), die Seitenlage (C 4) und der Handstütz in Seitenlage (C 5), sollen stufenweise vom Patienten erarbeitet werden. Zunächst soll der Patient die Ausgangsstellung selbst erreichen können, dann gegen den Widerstand des Therapeuten, dann soll er in dieser Stellung Ballübungen machen, bis er sie schließlich aktiv halten kann.

6.1.4 Sitzbalance

Das Trainieren der Sitzbalance beginnt in dem Moment, in dem der Patient im Rollstuhl mobilisiert wird. Bei Patienten mit

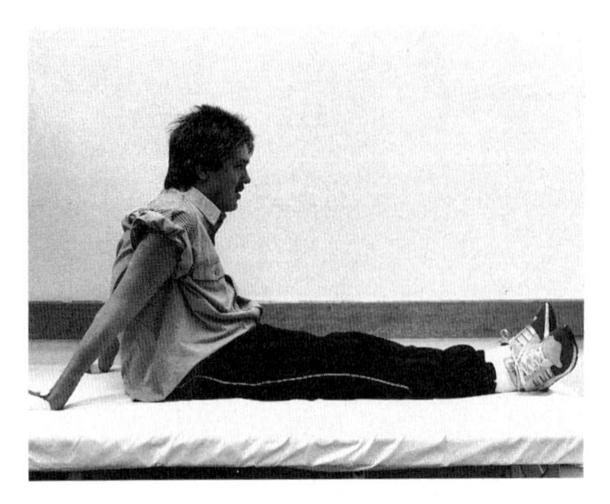

Abb. 6.6. Gestützter Langsitz bei Tetraplegie

Tetraplegie können zunächst Hilfsmittel am Rollstuhl angebracht werden, um die Kopfkontrolle- und Sitzbalance zu verbessern, z. B. eine Kopfstütze, verlängerte Rückenlehne, Seitenpelotten und Arbeitsplatten. Dabei muß immer beachtet werden, daß nicht mehr Hilfsmittel als unbedingt nötig eingesetzt werden.

Beim Trainieren der Sitzbalance wird unterschieden zwischen der gestützten und ungestützten Sitzbalance im Lang- und im Kurzsitz. In der Reihenfolge des Schwierigkeitsgrades:

Gestützte Sitzbalance im Langsitz (C4): Der Patient sitzt im Langsitz, wobei die Beine vollständig durch eine Unterstützungsfläche gehalten werden (Abb. 6.6). Die Arme des Patienten werden hinter oder neben dem Rumpf passiv plaziert. Bei Patienten (C5), bei denen der M. triceps brachii nicht innerviert ist, werden die Arme aktiv in Außenrotation und Supination, die Hände in Funktionsstellung gebracht. Der Rumpf ist in einer leichten Kyphose, so daß der Schwerpunkt vorzugsweise vor dem Hüftgelenk liegt und dadurch so wenig wie möglich Stützlast auf die Arme wirkt.

Ungestützter Langsitz (C4): Es wird die gleiche Ausgangsstellung wie oben angestrebt, jedoch ohne Armabstützung. Dabei ist die Länge der Ischiokruralmuskulatur wichtig. Eine zu kurze Ischiokruralmuskulatur schränkt den freien Langsitz ein, so daß der Patient wegen der fehlenden Innervation der Bauchmuskeln nach hinten fällt. Wenn die Ischiokruralmuskulatur bei Patienten mit Tetraplegie oder hoher Paraplegie dagegen zu lang ist, fällt der Patient wegen der fehlenden Innervation der Rückenmuskulatur nach vorn, und der freie Langsitz ist nicht möglich. Optimale Dehnung und Länge der Ischiokruralmuskulatur bedeutet: Der Patient muß in dieser Stellung leicht mit seinen Händen an die Füße kommen können, ohne dabei vollständig zusammenzuklappen.

Gestützte Sitzbalance im Kurzsitz (C4): Der Patient sitzt auf dem Rand des Behandlungstisches, wobei die Oberschenkel maximal durch den Behandlungstisch unterstützt werden, während die Füße auf dem Boden stehen (Abb. 6.7). Die Arme werden genau wie bei der gestützten Sitzbalance im Langsitz placiert.

Ungestützte Sitzbalance im Kurzsitz (C5): Die Ausgangsstellung ist die gleiche wie bei der gestützten Sitzbalance im Kurzsitz, wobei die Arme die Unterstützungsfläche aber nicht berühren (Abb. 6.8). Der Patient mit Tetraplegie oder hoher Paraplegie, bei dem die langen Rückenstrecker nicht bzw. nur wenig innerviert sind, wird immer in einer totalen Kyphose sitzen, wodurch sich der Körperschwerpunkt nach kaudal verlagert, was für das Halten der Sitzbalance günstig ist. Als Kompensation muß dabei eine vergrößerte zervikale Lordose entstehen. Diese Sitzbalance in Kurzsitz ist immer eine labile Balance, die durch geringe Haltungsänderungen gestört wird.

Allgemein kann gesagt werden, daß eine gute Sitzbalance unabdingbare Voraussetzungen für alle ATL-Aktivitäten ist, wie Transfers, sich ankleiden, waschen usw. Der Patient muß lernen, in

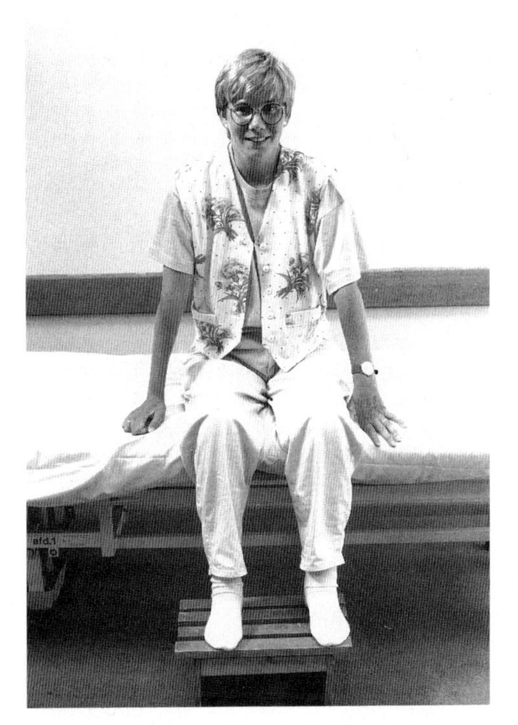

Abb. 6.7. Gestützter Kurzsitz bei Tetraplegie

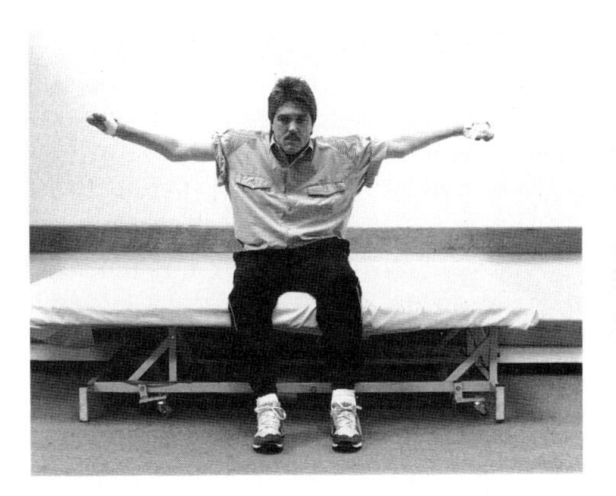

Abb. 6.8. Ungestützter Kurzsitz bei Tetraplegie

allen Ausgangspositionen Ausgleichsreaktionen mit den Armen auszuführen und bei Gleichgewichtsstörungen die Balance wiederherzustellen (Abb. 6.9).

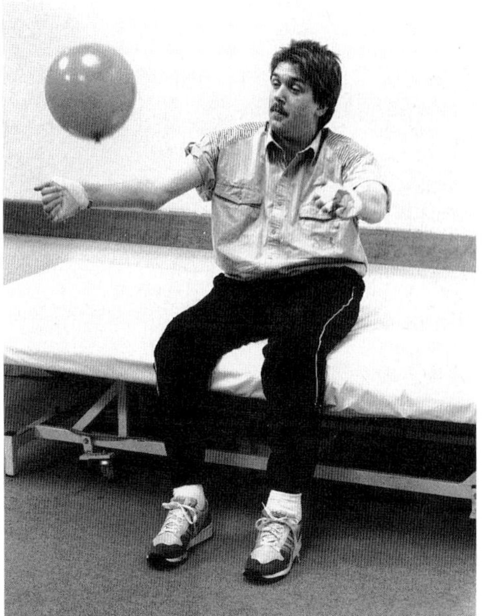

a

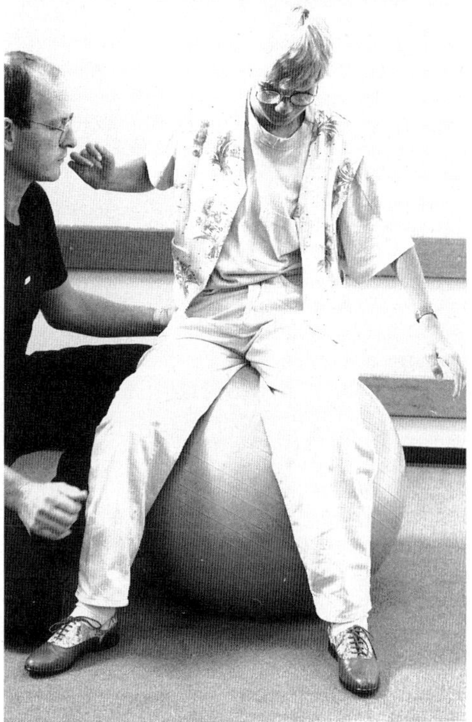

b

Abb. 6.9. **a** Gleichgewichtsübung im Kurzsitz bei Tetraplegie. **b** Gleichgewichtsübung auf dem Pezziball

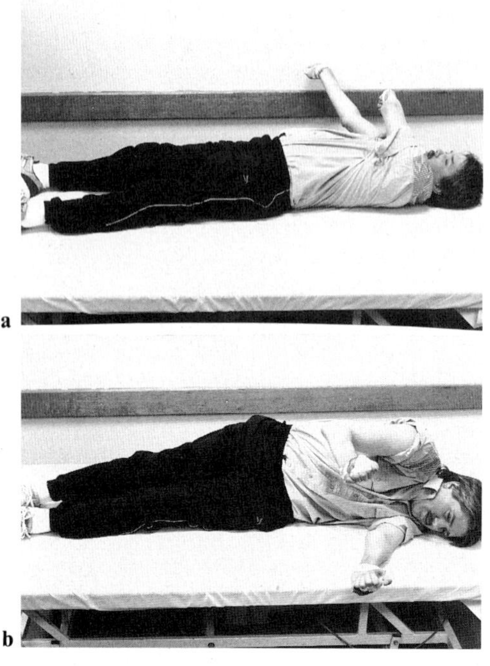

Abb. 6.10 a, b. Drehen von der Rückenlage auf die Seitenlage bei Tetraplegie

6.1.5 Unterarmstütz

Wenn der Patient auf dem Bauch liegt, zieht er beide Arme mit gebeugten Ellenbogen unter den Körper (s. Abb. 6.17). Durch eine Verlagerung des Körpergewichts auf einen Arm kann der entlastete Arm frei unter dem Körper positioniert werden. Der Unterarmstütz ist eine funktionelle Aktivität beim selbständigen Durchbewegen für die „Hüftextension", und wenn der Patient wegen eines Dekubitus länger in Bauchlage gelagert werden muß.

6.1.6 Drehen

Patienten, die ihren Kopf und ihre Arme beim Drehen von der Rücken- in die Bauchlage voll einsetzen können, werden mit Hilfe eines Armschwungs und Einsatz des Kopfes diese Rollbewegung ohne größere Probleme ausführen können (C 7/C 8). Die Arme bewegen sich dabei beide in Anteflexions- oder in Extensionsrichtung (Abb. 6.10).

Bevor die Rollbewegung auf diese Weise ausgeführt wird, kann der Physiotherapeut die Beine übereinanderlegen, um die Bewegung zu erleichtern. Da weibliche Patienten meist ein breiteres Becken haben, ist das Drehen von der Rücken- in die Bauchlage für sie oft etwas schwieriger. Generell ist das Drehen von der Rükken- in die Seitenlage und weiter in die Bauchlage für Patienten mit Tetraplegie viel schwieriger. Patienten mit einer Querschnittlähmung C 5/C 6 können durch das Einsetzen von M. pectoralis major (Pars clavicularis), M. biceps brachii, M. serratus anterior und M. deltoideus den Armschwung ausführen und gleichzeitig den Kopf in die entsprechende Bewegungsrichtung mitnehmen, welche entweder die Anteflexions- oder Extensionsrichtung ist.

Wenn der obere Teil des M. pectorialis major zu schwach ist, um die Schwungbewegung auszuführen, kann der Patient sich mit einem Handgelenk (M. extensor carpi radialis) hinter dem Oberarm des anderen Armes einhaken, um einen doppelseitigen Armschwung durchzuführen (Abb. 6.11). Auf diese Weise können beide Arme in die gleiche Richtung bewegt

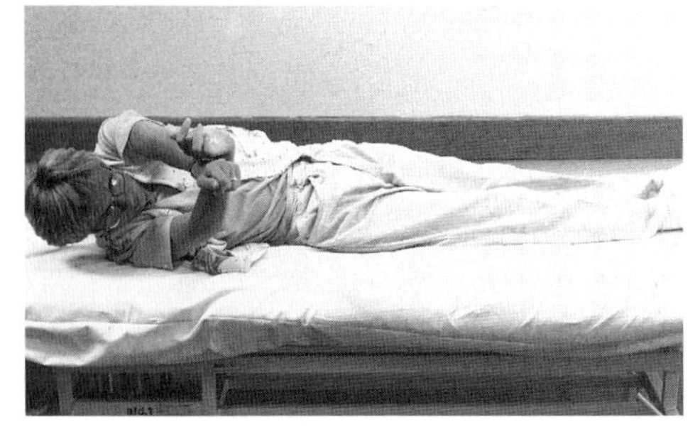

Abb. 6.11. Einhaken des Armes beim Umrollen

werden, und der Patient kann die Drehung eventuell ausführen.

Bei ausreichend schneller Bewegung liegen die Beine nicht aufeinander, sondern nebeneinander. Beim Bewegen von der Rücken- in die Bauchlage kann der Patient auch von Schlingen, welche an der Seite des Bettes fixiert werden, von Strickleitern, von Bettgalgen oder einer Hilfsperson Gebrauch machen.

Das Drehen von der Bauch- oder Seitenlage in die Rückenlage ist meist leichter, da der Patient die Möglichkeit hat, sich abzudrücken oder abzustützen. Patienten mit ausreichender Trizepsfunktion drücken sich ab. Fehlt diese Funktion, stützt der Patient sich mit der Hand auf die Unterstützungsfläche, wobei der Ellenbogen leicht gebeugt ist. Indem er jetzt eine aktive Adduktions-/Außenrotationsbewegung im Schultergelenk ausführt, drückt der Patient seinen Rumpf von der Bauch-/Seitenlage in die Rückenlage (C 5/C 6). Die Hand ist hier das Punctum fixum.

6.1.7 Lagewechsel im Langsitz

Patienten, bei denen die Schultermuskulatur und der M. triceps brachii genügend innerviert sind (C 7), haben mit dem Stützen und Stemmen im Langsitz nach einigem Training meist keine Probleme.

Bedingung dafür ist, daß der Patient den Langsitz stabil halten kann (s. 6.1.4) und daß die Schulter- und Oberarmmuskulatur stark genug sind. Der Patient stellt die Arme in Hüfthöhe neben den Körper, die Wirbelsäule wird leicht kyphosiert. Dadurch wird der Abstand Caput-humeri – Unterlage kleiner, und der Patient kann sich leichter hochdrücken. Die Hände werden entweder flach, mit den Fäusten oder in Flexionsstellung auf die Unterlage gesetzt. Das Hochstemmen geschieht durch Strecken der Ellenbogen, kombiniert mit einer Depression der Schulter und einer zunehmenden Kyphosierung der Wirbelsäule.

Patienten mit Tetraplegie, bei denen die Funktion des M. triceps brachii fehlt, aber eine aktive Schulteradduktion und Depression des Schultergürtels möglich ist (C 5/C 6), stellen ihre Arme in Hüfthöhe in leichter Abduktion/Extension und Außenrotation ein. Die Hände werden flach mit gebeugten Fingern aufgesetzt, um einer Dehnung der langen Fingerflexoren vorzubeugen (Funktionshände!). Der Rumpf ist kyphosiert. Die Ellenbogen werden durch eine Außenrotation in der Schulter und Supination des Unterarms in leichter Hyperextension fixiert. Jetzt wird eine Depression aus dem Schultergürtel heraus ausgeführt, wobei die Ellenbogen in leicher Hyperextension bleiben, so daß das Gesäß von der Unterlage hoch gehoben wird. Danach kann das Gesäß seitlich und/oder vorwärts versetzt werden (Abb. 6.12).

Der Lagewechsel nach hinten erfolgt dadurch, daß die Arme etwas weiter in Extension/Abduktion gestellt werden. Der Patient führt wieder eine Depressionsbewegung des Schultergürtels aus, wobei der Kopf und der obere Teil des Rumpfes eine Flexionsbewegung machen. Die Arme (Punctum fixum) ziehen den Rumpf (Punctum mobile) durch die Anspannung in Richtung Elevation nach hinten.

Durch diese koordinierte Bewegungsfolge wird das Gesäß nach hinten versetzt.

Der Lagewechsel im Kurzsitz erfolgt analog. Bei tetraplegischen Patienten wird die Bewegungsausführung häufig durch eine unzureichende Sitzbalance gehemmt.

Bei Patienten, deren Armlänge im Verhältnis zur Rumpflänge zu kurz ist, treten Probleme auf, weil ungünstige Hebelverhältnisse das Heben und Versetzen des Gesäßes erschweren oder unmöglich machen. Blöcke verschiedener Höhe für tetraplegische Patienten und Sitzböck-

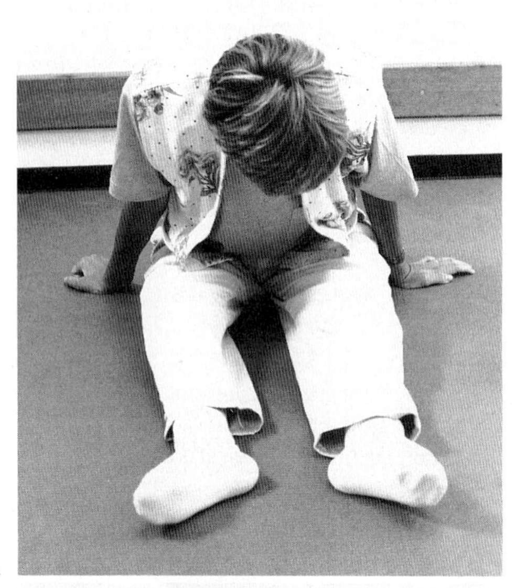

a

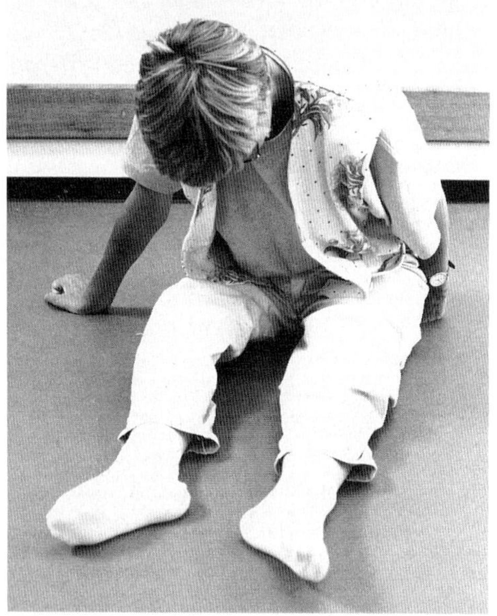

b

Abb. 6.12 a, b. Lagewechsel im Langsitz (seitwärts)

chen für die Patienten mit ausreichender Handfunktion sind dann adäquate Hilfsmittel (Abb. 6.13). Manchmal ist es nötig, daß der Patient diese Hilfsmittel kontinuierlich benutzt.

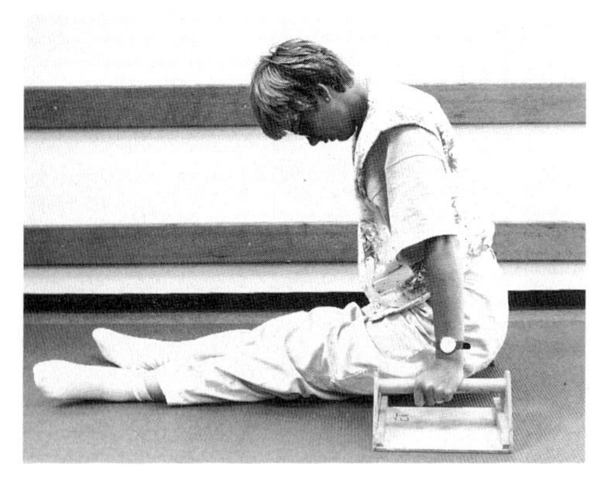

Abb. 6.13. Hochdrücken mit Hilfe von Böcken

6.1.8 Lagewechsel der Beine im Langsitz

Das Versetzen der Beine im Langsitz ist bei Patienten mit intakter Handfunktion meist unproblematisch (Th1). Der Unterschenkel kann gefaßt werden, und das Bein wird nach links oder rechts versetzt. Nur bei zu kurzer Ischiokruralmuskulatur, ungenügender Armkraft, PAO in den Hüftgelenken, Spastizität oder ungenügender Sitzbalance können Probleme entstehen.

Ebenso kann ein Bein über das andere gelegt werden, was wichtig ist, um z. B. Socken, Schuhe und Hosen anziehen zu können.

Patienten mit Tetraplegie, bei denen die Funktion des M. biceps brachii und des Handgelenkextensors vorhanden ist (C 5/C 6), bringen die kontralaterale Hand unter den Unterschenkel, der Ellenbogen wird auf den gleichseitigen Unter- oder Oberschenkel gelegt (Abb. 6.14). Jetzt wird eine Dorsalflexion im Handgelenk und eine Ellenbogenflexion in Kombination mit einer Außenrotation im Schultergürtel ausgeführt und dadurch das Bein über das andere gelegt. Der andere Arm stabilisiert während des ganzen Vorgangs den Rumpf.

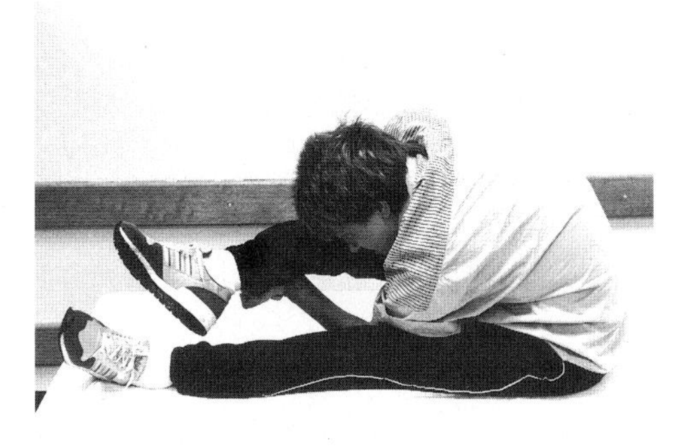

Abb. 6.14. Übereinanderlegen der Beine (C 7)

Die Beine werden seitwärts versetzt, indem die palmare Seite des Handgelenks gegen den Unterschenkel der kontralateralen Seite gelegt wird. Hauptsächlich durch Aktivität der Adduktoren der Schulter wird das Bein seitwärts verschoben (Abb. 6.15). Wenn die Adduktionsbewegung in der Schulter zu gering ist, wird der gleichseitige Ellenbogen gegen den medialen Oberschenkel gelegt. Durch eine Abduktionsbewegung in der Schulter wird das Bein nach außen versetzt.

Hilfsmittel, z. B. die „easy glider", primär aber die verschiedenen Formen von Schlingen, können diese funktionellen Aktivitäten erleichtern (Abb. 6.16).

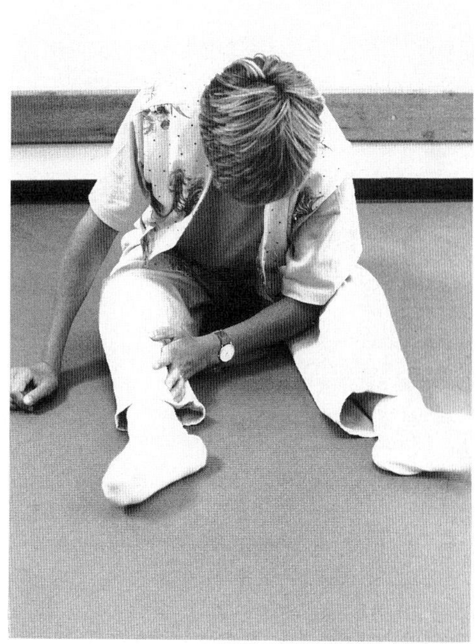

Abb. 6.15. Seitwärtsversetzen der Beine (C 8 – Th 1)

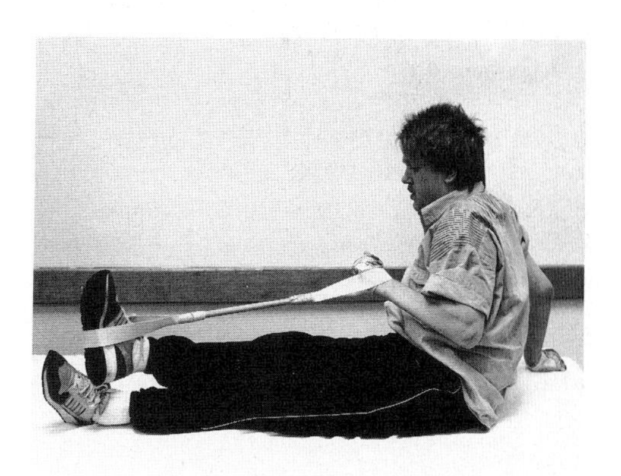

Abb. 6.16. Versetzen der Beine mit Hilfe einer Schlinge

6.1.9 Vierfüßlerstand

Das Erreichen des Vierfüßlerstands ist unter optimalen Umständen für einen Patienten mit einer C 7-Läsion mit starken M. pectoralis, M. serratus anterior und M. latissimus dorsi möglich. Dazu legt der Patient sich zuerst in Bauchlage, streckt beide Arme in Ellenbogenflexion weit seitwärts und drückt dann den Oberkörper über die Aktivierung der Außenrotatoren und Adduktoren nach oben (Abb. 6.17). Indem er jetzt den Kopf mit Kraftanstrengung so weit wie möglich beugt und dort hält, eine Extensions-/Adduktionsbewegung der Oberarme mit gestreckten Ellenbogen ausführt und dabei die Hände auf die Unterlage fixiert, zieht der Patient jetzt seine Knie über die Unterlage in Richtung Kopf.

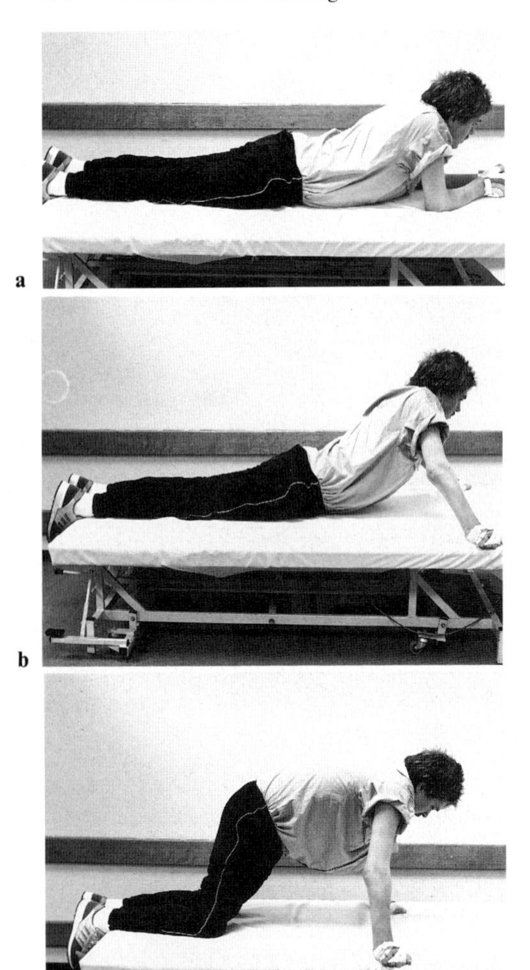

Abb. 6.17 a – c. **a** Unterstützung in Bauchlage. **b** Bauchlage mit Stütz auf die Hände. **c** Vierfüßlerstand

Die Hüftflexion wird dadurch erreicht, daß der Patient so lange wie möglich den Kopf gebeugt hält. Wenn jetzt die Knie eine Vorwärts- und die Hüften eine Flexionsbewegung ausgeführt haben, kann der Patient das Gesäß in Richtung der Füße drücken und erreicht so den Vierfüßlerstand.

Der Vierfüßlerstand ist eine funktionelle Aktivität, um z. B. zum Stand zu kommen (bei inkompletter Lähmung oder tiefer Paraplegie) oder um vom Boden aus in den Rollstuhl zu gelangen.

6.1.10 Zum Sitz kommen

Paraplegische Patienten kommen zu Beginn über die Seitenlage zum Sitz oder direkt über die Rückenlage. Für Patienten mit einer hohen Paraplegie, bei denen die Bauchmuskulatur nicht oder ungenügend innerviert ist (Th 1 – Th 10), ist es meist leichter über die Seitenlage zum Sitz zu gelangen. Dazu legt sich der Patient auf die Seite und stützt sich auf den untenliegenden Unterarm, während der andere Arm vor den Körper gestellt wird. Danach streckt er den untenliegenden Arm, wobei Kopf und oberer Teil des Rumpfes nach vorn gehalten werden, damit der Patient beim Sitzen nicht nach hinten fällt.

Das selbständige Hochkommen zum Sitzen aus der Rückenlage geschieht dadurch, daß der Patient beide Arme so weit wie möglich in Abduktion-/Innenrotation und Ellenbogenflexion aufstützt (Abb. 6.18a). Durch den Einsatz der Adduktoren und Außenrotatoren und das Aktivieren der Schulterextensoren bringt er die Ellenbogen durch eine Gewichtsverlagerung unter die Schultergelenke und aktiviert gleichzeitig die ventrale Halsmuskelkette (Abb. 6.18b). Erleichert wird dieser Vorgang durch den Einsatz von innervierten Bauchmuskeln. Jetzt werden entweder die Unterarme einzeln oder beide zugleich gestreckt. Der Patient sitzt dann im Langsitz (C 7/C 8).

Ein Patient mit Tetraplegie C5/C6 rollt auf die Seite (Abb. 6.19). Danach wird die Hand des untenliegenden Armes unter den Kopf gebracht. Der obenliegende Arm wird mit Schwung weit in Flexion/Adduktion und Außenrotation bewegt, wobei gleichzeitig der untenliegende

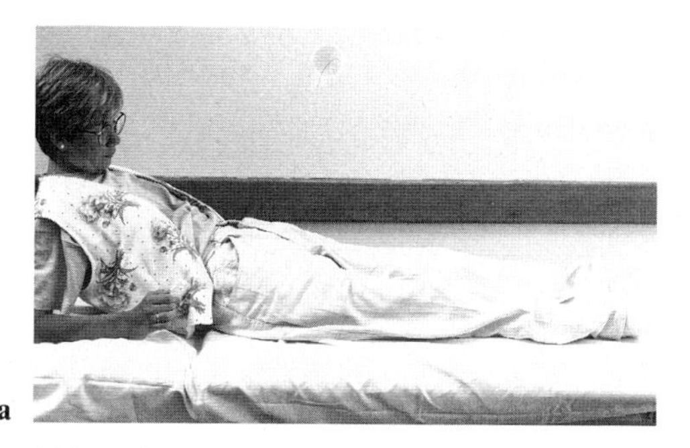

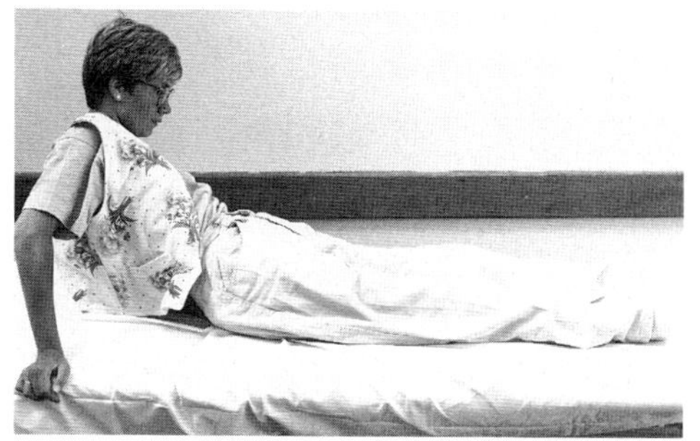

a b

Abb. 6.18 a, b. Von der Rückenlage zum Sitzen bei Tetraplegie (C 6 – C 8)

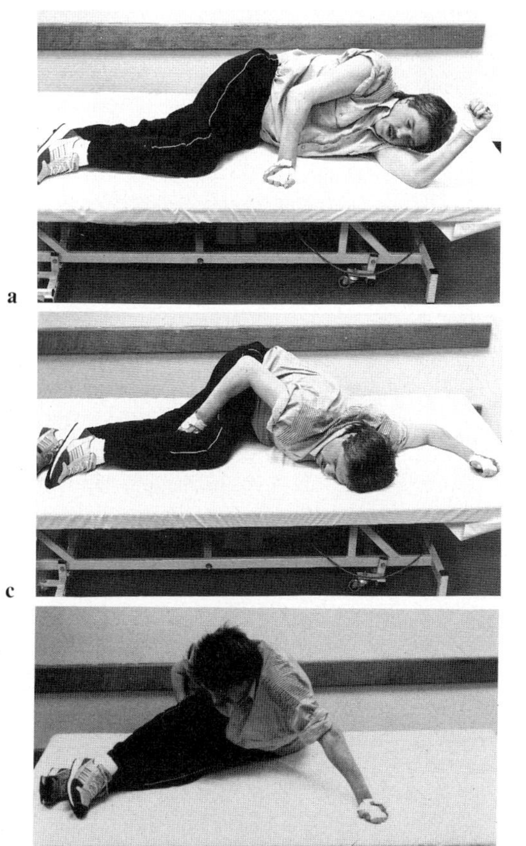

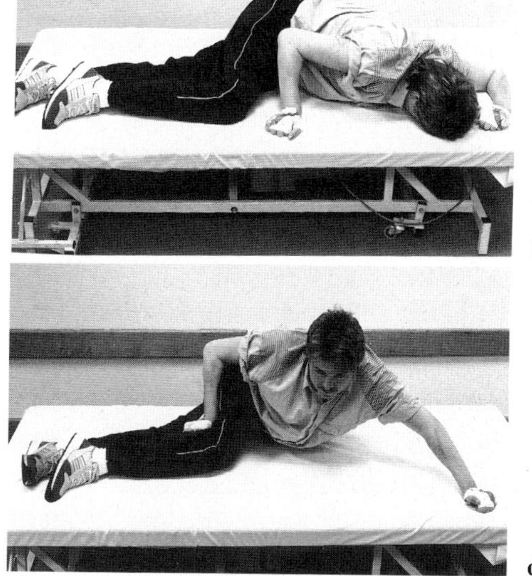

a b c d e

Abb. 6.19 a – e. Von der Seitenlage zum Sitzen bei Tetraplegie (C 6 – C 7)

Ellenbogen maximal in die Unterlage gedrückt wird (der Kopf wird als Widerlager eingesetzt) (Abb. 6.19 a). Der obere Rumpf kommt dadurch in Richtung Bauchlage, der Patient hebelt sich in den Unterarmstütz (Abb. 6.19 b – d). Aus dieser Position heraus wandert der Oberkörper durch eine Gewichtsverlagerung im Halbkreis in Richtung Knie. Wenn der Oberkörper in Höhe der Oberschenkel ist, kann sich durch eine Gewichtsverlagerung der freigewordene Arm mittels des M. extensor carpi radialis in Höhe des Knies einhaken (Abb. 6.19 e). Um jetzt zum Sitz zu kommen, werden drei Komponenten gleichzeitig ausgeführt:

– Körpereinsatz in Richtung Knie,

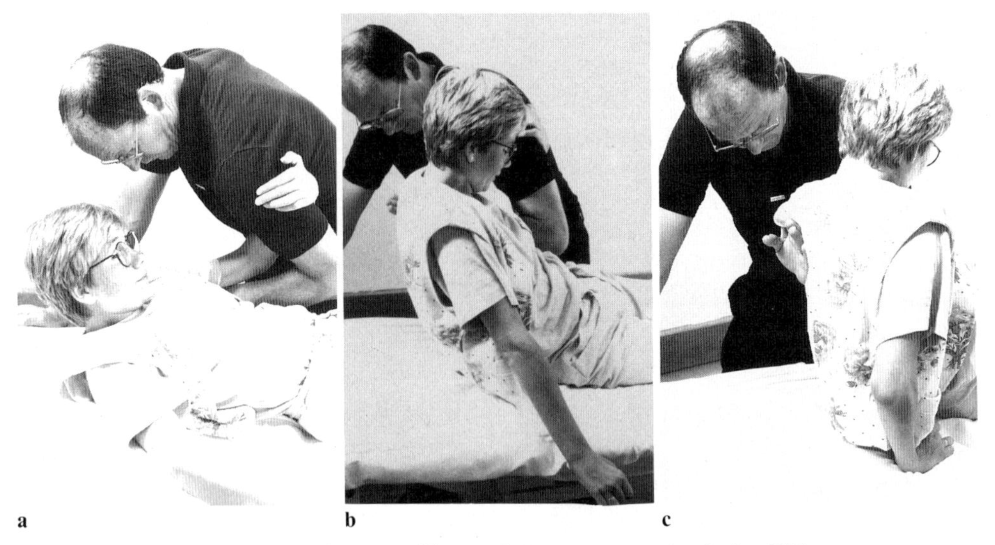

a b c

Abb. 6.20 a – c. Von der Rückenlage zum Sitzen mit Unterstützung durch eine Hilfsperson

- der eingehakte Arm zieht den Rumpf in Richtung Knie,
- aktive Ellenbogenstreckung aus dem Unterarmstütz durch den Einsatz der Außenrotatoren bei fixierter Hand.

Hilfsmittel sind Galgen, Strickleitern, Seitenstützen am Bett und elektrisch verstellbare Rückenlehnen, wobei die Standardausführung meist genügt. In einigen Fällen ist aber eine elektrisch verstellbare Rückenlehne nötig, bei der der Drehpunkt weiter distal liegt, wodurch anstelle des oberen Teils des Körpers der ganze Rumpf in Flexion gebracht wird. Das Aufrichten zum Sitz, mit Unterstützung durch eine Hilfsperson, geschieht dadurch, daß der Patient seinen Arm hinter der Schulter der Hilfsperson einhakt (Abb. 6.20 a). Der Patient braucht eine ausreichende Schulterfunktion und Ellenbogenflexion, um sich gut festhalten zu können (C 5). Die Hilfsperson kann jetzt dem Patienten leicht zum Sitzen verhelfen (Abb. 6.20 b, c).

Eine andere Möglichkeit geht von der Rückenlage aus. Der Patient greift mit seinen Händen in die Hosentaschen und schafft sich damit ein Punctum fixum. Durch gleichzeitiges Aktivieren von Dorsalflexoren, M. biceps brachii, M. brachialis, Adduktoren und Schulterextensoren beidseits bei gleichzeitigem Einsatz der ventralen Halsmuskelkette zieht er den oberen Teil des Rumpfes hoch; durch Lösen der Dorsalflexoren bei gleichzeitiger Gewichtsverlagerung kommt er in den aktiven Unterarmstütz. Der Patient kommt weiter zum Sitz, wenn er einen Arm so weit wie möglich nach außen dreht, das Gewicht des Rumpfes so weit möglich auf den anderen Unterarm verlagert und dann den unbelasteten Arm streckt. Danach verlagert er das Gewicht des Rumpfes auf den bereits gestreckten Arm und streckt den anderen Arm. Das Strecken des Ellenbogens kann bei fehlender Innervation des M. triceps brachii durch eine aktive Außenrotations-/Adduktionsbewegung in der Schulter ausgeführt werden, wobei die Funktionshand aktiv fixiert werden muß.

6.1.11 Transfers

Die eigenständige Ausführung von Transfers ist von großer Wichtigkeit, da dadurch dem Patienten ein größeres Maß an Selbständigkeit gegeben wird. Schwere Patienten, Patienten mit einem älteren Partner, alleinlebende Patienten oder Patienten, bei denen der Partner weniger belastbar ist, sollten intensiv versuchen, die Transfers selbständig ausführen zu können. Im äußersten Fall sind sie auf externe Hilfe (Nachbarn, Pflege im Haus) oder auf Hebelifte angewiesen.

Rollstuhl-Bett-Transfer

Zuerst setzt sich der Patient so weit wie möglich nach vorn in den Rollstuhl, wobei er darauf achten muß, daß die vorderen Räder des Rollstuhls nach vorn zeigen. Der Rollstuhl wird so nah wie möglich neben das Bett gestellt, die Hinterräder sind dabei weiter vom Bett entfernt als die Vorderräder. Der paraplegische Patient lehnt gegen die Rückenlehne. Er „liegt" jetzt mehr oder weniger, dann umfaßt er den Oberschenkel und legt ein Bein nach dem anderen auf das Bett. Jetzt richtet er sich auf, gelangt dadurch in eine Art Langsitz und bringt das Gesäß auf das Bett, indem er sich so hoch wie möglich stemmt und auf das Bett hinüberstützt vor (nicht über) dem Rad des Rollstuhls.

Der Patient mit Tetraplegie (C 5/C 6) plaziert den Rollstuhl auf gleiche Weise neben dem Bett und setzt sich danach so weit wie möglich nach vorn (Abb. 6.21 a, b). Das macht er, indem er sich entweder auf beide Arme gestützt vorschiebt oder indem er sich mit dem Rumpf so weit wie möglich nach vorn legt und die rechte und linke Gesäßhälfte abwechselnd nach vorn schiebt. Die Hände werden möglichst schräg hinten auf den Rädern plaziert. Der Patient führt in dieser Haltung eine Außenrotation der Schulter und Depressionsbewegung des Schulterblatts durch, wodurch das Gesäß nach vorn geschoben wird. Der Patient richtet sich nun auf und hakt sich mit dem dem Bett zugewandten Arm hinter dem Rollstuhl ein (Abb. 6.21 c). Den anderen Arm hakt er über Dorsalflexion, Pronation und Ellenbogenflexion unter den Oberschenkel, jetzt legt er sich nach hinten und zieht sein Bein mit in diese Richtung. Gleichzeitig dreht er durch die Kraft des unter den Oberschenkel gehakten Armes sein Gesäß zum Bett, wodurch der Fuß auf das Bett plaziert werden kann. Das andere Bein wird auf die gleiche Weise auf das Bett gesetzt (Abb. 6.21 d). Der Patient gelangt zum Langsitz und schiebt sein Gesäß auf das Bett hinüber, wobei er wieder strikt darauf achtet, daß das Gesäß nicht über das Rad des Rollstuhls geschoben wird (Abb. 6.21 e – g). Patienten mit einer Tetraplegie C 5/C 6, die nicht zu alt sind, keine PAO in den Hüften, keine störende Spastizität, genügend Muskelkraft und Motivation haben, können diesen Transfer erlernen und selbständig durchführen.

Es können vielerlei Hilfsmittel sowie mehrere Arten von Transferbrettern (Abb. 6.22) benutzt werden, welche bei Bedarf am Rollstuhl fixiert werden können. Wenn der Patient die Beine nicht selbständig auf das Bett legen kann, kann man verschiedene Arten von Schlingen mit oder ohne festes Verbindungsstück zu Hilfe nehmen (C 7). Patienten mit im Verhältnis zur Rumpflänge relativ zu kurzen Armen können Böckchen benutzen, um das Hochrücken des Gesäßes zu erleichtern. Radabdeckungen, die Hautschäden am Gesäß durch Schleifen über das Rad vorbeugen, sind einfache, aber zweckmäßige Hilfsmittel.

Wir führen den Transfer in der beschriebenen Weise vorzugsweise im Lang-

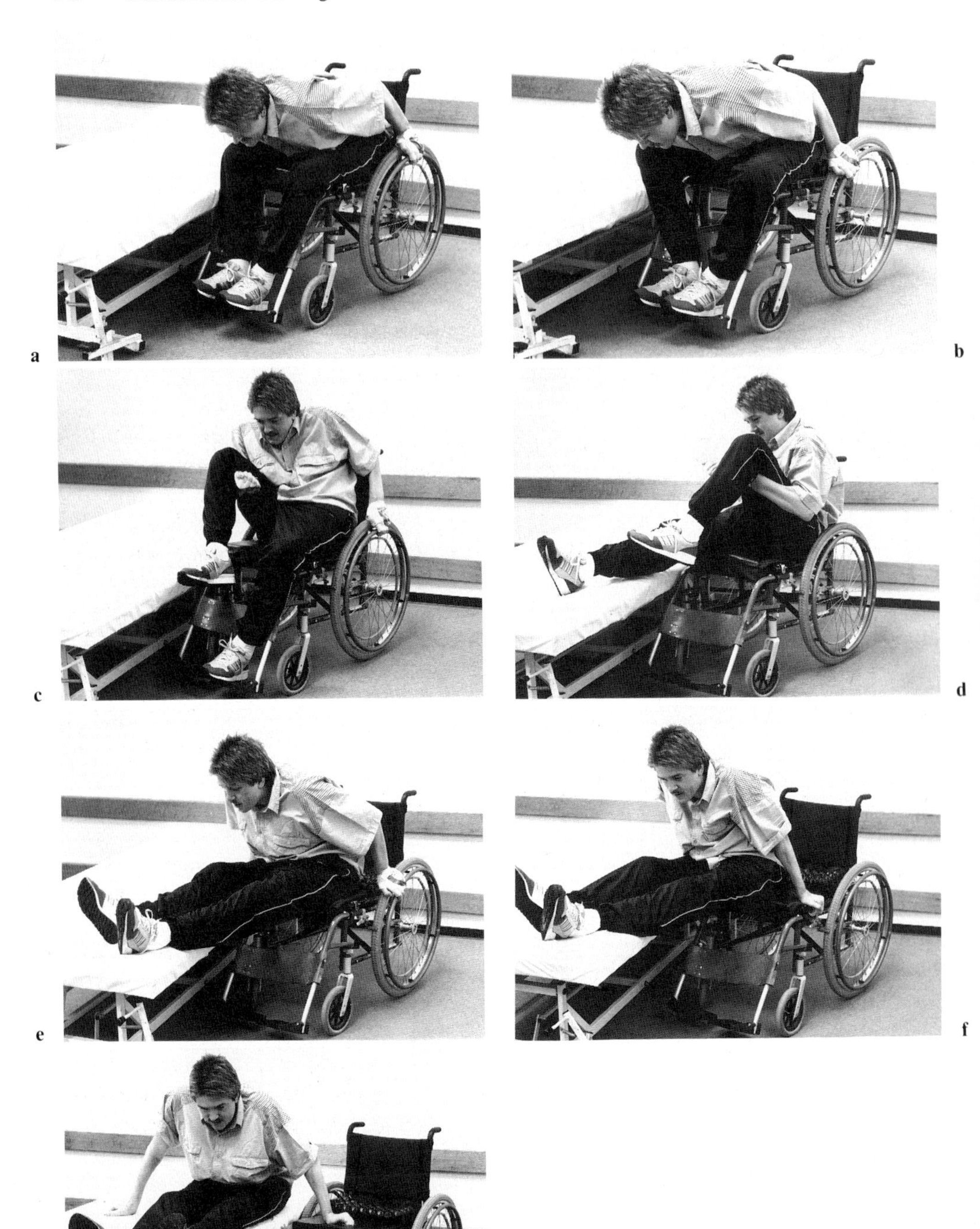

Abb. 6.21 a – g. Transfer vom Rollstuhl ins Bett

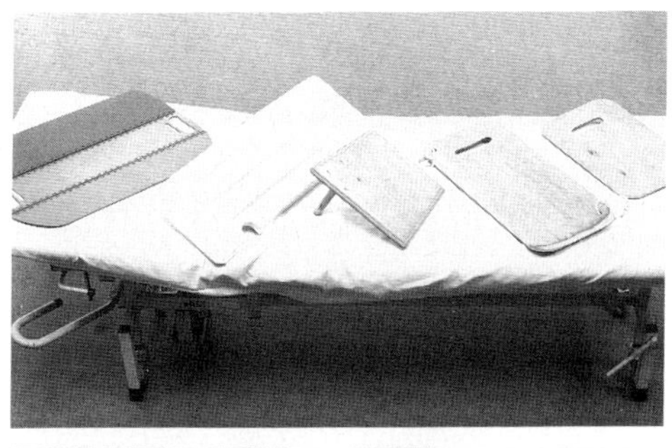

a

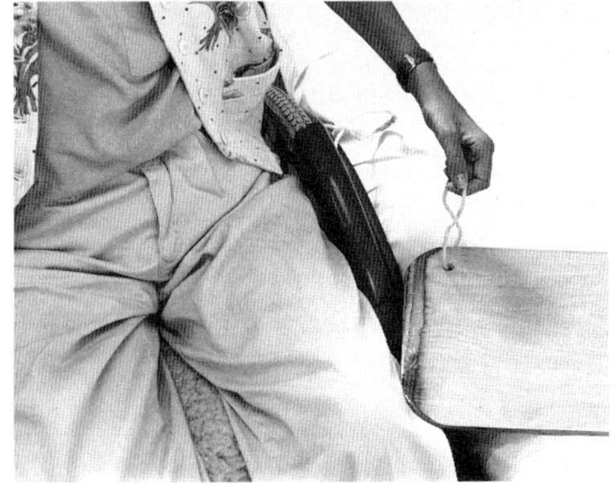

b

Abb. 6.22. **a** Transferhilfsmittel. **b** Transferbrett mit Schlinge und Radschutz

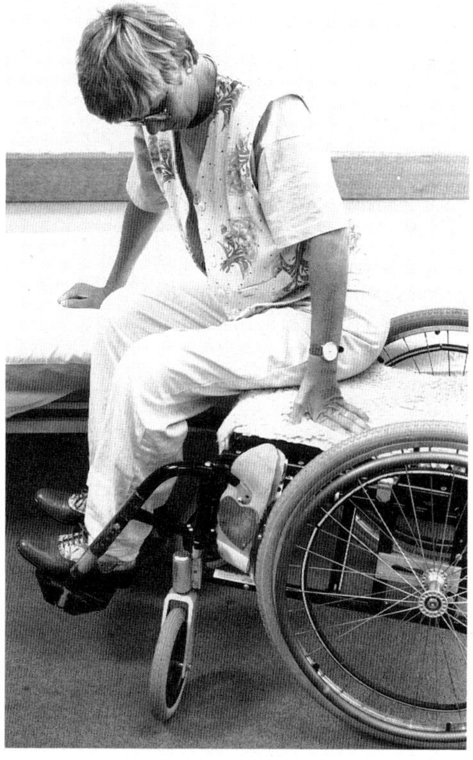

Abb. 6.23. Transfer im Kurzsitz

sitz aus, da der Patient in dieser Position eine bessere Sitzbalance und eine bessere Kontrolle über seine Unterschenkel hat. Patienten mit inkompletten Läsionen oder einem stärkeren störenden Extensionsspasmus in Hüften und Beinen können den Transfer oft im Kurzsitz ausführen, wobei zuerst das Gesäß und dann erst die Beine umgesetzt werden (Abb. 6.23). Der Kraftaufwand ist bei dieser Methode geringer als beim Transfer im Langsitz.

Gemischte Formen, bei denen zuerst das eine Bein, danach das Gesäß und dann das andere Bein versetzt werden, kommen ebenfalls vor (Abb. 6.24). Dem Patienten ist oft bereits mit geringem Aufwand geholfen, z. B. dadurch, daß der Rollstuhl etwas weiter vom Bett weg gedreht und etwas weiter vorwärts geschoben wird oder die Beine nicht zu schräg auf das Bett gelegt werden, um den Transfer etwas zu erleichtern. Normalerweise sollten für den Transfer Rollstuhl und Bett die gleiche Höhe haben. Elektrisch verstellbare Betten haben den Vorteil, daß die Höhe in Abhängigkeit von der Bewegungsrichtung unterschiedlich eingestellt werden kann. In einigen Fällen, z. B. in Arztpraxen, in Krankenhäusern, hauptsächlich aber im Urlaub, kann zwischen Rollstuhl und Bett ein Höhenunterschied von mehr als 10 cm bestehen. Diese Transfers werden im allgemeinen gleich ausgeführt wie oben beschrieben (Abb. 6.25). Die Hand, die am weitesten vom Bett entfernt ist, wird beim Übersetzen vorzugsweise nicht auf der Sitzfläche, sondern hinten auf der Rückenbespan-

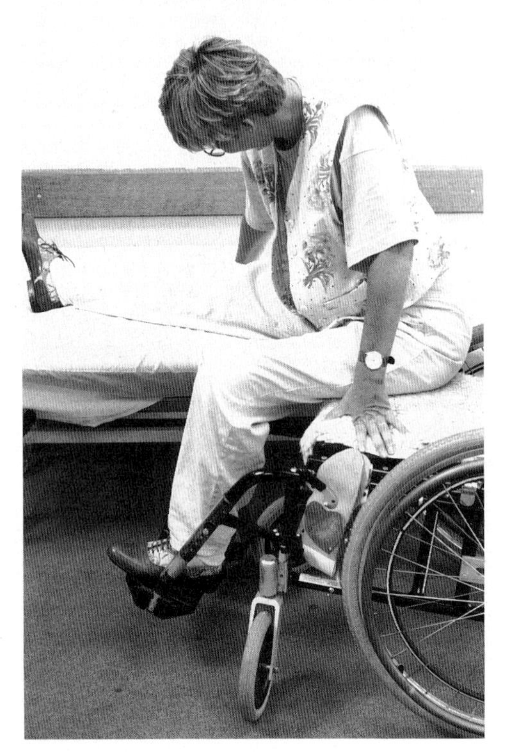

Abb. 6.24. Transfer mit einem gestreckten und einem gebeugten Bein

nung oder auf dem Griff plaziert. Beim Versetzen des Gesäßes muß der Patient in völliger Kyphose bleiben, da sonst der Rollstuhl nach hinten kippen kann.

Bett-Rollstuhl-Transfer

Wenn der Patient über ein elektrisch höhenverstellbares Bett verfügt, ist es ratsam, daß Bett etwas höher zu stellen als die Sitzhöhe des Rollstuhls. Der Patient mit Paraplegie und ausreichend starker Schulter- und Armmuskulatur wird meist ohne allzu große Probleme zuerst das Gesäß in den Rollstuhl setzen. Danach kann der Patient ein Bein nach dem anderen auf die Fußrasten setzen, wobei er sich, wenn nötig, mit einem Arm hinter dem Griff des Rollstuhls festhält. Wenn der Patient sowohl das Gesäß als auch die Beine in den Rollstuhl gesetzt hat, kann er sich richtig im Rollstuhl zurechtsetzen.

Ein Patient mit Tetraplegie von C 5/C 6 und tiefer kann diesen Transfer unter günstigen Umständen ebenfalls ausführen. Auch hier sollte das Bett wieder auf eine optimale Höhe zum Rollstuhl gebracht werden. Das Gesäß wird in den Rollstuhl gesetzt, indem es entweder einmal oder in mehreren Etappen hochgedrückt und versetzt wird. Oder der Patient bringt beide Beine an den Rand des Bettes und stabilisiert sich mit dem zur Bettmitte gerichteten Arm. Mit dem anderen Arm umfaßt er den Oberschenkel, indem er die Dorsalflexoren des Handgelenks und die Flexoren des Ellenbogens

a

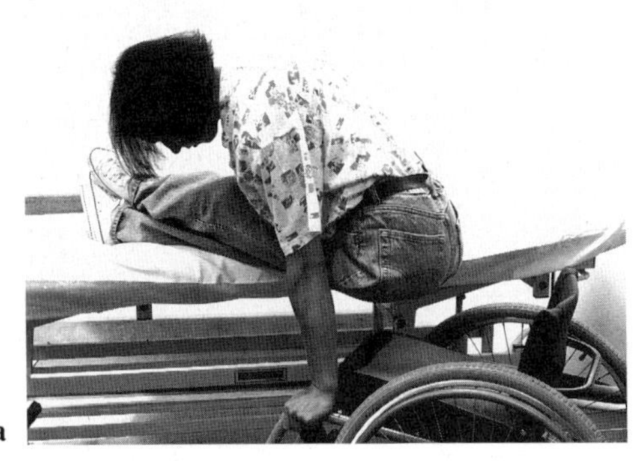

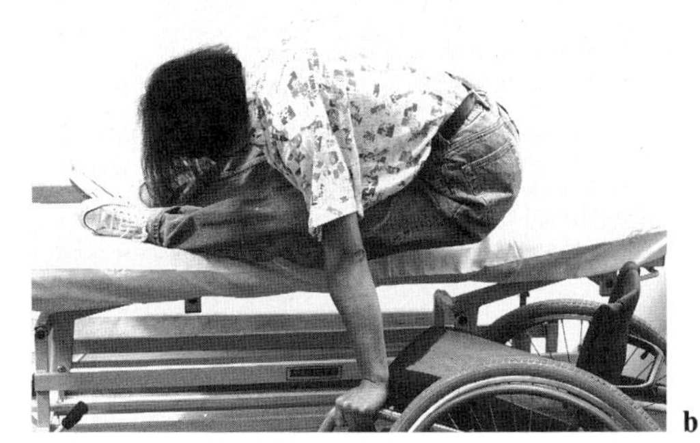

b

Abb. 6.25 a, b. Transfer vom Rollstuhl zum höheren Behandlungstisch

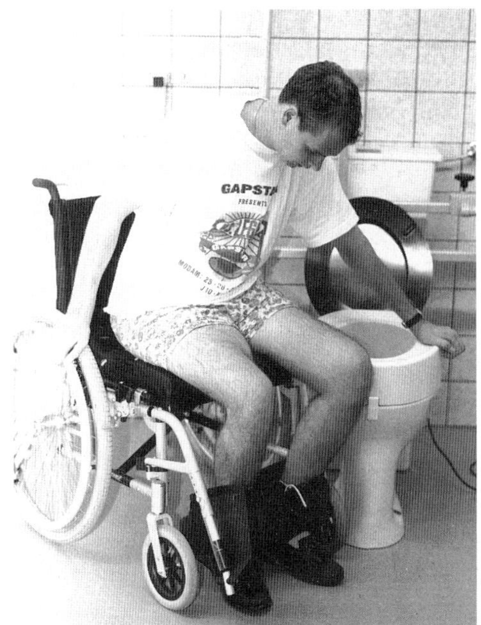

a

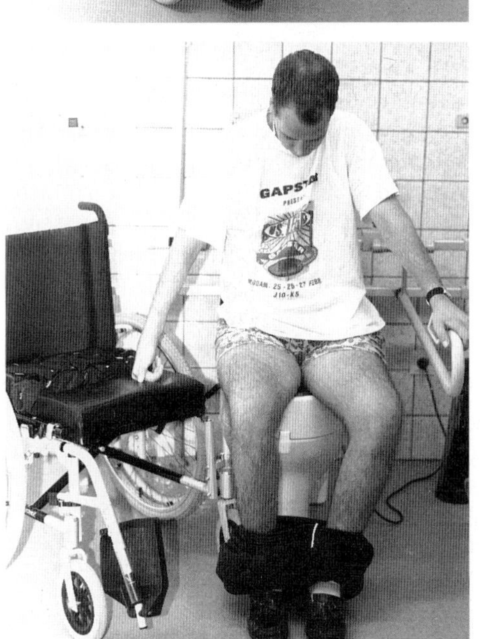

b

Abb. 6.26 a, b. Transfer Rollstuhl – Toilette

aktiviert und das Bein auf die Fußraste setzt. Das andere Bein wird in gleicher Weise auf die Fußraste gesetzt. Danach setzt sich der Patient in den Rollstuhl. Der

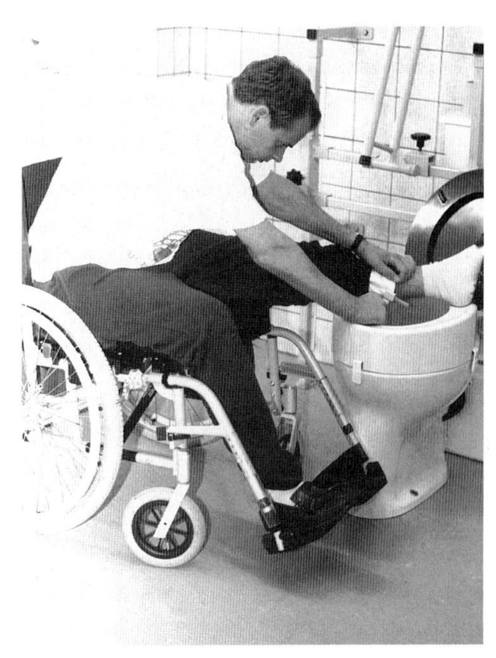

Abb. 6.27. Entleeren eines Beinbeutelurinals mit Uritip auf der Toilette

Transfer von einer harten Übungsbank vom und zum Rollstuhl ist leichter ausführbar als der vom und zum Bett, da Bettwäsche, Decken und die Flexibilität der Matratze sich nachteilig auf die Möglichkeit des Patienten, sich hochzudrükken, auswirken.

Bei diesen Transfers können auch wieder die vorher beschriebenen Hilfsmittel wie Rutschbretter und Schlingen benutzt werden.

Transfer Rollstuhl – Toilette
(Abb. 6.26 und 6.27)

Dieser Transfer kann nur im Kurzsitz ausgeführt werden, wobei meistens zuerst die Füße auf den Boden plaziert und danach mit oder ohne Hilfe eines Galgens, welcher über der Toilette befestigt sein kann, das Gesäß übergesetzt wird. Ein Toilettenbügel zum Abstützen ist notwendig.

Patienten mit einer Tetraplegie höher als C 7 können diesen Transfer nur in Ausnahmefällen selbständig ausführen.

Transfer Toilette – Rollstuhl

Dieser Transfer wird in umgekehrter Reihenfolge, also zuerst das Gesäß und dann die Beine, ausgeführt. Allgemein kann gesagt werden, daß der Patient beim Übersetzen im Kurzsitz immer darauf achten muß, daß Füße und Unterschenkel während des Transfers nicht eingeklemmt werden, da dadurch Verletzungsgefahr besteht.

Obschon es für Patienten mit einer Läsionshöhe von C 6 und tiefer technisch möglich ist, die beiden letzten Transfers zu lernen, werden sie in der Praxis nicht oft davon Gebrauch machen. Die Darmentleerung erfolgt meistens, wenn der Patient bei der Versorgung am Morgen den Duschstuhl benutzt und diesen über die Toilette fährt. Für die Miktion brauchen männliche Patienten nicht immer den Duschstuhl, weibliche Patienten werden die Miktion bei einer solchen Läsionshöhe (C 6 – 7) wahrscheinlich auf dem Bett ausführen.

Transfer Bett – Duschstuhl und zurück (Abb. 6.28)

Dieser Transfer wird auf gleiche Weise wie der vom Bett zum Rollstuhl ausgeführt. Er ist aber im allgemeinen schwieriger, insbesondere für tetraplegische Patienten, weil er mit entblößtem Körper ausgeführt wird und bei ungenügender Stemmkraft mehr Reibung entsteht. Dies ist sicher der Fall, wenn die Haut des Patienten feucht ist. Manchmal kann man den Duschstuhl mit Pulver bestreuen, um diese Reibung etwas zu verringern. Der Transfer wird weiter erschwert, da für den Patienten auf dem Sitz des Duschstuhls nur wenige Stützpunkte vorhanden sind, auf denen er seine Hände plazieren kann, um sich hochzudrücken.

Häufiger werden Duschstühle benutzt, die bereits einen ausgebauten Sitz nach außen haben, so daß dieser als Rutschbrett dienen kann (s. Abb. 7.11).

Transfer Rollstuhl – Duschsitz und zurück (Abb. 6.29)

Dieser Transfer wird auf gleiche Weise wie der Transfer vom Rollstuhl zur Toilette und zurück ausgeführt. Für einen Duschsitz entscheidet man sich, wenn er sich im Training als brauchbar erweist. Der Patient muß über eine gute Sitzbalance verfügen, und er muß schnell und sicher das Übersetzen im Kurzsitz ausführen können, was ab einer Läsionshöhe von C 8 gelingen müßte. Um ganz selbständig duschen zu können, muß er selbständig eine völlige Rumpfflexion ausführen und sich wieder aufrichten können. Ein Duschsitz erfordert wenig Anpassungen und Raum bei der Versorgung zu Hause. Meist ist es sinnvoll, außer dem Duschsitz Wandbügel anzubringen, um den Transfer zu erleichtern.

Transfer Rollstuhl – Auto

Auch hier gibt es wieder mehrere Möglichkeiten, z. B. das Einsteigen auf der Fahrerseite oder das Einsteigen über die Beifahrerseite und den anschließenden Wechsel zum Fahrersitz (Abb. 6.30). Für welche Möglichkeit der Patient sich entscheidet, ist abhängig von der Verladetechnik des Rollstuhls. Wird der Rollstuhl mit einem elektrischen System auf das Dach des Autos transferiert oder legt er den Rollstuhl hinter sich auf die Rückbank, so steigt der Patient meist an der

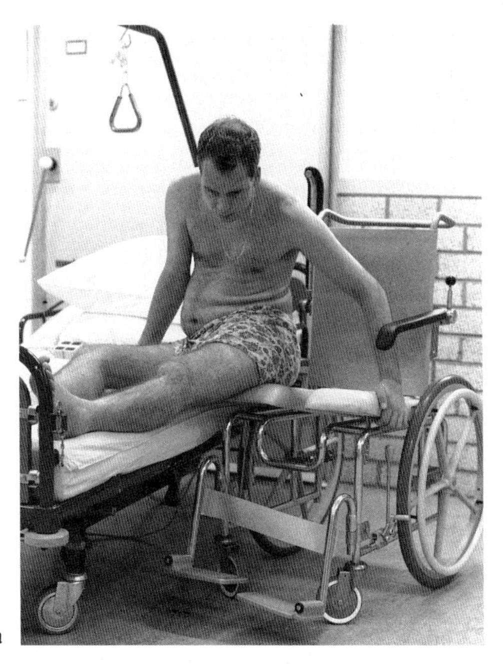

a

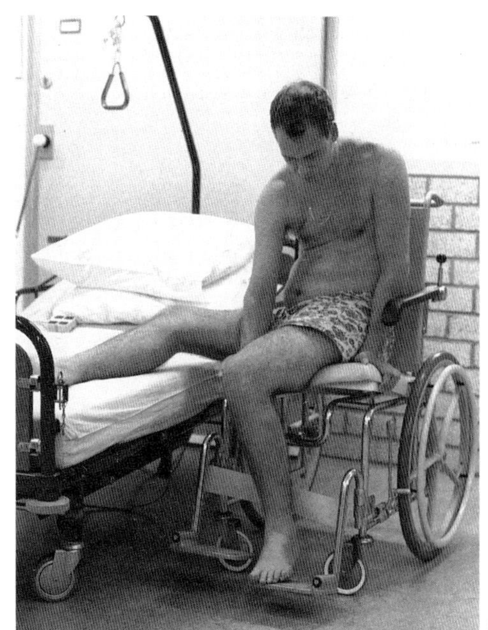

b

Abb. 6.28 a, b. Transfer Bett – Duschstuhl

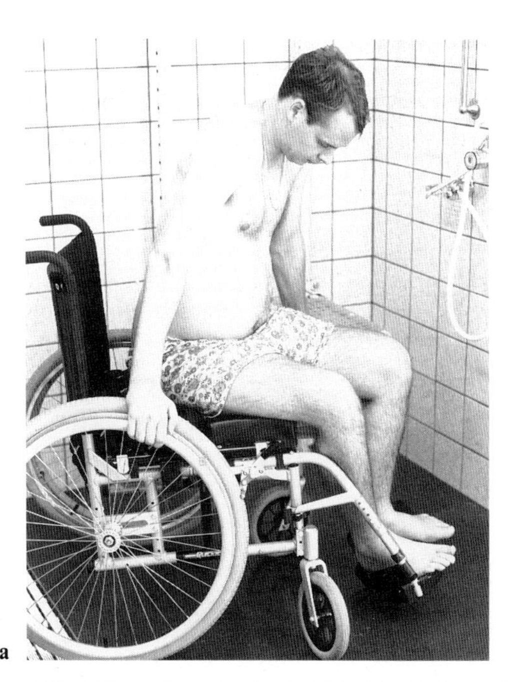

a

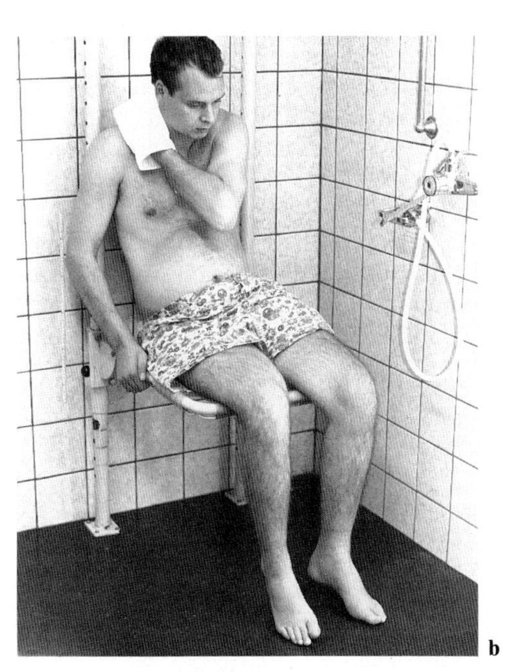

b

Abb. 6.29. a Transfer Duschstuhl – Duschsitz. **b** Waschen auf dem Duschsitz

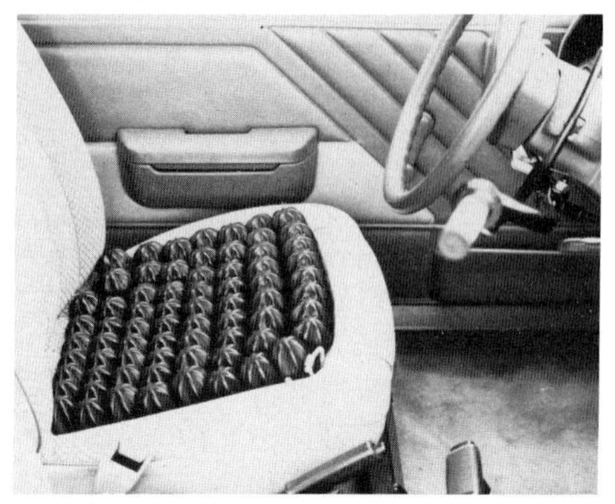

Abb. 6.30. Fahrersitz mit eingelegtem Roho-Kissen

Fahrerseite ein. In allen anderen Fällen steigt der Patient über die Beifahrerseite in das Auto und wechselt auf den Fahrersitz über.

Der Transfer Rollstuhl – Auto kann von einem Patienten mit einer Läsionshöhe von C 5/C 6 ausgeführt werden. Zuerst werden die Beine ins Auto gesetzt (Abb. 6.31). Das Bein, das als erstes in das Auto gesetzt wird, wird in leichter Beugung in den Innenraum gestellt. Dies verhindert, daß das Bein an der Seite des Autositzes eingeklemmt wird, wenn der Patient sein Gesäß in das Auto umsetzt. Danach wird das andere Bein ins Auto gesetzt. Beim Versetzen des Gesäßes kann ein Rutschbrett benutzt werden (Abb. 6.32). Dieser Transfer kann zusätzlich dadurch erschwert werden, daß ein Höhenunterschied zwischen dem Autositz und dem Rollstuhl besteht und daher der Abstand zu groß sein kann. Da die Beine nicht vollständig gestreckt sind, verschlechtert sich meistens in dem Moment, wenn der Patient sein Gesäß herüberdrückt, die Sitzbalance. Bei einem größeren seitlichen Abstand zwischen dem Autositz und Rollstuhl ist es für den tetraplegischen Patienten häufig schwierig, die richtige Stelle zu finden, von der aus er sich hochdrücken kann. Es ist aber möglich, daß im Auto oder an dazu geeigneten Stellen Schlingen befestigt werden, um den Transfer zu erleichtern.

Transfer Auto – Rollstuhl

Meist wird zuerst das Gesäß in den Rollstuhl gesetzt, dann erst die Beine in der bereits beschriebenen Weise. Eine andere Möglichkeit ist die, zuerst die Beine aus dem Auto zu setzen. Dies ist abhängig von der Sitzbalance, Spastizität und dem Höhenunterschied zwischen dem Autositz und der Sitzhöhe des Rollstuhls. Manchmal wird auch zuerst ein Bein auf die Fußraste gesetzt, dann folgt das Gesäß und danach das andere Bein.

Verladen des Rollstuhls in das Auto

Um diese Aktivität selbständig ausführen zu können, muß der Patient über eine ausreichende Handfunktion verfügen.

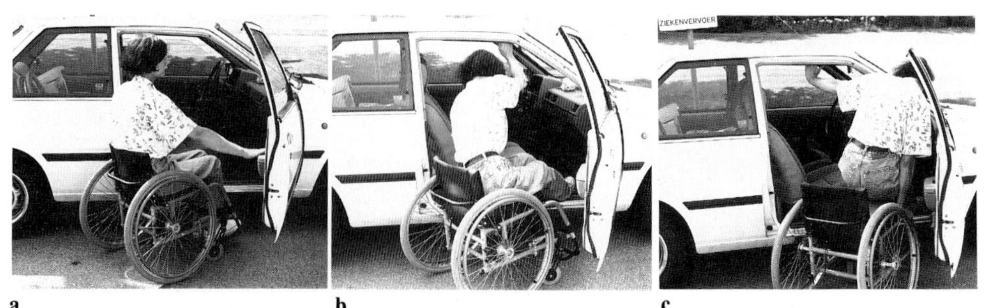

a b c

Abb. 6.31 a – c. Transfer Rollstuhl – Auto (paraplegische Patientin)

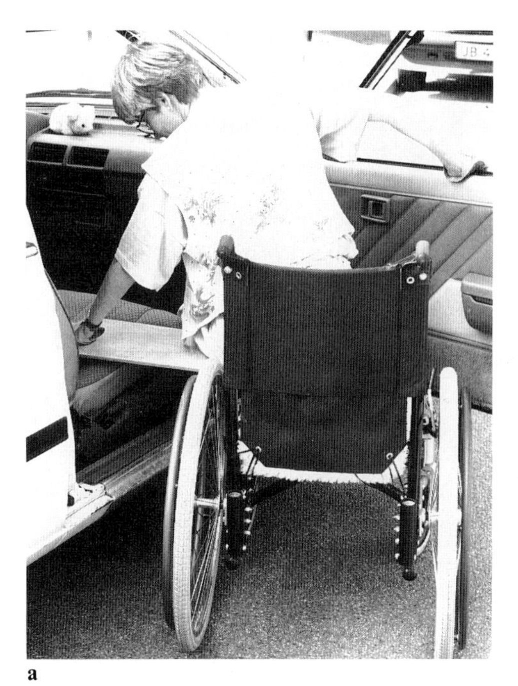
a

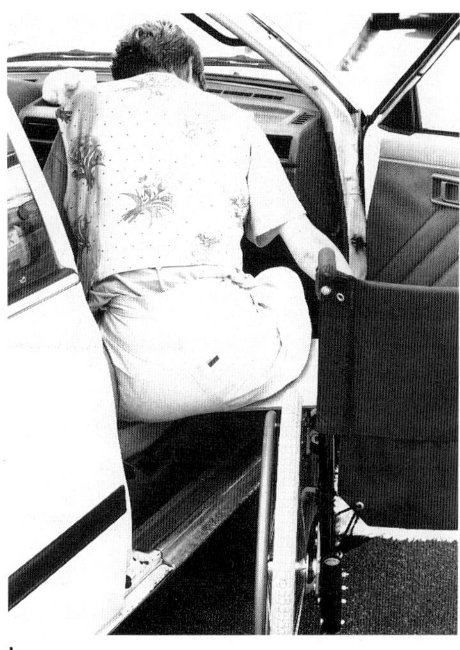
b

Abb. 6.32 a, b. Transfer Rollstuhl – Auto mit Hilfe eines Transferbretts (tetraplegische Patientin)

Ein Patient mit einer Tetraplegie von C 7/ C 8 sollte also diese Tätigkeit selbst ausführen können.

Zuerst werden demontierbare Teilstücke wie Fußstützen, eventuell Seitenstützen sowie das Sitzkissen ins Auto gelegt (Abb. 6.33). Oft werden sogar die Räder demontiert. Der übriggebliebene Rahmen wird dann als Ganzes ins Auto gelegt. Um die Räder demontieren zu können, muß man über eine gute Handfunktion verfügen (C 8 – Th 1). Wenn die Räder nicht abgemacht werden, wird der Rollstuhl entweder zuerst mit den großen oder zuerst mit den kleinen Rädern ins Auto gezogen (Abb. 6.34). Beide Methoden müssen trainiert werden, um herauszufinden, auf welche Art es dem Patienten am leichtesten fällt. Die großen Räder ins Auto zu ziehen, hat meistens den Vorteil, weniger Kraft zu erfordern. Für welche Methode er sich entscheidet, ist abhängig von der Armlänge des Patienten, seiner Kraft, der Sitzbalance, der Handfunktion und der Geschicklichkeit. Patienten mit eingeschränkter Handfunktion können den Rollstuhl mit Hilfe einer Schlinge ins Auto ziehen.

Beim Ausladen des Rollstuhls aus dem Auto wird in umgekehrter Reihenfolge vorgegangen.

Transfer Rollstuhl – Boden

Dieser Transfer ist notwendig, wenn der Patient einen Sport ausübt, der auf einer Matte ausgeführt wird, z. B. Sitzbadminton oder Sitzvolleyball. Meist aber landet der Patient unfreiwillig auf dem Boden, z. B. während seiner Sportwettkämpfe oder des Fahrens draußen.

Wenn der Patient auf den Boden gelangen will, gibt es mehrere Möglichkeiten:

Die erste Möglichkeit beginnt damit, daß der Patient beide Füße etwas seitlich

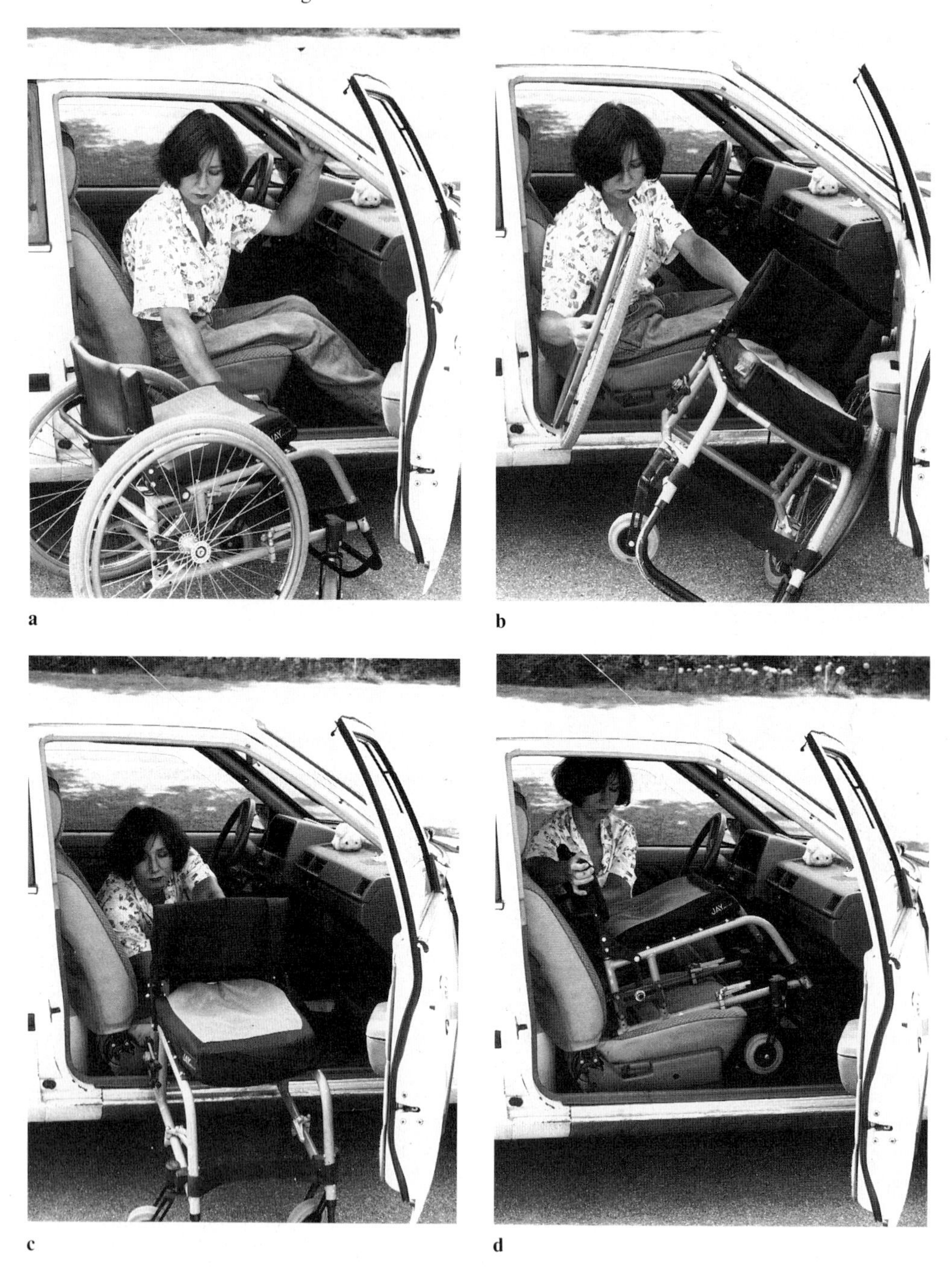

a b c d

Abb. 6.33 a – e. a, b, c, d Rollstuhl ins Auto verladen (paraplegische Patientin)

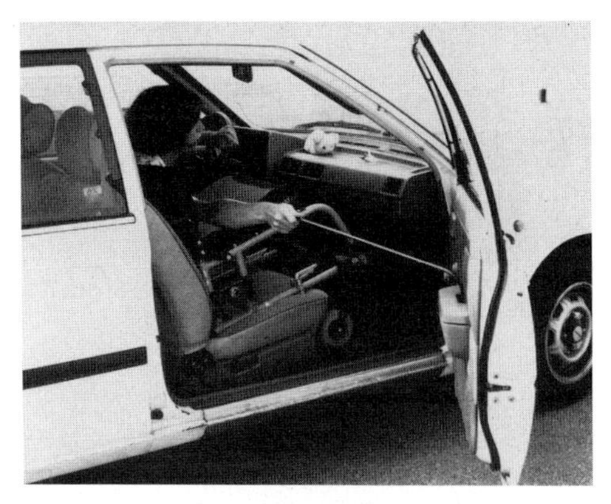

Abb. 6.33 e Tür schließen mit Hilfe eines Hilfsmittels

der Fußstützen auf den Boden setzt (Abb. 6.35 a). Danach führt er eine Lateralflexion des Rumpfes aus, bis die Hand den Boden erreicht hat. Die andere Hand wird auf den Sitz des Rollstuhls gesetzt. Nun drückt der Patient durch Zunahme der Kyphose das Gesäß hoch, schiebt es seitlich neben den Rollstuhl und läßt es langsam sinken (Abb. 6.35 b).

Die zweite Möglichkeit ist der Bodentransfer direkt nach vorn. Der Patient setzt sich so weit wie möglich nach vorn in den Rollstuhl, wobei er seine Füße so weit wie möglich vor sich stellt. Der Patient drückt sich hoch, lordosiert den Rumpf,

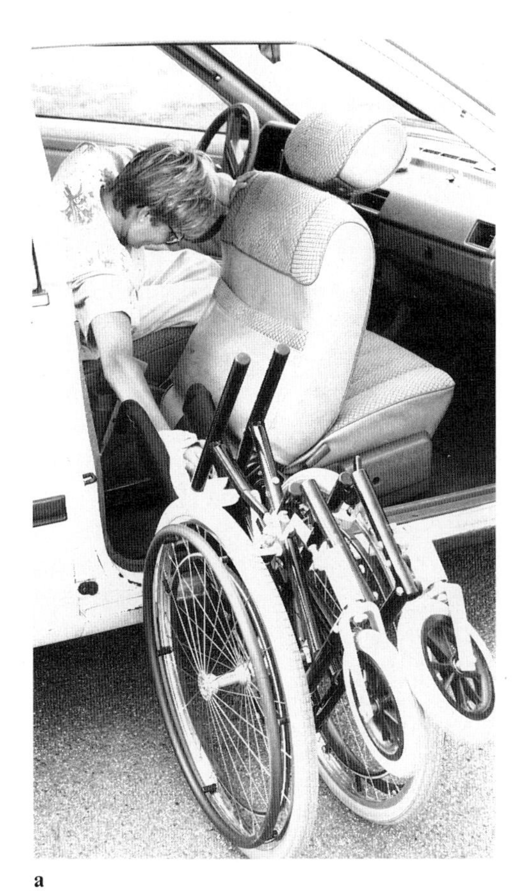

a

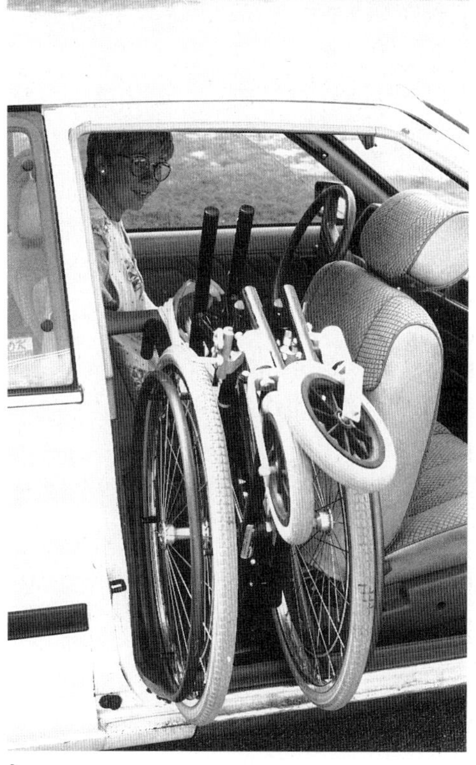

b

Abb. 6.34 a – d. Verladen des Rollstuhls ins Auto (tetraplegische Patientin). **a, b** Zuerst die Hinterräder.

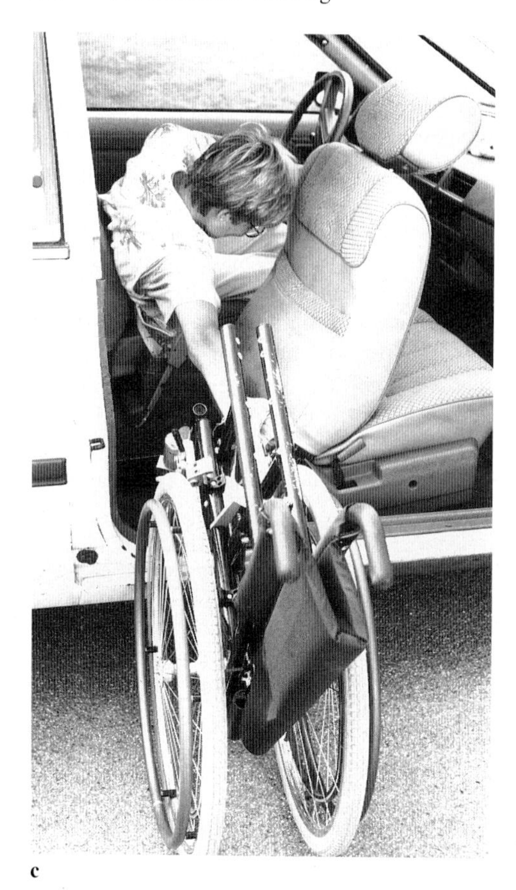

c

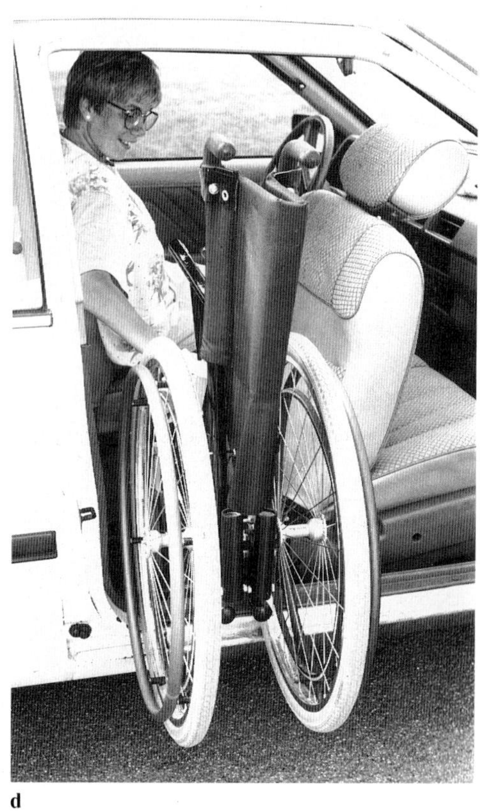

d

c, d Zuerst die Vorderräder

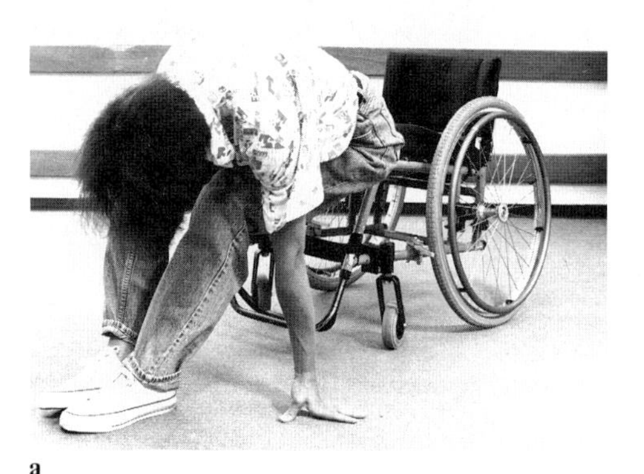

a

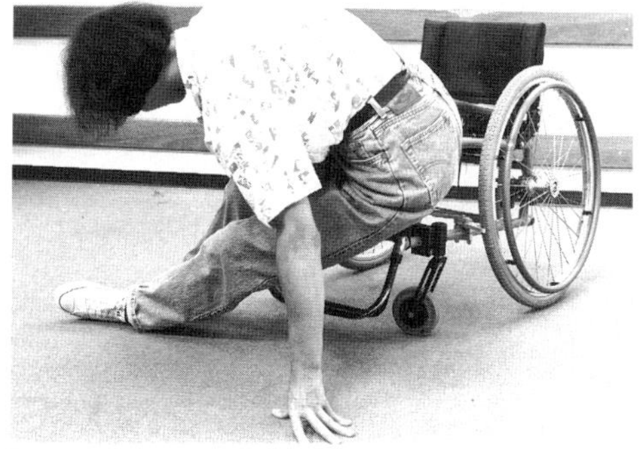

b

Abb. 6.35 a, b. Transfer Rollstuhl – Boden (paraplegische Patientin)

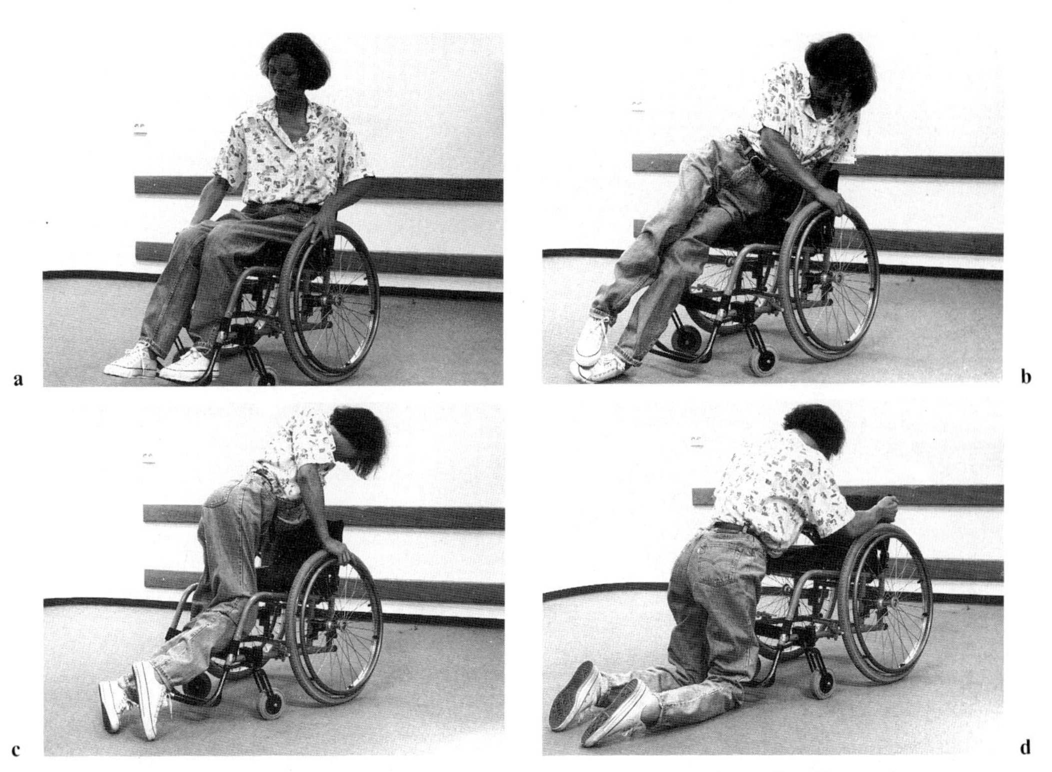

Abb. 6.36 a – d. Transfer Rollstuhl – Boden durch eine halbe Drehung im Rollstuhl

wodurch sich das Gesäß nach vorn schiebt, und läßt sich langsam auf den Boden sinken. Dabei werden beide Knie gebeugt.

Bei der letzten Möglichkeit bringt sich der Patient im Rollstuhl wieder ganz nach vorn und legt ein Bein über das andere (Abb. 6.36 a). Danach dreht der Patient seinen Rumpf im Rollstuhl in die gleiche Richtung, in der die Beine gekreuzt sind, das heißt der Patient liegt jetzt in Bauchlage im Rollstuhl (Abb. 6.36 b, c). Danach läßt er den Rumpf sinken, bis die Knie den Boden erreichen (Abb. 6.36 d). Über den seitlichen Sitz gelangt der Patient dann zum Langsitz.

Transfer Boden – Rollstuhl

Patienten mit sehr starken Arm- und Schultermuskeln können sich aus dem Langsitz rückwärts oder von der Seite aus in den Rollstuhl setzen. Rückwärts gelingt dies, indem entweder beide Hände auf die Fußstützen oder auf den Sitz des Rollstuhls gesetzt werden. Jetzt drückt der Patient sich hoch und plaziert das Gesäß auf den Sitz, wobei er darauf achten muß, daß er nicht an der Sitzbespannung oder dem Sitzkissen hängen bleibt.

Der Patient kann sich auch im Langsitz etwas neben den Rollstuhl setzen, wobei er eine Hand auf den Boden plaziert und die andere auf den Sitz. Er drückt jetzt das Gesäß seitlich hoch und führt gleichzeitig eine Kyphose der gesamten Wirbel-

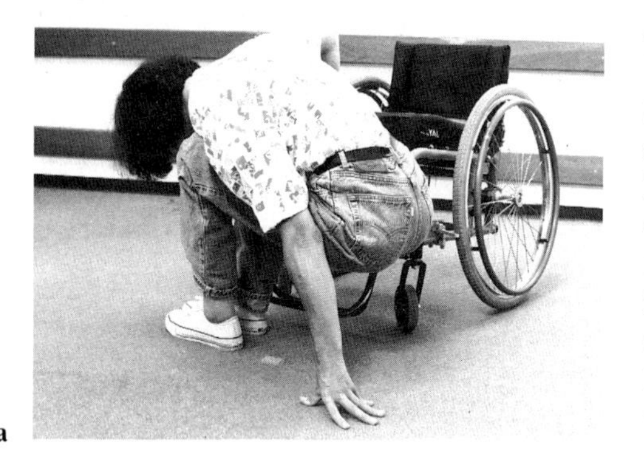

a

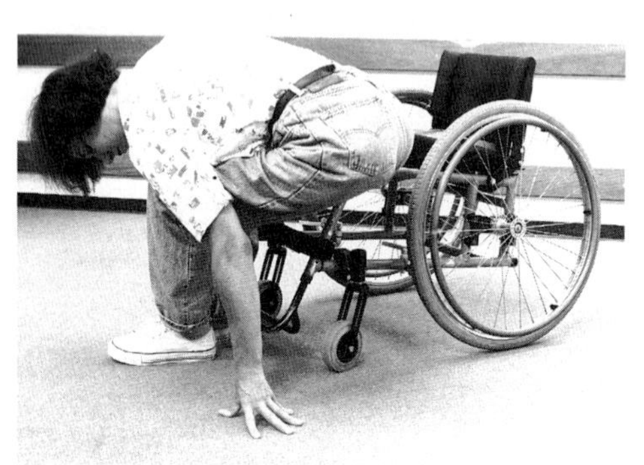

b

Abb. 6.37 a, b. Transfer Boden – Rollstuhl

säule aus. Dadurch wird das Gesäß auf den Sitz plaziert.

Eine weitere Methode besteht darin, daß der Patient vor dem Rollstuhl sitzt. Beide Beine sind angestellt. Der Patient drückt sich mit dem Gesäß bis hoch über seine Füße (Abb. 6.37 a). Durch eine totale Kyphosierung gelangen seine Knie jetzt vor die Füße. Durch weiteres Vorwärtsbewegen des Rumpfes kommt das Gesäß hinten hoch und kann jetzt auf den Sitz gehebelt werden (Abb. 6.37 b).

Aus dem Vierfüßlerstand können selbst tetraplegische Patienten mit starkem M. triceps brachii in den Rollstuhl kommen. Der Patient steht dazu im Vierfüßlerstand vor dem Rollstuhl und setzt beide Hände nacheinander auf den Sitz des Rollstuhls. Der Patient drückt sich jetzt so hoch, daß der obere Rumpf bis auf die Rückenlehne und der distale Teil der Oberschenkel auf die Sitzfläche gelangt. Während des Hochdrückens muß der Patient selbst den Sitz fixieren. Wichtig ist, daß die Oberschenkel weit genug auf dem Rollstuhlsitz liegen, da man sonst zu schnell wieder aus dem Rollstuhl rutschen kann. Wenn der Patient dann in einer optimalen Position im Rollstuhl liegt, dreht er sich selbst um die Längsachse von der Bauch- in die Rückenlage. Danach kann sich der Patient richtig im Rollstuhl zurecht setzen.

6.1.12 Radfahren

Radfahren können nur Patienten mit einer inkompletten Querschnittlähmung oder einer tiefen Paraplegie (L 4 und tiefer).

Die Ziele des Radfahrens können vielfältig sein:
- Verfügung über ein weiteres Transportmittel neben dem Rollstuhl und/ oder Auto,
- Muskelkräftigung aller durch das Radfahren aktivierten Muskeln,
- Verbeserung der Koordination und des Gleichgewichts,
- Verminderung der Spastizität,
- Verbesserung der Blutzirkulation,
- Verminderung oder Vorbeugung einer Muskelatrophie,
- Vorbeugung von Kontrakturen,
- Verbesserung der Kondition und Ausdauer.

Das Radfahren ist möglich:
- Mit einem „normalen“ Fahrrad ohne Adaption (Abb. 6.38).
- Mit dem normalen Fahrrad, an dem seitlich Stützräder befestigt sind, um dem Umfallen vorzubeugen. Meist wird, um das Auf- und Absteigen zu erleichtern, ein Damenfahrrad gewählt.

  Veränderungen an den Pedalen zur

Erleichterung der Fußfixation sind sinnvoll, wenn durch Lähmung der Unterschenkel- und Fußmuskulatur keine ausreichende Stabilisation vorhanden ist.

- Mit einem „Spartamed“, einem Fahrrad mit Hilfsmotor, der vom Patienten nach Bedarf ein- oder ausgeschaltet werden kann (Abb. 6.39). Dieses Ein- und Ausschalten fördert die Handfunktion und Sitzbalance. Für dieses Fahrrad entscheidet man sich, wenn der Patient nicht genügend Muskelkraft und/oder Ausdauer hat, bzw. Steigungen oder längere Strecken fahren will.
- Mit dem Dreirad, einem Fahrrad, das aus Stabilitätsgründen vorn (meistens) oder hinten 2 Räder hat (Abb. 6.40).
- Mit dem Hometrainer: Meist wird in der Trainingsphase das erneute Erlernen des Radfahrens auf dem Hometrainer begonnen.
- Mit einem elektrisch angetriebenen Gerät, welches Bewegungen wie ein Fahrrad macht. Der Widerstand, die Übungsdauer, die Bewegungsrichtung und die Schnelligkeit der Bewegungen können einzeln eingestellt werden. Diese Apparatur ist inzwischen in verschiedenen Variationen bis hin zur computergesteuerten Ausstattung zu erhalten. Es wird häufig zur Vorbereitung auf die funktionelle Elektrosti-

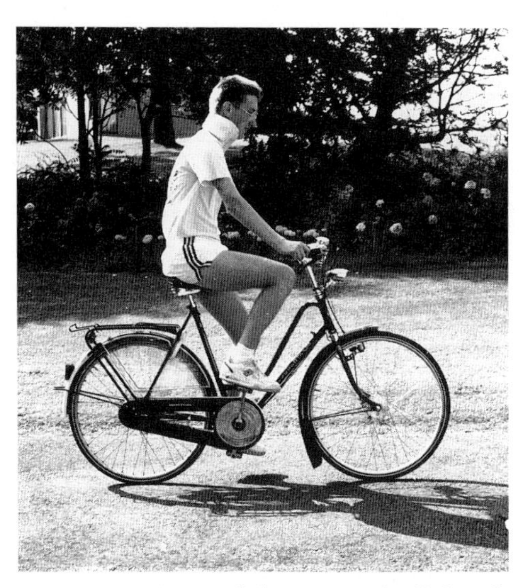

Abb. 6.38. Fahren auf einem normalen Fahrrad

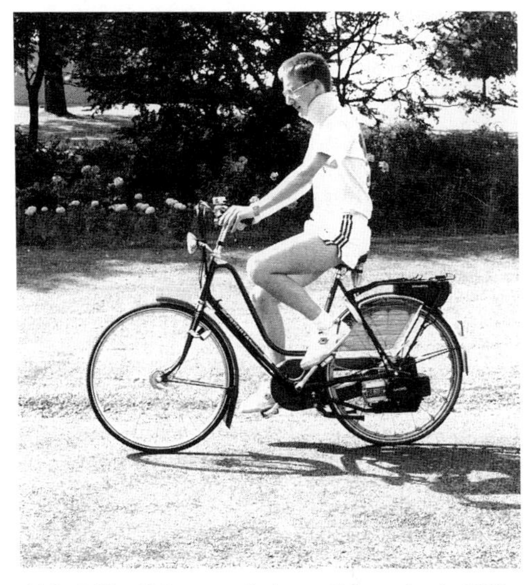

Abb. 6.39. Fahren auf einem Fahrrad mit Hilfsmotor

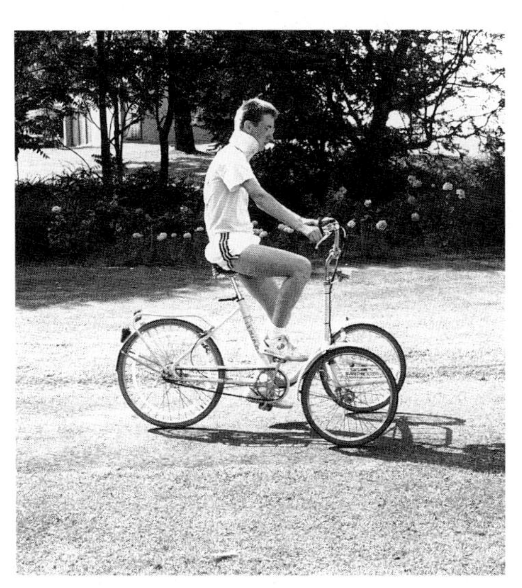

Abb. 6.40. Fahren auf einem Dreirad

mulation benutzt. Diese Entwicklung ist jedoch noch in einem eher experimentellen Stadium.

6.1.13 Drehkurbeln

Das „Drehkurbeln" ist das Fahren mit den Armen. Dabei kann man einfache oder auch technisch weiterentwickelte Geräte benutzen. Ziele sind meist eine Muskelkräftigung der oberen Extremitäten und ein Ausdauertraining für Muskulatur und Lunge.

Diese Form des „Radfahrens mit den Armen" wird nur dann gewählt, wenn das normale Radfahren mit den Beinen nicht möglich ist.

6.2 Instrumente zur Messung des funktionellen Niveaus

6.2.1 Einführung

Will man während der Behandlung das funktionelle Niveau bestimmen und dies später mit dem Niveau nach der Entlassung vergleichen, so benötigt man dazu entsprechende Meßinstrumente. In der Literatur werden ungefähr 35 Verfahren genannt, um das funktionelle Niveau bei der Aufnahme, während der Behandlung oder nach der Entlassung festzulegen (Keith 1984).

Hierbei ist zu berücksichtigen, daß das funktionelle Niveau, welches während des funktionellen Trainings erreicht wird, nicht identisch zu sein braucht mit dem Niveau, daß nach der Behandlung vom Patienten praktisch beherrscht wird. Die meisten dieser Meßinstrumente sind zudem nicht auf die Gruppe des Querschnittpatienten, sondern auf alle Rehabilitationspatienten zugeschnitten.

6.2.2 Physiotherapeutische Untersuchungslisten

Die Funktion der physiotherapeutischen Untersuchungslisten kann wie folgt umschrieben werden (Seaby u. Torrauce 1989):

- Die Ziele der physiotherapeutischen Behandlung werden anhand der ersten Befundaufnahme bestimmt.
- Die Effektivität des physiotherapeutischen Handelns kann bewertet werden.
- Die Qualität des physiotherapeutischen Handelns wird evaluiert.
- Die Befunde bei der Aufnahme können mit denen nach der Entlassung verglichen werden.

Dazu müssen die Listen folgende Kriterien erfüllen (Keith 1984):

- Sie müssen standardisiert sein.
- Es muß eine Skala vorhanden sein, so daß es möglich ist, die individuellen Resultate innerhalb der Liste zu quantifizieren.
- Der Maßstab muß zuverlässig sein: Zuverlässigkeit beinhaltet eine Stabilität in der Punktezahl.
- Der Maßstab muß validiert sein.

Für den praktischen Gebrauch gelten folgende Forderungen:

- Die Listen sollen in erster Linie dem Patienten nutzen und nicht der Beweihräucherung des behandelnden Teams.
- Das funktionelle Niveau des Patienten soll objektiv beschrieben werden.
- Änderungen in diesem Niveau sollen angegeben werden.
- Eine Änderung muß sowohl dem Patienten als auch dem Behandler deutlich gemacht werden.
- Die Liste muß die jeweilige Einschränkung objektiv messen können.

Bei der Zusammenstellung der funktionellen Maßstäbe können folgende Probleme auftreten:

- Bei der Standardisierung ist das Maß der erforderlichen persönlichen Hilfe und der Hilfsmittel kaum festzulegen (Kaufert 1983).
- Die Erwartungen der Personen, die die Messung vornehmen, sind unterschiedlich.
- Motivation und Testsituation sind nicht immer festzulegen.

Der große Vorteil einheitlicher Untersuchungslisten besteht jedoch darin, daß alle Beteiligten so schnell wie möglich über die exakte Diagnose und Prognose Klarheit gewinnen, wobei die Prognose für jeden Patienten unterschiedlich sein kann (Meinecke 1985).

6.2.3 Parameter

Meßinstrumente zur Messung des funktionellen Niveaus bei Patienten mit Querschnittlähmung müssen auf einheitlichen Parametern beruhen. Als wichtigster Parameter gilt die Angabe der segmentalen Läsionshöhe. Nach internationalen Absprachen wird eine Querschnittlähmung nach dem letzten Segment, das sowohl motorisch als auch sensibel völlig intakt ist, benannt. Wenn die Diagnose lautet: Tetraplegie motorisch, sensibel inkomplett C6, komplett C7, bedeutet dies, daß das Segment C6 in allen Qualitäten völlig intakt ist. Der erste inkomplette motorische und sensible Ausfall befindet sich im Segment C7, während Segment C8 und kaudal davon gelegene Segmente völlig ausgefallen sind.

Für die Andeutung der segmentalen Läsionshöhe sind der exakte Muskelstatus (s. 3.5) und der Reflexstatus wichtig.

6.2.4 Funktionelle Observatielijst Dwarslaesiepatienten (FOD)

Seit 1977 benutzen wir im Rehabilitationszentrum Hoensbroeck die „Funktionelle Observatielijst Dwarslaesiepatienten" (FOD, deutsch: Funktionelle Beobachtungsliste für Querschnittpatienten; Tabelle 6.1), welche später von den Querschnittabteilungen anderer spezialisierter Zentren übernommen wurde. Diese FOD mißt das funktionelle Niveau (Geschicklichkeitsniveau) des Querschnittpatienten unter physiotherapeutischen Gesichtspunkten.

In der FOD wird das funktionelle Niveau in Relation zur segmentalen Läsionshöhe der Querschnittlähmung gesetzt. Dabei wird von der schwierigsten Aktivität, welche bei dieser Läsionshöhe gerade noch ausführbar ist, ausgegangen (Buck et al. 1988, 1989). Diese Relation kann als Äquivalent zur Relation zwischen Schaden und Einschränkung (s. 1.1.5), welche in der Rehabilitationsheilkunde Anwendung findet, gesehen werden.

Wie bereits erwähnt, besteht oft ein beträchtlicher Unterschied zwischen dem funktionellen Niveau der Läsionshöhe, das unter optimalen Umständen erreicht werden kann, und dem Niveau, welches von Patienten in der Praxis realisierbar ist. Als Beispiel wird in der FOD genannt: Übersetzen Rollstuhl – Bett und umgekehrt (C5/C6). In der Praxis ist dies nur erreichbar für junge, dynamische, starke tetraplegische Patienten ohne Komplikationen, bei denen alle Voraussetzungen optimal sind, wie z. B. das Verhältnis der einzelnen Körperteile zueinander (Armlänge im Verhältnis zur Rumpflänge) oder die Motivation.

Bei der FOD gehen wir vom maximalen Niveau aus, ohne dabei störende Faktoren einzukalkulieren. Diese Faktoren können das funktionelle Niveau aber deutlich beeinflussen.

Tabelle 6.1. Funktionelle Beobachtungsliste für Querschnittpatienten (FOD)

Name :
Aufnahmedatum :
Patientennummer :

0 =
1 = Nicht versucht
2 = Nicht möglich
3 = Mit Hilfsperson und Hilfsmittel
4 = Mit Hilfsperson
5 = Selbständig mit Hilfsmittel
6 = Selbständig

Langsitzübungen/versetzen	Datum ____	____	____	____	____	Läsionshöhe
Aktives Blockieren des Ellbogens						C5-6
Hochdrücken auf Hilfsmittel						C5-6
Hochstemmen						C5-6
Beine nach rechts verlegen						C5-6
Beine nach links verlegen						C5-6
Linkes Bein über das rechte legen						C5-6
Rechtes Bein über das linke legen						C5-6
Vorwärts versetzen						C5-6
Links seitwärts versetzen						C5-6
Rechts seitwärts versetzen						C5-6
Rückwärts versetzen						C5-6
Drehen von Rücken- in Bauchlage						C5-6
Drehen von Bauch- in Rückenlage						C5-6

Bemerkungen und Schlußfolgerungen

____

____

____

____

____

In verschiedene Ausgangsstellungen kommen	Datum ____	____	____	____	____	
Zum Unterarmstütz kommen						C5-6
Von Rückenlage zum Sitz kommen						C6
Zum Vierfüßlerstand kommen						C6
Bewegen im Vierfüßlerstand						C8
Zum Fersensitz kommen						Th12
Zum Kniestand kommen						L4
Zum Einbeinstand kommen						L4

Bemerkungen und Schlußfolgerungen

______

______

______

______

______

Versetzen im Rollstuhl

	Datum ___	___	___	___	___	Läsionshöhe
Im Rollstuhl hochdrücken						C5-6
Im Rollstuhl nach vorn setzen						C5-6
Im Rollstuhl nach hinten setzen						C5-6

Bemerkungen und Schlußfolgerungen

______

______

______

______

Transfers

	Datum ___	___	___	___	___	
Von der Bank auf den Rollstuhl, zuerst Beine						C5-6
Von der Bank auf den Rollstuhl, zuerst Gesäß						C5-6
Vom Rollstuhl auf die Bank, zuerst Beine						C5-6
Vom Rollstuhl auf die Bank, zuerst Gesäß						C5-6
Vom Bett zum Duschstuhl						C5-6
Vom Duschstuhl ins Bett						C5-6
Vom Rollstuhl zur Toilette						C6
Von der Toilette zum Rollstuhl						C6
Transfer auf ungleiche Höhe (10 cm)						C7-8
Vom Rollstuhl zum Boden						C8
Vom Boden zum Rollstuhl						C8
Vom Rollstuhl ins Auto						C6
Vom Auto zum Rollstuhl						C6
Rollstuhl ins Auto setzen						C8
Rollstuhl aus dem Auto nehmen						C8

Bemerkungen und Schlußfolgerungen

______

______

______

Auch mögliche Komplikationen, wie Spastizität, Dekubitus, Schmerzen, PAO, Alter, Adipositas, interne Problematik (Herz und Lungen) und eingeschränkte Lernfähigkeit werden zunächst nicht berücksichtigt. Für das funktionelle Training des Rehabilitationspatienten können solche Komplationen mit Sicherheit eine Rolle spielen und das funktionelle Endergebnis ungünstig beeinflussen. Wir setzen die Therapie in den einzelnen Bereichen jedoch erst dann nicht mehr fort, wenn gravierende physische Gründe ein weiteres Training ausschließen.

Mittlerweile wurden der Inhalt der FOD-Liste, die funktionellen Aktivitäten sowie die dazugehörige Läsionshöhe mehrmals überprüft und ggf. korrigiert.[2]

Wir benutzen die FOD hauptsächlich als Arbeits- und Kontrollinstrument für die physiotherapeutische Behandlung. Dies hat eine Reihe von Vorteilen.

Vorteile

Für den *Patienten*:
- Klarheit über das funktionelle Endniveau, wenn der Patient sie psychisch verkraften kann;
- bessere Akzeptanz des funktionellen Niveaus und der bleibenden Einschränkungen;
- bessere Möglichkeit zum Vergleich mit anderen Patienten;
- höhere Motivation, da klare Zielsetzung angegeben ist.

Für die *Physiotherapeuten*:
- Kooperatives Lernen ist möglich.
- Gegenseitige Überprüfung ist möglich.
- Das Arbeiten auf ein deutlich umschriebenes Endniveau hin wird erleichtert.
- Optimale Endergebnisse sind zu erreichen, da durch die Verknüpfung von Aktivität und segmentaler Läsionshöhe ein zielgesetztes Training möglich ist.
- Motivierteres Arbeiten von Patient und Therapeut, da deutliche Zielsetzungen angegeben werden können.
- Das Behandlungsteam erhält nachmeßbare Kriterien.

Für alle *Teammitglieder*:
- schnellere und verständlichere Kommunikation;
- Erreichen einer besseren funktionellen Denkweise;
- nahtloser Anschluß aller Therapien;
- gegenseitige Informationen über hemmende Faktoren werden sofort auf das funktionelle Niveau bezogen.

Als *allgemeiner* Vorteil kann noch genannt werden, daß man nicht so leicht subjektive Wertungen wie Motivation, Einsatz, Einsicht usw. verwendet – obwohl sicher auch diese Faktoren im Rehabilitationsprozeß eine Rolle spielen. Doch wenn das Trainingsprogramm nicht völlig nach Wunsch verläuft, werden diese hemmenden Faktoren oft vorschnell dafür verantwortlich gemacht, daß das gewünschte Niveau nicht erreicht wird.

Nachteile

Die Funktionslisten werden sehr schnell als Leistungsdruck empfunden. Dies gilt allerdings weniger für die Patienten. Denn sie erhalten mit den Listen eine Perspektive, da das Ziel meistens auf einem höheren Niveau liegt als das, auf dem sich der Patient in der akuten Phase befindet.

[2] An der Entwicklung und Überprüfung der FOD haben die Physiotherapieabteilungen der Rehabilitationszentren in Nimmegen, Enschede, Utrecht, Haren, Amsterdam und Hoensbroek mitgearbeitet.

Ausnahmen müssen hier für Patienten mit einer sehr hohen Tetraplegie (C 4 und höher) gemacht werden, bei denen meist nur ein sehr eingeschränktes funktionelles Niveau erreichbar ist.

Zur wissenschaftlichen Fundierung der FOD-Liste wurde eine Standardisierung bezüglich Ausführung, Hilfsmittel und Punktzahlkriterien festgelegt sowie die Inter- und Intrabeurteilungszuverlässigkeit überprüft. Die Festlegung von Meßkriterien ergab 18 Gruppen mit einer unterschiedlichen Anzahl von Items (Tabelle 6.2).

Tabelle 6.2. Gruppierung funktioneller Aktivitäten nach der Schwierigkeit

Umschreibung der Gruppen	Anzahl der Aktivitäten
1. Vertikalisierung	2
2. verschiedene Haltungen	9
3. Balance im Kurzsitz	2
4. Balance im Langsitz	4
5. Langsitz Übungen/Versetzen vom Gesäß	11
6. Positionsänderungen im Rollstuhl	3
7. Handhabung des elektrischen Rollstuhls	13
8. Drehen/Vierfüßlerstand usw.	11
9. Transfers	13
10. Transfer von/zum Bett	4
11. ADL im Bett	11
12. selbständiges Durchbewegen	1
13. Handhabung des Faltfahrers	39
14. Stehen/Gehen im Barren mit Beinorthesen	16
15. Stehen/Gehen mit zwei Gehapparaten und Rollator	21
16. Stehen/Gehen mit zwei Gehapparaten und zwei Unterarmgehstützen	25
17. Falltraining	4
18. Verladen des Rollstuhls in das und aus dem Auto	2

Um den Grad der Zuverlässigkeit dieser Meßkriterien zu bestimmen, war es notwendig, die einzelnen Items zu standardisieren (Buck et al. 1988). Nur so können gemessene Unterschiede in den einzelnen Testleistungen auf das unterschiedliche Leistungsniveau des einzelnen Patienten zurückgeführt werden.

Variationen in der Instruktion, Unterschiede in den Zeitlimits, Unterschiede in der Art der angebotenen Hilfe usw. können die Testergebnisse beeinflussen. Deshalb wurde versucht, eine Standard-Testsituation zu erreichen, in der die FOD-Items anhand von 3 Variablen so exakt wie möglich beschrieben werden (Buck et al. 1988):

- Stimulusvariable: Die Ausgangsstellung des Patienten und des Therapeuten sowie der gegebene Auftrag des Physiotherapeuten an den Patienten werden beschrieben.
- Antwortvariable: Genaue Beschreibung der Ausführung der Übung, welche vom Patienten erwartet wird.
- Punktzahlkriterien: Diese geben die Hilfsmittel an, welche eventuell benutzt werden können, sowie die Dauer der Übung, wenn dies wichtig ist.

Die Inter- und Intrabeurteilungszuverlässigkeit der standardisierten FOD wurde mit dem Kappa von Cohen berechnet (1960). Es hat sich herausgestellt, daß sowohl bei der Intra- als auch bei der Interbeurteilungszuverlässigkeit ein hohes Maß an Übereinstimmung pro Item besteht.

6.2.5 Funktionelle Aktivitäten in Abhängigkeit von der Läsionshöhe

Tabelle 6.3 zeigt eine Auswahl der funktionellen Aktivitäten, die in der Physiotherapie trainiert werden, sowie die damit korrelierende Läsionshöhe.

Die Möglichkeiten der Aktivität bei den verschiedenen Läsionshöhen beginnen bei

Tabelle 6.3. Funktionelle Aktivitäten und Läsionshöhe

Aktivität	Läsionshöhe
Vertikalisation auf dem Stehbett	C2
Fahren im elektrischen Rollstuhl	C2
Gestützter Langsitz	C4
Aktives Halten des Unterarmstütz	C4
Gestützter Kurzsitz an der Bettkante	C4
Ungestützter Kurzsitz an der Bettkante	C5/C6
Hochstützen im Langsitz	C5/C6
Beine versetzen im Langsitz	C5/C6
Versetzen im Langsitz	C5/C6
Hochstützen im Rollstuhl	C5/C6
Drehen von Rücken- in Bauchlage und zurück	C5/C6
Transfer Rollstuhl – Bett/Bank und zurück	C5/C6
Transfer Duschstuhl – Bett und zurück	C5/C6
Transfer Rollstuhl – Toilette und zurück	C5/C6
Rollstuhlhandhabung im Faltrollstuhl	C5/C6
Transfer Rollstuhl – Auto und zurück	C6
Selbständiges Durchbewegen	C6
Selbständiges Fahren im Gelände	C7/C8
Rollstuhl in das und aus dem Auto laden	C8
Stehen/gehen mit Gehapparaten im Barren	C8
Stehen/gehen mit Gehapparaten und mit dem Rollator	C8
Stehen/gehen mit Gehapparaten und Unterarmgehstützen	Th 10

einem Muskelwert von 4. Muskulatur mit einem Muskelwert von 1, 2 oder 3 ist nicht funktionell einsetzbar durch fehlende Kraft.

6.2.6 Andere Meßinstrumente

Neben der durch uns eingeführten FOD gibt es noch andere Meßinstrumente. Die Relation zwischen dem funktionellen Niveau und der Läsionshöhe wurde zuerst durch Long und Lawton (1955) beschrieben.

Alle anderen Maßstäbe bestehen aus einer Anzahl Items, die für das *gesamte* selbständige Funktionieren relevant sind. Sie sind als Bewertungslisten gut brauchbar, aber es wird nur selten eine strikte Relation zur motorischen Läsionshöhe hergestellt.

In Kurzform werden im folgenden die gebräuchlichsten Meßsysteme genannt, die benutzt werden, um das funktionelle Niveau der Patienten festzulegen. Die meisten dieser Listen sind nicht spezifisch für Querschnittpatienten, sondern allgemein für Rehabilitationspatienten entwickelt worden.

Das Messen der *Einschränkung* bei Querschnittpatienten ist nicht so standardisiert wie das Messen der *Störung* (Mobilität, Muskelkraft, Sensibilität, Reflexe).

Der *Barthel-Index* (Colin et al. 1987) ist ein Liste, die die Selbstversorgung und die Mobilität mißt. Diese Liste ist nicht spezifisch auf den querschnittgelähmten Patienten ausgerichtet, sondern auch auf Hemiplegie- und Schädel-Hirn-Trauma-Patienten. Der Vorteil dieser Liste ist, daß sie validiert, klinisch nutzbar und zuverlässig ist. Der Nachteil ist, daß sie nicht auf die Diagnose ausgerichtet ist. Eine zweite Version des Barthel-Index ist der *Modified Barthel Index*.

Die Klassifikation von Lazar et al. (1989) kommt der FOD wohl am nächsten. Sie zeigte zwischen dem frühen motorischen Status und dem funktionellen Endniveau bei 52 tetraplegischen Patienten eine vorhersagbare Relation auf. Als Hilfsmittel benutzte er den *Motor Index Score* und den *Modified Barthel Index*. Diese sind gut brauchbar bei tetraplegischen, aber weniger bei paraplegischen Patienten, da der funktionelle Wert des Laufen- oder Nicht-Laufenkönnens im Verhältnis zum Energieverbrauch bei dieser Gruppe von Patienten sehr unterschiedlich sein kann. Konstitutionelle Faktoren wie Alter, Gewicht, Größe und die Frage, ob die Läsion komplett ist oder nicht, sind wichtig für die funktionelle Geschicklichkeit. Diese Einflüsse werden jedoch nicht gemessen.

Der *Katz Index of Independence* wird hauptsächlich bei älteren Menschen benutzt. Als weitere mögliche Meßinstrumente werden in der Literatur genannt: Level of Rehabilitation Scale, Kenny Self Care Score, Functional Life Scale, Functional Assessment Inventory, Rehabilitation Indicator Project und das Longitudinal Functional Assessment System.

Der *Quadriplegic Index of Function* (QIF) (Gresham et al. 1980, 1986) möchte die ATL-Geschicklichkeit bei tetraplegischen Patienten messen. Dieses Meßinstrument ist sensibler als der Barthel-Index und der Kenny Self Care Score, so daß der oft geringe und nicht so leicht sichtbare Erfolg, der bei Patienten mit einer Tetraplegie erreicht wird, besser erfaßt werden kann. Die folgenden Items werden erfaßt: Transfers, Versorgung, baden, essen, kleiden, Rollstuhlfahren, Bettaktivitäten, Blasen- und Darmversorgung und persönliche Versorgung.

Granger (Granger et al. 1979) führte die *PULSES* ein. Diese mißt nicht nur körperliche Faktoren wie essen, trinken, waschen, gehen, sondern auch Faktoren wie Kommunikation, Kontrolle des Sphinkters, emotionelle Faktoren, familiäre und soziale Faktoren usw.

6.2.7 Messung der Selbständigkeit: Kombination zwischen FOD und ATL-FOD

Die Messung der Selbständigkeit muß auch die ATL mit einbeziehen. Dabei werden 4 Stufen unterschieden:
0 = unselbständig
1 = möglich mit Hilfspersonen
2 = möglich mit Hilfsmitteln
3 = selbständig

Tabelle 6.4 zeigt die für die verschiedenen Läsionsniveaus maximal erreichbaren Werte.

6.2.8 Funktionelles Entlassungsniveau

Die Testresultate nach der Entlassung werden von vielen Faktoren beeinflußt.

Einer dieser Faktoren ist die Dauer des Aufenthalts im Rehabilitationszentrum. Dabei werden große Unterschiede festgestellt. Gardner (1988) gibt für England eine Durchschnittsverweildauer von 29 Wochen an und sagt, daß dies doppelt so lang ist wie in den U.S.A.

Beckers u. Pons (im Druck) geben eine Durchschnittsverweildauer von 54 Wochen für tetraplegische und 33 Wochen für paraplegische Patienten an. Ein optimales Endergebnis erfordert auf alle Fälle eine ausreichend lange Behandlungszeit. Meist wird das funktionelle Endniveau von den Patienten signifikant schlechter beurteilt als von den professionellen Helfern (McGinnis et al. 1986).

Eine Nachuntersuchung bei tetraplegischen Patienten zeigte, daß nach einigen Jahren sowohl positive als auch negative Verschiebungen im Funktionsniveau auftraten. Transfers waren häufiger selbständig durchführbar, ebenso die administrativen Tätigkeiten, während das selbständige Ankleiden oft nicht mehr möglich war (Rogers u. Figone 1980). Yarkoney (Yarkoney 1987; Yarkoney et al. 1988 a, b) stellte bei einer Nachuntersuchung von 236 Querschnittspatienten fest, daß das funktionelle Niveau nach der Entlassung höher war als zum Entlassungszeitpunkt. Das Ausmaß an Verbesserungen ist abhängig von der Läsionshöhe und davon, ob die Läsion inkomplett ist oder nicht. Patienten mit einer tieferen Läsionshöhe und Patienten mit einer inkompletten Läsion machen im allgemeinen größere Fortschritte.

Tabelle 6.4. ATL-FOD zur Erfassung der Selbständigkeit

	C3	C4	C5	C5/C6	C6	C7	C8	Th1	Th6	Th10
Essen										
Brotmahlzeit	0	0	1/2	2	3	3	3	3	3	3
Warme Mahlzeit	0	0	1/2	2	3	3	3	3	3	3
Trinken	0	0	2	3	3	3	3	3	3	3
Mahlzeiten zubereiten	0	0	0	1	1	1	3	3	3	3
ATL										
Rasieren	0	0	1/2	2	3	3	3	3	3	3
Zähne putzen	0	0	1/2	2	3	3	3	3	3	3
Kämmen	0	0	1/2	2	3	3	3	3	3	3
Schminken	0	0	1	2	3	3	3	3	3	3
Waschen/abtrocknen										
– Oberkörper	0	0	1/2	3	3	3	3	3	3	3
– Unterkörper	0	0	1/2	2	3	3	3	3	3	3
An- und auskleiden										
– Oberkörper	0	0	1	1/2	2	3	3	3	3	3
– Unterkörper	0	0	1	1/2	2	3	3	3	3	3
Intime ATL	0	0	0	1	1	1	3	3	3	3
Bettaktivitäten										
Aus dem Sitzen in die Rückenlage	2	2	2	3	3	3	3	3	3	3
Aus dem Liegen zum Sitzen	2	2	2	3	3	3	3	3	3	3
Seitwärts versetzen	0	0	2	3	3	3	3	3	3	3
Beine übereinanderlegen	0	0	2	3	3	3	3	3	3	3
Drehen	0	0	1/2	1/2	3	3	3	3	3	3
Kissen und Decken ordnen	0	0	0	2	3	3	3	3	3	3
Transfers										
Rollstuhl – Bett u. u.	0	0	1	2	3	3	3	3	3	3
Bett – Duschstuhl u. u.	0	0	1	2	3	3	3	3	3	3
Rollstuhl – Toilette u. u.	0	0	1	2	2	3	3	3	3	3
Auto – Rollstuhl u. u.	0	0	1	2	2	3	3	3	3	3
Mobilität										
Elektr. Rollstuhl handhaben										
– drinnen	2	2	2	3	3	3	3	3	3	3
– draußen	2	2	2	3	3	3	3	3	3	3
Faltfahrerhandhabung										
– drinnen	0	0	2	3	3	3	3	3	3	3
– draußen	0	0	1	1	1	1	3	3	3	3
Elektrisches Stehbett	1	1	1	1	1	3	3	3	3	3
Elektrisches Stehgerät	0	0	1	2	2	3	3	3	3	3
Mechanisches Stehgerät	0	0	0	1	1	3	3	3	3	3

Tabelle 6.4. (Fortsetzung)

	C3	C4	C5	C5/C6	C6	C7	C8	Th1	Th6	Th10
Gehen mit langen Gehapparaten										
– im Haus	0	0	0	0	0	0	1	1	1	3
– außer Haus	0	0	0	0	0	0	1	1	1	3
Orlau-Orthese										
– im Haus	0	0	0	0	0	0	0	3	3	3
– außer Haus	0	0	0	0	0	0	0	3	3	3
Peronäusschienen-apparate	0	0	0	0	0	0	0	0	0	L4
Treppen hinauf- und hinunter laufen	0	0	0	0	0	0	1	1	1	3
Autofahren										
Selbständiges Autofahren	0	0	(2)	2	2	2	3	3	3	3
Rollstuhl in das und aus dem Auto laden	0	0	0	1	2	2	3	3	3	3
Kommunikation										
Bedienung von Alarmsystemen	3	3	3	3	3	3	3	3	3	3
Schreiben	0	0	0	2	2	2	3	3	3	3
Tippen	2	2	2	2	2	2	3	3	3	3
Anrufen	2	2	2	2	3	3	3	3	3	3
Computer bedienen	1	1	1	1	2	2	3	3	3	3
Selbständig wohnen	0	0	0	1	1	1	3	3	3	3

Für die Erreichbarkeit der maximalen Selbständigkeit bei tetraplegischen Patienten sind nicht die Handgelenksextensoren, sondern ist der M. triceps brachii der wichtigste Muskel (Welch et al. 1986).

Literatur

Baeten V, Beckers D et al. (1980) Dwarslaesiebehandeling, een multidisciplinaire benadering. Tijdschr Fysiother 11: 336–367

Beckers D, Pons C. (im Druck) Funktionele resultaten van patienten met een traumatische dwarslaesie.

Buck MJI et al. (1988) Standaardisatie van FOD items. Intern rapport Lucas Stichting voor Revalidatie en Instituut voor Revalidatie vraagstukken

Buck MJI, Beckers DML, Vrancken CACM (1989) Funktioneel en ADL perspectief gerelateerd aan segmentale laesiehoogte. In: Pons C (ed) Basiscursus Revalidatiegeneeskunde: dwarslaesieproblematiek. Revalidatie Informatie Centrum (RIC), Hoensbroek

Buck M, Pons C, Schuerman J (im Druck) Standaardisatie en betrouwbaarheidsbepaling van de Funktionele Observatielijst Dwarslaesiepatienten.

Cohen JA (1960) Coefficient of agreement for nominal scales. Education and Psychological Measurement 20: 37–46

Colin C et al. (1987) The Barthel ADL Index: a reliability study. Int Disabil Studies 10: 61–63

Gardner BP et al. (1988) Outcome following acute spinal cord injury: a review of 198 patients. Paraplegia 26: 94–98

Granger C et al. (1979) Outcome of comprehensive medical rehabilitation: measurement by PULSES Profile and the Barthel Index. Arch Phys Med Rehabil 60: 145–154

Gresham GE, Labi ML et al. (1980) Quadriplegia index of function. Arch Phys Med Rehabil 61: 493

Gresham GE, Labi ML et al. (1986) The quadriplegia index of function: sensitivity and reliability demonstrated in a study of thirty quadriplegic patients. Paraplegia 24: 38–44
Kaufert J (1983) Functional ability indices: measurements problems in assessing their validity. Arch Phys Med Rehabil 64: 260–267
Keith RA (1984) Functional assessment measures in medical rehabilitation: current status. Arch Phys Med Rehabil 65: 74–78
Labi ML, Dittmar SS (1981) Quadriplegia index of function. Arch Phys Med Rehabil 62: 532–533
Lazar R et al. (1989) Prediction of functional outcome by motor capability after spinal cord injury. Arch Phys Med Rehabil 70
Long C, Lawton EB (1955) Functional significance of spinal cord lesion level. Arch Phys Med Rehabil 36: 249–255
Mc Ginnis GE et al. (1986) Program evaluation of physical medicine and rehabilitation departments using self-report Barthel. Arch Phys Med Rehabil 67: 123–125
Meinecke FW (1985) Some thoughts about neurological recovery in spinal cord injuries: a philosophical review. Paraplegia 23: 78–81
Rogers J, Figone J (1980) Traumatic quadriplegia: follow-up study of self-care skills. Arch Phys Med Rehabil 61: 316–321
Seaby L, Torrance G (1989) Reliability of a physiotherapy functional assessment used in a rehabilition setting. Physiotherapy Canada 41/5
Weingarden S, Martin C (1989) Independent dressing afer spinal cord injury: a functional time evaluation. Arch Phys Med Rehabil 70: 518–519
Welch R et al. (1986) Functional independence in quadriplegia: critical levels. Arch Phys Med Rehabil 67: 235–240
Whiteneck G (1987) Outcome analysis in spinal cord injury rehabilitation. In: Fuhrer M (ed) Rehabilitation outcomes. Paul Brookes, Baltimore
Yarkony GM (1987) Benefits of rehabilitation for traumatic spinal cord injury. Arch Neurol 44: 93–96
Yarkony GM, Elliot JR et al. (1988a) Functional skills after spinal cord injury rehabilitation: three year longitudinal follow-up. Arch Phys Med Rehabil 69: 111–114
Yarkony GM et al. (1988b) Rehabilitation outcomes in complete C5 quadriplegia. Am J Physical Ther 188: 73–76
Yarkony GM et al. (1988) Rehabilitation outcomes in C6 tetraplegia. Paraplegia 26: 177–185

6.3 Steh- und Gehtraining

6.3.1 Vertikalisation

Bevor die Vertikalisation vom Bett in den Rollstuhl beginnen kann, wird der Querschnittpatient progressiv im Zirkelbett aufgerichtet, da eine zu schnelle Vertikalisation zu zirkulatorischen Problemen wie orthostatischen Kreislaufbeschwerden und Schwindelanfällen führen kann.

Auch später, nach der Entlassung aus dem Rehabilitationszentrum, besteht dieses Risiko für Schwindelanfälle weiter, besonders bei der Vertikalisation nach einer längerdauernden Bettlägerigkeit (z. B. wegen Dekubitus).

Der orthostatische Schwindel ist in der Regel direkt proportional zur Dauer der Bettruhe und der Läsionshöhe. Erkennbare Zeichen, die dem Schwindelgefühl bei einer Vertikalisation vorangehen, sind: Gähnen, kalter Schweiß und ein blasses Gesicht.

Wenn die Rollstuhlmobilisation ausreichend aufgebaut ist, wird der Patient vom Anfang des funktionellen Trainings an täglich stehen. Anfänglich geschieht dies für alle Läsionshöhen auf dem Stehbrett, auf dem das fixierte Stehen progressiv (in der Zeit oder in der Neigung) erlernt wird. Wenn die Rumpfbalance, die Armkraft und das funktionelle Niveau ausreichen, kann der Schritt zum Steh- oder Gehapparat gemacht werden.

6.3.2 Therapeutische und präventive Funktionen des Stehens und Gehens

Abhängig von der Läsionshöhe wird während der Rehabilitation viel Energie und Zeit auf das Steh- und Gehtraining verwandt. Falls möglich, werden verschiedene Gehtechniken erlernt (Baeten et al. 1980; Bromley 1976; Paeslack u. Schlüter

1980) und die Patienten werden von der therapeutischen Wichtigkeit und vom präventiven Charakter dieses täglichen Gehtrainings überzeugt.

Der Querschnittpatient hat ein bleibendes erhöhtes Risiko für *Komplikationen*. Er ist meist dazu gezwungen, ein eher passives, sitzendes Dasein mit allen negativen Konsequenzen (Waters u. Lunsford 1985) zu führen. Steh- und Gehtraining wirken präventiv gegen:

Dekubitus: Er kommt am häufigsten auf beiden Sitzknochen und dem Steiß vor. Neben der Wechsellagerung und dem Hochdrücken bietet das Steh- und Gehtraining eine gute Entlastung der Gesäßfläche (Buck u. Pons 1978).

Ungenügende Körperkondition: Sie kommt bei Rollstuhlfahrern oft vor, da der sitzende Patient zur Beihaltung einer guten Kondition körperlich zu wenig gefordert wird. Querschnittpatienten, die regelmäßig Sport treiben oder mit Gehapparaten gehen, scheinen konditionell ein besseres Niveau zu haben (Hjeltnes u. Volae 1979).

Flexionskontrakturen: In den unteren Gliedmaßen werden sie hauptsächlich durch die ständig anhaltende Flexionshaltung im Rollstuhl oder in der Seitenlage während des Schlafens verursacht. Als Prävention ist neben dem (selbstständigen) Durchbewegen das tägliche Stehtraining ideal.

Die Fersenmuskulatur wird dabei immer mit gestrecktem Knie in Dorsalflexion gedehnt und die Hüftflexoren durch Extension.

Spastizität: Sie wird gehemmt, da beim Gehtraining hypertone Muskeln gedehnt werden (Odeen u. Knutsson 1981).

Thrombose: Durch tägliches Training und das Tragen von Kompressionsstrümpfen kann einer Thrombose vorgebeugt werden.

Osteoporose: Bei Querschnittpatienten, die seit Jahren nicht gestanden haben, ist sie röntgenologisch oft nachweisbar. Um die Knochenstruktur, hauptsächlich die der langen Röhrenknochen, zu erhalten, ist das tägliche Belasten notwendig. Bei Kindern (u. a. Spina bifida) stimuliert die Knochenbelastung auch das Längenwachstum der Knochen.

Nieren- und Blasenproblematik: Der Urinabfluß wird im vertikalen Stand und bei Anstrengung gefördert. Auch ist das Steh- und Gehtraining eine gute Prävention gegen Hyperkalziurie und gegen die Bildung von Blasen- und Nierensteinen (Kaplan u. Roden et al. 1982; Figoni 1984).

Darmproblematik: Durch das Geh- und Stehtraining wird eine bessere Peristaltik erreicht.

Zur Vermeidung dieser Komplikationen raten wir allen Querschnittpatienten, nach der Entlassung täglich mindestens eine halbe Stunde zu stehen oder zu gehen, auch wenn dieses Gehen nicht funktionell einsetzbar ist.

Daneben liefert das Gehtraining einen wichtigen Beitrag zur Erhaltung des funktionellen ATL-Niveaus. Das Gehen mit Apparaten ist neben dem Konditionstraining auch ein ideales Training für die Muskelkraft und die Rumpfbalance.

Das Steh- und Gehtraining variiert je nach der Läsionshöhe von einem sauberen passiven Stehen auf dem Stehbrett oder Bett bis zu einem dynamischen und intensiven Gehen mit Oberschenkel-Schienen-Schellen-Apparaten und Unterarmgehstützen. Die Information des Patienten über den Zweck und das erreichbare Niveau ist notwendig, damit er das Stehen und Gehen kontinuierlich beibehält.

6.3.3 Stehen

Da bei fast allen komplett querschnittgelähmten Patienten die Gesäßmuskula-

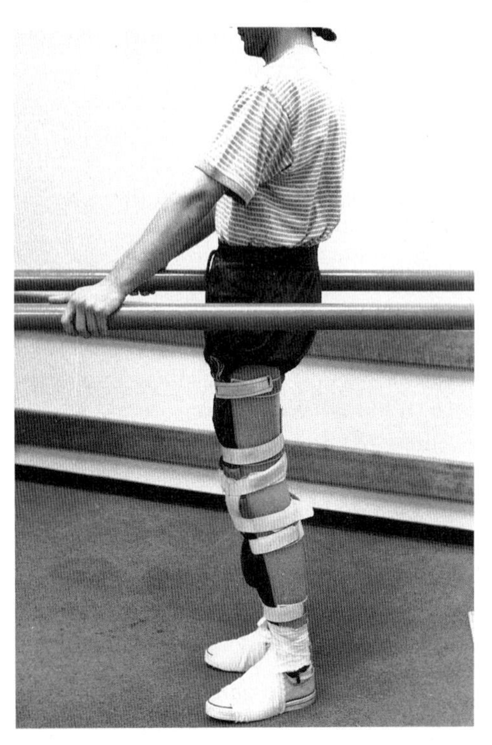

a

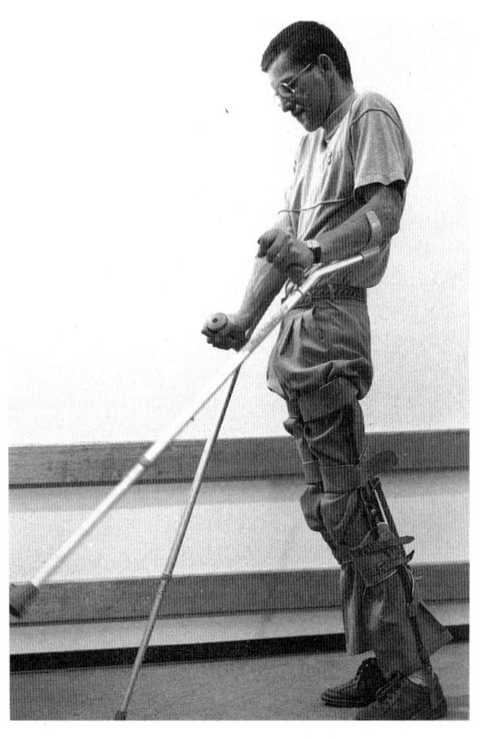

b

Abb. 6.41 a, b. Stehhaltung bei nicht innervierter Beinmuskulatur. Das Becken befindet sich vor der Schulter-Fersen-Linie. **a** Trainingsaufbau im Gehbarren mit universellen Kunststoffbeinschienen. **b** Stehen mit Hilfe einer Unterarmstütze bei einem Patienten mit Paraplegie Th 12

tur (M. glutaeus maximus) und meist auch die Kniestrecker (M. quadriceps) gelähmt sind, ist eine gute Stehhaltung nur dann möglich, wenn in völliger Hüftextension gestanden wird. Nur in dieser Stellung fällt der Körperschwerpunkt vor die Schulter-Fersen-Linie, ist die laterale Stabilität am größten und werden die Arme minimal belastet (Abb. 6.41).

Die Knieextension wird anfangs durch dorsale Schienen, später durch lange maßgerechte Oberschenkel-Schienen-Schellen-Apparate gehalten. Da die Erreichung der Hüft- und Rumpfextension beim Steh- und Gehtraining am schwierigsten ist, wird der Physiotherapeut, falls nötig, immer Hilfe am Becken leisten. Deshalb steht der Therapeut während des ganzen Trainings am besten hinter dem Patienten oder seitlich von ihm, da ein Gleichgewichtsverlust nach hinten am wahrscheinlichsten ist.

Das Erlernen der guten Stehhaltung, die notwendig ist, um stabil, sicher und mit minimalem Energieverbrauch zu gehen, ist die Basis des späteren Gehtrainings. Wenn der optimale Stand wegen Flexionskontrakturen, Spastizität oder Mobilitätseinschränkungen (z. B. P.A.O.) nicht erreichbar oder nicht sicher ist, müssen entsprechende Steh- und Gehhilfsmittel gewählt werden. So ist z. B. eine zu große Rumpfflexionsspastizität eine Indikation für Oberschenkel-Schienen-Schellen-Apparate mit Hüftscharnieren, ein Rumpfkorsett (s. 6.3.5) oder für einen Rollator anstelle von Unterarmgehstützen.

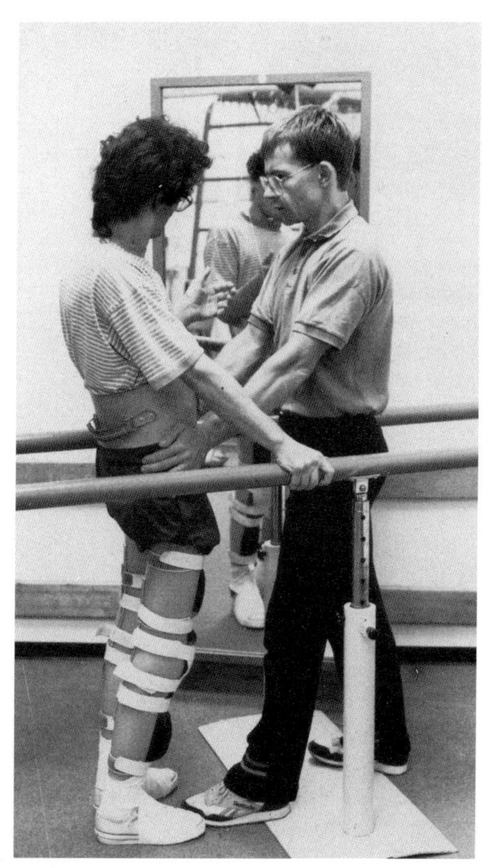

Abb. 6.42. Training der Stehbalance im Gehbarren

Im Gehbarren wird mit Stabilisationsübungen die Stehhaltung optimiert (Abb. 6.42). Dies kann idealerweise nach den PNF-Techniken am Kopf, an den Schultern und am Becken unterstützt werden. Der Patient lernt die Hüftextension durch Rumpfextension oder Schulterblattretraktion, und zwar sowohl mit vor als auch hinter den Hüften auf den Barren gestützten Händen. Das Wechseln der Hände von vorn nach hinten und umgekehrt funktioniert nur mit dem Rumpf in Lordose. Der Krankengymnast achtet dabei darauf, daß der Patient nicht zusammenklappt und nach hinten fällt. Ein Bauchgurt mit Griff verhindert einen Sturz und gibt dem Patienten am Anfang mehr Sicherheit. Die Benutzung eines Spiegels sorgt für eine bessere visuelle Kontrolle.

Die oben beschriebene Ausgangsstellung ist die Stehbalance, die am wenigsten Energie erfordert. Aus Stabilitäsgründen muß diese Haltung nach jedem Schritt oder Sprung erneut eingenommen werden, um die Hände zu versetzen oder um auszuruhen.

Das stabile Stehen im Gehbarren erfordert eine ausreichende Arm- und Handkraft, welche ab der Läsionshöhe C 8 sicher gegeben ist.

6.3.4 Gehtraining im Barren

Aufstehen aus dem Rollstuhl mit Gehapparaten (Buck u. Pons 1978)

Das Aufstehen mit langen Gehapparaten im Gehbarren erfordert kräftige Arme. Viele tetraplegische Patienten haben am Anfang des Trainings genügend Kraft, ihre Balance im Stand zu halten, sie können sich jedoch nicht zum Stand hochstützen. In diesem Fall wird der Physiotherapeut dem Patienten helfen, indem er ihn unter dem Gesäß unterstützt. Der Patient schlägt seine Arme um den Nacken des Therapeuten, der danach den Patienten mit einem geraden Rücken nach vorn zieht und ihn mit völliger Hüftextension zum Stand bringt.

Patienten mit tiefer Tetraplegie (ab C 7 – 8) oder Paraplegie können selbst aufstehen. Dafür lehnen sie sich mit dem Rumpf nach vorn. Die Fersen der gestreckten Beine stehen auf dem Boden, die Hände ergreifen den Barren etwas hinter den Schultern (Abb. 6.43 a). In dieser Position kommt der Patient durch Hochdrücken zum Stand (Abb. 6.43 b). Das Hochdrücken bereitet, anders als das Hochziehen, auf das spätere Aufstehen mit dem Rollator oder den Unterarmgehstützen vor.

Um das Aufstehen zu erleichtern, kann man anfangs entweder den Sitz des Rollstuhls erhöhen oder exzentrisch aus dem Stand üben. Beim Hinsetzen in den Rollstuhl achtet man darauf, daß die Füße in korrektem Abstand stehen und die Hände hinter dem Becken plaziert sind, so daß sich der Patient durch exzentrisches Nachlassen der Schulter- und Armmuskulatur auf die gleiche Weise wie mit Unterarmstützen setzen kann (Abb. 6.44).

Als Vorbereitung auf das Aufstehen mit Stützen kann man das Aufstehen und Hinsetzen im Barren üben, indem nur die Hände auf den Holm gelegt werden, ohne ihn mit den Fingern zu umfassen. Auch eine Reihe von Dehnungsübungen im Barren sind sinnvoll (Abb. 6.45). Die Kniebeuger werden gedehnt, indem der Rumpf maximal horizontal ausgestreckt wird. Eine Dehnung der Hüftbeuger und Bauchmuskeln erreicht man durch eine maximale Rumpfextension. Letzteres hilft hauptsächlich dabei, den störenden Rumpfflexionsspasmus zu unterdrücken.

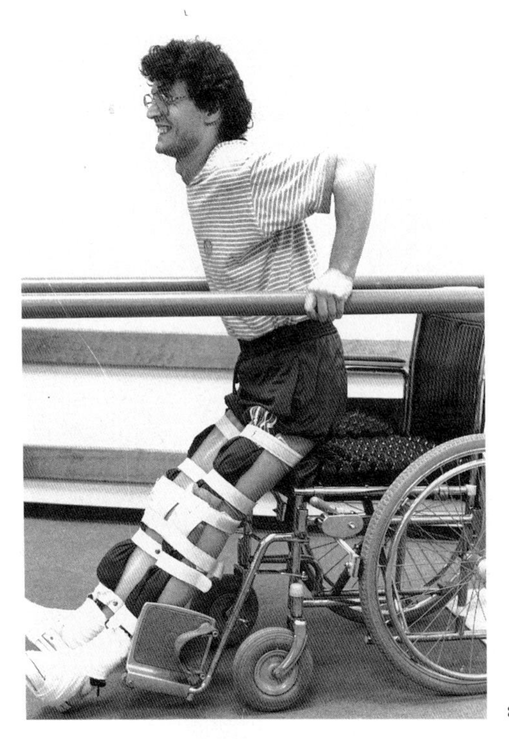

a

Stützen im Barren

Bevor man die verschiedenen Gehtechniken einübt, lernt der Rehabilitationspatient zunächst, sich mit beiden Händen hochzudrücken und danach wieder die richtige Stehposition einzunehmen. Damit dies mit Schienen gut gelingen kann, müssen die Fersen in 5 – 10° Dorsalflexion fixiert werden. Zu Beginn des Trainings wird diese Fixation erreicht, indem mit Hilfe einer Binde der Fuß, insbesondere der laterale Fußrand, hochgewickelt wird

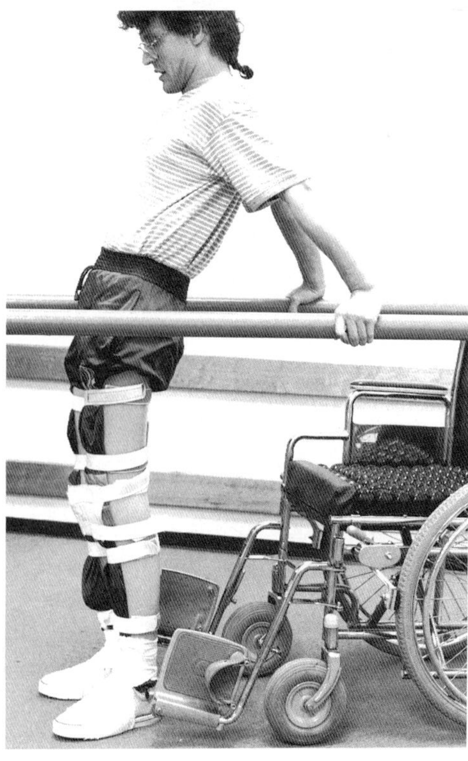

b

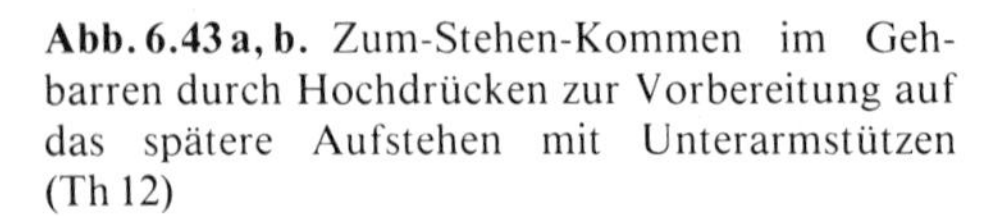

Abb. 6.43 a, b. Zum-Stehen-Kommen im Gehbarren durch Hochdrücken zur Vorbereitung auf das spätere Aufstehen mit Unterarmstützen (Th 12)

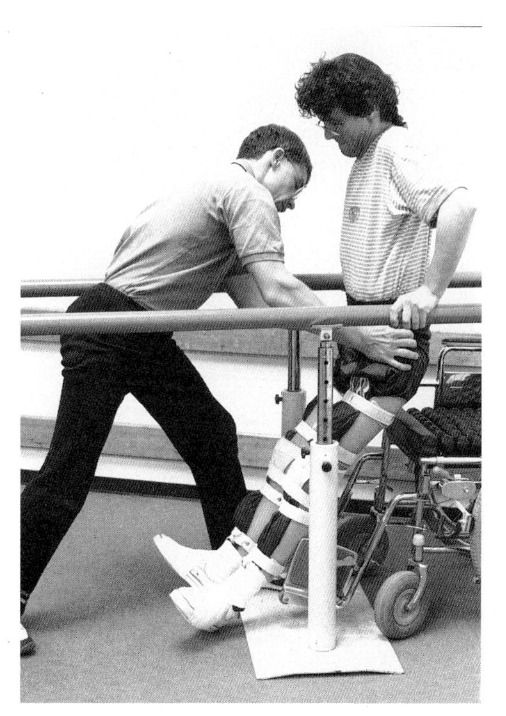

Abb. 6.44. Das kontrollierte Hinsetzen in den Rollstuhl

(Abb. 6.46). Bei zu kurzem M. triceps surae oder bei störendem Streckspasmus muß dieses Hochwickeln sehr fest und vorzugsweise mit gebeugtem Knie und folglich entspanntem M. gastrocnemius ausgeführt werden.

Die Balance aus dem Stütz heraus wird als Vorbereitung auf die Gehtechniken geübt (Abb. 6.47).

Gehtechniken

Bei der Benutzung der langen Gehapparate unterscheiden wir 3 Gehtechniken:

Swing-to-Technik

Dies ist die einfachste Sprungtechnik, bei der zunächst die Hände vorgreifen und

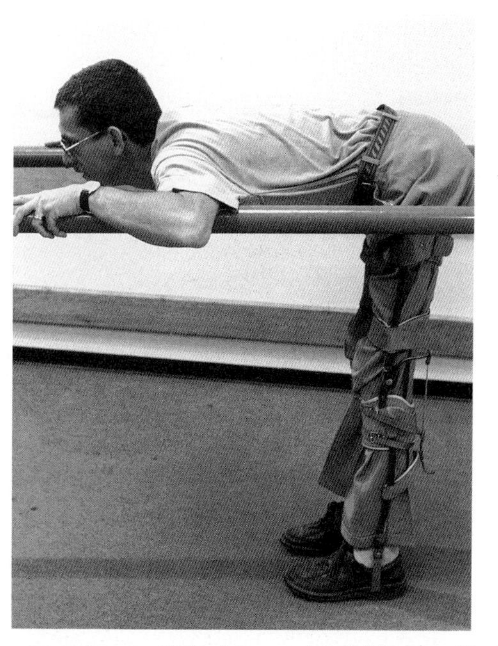

a

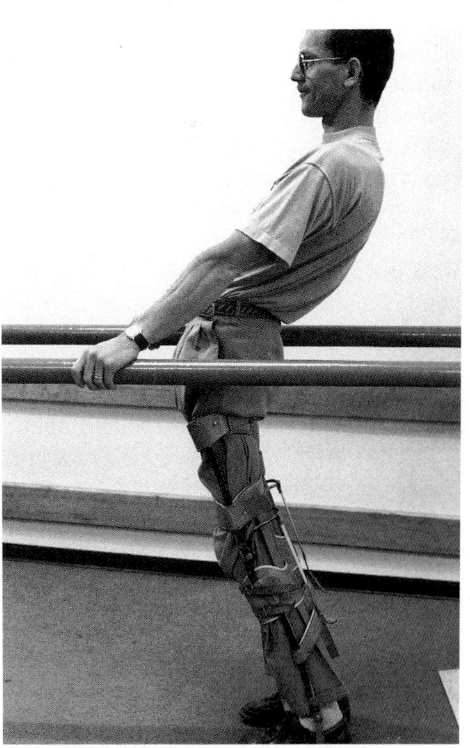

b

Abb. 6.45 a, b. Selbstdehnung im Gehbarren. Sie ist besonders wichtig bei hypertoner Muskulatur. **a** Dehnung der Kniebeuger. **b** Dehnung der Hüftflexoren und Bauchmuskeln

dann beide Beine zusammen unter die abgestützten Hände plaziert werden. Der Physiotherapeut steht vorzugsweise hinter dem Patienten, um so nötigenfalls zu helfen, das Becken nach vorn zu bringen. Zu Beginn des Trainings werden durch zu geringes Hochstützen oder durch Unsicherheit oft noch die Füße über den Boden schleifen. Dies nennt man „shuffle-gait“.

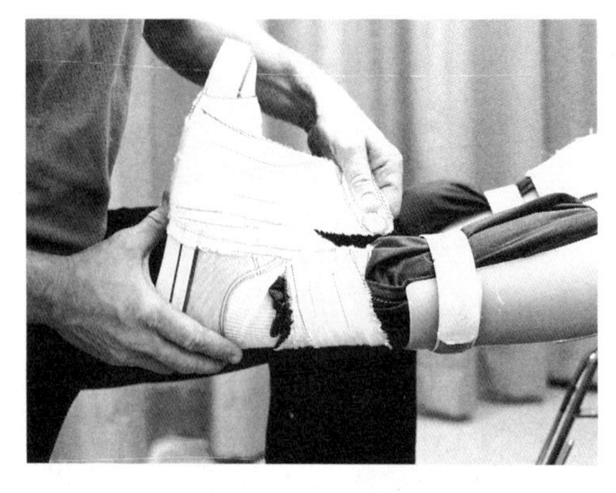

Abb. 6.46. Hochwickeln des paretischen Fußes durch einen Achterverband

Swing-through-Technik (Abb. 6.48)

Dies ist eine schnelle Sprungtechnik, bei der die Beine weiter als bis zu den abgestützten Händen plaziert werden. Diese Technik erfordert ein gutes Timing, viel Schulterkraft und keinen störenden Flexionsspasmus. Der Körperschwerpunkt wird – kurzzeitig ohne Hüftextension – bis vor die abgestützten Arme gebracht. Deshalb braucht man eine optimale Schulterkraft, besonders Skapula-Adduktion, um in dem Moment, in dem die Füße den Boden berühren, das Becken nach vorn zu bringen. Erst danach können die Hände versetzt werden.

Wenn die Rumpfextension zu schwach ist, muß der Physiotherapeut diese besonders üben, indem er das Becken nach hinten bis in die Hüftflexion drückt. Der Patient drückt dann seinen Rumpf gegen den maximalen Widerstand nach vorn bis in die optimale Stehhaltung. Die Handabstützung bleibt immer hinter den Füßen.

Wenn diese Technik gut beherrscht wird, sind Sprünge von mehr als einem Meter leicht zu erreichen. Wegen ihrer Schnelligkeit ziehen viele Patienten diese Swing-through-Technik dem Vierpunktegang vor. Später ist diese Technik auch sehr nützlich, um Unebenheiten, kleine Stufen oder Bürgersteige zu überwinden. Auch das Springen rückwärts wird im Gehbarren geübt.

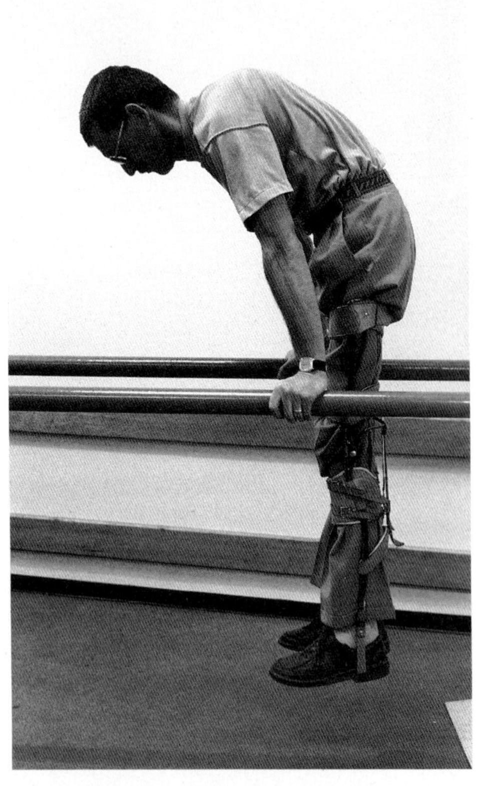

Abb. 6.47. Das Hochdrücken und Hochgedrücktbleiben im Gehbarren zur Vorbereitung auf die Sprungtechniken und auf das Treppensteigen (Patient mit Paraplegie Th 12)

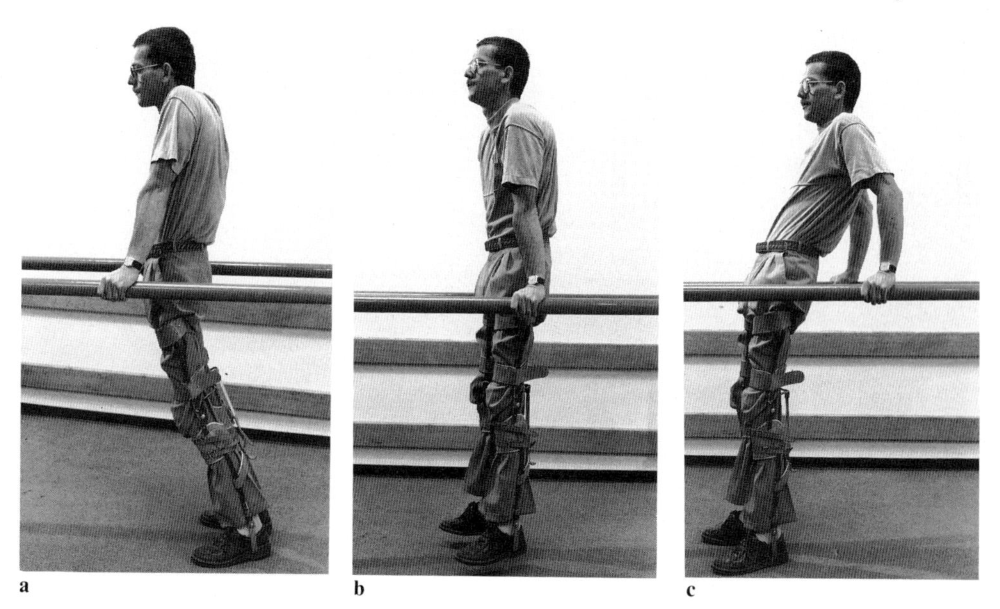

Abb. 6.48 a – c. Die Swing-through-Technik im Gehbarren. **a** Startposition; **b** Schwungphase; **c** Anfang der Standphase, wobei das Becken aus den Schultern heraus nach vorn gedrückt wird

Vierpunktegang (Abb. 6.49)

Wie der Name schon sagt, besteht diese Gangart aus 4 Phasen und ähnelt dadurch dem normalen Gangmuster. Sie ist die langsamste und schwierigste der drei beschriebenen Techniken, aber auch die ästhetischste.

Ausgangshaltung ist eine leichte Schrittstellung. Die Hand an der Seite des hintenstehenden Beines liegt auf dem Holm, etwas vor der Hüfte, während die andere Hand weiter nach vorn plaziert ist. Das Körpergewicht muß sich immer über dem vorderen Bein befinden.

Danach werden folgende Phasen durchlaufen:

Eine Rumpfverkürzung durch Anspannungen des M. latissimus dorsi und des M. quadratus lumborum leitet die *Schwungphase* ein. Dies erfordert viel Druck auf den homolateralen Arm. Die Schulter bleibt in Depression. Durch die Schwerkraft und die passive Spannung in den Hüftflexoren schwingt das Bein eine Schuhlänge nach vorn. Von den Schultern aus wird das Körpergewicht auf das vordere Bein gebracht. Erst danach kann der homolaterale Arm vorgesetzt werden.

Danach wiederholt sich die ganze Prozedur auf der anderen Seite. Zuerst kommt die Rumpfverkürzung, wodurch das Bein nach vorn schwingt. Das Gewicht wird auf das vordere Bein gebracht. Der Arm wird vorgesetzt, etwas weiter als die andere Hand.

Beim Erlernen dieses Vierpunktegangs achtet man darauf, daß immer das Stützbein das Körpergewicht trägt. Dies kann nur durch eine gute Hüftextension erreicht werden. Hierdurch werden die Arme minimal belastet. Sie dienen hauptsächlich zum Halten des Gleichgewichts und müssen nur kurzzeitig bei der Rumpfverkürzung während der Schwungphase einen Teil des Gewichts tragen.

Vom Anfang des Trainings an muß man darauf achten, daß der Patient nicht im

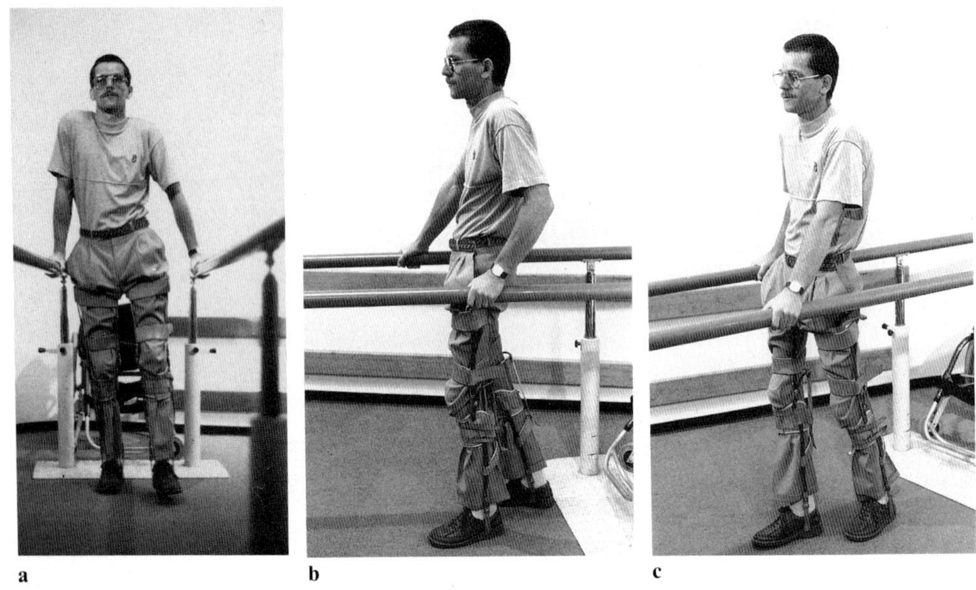

Abb. 6.49 a – c. Vierpunktegang mit Oberschenkel-Schienen-Schellen-Apparaten. **a** Rumpfverkürzung und Schwungphase links. **b** Standphase links. Das Körpergewicht muß auf das vordere Bein verlagert werden, bevor der linke Arm nach vorn versetzt werden kann. **c** Nach der Schwungphase rechts folgt wieder die Gewichtsverlagerung, bevor der rechte Arm versetzt werden kann

sogenannten Affengang läuft, das heißt: mit konstant großer Abstützung auf dem Arm, während sich die Hüfte dauernd in Flexion befindet. Dieses Gehmuster ist ungünstig und sehr instabil, besonders wenn Unterarmgehstützen benutzt werden.

Im Gehbarren kann auch der Vierpunktegang rückwärts sowie das Seitwärtsgehen mit zwei Händen an der vorderen Stange erlernt werden (Abb. 6.50). Am Ende des Holms kann im „swing to“ oder im Vierpunktegang gewendet werden.

Wenn die einseitige Rumpfverkürzung sehr schwerfällt und die Schwungphase kaum gelingt, kann man beides einzeln üben, indem man den Patienten das Becken einseitig gegen Widerstand hochziehen läßt. Vorbereitende Übungen zur Optimierung des Vierpunktegangs sind auch das einseitige Hochheben des Beckens im gestützten Langsitz und die Vierpunkteeinspannung auf dem Schlingentisch.

Um mit minimaler Rumpfverkürzung eine optimale Schwungphase zu erreichen, müssen die Fersen in idealer Stellung, d. h. meist zwischen 5 und 10° Dorsalflexion, fixiert sein.

Spitzfüße oder eine Streckspastizität erschweren die Schwungphase. Eine Spondylodese an mehreren lumbalen Wirbeln kann ebenfalls die Lateralflexion negativ beeinflussen.

Die maximale Schrittlänge beim Vierpunktegang ist die doppelte Schuhlänge. Meist sind die Schritte jedoch etwas kleiner.

6.3.5 Gehtraining mit Rollator

Als Übergang vom Gehbarren zur Benutzung von Unterarmgehstützen und auch, wenn das Laufen mit Stützen wegen der Gefahr des Hinfallens, z. B. durch Fle-

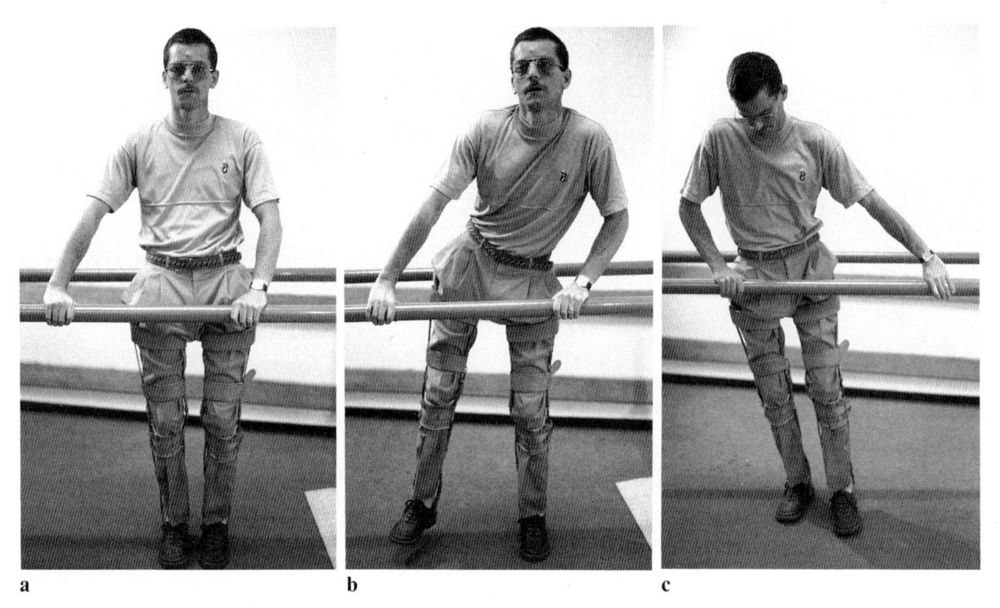

a b c

Abb. 6.50 a – c. Seitwärts gehen im Gehbarren. **a** Ausgangsposition; **b** Schwungphase rechts; **c** Anschlußschritt links

xionsspastizität, nicht machbar ist, bieten wir den Patienten einen faltbaren Rollator an. Dieser stabile Rollator mit einer breiten Unterstützungsfläche bietet nahezu die Möglichkeiten eines Gehbarrens, der jedoch zu viel Platz in der Wohnung einnimmt. Der Rollator hat auch eine vergrößerte rückwärtige Stützfläche, so daß das Aufstehen aus dem Rollstuhl stabil verläuft.

Beim Hochdrücken aus dem Rollstuhl wird die gleiche Technik wie im Barren verwendet, jedoch wird dabei das gesamte Körpergewicht hochgehoben, und die Beine schwingen nach hinten bis kurz vor den Rollstuhl (Abb. 6.51 a, b). Bevor die Gehtechniken erlernt werden, verdient auch hier die gute Stehhaltung sehr viel Aufmerksamkeit. Der Patient lernt stehen, indem er sich z. B. auf einer Hand abstützt; und er lernt die aktive Rumpfflexion, indem er sich bei gebeugten Ellenbogen auf die Hände abstützt und danach wieder zur idealen Stehhaltung hochkommt. Das Vorbeugen wird als Auffangreaktion geübt für den Fall, daß der Rehapatient mit dem Rollator nach hinten zu fallen droht. Der Rollator kann vorwärts, rückwärts und seitwärts nur aus einer guten Haltung heraus versetzt werden.

Die Swing-to- und Swing-through-Technik ist mit dem Rollator genauso leicht durchführbar wie im Gehbarren (Abb. 6.51 d). Die Hände drücken den Rollator nur nach vorn, wenn die Hüften völlig in Extension sind. Der Vierpunktegang ist mit dem Rollator etwas schwieriger, da dabei immer beide Hände zusammen nach vorn gesetzt werden müssen (Abb. 6.51 c).

Beim Hinsetzen mit Hilfe des Rollators sorgt man dafür, daß die Füße weit vorn stehen, und der Rollator dadurch eine maximale Unterstützungsfläche nach hinten bietet. Dann werden die Ellenbogen stark gebeugt, und das Becken kann langsam nach hinten gehen.

Die größten Vorteile des Rollators sind

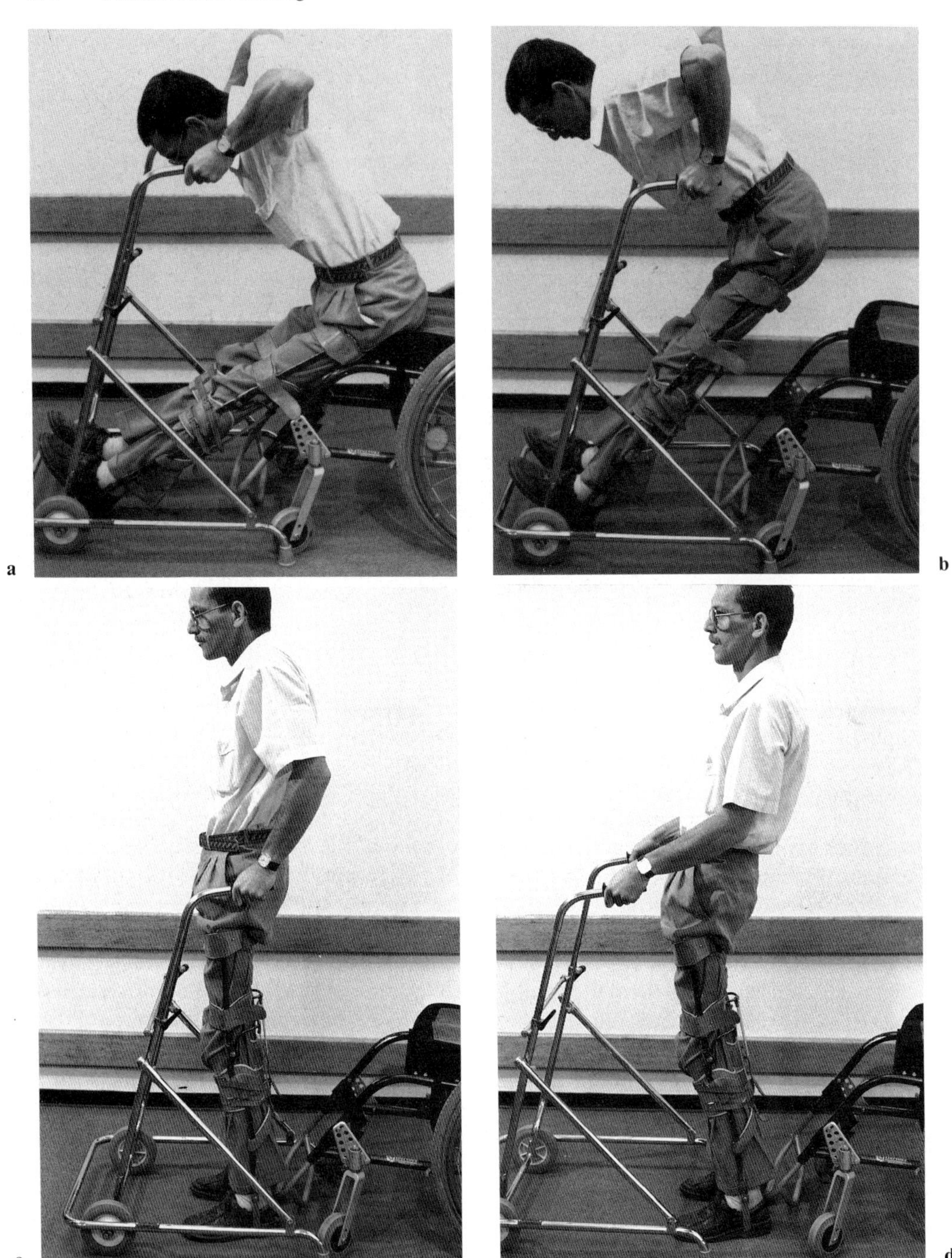

Abb. 6.51 a–d. Aufstehen mit Oberschenkel-Schienen-Schellen-Apparaten und stabilem Rollator. **a** Ausgangsposition. **b** Beim Hochdrücken werden die Füße gleichzeitig nach hinten versetzt. **c** Startposition für den Vierpunktegang. **d** Startposition für die Sprungtechniken, wobei der Rollator etwas weiter versetzt wird.

einerseits, daß dieses Hilfsmittel faltbar ist und dadurch wenig Raum in der Wohnung einnimmt, andererseits kann man mit ihm bis an einen Tisch oder an ein Spülbecken fahren und im Stand mit abgestütztem Becken Hausarbeiten verrichten.

6.3.6 Gehen mit Unterarmstützen

Der Schritt vom Gehbarren zum Gebrauch von zwei Stützen ist groß, alle Patienten fühlen sich anfänglich unsicher und instabil. Deshalb müssen der Stehbalance und den Auffangreaktionen viel Aufmerksamkeit gewidmet werden. Man kann auch zunächst mit einer Stütze und einem Barrenholm beginnen (Abb. 6.52). Der größte Unterschied zwischen Stützen und Holmen ist der, daß man sich auf Stützen nur stützen, während man sich im Barren auch ziehen kann.

Beim Balancetraining gibt der Therapeut wie im Barren nur Widerstand am Becken. Der Patient lernt wieder, die korrekte Stellung zu halten, und zwar sowohl mit den Stützen vor als auch hinter den Füßen. Auch das Versetzen der Stützen, zusammen oder einzeln, wird vorwärts, rückwärts und seitwärts geübt. Ebenso wird die Balance mit Abstützung auf einer Stütze geübt. Die bereits oben beschriebenen Gehtechniken im Barren werden auch mit Stützen trainiert (Abb. 6.53). Da das ganze Körpergewicht vor allem bei den

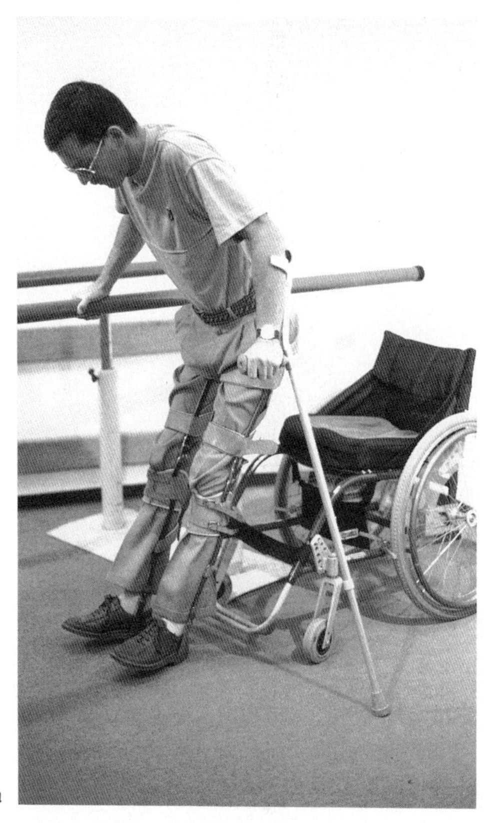
a

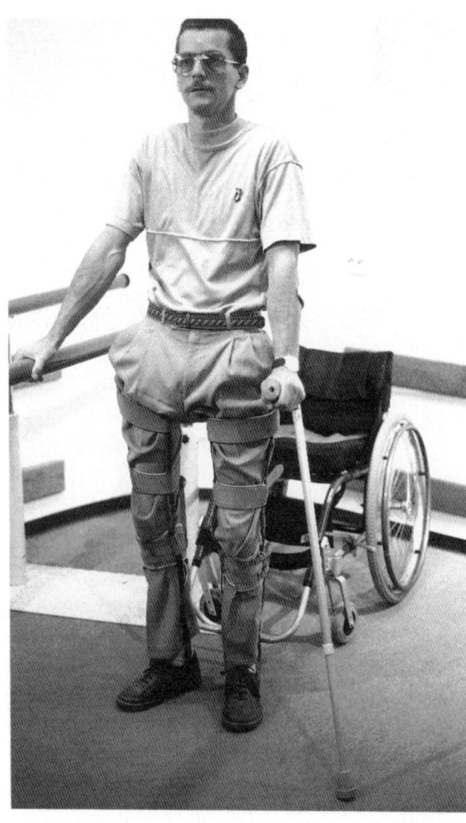
b

Abb. 6.52 a, b. Aufstehen mit Oberschenkel-Schienen-Apparaten aus dem Rollstuhl. Als Zwischenschritt im Training kann man eine Unterarmstütze und einen Barrenholm benutzen

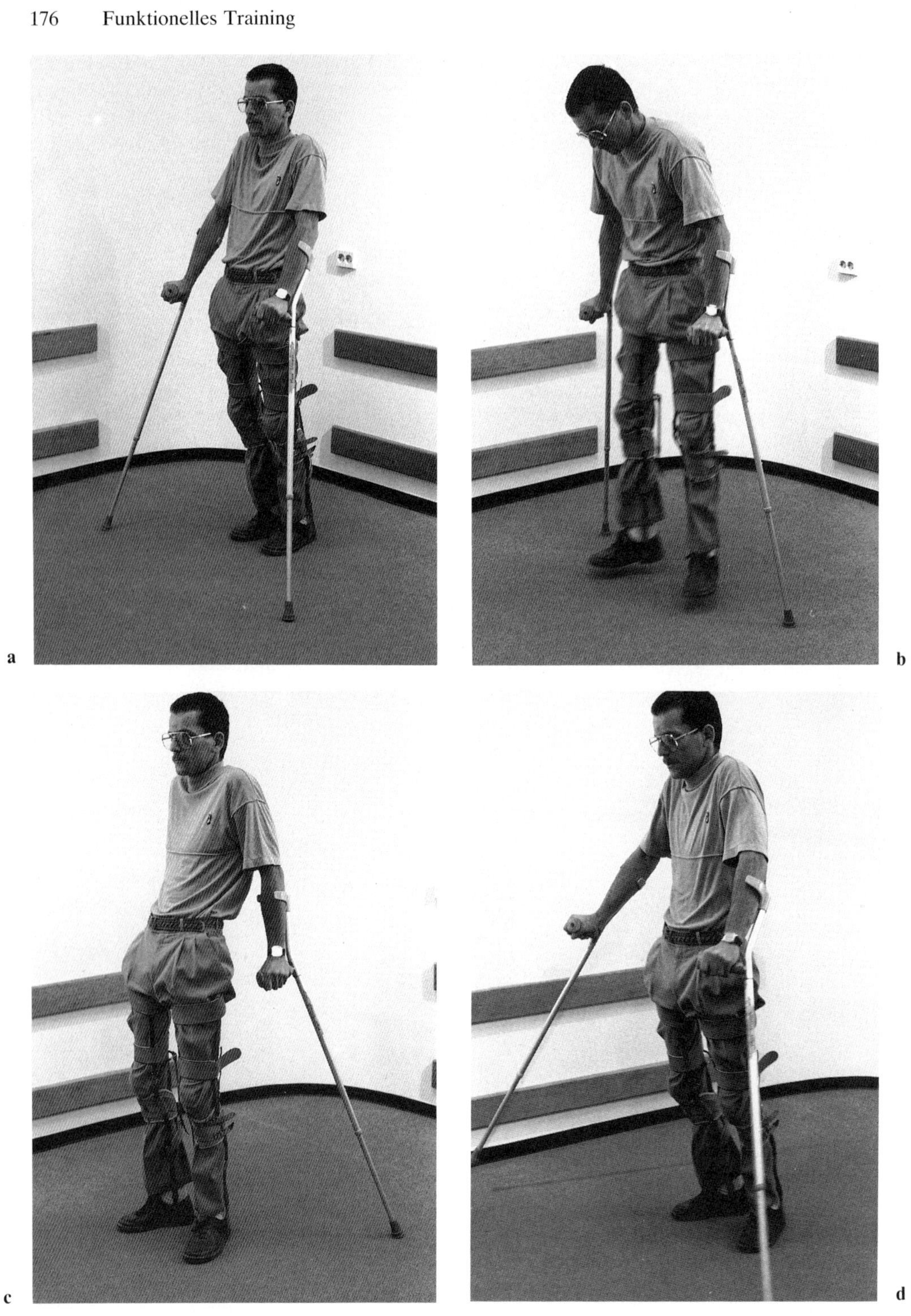

Abb. 6.53 a – d. Swing-through-Technik mit Unterarmstützen

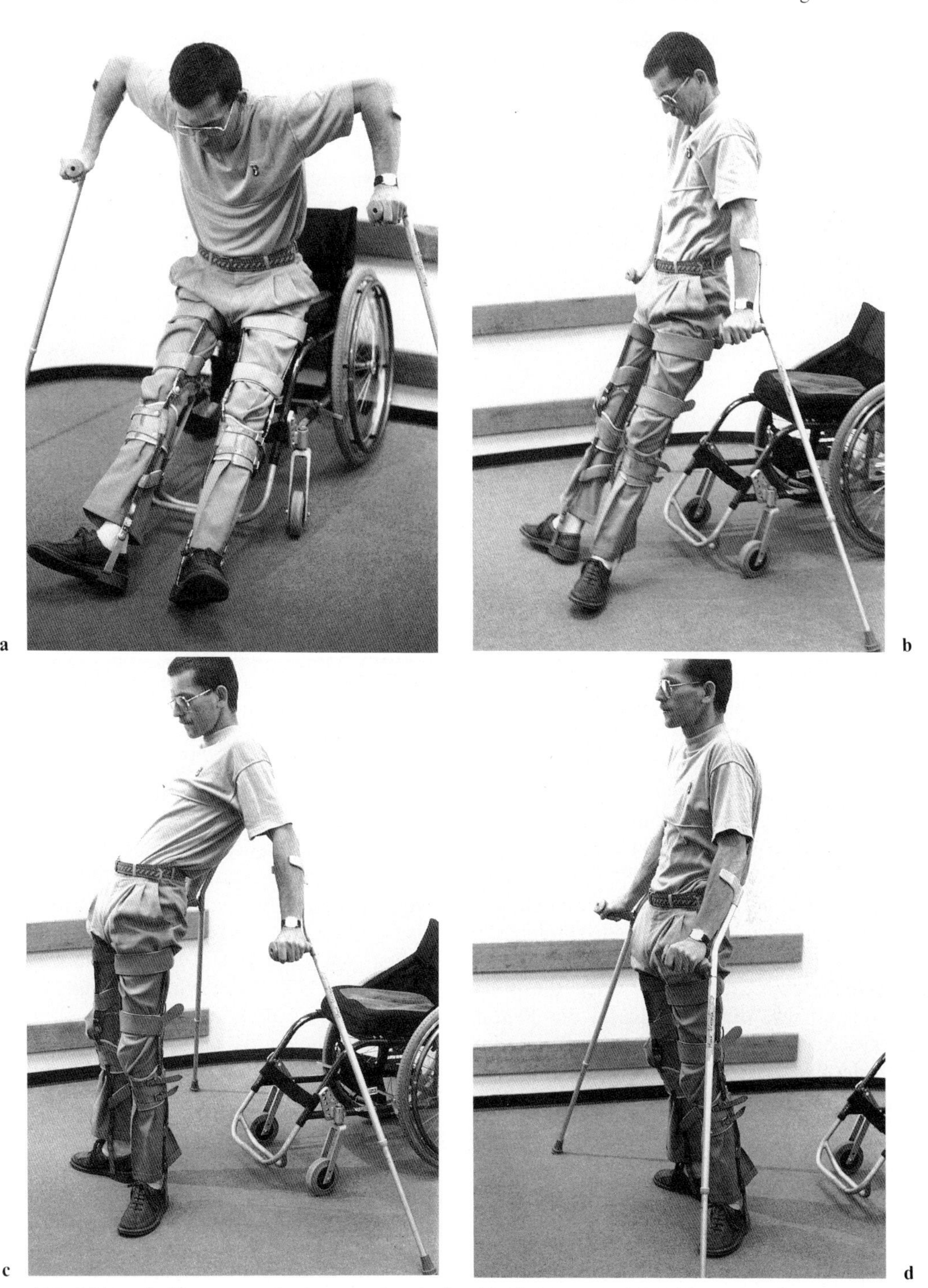

Abb. 6.54 a – d. Vorwärts aufstehen aus dem Rollstuhl mit Oberschenkel-Schienen-Schellen-Apparaten und Unterarmstützen

Sprungtechniken auf den Händen ruht, wählen wir dafür Stützen mit anatomisch geformten Handgriffen, bei denen die Griffhöhe verstellbar ist. Der Abstand vom Griff zur Unterarmstütze muß ausreichend lang sein, die Unterarmstütze ist am besten offen oder halboffen, so daß sie beim Fallen oder beim Falltraining keine Behinderung darstellt.

Sowohl das Springen als auch der Vierpunktegang werden auch seitwärts und rückwärts geübt.

Aufstehen und Hinsetzen aus dem Rollstuhl

Das Aufstehen mit zwei Stützen ist weit schwieriger als das Gehen mit Stützen. Um vom Sitz aus zu einer guten Stehhaltung zu kommen, muß der Körperschwerpunkt nach oben und weit nach vorn bis über die Füße gebracht werden, wobei wegen der gebeugten Hüfte jegliche Stabilität fehlt. Der Schwierigkeitsgrad ist dabei abhängig von der Sitzhöhe.

Eine gute Ausgangsposition hat man, wenn man auf dem Rand des Rollstuhls sitzt und sich auf die Stützen stützt, die in Höhe der vorderen kleinen Räder stehen (Abb. 6.54 a). Wichtig beim Aufstehen ist die Richtung des Drucks. Sie muß schräg vorwärts und nach oben gehen, so daß der Körperschwerpunkt gut über die Füße gelangt und die Hüften und der Rumpf aus den Schultern heraus in Extension gebracht werden können (Abb. 6.54 b, c). Ein gutes Timing ist hier unabdingbar. Die Stützen werden erst dann vor die Füße gesetzt, wenn sich das Becken über den Füßen befindet (Abb. 6.54 d).

Das Hinsetzen gelingt in umgekehrter Reihenfolge. Wichtig dabei ist, daß die Stützen weit genug nach hinten plaziert werden, bevor die Rumpf- und Hüftflexion einsetzen.

Eine etwas andere Technik beim Aufstehen ist, während des Hochdrückens die Füße in einer Bewegung nach hinten fast gegen den Rollstuhl zu setzen. Die Druckrichtung muß dabei weniger nach vorn, sondern eher nach oben gehen, so daß die Füße nach hinten gezogen werden. Der Physiotherapeut steht vor dem Patienten oder seitlich von ihm und sorgt dfür, daß er das Becken immer gut kontrolliert.

Falls nötig, trainieren wir auch das seit- und rückwärtige Aufstehen. Die Rückwärtstechnik ist sicherer. Der Patient muß sich dabei auf den Seitenteilen des Rollstuhls abstützen, bis er richtig steht. Der Patient legt nach dem Fixieren der Schienenapparate die Beine über Kreuz. Dabei setzt er sich seitlich auf die Gesäßhälfte des untenliegenden Beines (Abb. 6.55 a). Der Rumpf wird in die gleiche Richtung gedreht, und durch Aufstützen der Arme auf die Seitenteile kommt man durch eine halbe Drehung zum Stand (Abb. 6.55 b). Die Stützen, die auf den beiden Seitenteilen liegen, werden nacheinander in die Hände genommen (Abb. 6.55 c). Durch einen Sprung oder Schritt zur Seite oder nach hinten kommt der Patient zum Laufen (Abb. 6.55 d). Das Hinsetzen geschieht in umgekehrter Reihenfolge.

Dies ist eine relativ stabile Art des Aufstehens. Allerdings benutzen paraplegische Patienten, die mit Gehapparaten laufen, nach der Entlassung meist keine Seitenteile. Die modernen Rollstühle für Paraplegiker haben heutzutage niedrige kleine Seitenteile, die nur dazu dienen, die Beine, das Gesäß und die Kleider von den Rädern fernzuhalten.

Eine letzte Technik ist das seitliche Aufstehen, bei dem eine Hand auf dem Seitenteil liegt und mit der anderen Hand die Stütze gehalten wird. Das Gleichgewicht und die Kraft, seitwärts aufzustehen, kommen hauptsächlich von dem Arm auf dem Seitenteil. Es muß dafür gesorgt werden, daß der Rollstuhl stabil

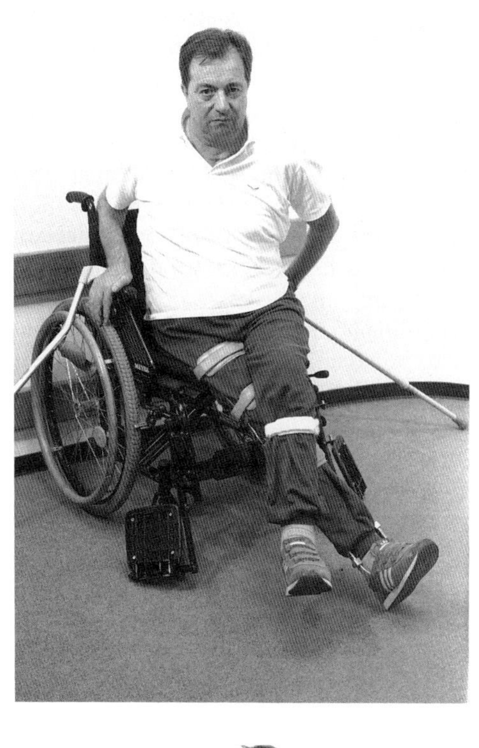
a

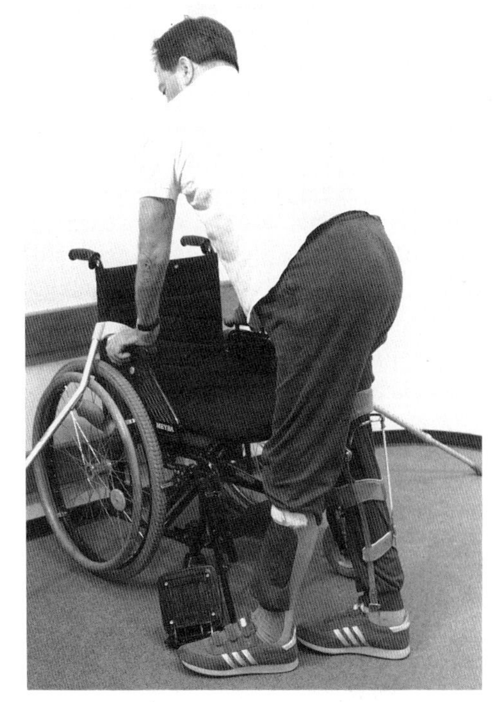
b

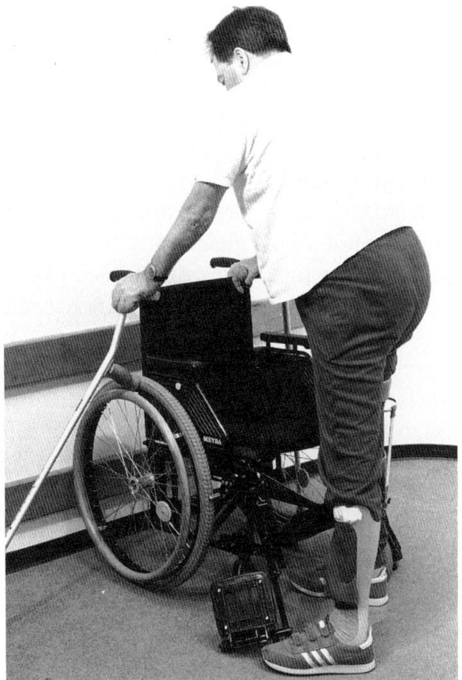
c

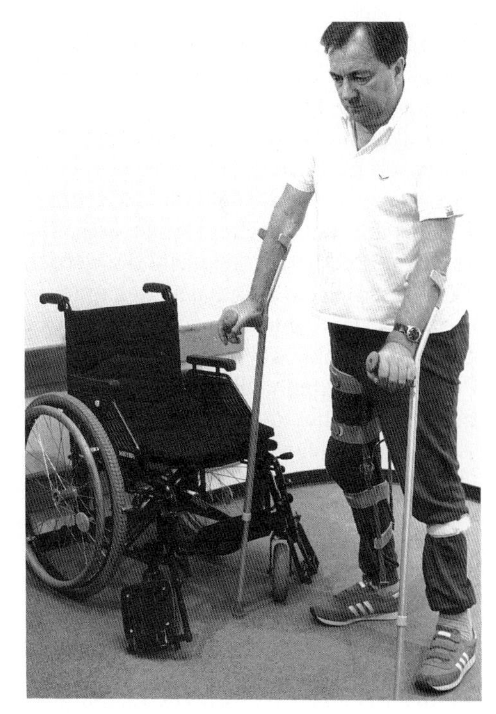
d

Abb. 6.55 a – d. Aufstehen aus dem Rollstuhl durch eine halbe Drehung

feststeht und daß die zweite Stütze auf dem Seitenteil liegt. Auch hier muß das Seitenteil ausreichend hoch sein. Vorher muß das Gleichgewicht im Stehen mit einer Stütze trainiert werden. Diese Technik ist auch gut verwendbar, um mit Gehapparaten in ein Auto ein- und auszusteigen. Dabei stützt man sich entweder auf der Autotür oder auf dem Dach des Autos ab.

Auf den Boden legen und aufstehen mit Stützen

Zu Boden gehen kann der Patient durch einen Fall nach vorn aufgrund einer Balancestörung oder kontrolliert durch Rumpf- und Hüftflexion. Dabei werden die Stützen zuerst breit und weit nach vorn aufgesetzt, so daß eine große Unterstützungsfläche entsteht. Auch die Füße werden am besten weit auseinander gestellt. Danach wird der Rumpf nach vorn gebeugt, während man gleichzeitig die Ellenbogen beugt. Das Körpergewicht lastet hauptsächlich auf den beiden Füßen und einer Stütze. Die unbelastete Hand läßt die Stütze los, stützt sich schnell auf dem Boden ab und übernimmt das Körpergewicht. Dann erst wird die andere Stütze losgelassen, und die Hand stützt sich auch auf dem Boden ab. Die Hände werden nach vorn gesetzt, und der Rehapatient kommt in Bauchlage zum Liegen. Der Therapeut steht am besten seitlich vom Patienten, so daß er Rumpf, Becken und Beine kontrollieren kann.

Das Aufstehen vom Boden ist keine einfache, stabile Aktivität. Ausgangshaltung ist die Bauchlage. Der Patient legt die Stützen zuerst beidseitig auf Hüfthöhe und mit den Griffen zu sich gekehrt hin (Abb. 6.56 a). Dann drückt er sich, mit den Beinen in leichter Abduktion und eventuell in Außenrotation, hoch in den Bärenstand (Abb. 6.56 b). Die Hände sind breit abgestützt und wandern in Richtung Füße, so daß der Körperschwerpunkt weit nach hinten verlagert wird. Hierdurch werden die Arme relativ entlastet, so daß sich zuerst eine Hand mit gebeugtem, nach oben gerichtetem Ellenbogen auf einer Stütze abstützen kann (Abb. 6.56 c). Der Patient bleibt mit den Schultern unten, bis auch der zweite Arm sich mit gebeugtem Ellenbogen auf die Unterarmgehstütze stützt (Abb. 6.56 d). Dann werden Ellenbogen und Rumpf gestreckt und die Stützen nähergesetzt. Beim Hochkommen ist hauptsächlich die laterale und hintere Instabilität ein Problem. Darum müssen wieder viele Stabilisationsübungen im Affenstand, also mit Hüftflexion und Abstützung auf den Unterarmstützen sowie im Bärenstand, bei dem zwei Hände auf dem Boden abgestützt sind, ausgeführt werden.

Treppensteigen mit Gehapparaten und Stützen

Treppen steigt man immer so, daß eine Hand am Geländer und eine Stütze in der anderen Hand ist, die auch die zweite Stütze mitnimmt. Das Geländer muß oben und unten an der Treppe weit genug durchlaufen. Zum Treppensteigen werden immer beide Beine gleichzeitig wie bei der Swing-to-Technik versetzt. Man kann sowohl vorwärts als auch rückwärts die Treppe hinauf- und hinuntergehen. In der Regel übt man immer, die Treppe vorwärts hoch- und hinunter zu steigen. Bei einer Treppe mit offenen Stufen oder mit einem Stufenrand ist das Hochsteigen jedoch oft schwierig, da die Vorderseite des Schuhs unter den Stufen hängenbleiben kann. In diesem Fall ist es besser, die Treppe rückwärts hochzugehen.

Treppensteigen ist unbestritten das schwierigste Teilstück des Gehtrainings. Das Risiko des Fallens ist meist zu groß, um es allein auszuführen, und nur Pa-

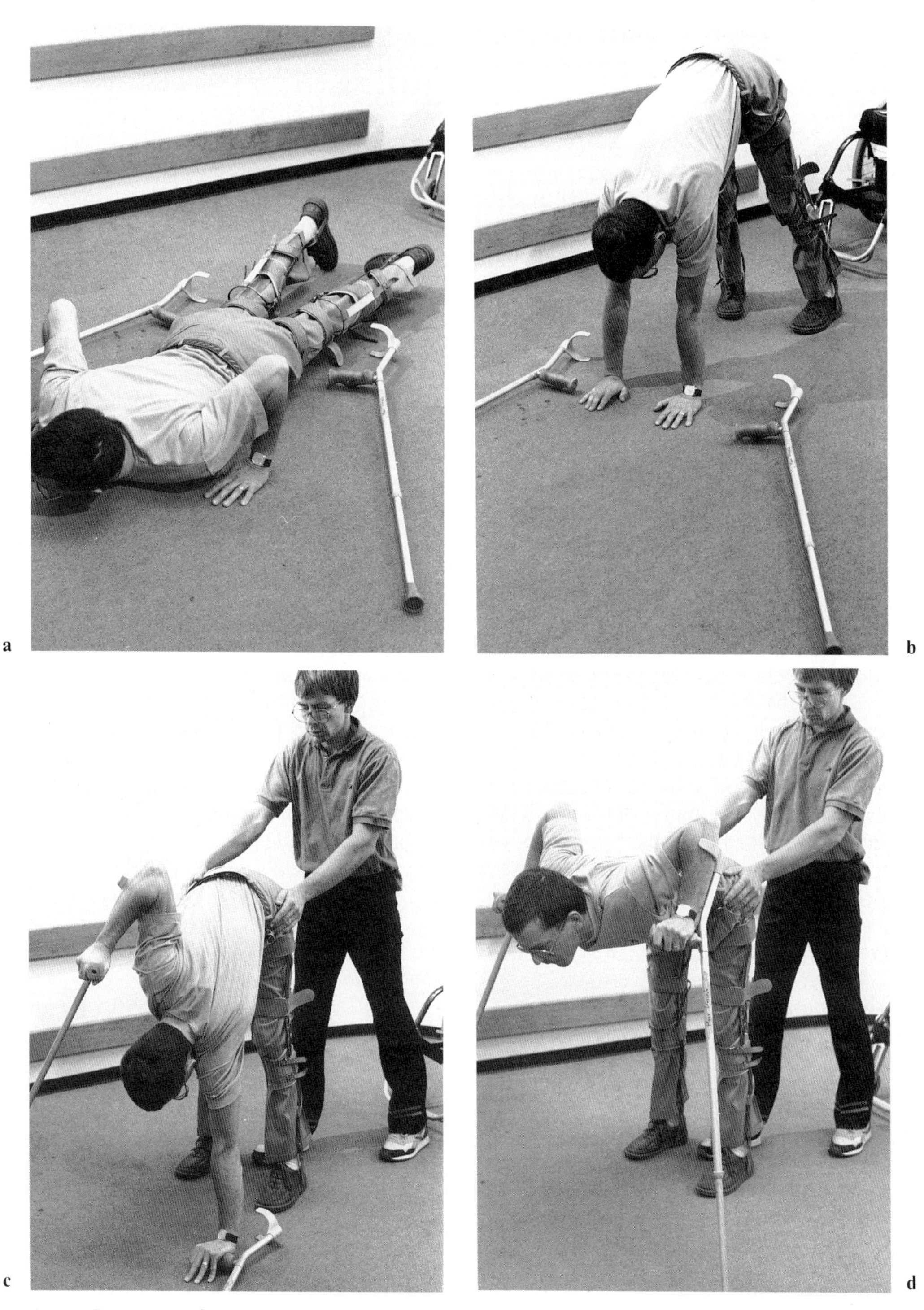

Abb. 6.56 a – d. Aufstehen vom Boden mit Oberschenkel-Schienen-Schellen-Apparaten und Stützen

tienten mit einer tiefen Läsion können es nach der Entlassung zu Hause weiterhin ausführen.

Treppe hinaufsteigen

Bevor das Geländer ergriffen wird, wird zuerst eine Stütze in die andere Hand gegeben. Soll die Treppe vorwärts hochgesprungen werden, wird die andere Stütze eine Stufe höhergesetzt, und die Hand auf dem Geländer greift so weit nach oben, daß der Körper genügend hochgestützt werden kann. Dieses Hochstützen gelingt nicht nur aus den Armen heraus, sondern erfordert auch eine hohe thorakale Kyphose. Wenn beide Füße die nächste Stufe erreicht haben, müssen die Hüften und der Rumpf wieder aus den Schultern heraus in eine Extension gebracht werden. Erst danach können Stütze und Hand höher gesetzt werden.

Dieses „Stufenspringen“ erfordert ein optimales Timing und einen starken Schultergürtel. Es ist meist nur anwendbar, wenn die Rumpfmuskeln innerviert sind.

Bei einer offenen Treppe oder bei einem Stufenrand muß der Patient von den Schultern aus zuerst die Beine leicht rückwärts schwingen, bevor er sich hochdrücken kann. Wird dies unterlassen, bleiben die Zehen unter den Stufen hängen. Eine Alternative ist es dann, die Treppe rückwärts hinaufzusteigen. Auch hier wird die Stütze eine Stufe höhergesetzt. Entweder stützt man nur die Hand oder den ganzen Unterarm auf dem Geländer ab. Der letzgenannte Griff bietet ein besseres Gleichgewicht, erfordert aber mehr Rumpfkyphose und ein ausreichend hohes Geländer. Der Krankengymnast steht beim Treppensteigen immer einige Stufen tiefer als der Patient, einerseits um ihm mehr Selbstvertrauen zu geben, andererseits um ihn besser auffangen zu können, da das größte Risiko darin besteht, die Treppe hinunterzufallen.

Treppe hinuntersteigen (Abb. 6.57)

Ebenso wie die Treppe hinauf- kann man auch rückwärts die Treppe hinuntersteigen, meist aber wird die Treppe vorwärts hinunter gesprungen, da man dann oben und unten an der Treppe nicht zu drehen braucht.

Geht man vorwärts die Treppe hinunter, wird die Stütze auf den Stufenrand, auf dem die Füße stehen, gesetzt (Abb. 6.57 a). Dann wird das Körpergewicht von den Armen aus hochgedrückt; die Beine schwingen vorwärts wie bei der Swing-to-Technik (Abb. 6.57 b). Der Patient läßt sich durch die exzentrische Arbeit des Schultergürtels und der Arme nach unten sinken, so daß beide Beine eine Stufe tiefer landen, wonach sofort wieder eine Hüftextension durch eine Skapularetraktion erfolgt (Abb. 6.57 c). Erst danach werden Stützen und Hand nach unten versetzt. Auch hier sind wieder ein gutes Timing ebenso wie eine gute Stellung der Hände auf dem Geländer wichtig, so daß beide Beine symmetrisch nach vorn schwingen und nicht ein Bein an der oberen Stufe hängenbleibt. Die meisten Patienten halten ihre Füße unter visueller Kontrolle.

Das Bewältigen von Stufen, Steigungen oder Gefälle

Eine leichte Schräge hinauf oder hinunter zu gehen, macht sowohl im Vierpunktegang als auch mit den Springtechniken wenig Probleme. Eine steilere Schräge von mehr als 5° muß im Vierpunktegang mit kleinen Schritten gegangen werden.

Geht man eine Steigung, schwingt das Bein nach vorn gegen den höheren Boden. Um dies zu verhindern, braucht man einen maximalen Pelvislift. Die Patienten bevorzugen hier die Swing-to-Technik.

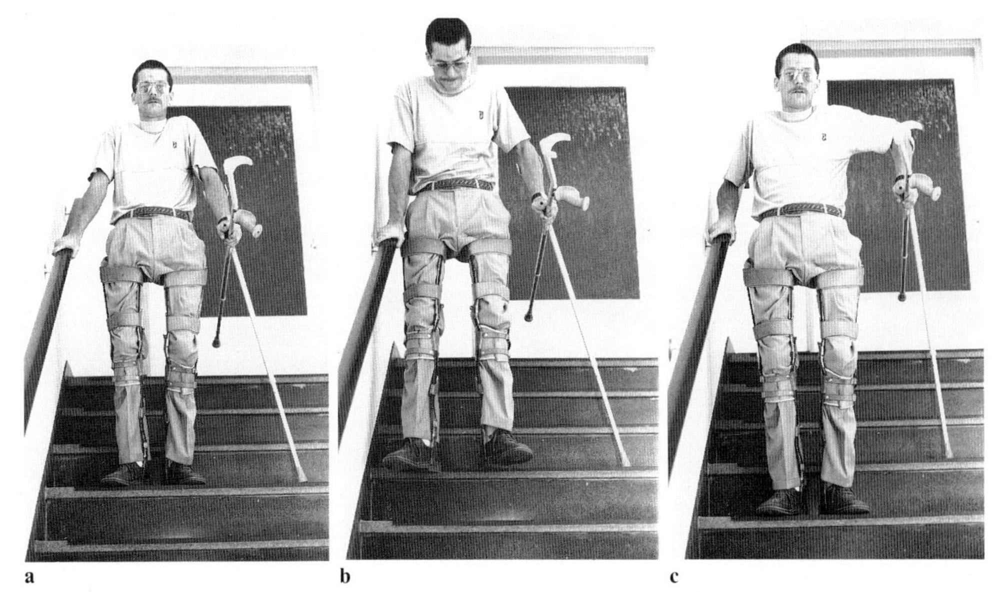

a b c

Abb. 6.57 a – c. Vorwärts die Treppe hinuntergehen mit Stützen und Oberschenkelschienenapparaten

Beim Hinuntergehen eines Gefälles achte man darauf, daß die Beine nicht zu weit durchschwingen, da dies eine Hüftextension von den Armen aus fast unmöglich macht. Ein gutes Timing ist hier mehr als irgendwo anders notwendig.

Eine Stufe hoch- und hinunterzusteigen kann man im Gehbarren vorbereiten. Die Technik ist gleich wie beim Springen der Treppe vorwärts hinauf und hinunter. Beim Hochspringen auf den Bürgersteig plaziert man beide Krücken oben auf dem Bürgersteig (Abb. 6.58 a). Beim Hochdrücken gewinnt man wieder an Höhe durch eine thorakale Kyphosierung. Beim Hinuntersteigen vom Bürgersteig bleiben die Stützen am besten oben stehen, bevor man in Swing-through-Technik hinunterspringt (Abb. 6.58 b). Andere Rehabilitationspatienten wählen aber lieber eine größere Unterstützungsfläche und setzen die Krücken unten ab, wonach sie in der Swing-to-Technik hinunterspringen (Abb. 6.58 c).

Falltraining

Alle Patienten, die mit Oberschenkel-Schienen-Schellen-Apparaten und Stützen laufen, erhalten ein Falltraining. Es beugt unnötigen Verletzungen vor und erhöht das Selbstvertrauen. Sie sollen immer versuchen, sich vorwärts aufzufangen, da man so am besten den Fall mildern kann. Das Training wird damit begonnen, daß man das Fallen auf einer Matte von 35 cm übt. Der Patient muß lernen, bei einem Gleichgewichtsverlust seine Stützen seitwärts wegzuwerfen und auf die gebeugten Arme aufzukommen. Durch die gebeugten Ellenbogen wird der Fall gemildert.

Beim Gleichgewichtsverlust zur Seite wird aus den Schultern heraus der Rumpf eine Vierteldrehung rotiert, so daß der Patient gleichfalls vorwärts nach unten kommt. Auch beim Rückwärtsfallen versucht man, eine halbe Drehung zu machen, da das Rückwärtsfallen fast nicht mit den Armen abzufangen ist und ein

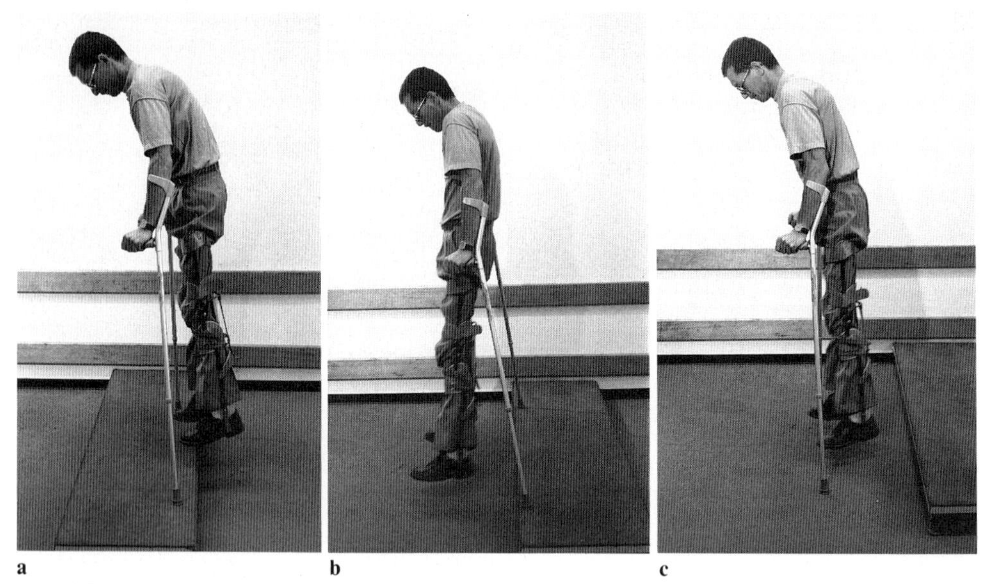

a b c

Abb. 6.58 a – c. Auf den Bürgersteig und wieder hinuntergehen mit Oberschenkel-Schienen-Schellen-Apparaten und Unterarmstützen. **a, b** Bürgersteig hoch bzw. Bürgersteig hinuntergehen mit Unterarmstützen. **c** Bürgersteig hinuntergehen mit vorgesetzten Unterarmstützen

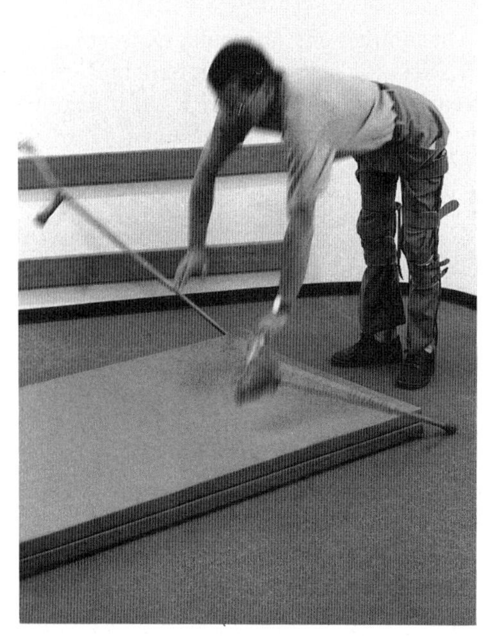

Abb. 6.59. Falltraining mit Oberschenkel-Schienen-Schellen-Apparaten und Unterarmstützen. Die Zahl der Matten kann man allmählich abbauen.

hohes Risiko für die Haut des Gesäßes besteht.

Sobald die Falltechniken auf der dicken Matte beherrscht werden, übt man auf mehreren Judomatten, wobei die Höhe allmählich bis zum Boden abgebaut wird (Abb. 6.59). Das Aufstehen vom Boden geschieht wie oben beschrieben (s. Abb. 6.56).

6.3.7 Steh- und Gehmöglichkeiten in Abhängigkeit von der Läsionshöhe

Tetraplegiker

Tetraplegische Patienten ohne starken M. triceps brachii und M. latissimus dorsi (C 2 bis C 6/C 7), bleiben auch im Training von einem mechanischen oder elektrischen Stehbrett abhängig.

Ab einer Läsionshöhe unterhalb C 6 ist es möglich, selbständig in einem elektrischen Stehgerät zum Stehen zu kommen, evtl. mit Blas-/Saugsteuerung, so daß die Hände zum Abstützen freibleiben.

Wenn das selbständige Stehen nicht gelingt, wird für die Entlassung nach Hause den Patienten mit hoher Tetraplegie ein Stehbett verordnet (Abb. 6.60). Dieses elektrische Bett mit Stehfunktion hat den Vorteil, daß ein Hinüberheben nicht notwendig ist und Platz in der Wohnung gespart wird. Ein Rollstuhl mit Stehfunktion wird selten empfohlen, da dieser meist nicht wendig genug ist und schwer fährt.

Junge tetraplegische Patienten mit einer C 7/C 8-Läsion können mit Unterstützung durch eine Hilfsperson mit Schienen oder Apparaten im Barren stehen. Selbständig zum Stand kommen im Barren und den „Swing-to" und „Swing-through" können sie meist nur, wenn die Fingerflexoren kräftig genug sind, um die Stangen zu umfassen. Da für einen Barren zu Hause in der Regel kein Platz ist, erhalten Patienten mit einer C 7/C 8-Läsion ein elektrisches oder mechanisches Stehgerät. Beim elektrischen Stehgerät zieht ein Motor mit einem um das Becken gelegten Gurt den Patienten in den Stand (Abb. 6.61). Beim mechanischen Stehgerät drückt der Patient sich selbst hoch, wobei sich der Beckengurt automatisch wie bei Autogurten anzieht. Beim Hinsetzen müssen diese Gurte erst gelöst werden.

Patienten mit einer C 8/TH 1-Läsion lernen das Aufstehen und Gehen in Swing-to-Technik im Barren, manche sogar mit dem Rollator. Letzteres ist aber eher eine Ausnahme als die Regel.

Paraplegiker

Alle paraplegischen Patienten lernen das Stehen und Laufen im Swing-to- und Swing-trough- sowie im Vierpunktegang

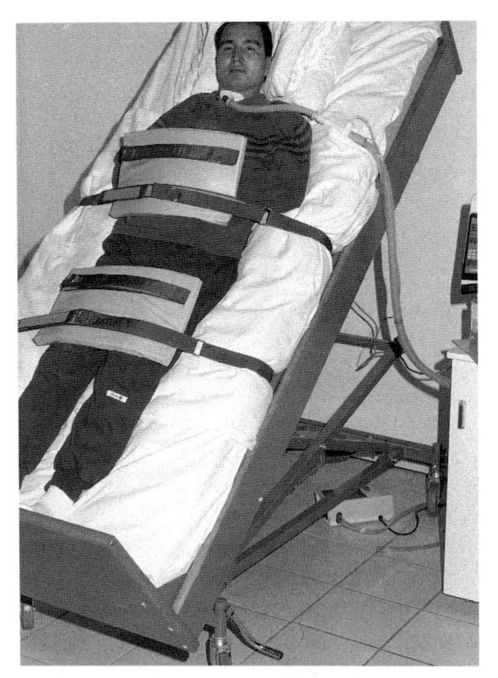

Abb. 6.60. Patienten mit Tetraplegie, die nicht auf dem Stehbrett stehen können, bekommen ein Stehbett

im Barren mit Schienen. Ab einer Lähmung unterhalb Th 1 ist im Prinzip ein Gehtraining mit Oberschenkel-Schienen-Schellen-Apparaten und Unterarmgehstützen möglich. Allerdings bleibt es bei Läsionen zwischen Th 1 und Th 10 meist so instabil, daß es nicht ratsam ist, dies allein durchzuführen. Deshalb sollten bei dieser Läsionshöhe lange Gehapparate und der Rollator benutzt werden.

Eine Alternative zum Gehen mit dem Rollator ist der Gebrauch einer Schienenapparatur mit Rumpfstück, wie z. B. die Orlau-Orthosis, die Reciproque-gait-Orthosis (RGO) oder die Louisiana-State-Orthosis (LSU). Diese Schienenapparate bieten so viel Stabilität, daß paraplegische Patienten mit einer Läsion von Th 2 bis Th 10 mit Hilfe von Unterarmgehstützen gehen können. Auch bei Patienten mit tieferer Paraplegie, bei denen die Rumpfstabilität z. B. durch eine Flexionsspastizi-

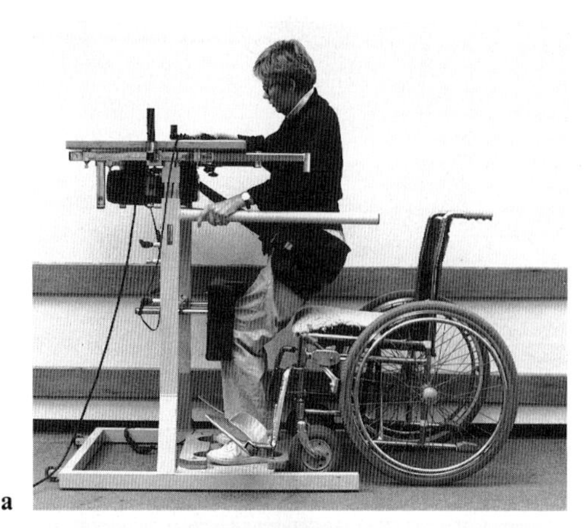

a

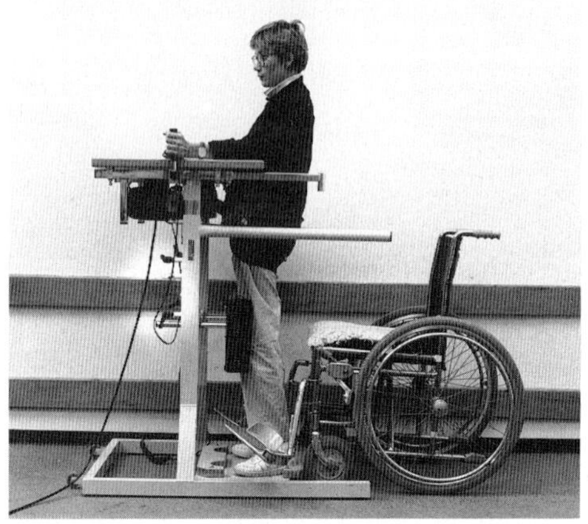

b

Abb. 6.61 a, b. Elektrisches Stehgerät. (Revalidatie Techniek Helmond). Ab einer Tetraplegie C 6/ C 7 kann der Patient darin selber zum Stehen kommen. Wenn nötig, kann dieses Gerät mit einer Blassteuerung versehen werden

tät oder PAO in den Hüften mit Oberschenkel-Schienen-Schellen-Apparaten schwer zu erreichen ist, bieten diese Schienenapparate eine Hilfe (s. 6.3.8).

Das sichere und selbständige Gehen mit Unterarmgehstützen und Schienen-Schellen-Apparaten ist ab Th 10 – L 3 möglich. Ab dieser Läsionshöhe und tiefer sind die Rumpfmuskeln, besonders der M. quadratus lumborum, innerviert. Deshalb können mit zwei Unterarmstützen ca. 300 – 400 m im Vierpunktegang zurückgelegt werden. Eine Entfernung von 1 km im „swing-through" ist bei dieser Läsionshöhe nicht ungewöhnlich, besonders bei Caudaläsion (unter Th 12), da diese Patienten nicht durch eine störende Spastizität behindert werden.

Ab einer L 3-Läsion, wenn der M. quadriceps kräftig genug ist, sind Oberschenkel-Schienen-Schellen-Apparate mit Kniegelenksperre überflüssig, und es reichen Peronäusschienen. Wichtig ist, daß die Patienten mit leichter Knieflexion gehen. Das Laufen mit einer Kniehyperextension ist nicht erlaubt. Falls nötig, werden Oberschenkel-Schienen-Schellen-Apparate mit offener Sperre verordnet, die jedoch die Knieextension bei ca. 3 – 5° Flexion bremsen. Auch wenn der Patient zu x-beinig geht, sind lange Gehapparate indiziert. Ein Valgusstand wird oft durch eine Lähmung der Hüftabduktoren und Hüftaußenrotatoren mitverursacht. Wenn die Kniekontrolle ausreicht, genügen Peronäusschienen.

Das Laufen mit Unterarmgehstützen gelingt über fast jede Entfernung, so daß eine Rollstuhlversorgung bei einer Läsion unterhalb von L 4 nicht immer notwendig ist.

Menschen mit diesen tiefen lumbalen Läsionen haben durch die Gehfunktion einen direkten Mobilitätsgewinn. Da bei dieser Läsionshöhe die glutäale Muskulatur aber häufig gelähmt bleibt, können die Patienten beim Gehen nicht auf Unterarmgehstützen verzichten. Auch der Rollstuhl bleibt weiterhin in Gebrauch, z. B. um größere Gegenstände zu transportieren. Meistens nutzen sie die Gehfunktion für die kürzeren Strecken, die längeren Strecken bewältigen sie mit dem Auto.

Die Benutzung des Peronäusschiene ist abhängig vom Ausfall der Unterschenkel- und Fußmuskulatur. Bei kompletten schlaffen Läsionen genügt meistens eine AFO (Ankle-foot-Orthosis) nach Maß (Abb. 6.62).

Paraplegische Patienten mit einer S 2-

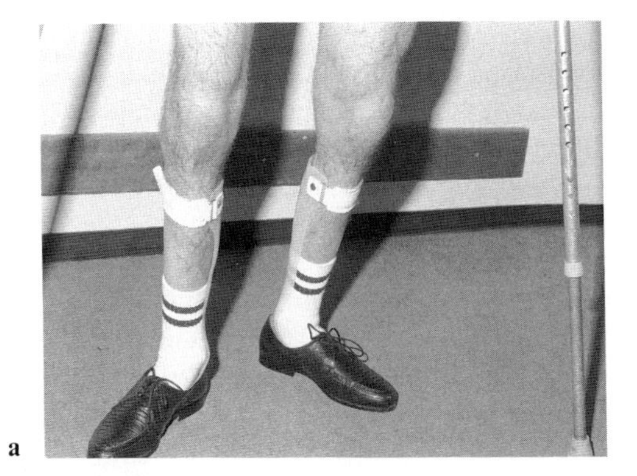

a

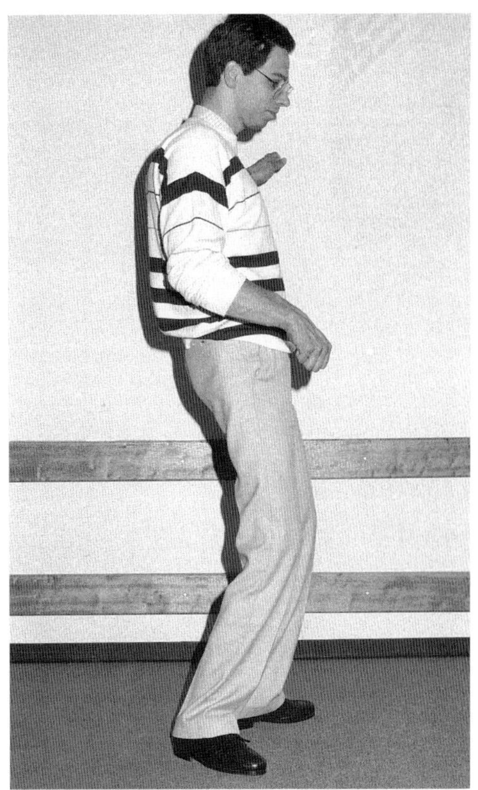

b

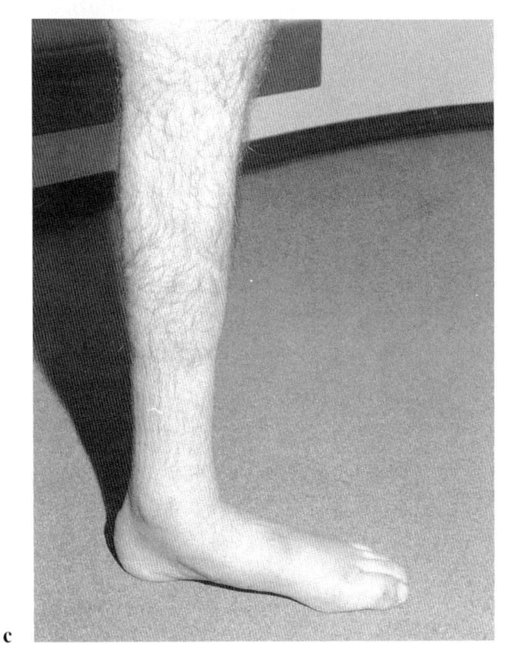

c

Abb. 6.62. **a** Patient mit kompletter L 3-Läsion. Der paralytische Fuß wird durch Ankle-foot-Orthosen unterstützt. **b** Stand mit AFO's. Dies ist eine typische Stehhaltung bei Patienten mit einer kompletten L 3/L 4-Läsion. Der Patient „hängt" im M. quadriceps, um Kniehyperextension und Hüftflexion vorzubeugen. **c** Der paralytische Fuß muß genügend unterstützt werden (L 4 komplett)

bis S 4-Läsion haben ein kaum abweichendes Gehmuster und benötigen deshalb keine Stützen oder Peronäusschienen, sondern brauchen oft nur orthopädische Einlagen in den Schuhen.

Tabelle 6.5 zeigt die Steh- und Gehmöglichkeiten bei verschiedenen kompletten Läsionshöhen. Ab einer Lähmung von Th 10 gehen wir davon aus, daß das Gehen funktionell nutzbar sein kann. Faktoren, wie z. B. störende Spastizität, PAO, Kontrakturen, kardiale Einschränkungen oder hohes Alter, können das Gehen stark beeinflussen.

Beim Treppensteigen, Gehen auf unebener Fläche und beim Überwinden von Stufen und Schwellen ist das konsequente Üben für alle Patienten, die mit Unterarmgehstützen und Gehapparaten laufen lernen, wichtig. Gleichzeitig lernen die Patienten auch, Türen zu öffnen, sich mit Apparaten an einen Tisch oder ins Auto zu setzen und wieder aufzustehen (Beckers u. Pons 1986).

Tabelle 6.5. Erreichbares Steh- und Gehniveau bei kompletten Läsionen

Läsionshöhe	Hilfsmittel
C2 – C6	Stehbrett oder Stehbett
C6 – C7	Elektrisches Stehgerät
C8 und tiefer	Mechanischer Stehapparat
C8 – Th10	Lange Gehapparate, Orlau- oder LSU-Orthosis mit Rollator oder Unterarmgehstützen
Th10 – L3	Lange Gehapparate mit Unterarmgehstützen
L3 – L5/S1	Stützen mit Peronäusschienen
S2 – S4	Eventuell Einlagen

6.3.8 Hilfsmittel zum Stehen und Gehen

Stehbrett und Stehbett

Ein Stehbrett oder Stehbett ist für Patienten mit hoher Tetraplegie bleibend notwendig. Wegen fehlender Rumpfbalance ist eine Fixation mit mindestens 3 Gurten nötig. Zwei Gurte werden unmittelbar unter- und oberhalb der Knie angebracht. Der dritte wird in Brusthöhe fixiert und kann als Stütze für die Arme dienen. Eine Arbeitsplatte ermöglicht Aktivitäten, wie z. B. das Lesen. Eine negative keilförmige Fußstütze in Dorsalflexion ist eine ideale Spitzfußprophylaxe.

Die Wahl fällt meist auf ein elektrisches Stehbrett oder ein Stehbett (s. Abb. 6.60), weil der Patient dann selbständig den Grad der Aufrichtung einstellen kann. Durch die Hoch-/Tiefverstellung kann es auch als Behandlungstisch dienen, da bei diesen hohen Tetraplegien eine dauernde physiotherapeutische Nachbehandlung unabdingbar ist.

Stehgerät

Ein elektrisches Stehgerät ist nützlich, wenn der Patient sich nicht selbst zum Stehen hochdrücken kann. Es muß auf die Länge des Patienten eingestellt werden, so daß die Arbeitsplatte im Stand auf Ellenbogenlänge steht (s. Abb. 6.61). Die Ziehrichtung des elektrisch angetriebenen Hüftgurts muß ausreichend schräg nach oben verlaufen. Im Sitz wird sie mehr als 45° betragen, um nach oben eine größere Zugkraft als nach vorn zu erhalten. Der Handlauf wird gleichfalls individuell eingestellt. Einiges Zubehör ist zusätzlich erhältlich:

- eine Blas-/Saugsteuerung für Patienten, die beide Hände benötigen, um ihre Balance beim Aufrichten zu halten;
- zusätzliche Handgriffe auf der Arbeitsplatte;
- eine Rumpfstütze zur Verhinderung des Gleichgewichtsverlusts im Stehen;
- eine negative Fußstütze zur Dehnung der Wadenmuskeln. Dabei muß aber darauf geachtet werden, daß die Knie nicht überstreckt werden.

Oberschenkel-Schienen-Schellen-Apparate

Oberschenkel - Schienen - Schellen - Apparate haben die Funktion, die Knie gestreckt und die Füße in Dorsalflexion zu halten. Damit diese Apparate nicht zu schwer sind, werden sie meist aus Leichtmetall gebaut. Die Wahl des Materials ist immer abhängig von der individuellen Situation des Patienten. Kohlenstoffapparate sind besonders leicht, im Vergleich zu den leichten metallenen Apparaten, aber schlecht zu reparieren bzw. zu verändern.

Da diese Apparate eine Knieflexion verhindern, lastet der größte Druck oben auf der Hinterseite des Oberschenkels und unten auf der Vorderseite der Tibia, knapp unterhalb des Knies. Deshalb müssen diese Stützpunkte gut gepolstert sein und die entsprechenden Körperstellen genügend groß und breit umschließen (Abb. 6.63). Die Länge des Apparates ist

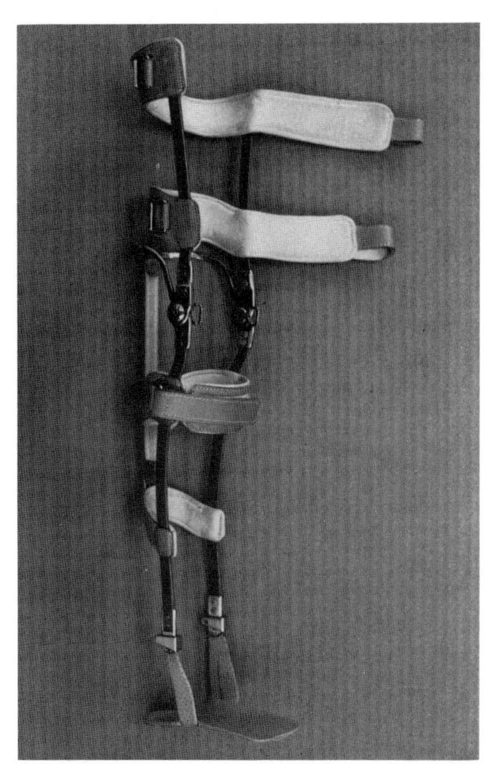

Abb. 6.63. Oberschenkel-Schienen-Schellen-Apparat mit Knie- und Knöchelscharnier und Senkfußeinlage im Schuh

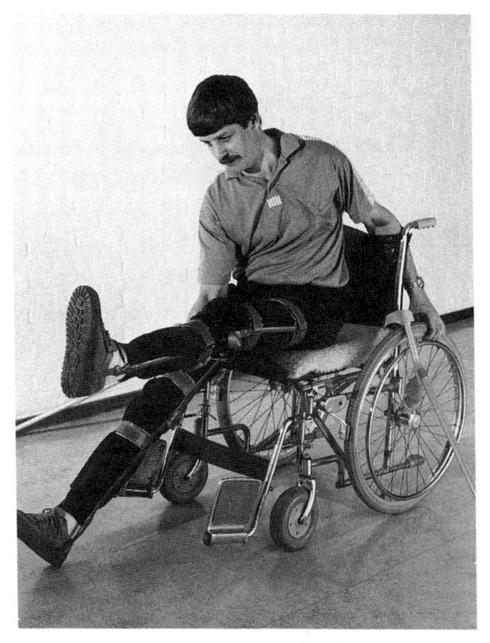

Abb. 6.64. Strecken der Beine und Fixieren der Kniescharniere

am günstigsten, wenn sie im Stand zwei Finger unterhalb des Tuber ossis ischii endet, so daß hier keine Druckstellen entstehen und die Hüftextension nicht gehemmt wird.

Die am häufigsten benutzte Kniefixation ist die „Schweizer Sperre". Dieses Scharnier arretiert vor der 0°-Extension und kann durch Druck auf einen Handhebel an der Rückseite blockiert werden. Im Sitzen oder beim Hinsetzen deblokkiert dieser Handhebel das fixierte Kniescharnier. Der Handhebel darf nicht weit medial herausragen, da sonst die Gefahr besteht, daß während des Gehens ein Bügel den anderen deblockiert. Beim Aufstehen aus dem Rollstuhl muß der Patient sich so weit nach vorn setzen, daß der Handhebel den Sitz nicht mehr berührt (Abb. 6.64).

Als Sprunggelenkscharnier haben wir die Wahl zwischen einem festen und einem federnden Scharnier. Um das Anziehen des Schuhes zu vereinfachen, ist das Blöckchenscharnier ideal (Abb. 6.65). Im Sitzen deblockiert man die Sprunggelenke, indem man die Blöckchen hochschiebt. Im Stand blockieren diese Blöckchen das Sprunggelenk zwischen 5 und 10° Dorsalflexion. Bei spastischen Füßen hat dieses Scharnier sicherlich seine Vorteile. Um den paretischen Fuß zu halten, werden die Apparate mit Senkfußeinlagen im Schuh versehen. Diese Einlagen beugen auch dem Valgisieren und Entzündungen am Malleolus medialis vor. Es können verschiedene Schuhe mit ungefähr gleicher Absatzhöhe getragen werden.

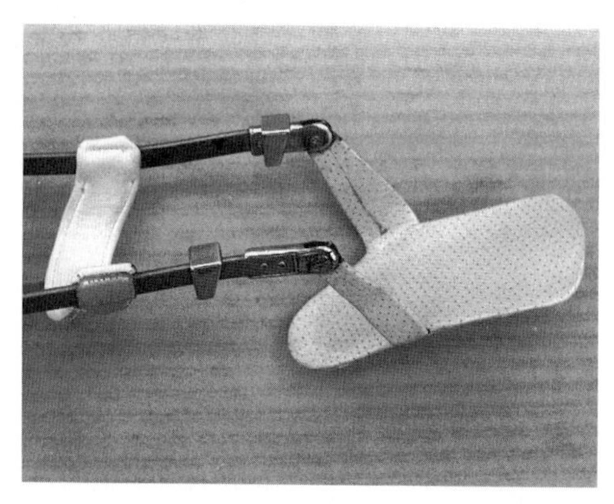

Abb. 6.65. Oberschenkel-Schienen-Schellen-Apparat mit Knöchelscharnier. Beim Stehen blokkiert das Knöchelscharnier, was besonders bei kurzen und hypertonen Wadenmuskeln die Fixation erleichtert

Andere Sprunggelenkscharniere sind das Federscharnier (Glenzack-Feder) und das Teleskopsteckgelenksystem.

Es ist wichtig, Schuhe zu wählen, die weit genug zu öffnen sind und bis über den Spann geschlossen werden können, so daß die Ferse z. B. durch auftretende Spasmen im M. triceps surae nicht hochgedrückt werden kann.

Wenn der Schuh an der Schiene befestigt wird, muß eine stabile Ledersohle gewählt werden. Der Schuh soll breit genug sein, eine Senkfußeinlage ist kein überflüssiger Luxus. Die Absatzhöhe beträgt 2 – 3 cm. Bei einer Doppelschieneneinlage sollten die gleichen Anforderungen an die Schuhe gestellt werden.

Bei einer Fußdeformation ist ein orthopädischer Schuh notwendig. Bei hohen orthopädischen Schuhen kann die Fersenfixation eingebaut werden.

Ein verbessertes Abrollen des Fußes erreicht man durch ein Abrunden des Absatzes.

Peronäusschienen

Abhängig vom Schweregrad der Fußlähmung wird man sich für eine Doppelschieneneinlage am Schuh oder für eine Kunststofforthese im Schuh entscheiden.

Bei einer Doppelschieneneinlage fällt die Wahl meistens auf ein federndes Gelenk. Indikationen für diese Apparate sind paralytische Fußheber mit störender Streckspastizität. Der Schuh wird in der Regel am Bügel befestigt. Wie bei den Oberschenkel-Schienen-Schellen-Apparaten muß ein starker, stabiler Schuh mit Schnürsenkelverschluß auf dem Spann, einer durchgehenden Ledersohle und einer Absatzhöhe von 2,5 – 3 cm gewählt werden.

Paraplegische Patienten mit einer Caudaläsion auf dem Niveau von L 3 und tiefer haben eine schlaffe Unterschenkellähmung. Hier genügt meistens eine Unterschenkelorthese aus Kunststoff (AFO; Abb. 6.66). Diese Orthesen werden aus thermoplastischem Kunststoff gefertigt und im Schuh getragen, wodurch sie ästhetischer sind. Meist ist eine Maßanfertigung nötig. Bei Patienten, die mit leichter Knieflexion gehen, muß die Dorsalflexion etwas größer sein als bei Patienten mit einer guten Kniekontrolle. Ein Nachteil des Kunststoffes ist, daß er die Transpiration fördert.

Parawalker (HGO, Orlau-Orthosis)

Der Nachteil der Oberschenkelschienenapparate bei Patienten mit hoher Paraplegie ist die laterale und dorsale Instabilität, die das Gehen an Stützen unsicher macht. Eine sehr gute Alternative ist der Parawalker (Abb. 6.67). Diese „hip-guidance-orthosis“ (HGO) wurde im Untersuchungsinstitut Orlau in England entwikkelt. Sie versetzt Patienten mit einer Rükkenmarkläsion zwischen Th 1 und L 1 in

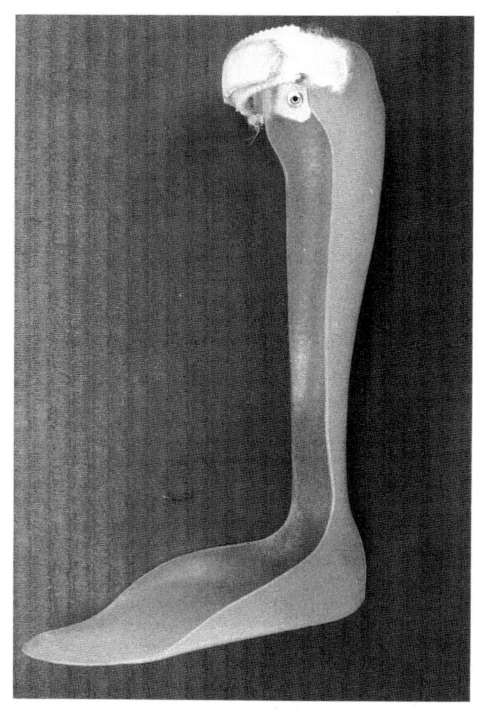

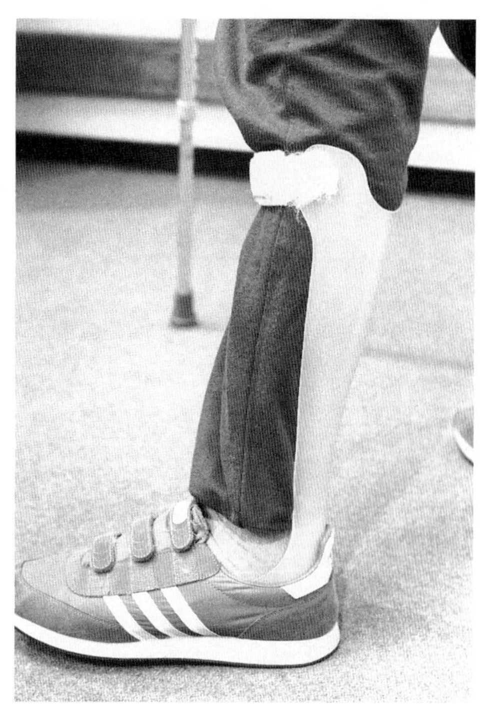

Abb. 6.66 a, b. Ein AFO wird am besten nach Maß gefertigt, so daß die Dorsalflexion und die Fußunterstützung individuell angepaßt sind

die Lage, sich reziprok mit Hilfe von Stützen fortzubewegen. Dabei wird weniger als halb soviel der Energie verbraucht wie beim Gehen mit langen Gehapparaten.

Die wichtigsten Voraussetzungen für den Gebrauch dieser Orthese sind:

- eine Läsion zwischen Th 1 und L 1,
- eine gute Motivation,
- ausreichende Armfunktion, möglichst symmetrisch,
- ein Körpergewicht unter 75 kg,
- Kontrakturen unter 15° in Knie und Hüften,
- keine ausgeprägte Skoliose der Wirbelsäule.

Wichtigstes Kennzeichen der HGO ist die stabile, rigide Konstruktion mit starken Scharnieren. Besonders die Hüftscharniere sind sehr solide, so daß eine Hüftadduktion verhindert wird (Abb. 6.67 b). Hierdurch kommt bei einer lateralen Gewichtsverlagerung auf das Stützbein das Schwungbein leichter vom Boden hoch. Die Hüftscharniere haben eine begrenzte Flexions-/Extensionsmöglichkeit, wodurch die Schrittlänge zwar eingeschränkt ist, aber die Balance gewährleistet wird. Hüft- und Kniescharnier können deblokkiert werden. Der Schuh steht auf einer Fußplatte, die das leicht Abrollen, aber auch das freie Stehen ermöglicht.

Das Prinzip der Fortbewegung beruht auf der seitlichen Gewichtsverlagerung (Abb. 6.68). Deshalb werden die Stützen weit seitlich plaziert, die Ellenbogen stehen in Flexion, und die Stützen sind im Verhältnis zu den Stützen bei Oberschenkel - Schienen - Schellen - Apparaten höher. Das Schwungbein wird durch

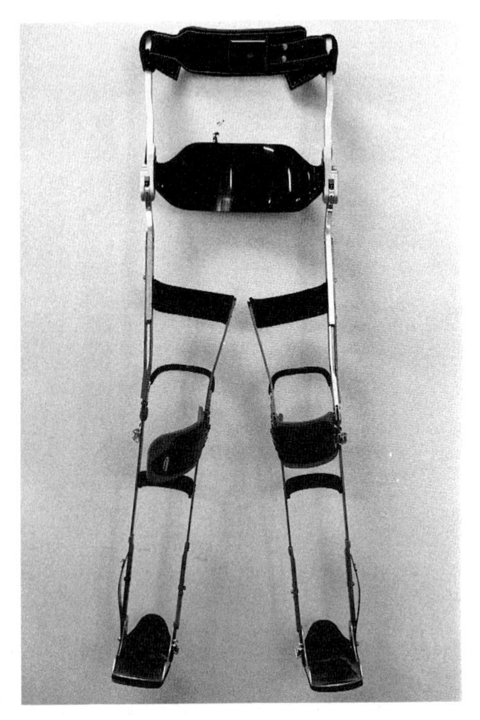

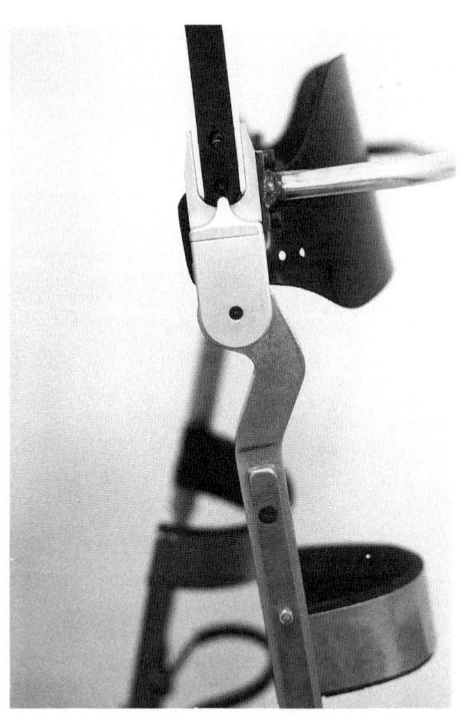

a b

Abb. 6.67 a, b. Orlau-Orthese. **a** Vorderansicht. **b** Seitenansicht mit den stabilen Hüftscharnieren

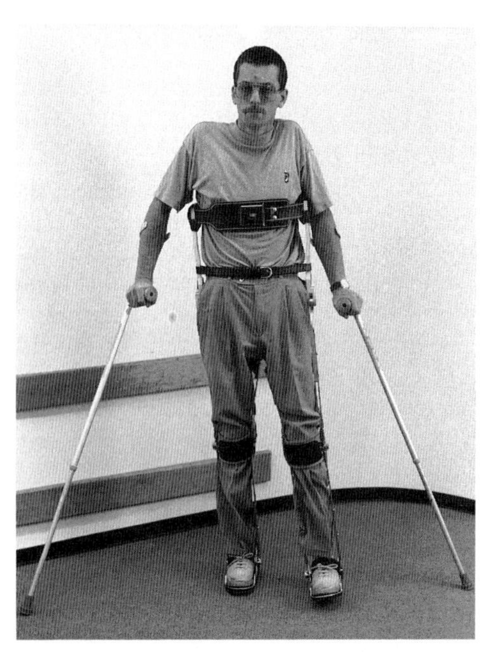

Abb. 6.68. Vierpunktegang mit der Orlau-Orthese. Schwungphase links durch laterale Gewichtsverlagerung nach rechts

Anspannung besonders des M. latissimus dorsi nach vorn gebracht. Die Apparatur hält dabei den Rumpf stabil.

Das Aufstehen mit der HGO geschieht mit fixierten Hüftscharnieren, was sehr viel Kraft und Gelenkigkeit der Schultern erfordert (Abb. 6.69). Ein Bügel an der Wand kann dabei helfen.

Das Anziehen erfordert wenig Zeit durch die Möglichkeit des Einsteigens und die schnellen Schließungen. Mit der HGO ist das freie Stehen möglich, was funktionell genutzt werden kann (Abb. 6.70).

Mögliche Nachteile sind die breite Unterstützungsfläche der Stützen und die lange Lieferzeit dieser Gehapparatur, die als Bausatz in England individuell bestellt werden muß. Außerdem kann man den ästhetischen Faktor dieses Gehhilfsmittels als ein Negativum sehen.

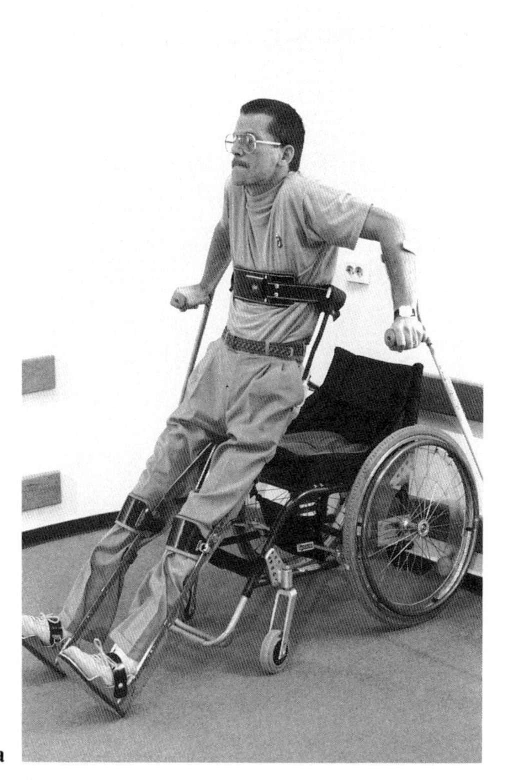
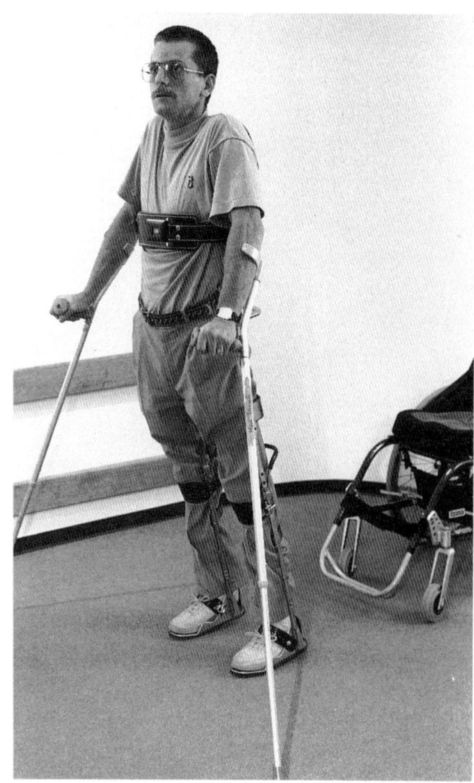

a b

Abb. 6.69 a, b. Aufstehen mit der Orlau-Orthese bei fixierten Hüftscharnieren

LSU-Orthosis

Die LSU-Orthosis (Louisiana State University) oder RGO („reciproque gait orthosis") hat wie der HGO Hüftscharniere, aber diese sind untereinander durch ein Kabelsystem verbunden. Flexion in der einen Hüfte bedingt Extension an der anderen Seite. Die Hüftflexion ist begrenzt, und das Rumpfstück ist nicht so hoch aufgebaut wie bei der HGO. Die LSU-Orthese wird mit Hilfe eines Gipsabdrucks nach Maß gefertigt, paßt dadurch perfekt und kann unter den Kleidern getragen werden. Der Teil unterhalb des Knies besteht aus Kunststoff. Die Fußsohle paßt in den Schuh und wird wenn nötig verstärkt (Abb. 6.71).

Das Laufen erfordert keine so große Seitwärtsbewegung, und die Stützen können wie beim Gehen mit langen Gehapparaten eingesetzt werden (Abb. 6.72). Dadurch erscheint das Gehmuster ästhetischer. Das Stehen mit Hilfe einer Hand ist kein Problem, das ungestützte Stehen ist etwas weniger stabil als mit der HGO.

Das Anziehen der LSU erfordert viel Zeit. Deshalb ist diese Orthese vor allem für Menschen geeignet, die sie längere Zeit tragen. Das Aufstehen geschieht meistens mit lockeren Hüftscharnieren, die dann bei genügender Hüftextension blockieren.

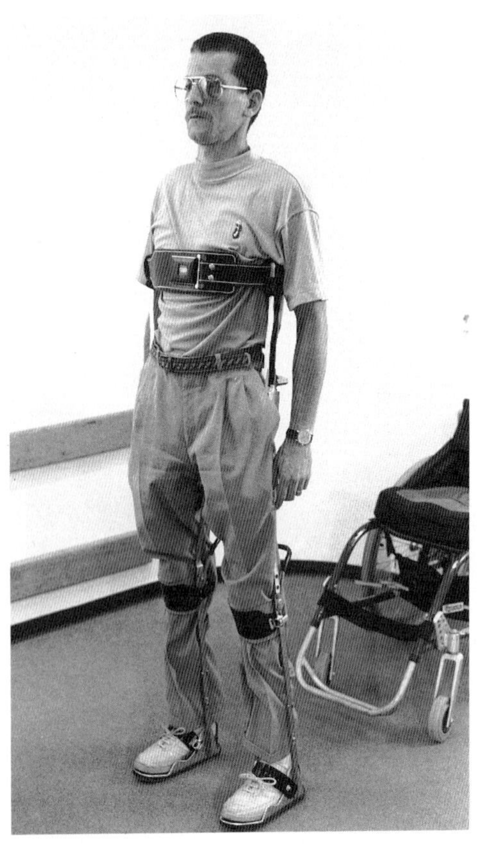

Abb. 6.70. Ungestützter Stand mit der Orlau-Orthese

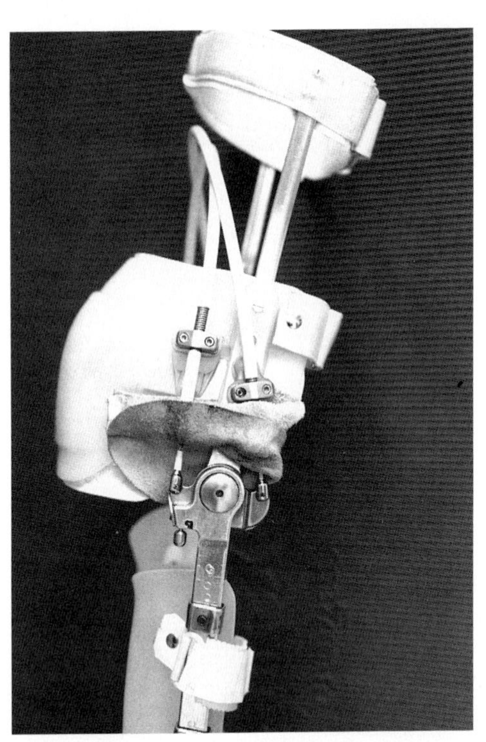

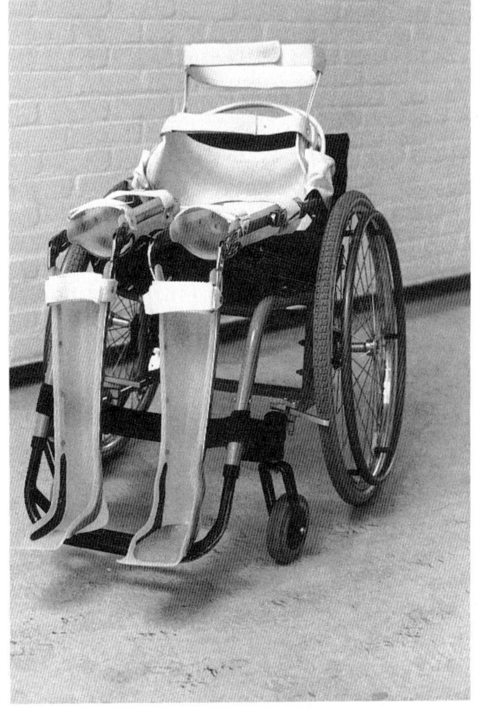

ARGO-Orthese

Die neuste Entwicklung ist die „Advanced Reciproque Gait Orthosis“ (ARGO), welche auch „Steeper“ genannt wird. Hierbei wird vor allem das Aufstehen aus dem Stuhl bzw. Rollstuhl durch ein Gasfederungssystem in den Kniescharnieren erleichtert. Das Hinsetzen kann mit Hüft-

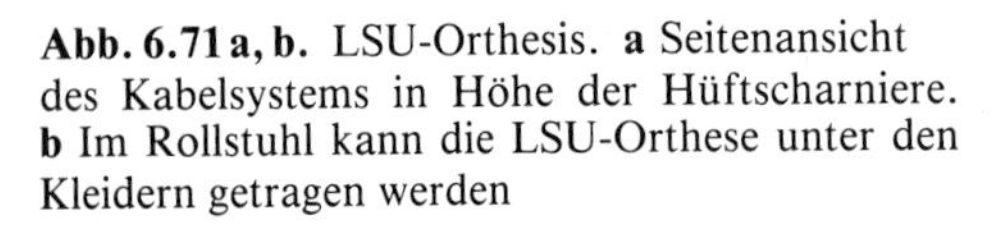

Abb. 6.71 a, b. LSU-Orthesis. **a** Seitenansicht des Kabelsystems in Höhe der Hüftscharniere. **b** Im Rollstuhl kann die LSU-Orthese unter den Kleidern getragen werden

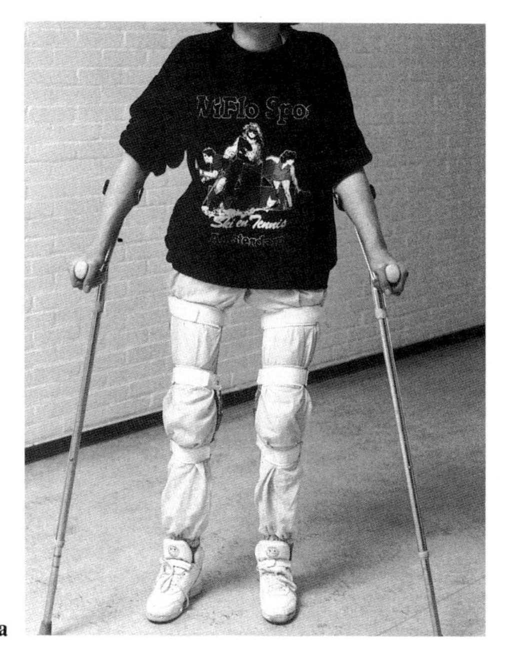

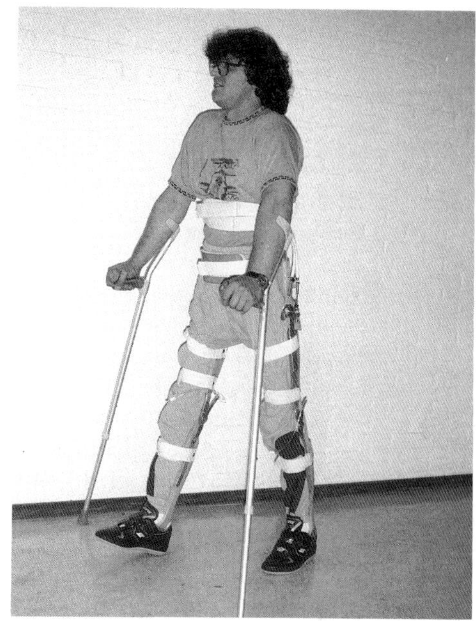

a b

Abb. 6.72. **a** Stand mit der LSU-Orthese. **b** Der Vierpunktegang ist trotz leichter Flexionskontrakturen möglich

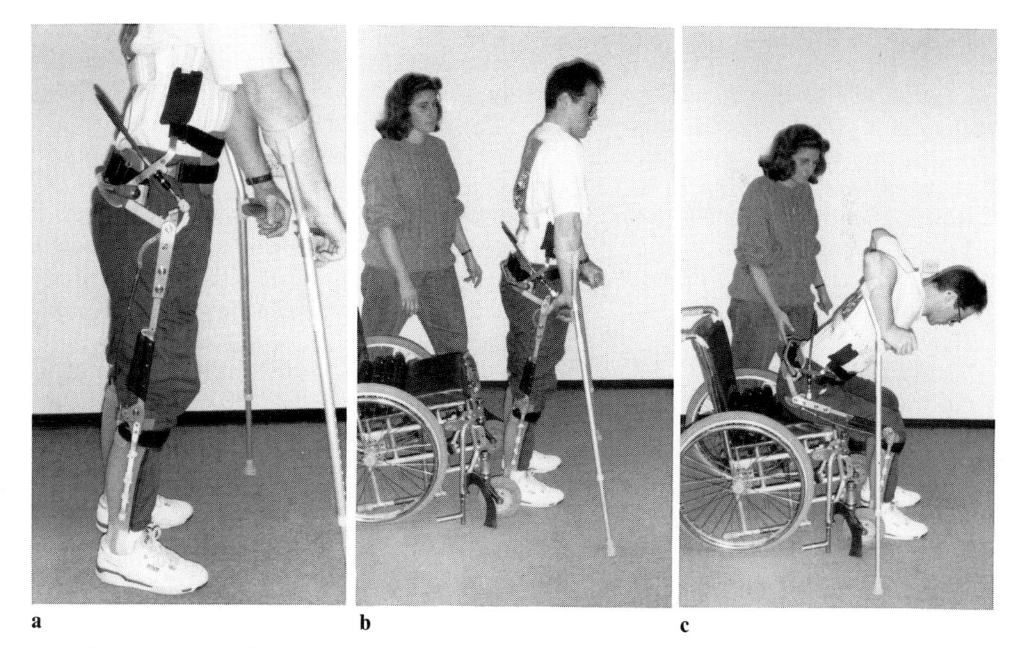

a b c

Abb. 6.73. **a** ARGO oder Steeper. **b** Lösen der Blockierung. **c** Aufstehen oder Hinsetzen mit gebeugter Hüfte und gebeugtem Knie

und Knieflexion geschehen. Beim „Steeper“ wird außerdem nur das Einkabelsystem zur Fortbewegungen der Beine verwendet.

6.3.9 Fortsetzung von Stehen und Gehen nach der Entlassung

Das von uns angestrebte tägliche Gehtraining mit Gehapparaten ist eine große kardiorespiratorische und energetische Belastung des querschnittgelähmten Patienten (Corcoran u. Brengelmann 1970; Fisher u. Gullickson 1978; Glaser u. Sawka 1981; Hjeltnes 1977; Huang et al. 1979). Zudem ist der funktionelle Einsatz durch dieses Laufen sehr gering, insbesondere im Vergleich zum Rollstuhlfahren. Deshalb setzen viele querschnittgelähmte Patienten das Steh- und Gehtraining nach der Entlassung nicht mehr fort.

Auch sind Komplikationen wie Kontrakturen, Spastizität oder Schmerz oft die Ursachen, nicht mehr zu laufen. Eine Untersuchung an 105 entlassenen Patienten (Beckers et al. 1986; Coghlan et al. 1980) ging den Gründen nach, weshalb das Laufen nicht mehr fortgesetzt wurde. Als Ursache wurden in abnehmender Wichtigkeit angegeben:

- Rollstuhlfahren ist viel einfacher,
- Laufen ist unsicher,
- kostet zu viel Anstrengung,
- kostet zu viel Zeit,
- Hautprobleme,
- Schmerzen,
- die Apparate passen nicht mehr.

Die Patienten, die weiterhin stehen und gehen, geben in abnehmender Wertigkeit als Vorteile an:

- ein gutes körperliches Training,
- gute Entlastung des Gesäßes,
- gutes Gefühl, aufrecht zu stehen,
- Gelenke bleiben geschmeidig,
- bessere Darm- und Blasenfunktion,
- verminderte Spastizität,
- bestimmte Plätze sind besser erreichbar.

Die Steh- und Gehfunktion ist bei querschnittgelähmten Patienten, vor allem oberhalb Th 10, kaum funktionell einzusetzen und dient fast ausschließlich therapeutischen und präventiven Zwecken. Dies wissen auch die meisten entlassenen Patienten, aber nur bei 43 % resultiert dies in einem täglichen Üben der Steh- und Gehfunktion (62 % stehen oder gehen regelmäßig, mindestens 2- bis 3mal pro Woche). Fast alle querschnittgelähmten Patienten sind mit dem Steh- und Gehtraining, wie es in der Rehabilitationsphase angeboten wird, einverstanden. Viele Patienten, die bei der Entlassung die Gehapparate mit nach Hause bekamen und diese zu Hause nicht mehr benutzten, waren immerhin motiviert, täglich zu stehen.

Bei den hohen Läsionen scheint das Fehlen eines Stehgeräts zu Hause eine wichtige Rolle zu spielen. Der Gebrauch eines elektrisch verstellbaren Stehbetts bietet heutzutage eine positive Lösung.

Sowohl das Stehbett als auch das Stehgerät werden von uns deshalb immer häufiger verschrieben.

Für eine Reihe von thorakalen Läsionen erscheint das Gehen mit Stützen nicht sicher. Deshalb verschreiben wir in den letzten Jahren für alle thorakalen Läsionen bis Th 10 einen faltbaren Rollator. Dies bietet den Vorteil, daß die Patienten nicht mehr an einen Barren gebunden sind. Patienten mit tiefen thorakalen Läsionen können mit einem stabilen Rollator oft mehrere hundert Meter laufen. Das Risiko des Fallens ist damit fast verschwunden, und das Aufstehen aus dem Rollstuhl geht viel schneller als mit Stützen. Unser erster Eindruck ist, daß die Verschreibung des Rollators einen deutlich positiven Einfluß darauf hat, das

Laufen nach der Entlassung weiter fortzusetzen. Auch versuchen wir, das Gehen mit dem Rollator so oft wie möglich in die täglichen häuslichen Aktivitäten oder Hobbies einzubauen. Auch die HGO bietet hier Möglichkeiten.

Ein abgestufter, realistischer Einsatz des Steh- und Gehtrainings, der das individuelle Temperament, die Motivation und das Alter des Rehabilitationspatienten berücksichtigt, ist die beste Garantie für eine dauernde Fortsetzung dieses Trainings nach der Entlassung aus dem Rehabilitationszentrum.

Literatur

Baeten V, Beckers D et al. (1980) Dwarslaesiebehandeling. Ned Tijdschr Fysiother 11: 336–367

Beckers D, Pons C et al. (1986) De sta – en looptraining bij mensen met een dwarslaesie. Ned Tijdschr Fysiother 96: 110–114

Bromley I (1976) Tetraplegia and paraplegia: a guide for physiotherapists. Churchil Livingstone, Edinburgh, pp 242

Buck M (1989) De Orlau-parawalker. Ongepubliceerd versalg van werkbezoek in Ostwestry, Hoensbroek

Buck M, Pons C (1978) Fysiotherapeutishe aspekten bij de behandeling van de dwarslaesiepatiënt. Ned Tijdschr Fysiother 9: 113–121

Butler PB, Major RE (1984) The technique of reciprocal walking using the hip guidance orthesis with crutches. Prosthetics Orthotics Int 8: 33–30

Coghlan JK, Robinson CE, Newmarch B, Jackson B (1980) Lower extremity bracing in paraplegia – a follow up study. Paraplegia 18: 25–32

Corcoran PJ, Brengelman GL (1970) Oxygen uptake in normal and handicapped subjects. Arch Phys Med Rehabil 51: 78–87

Figoni SF (1984) Cardiovascular and haemodynamic responses to tilting and to standing in tetraplegic patients. Paraplegia 22: 99–109

Fisher SV, Gullickson G (1978) Energy cost of ambulation in health and disabilities: a literature review. Arch Phys Med Rehabil 59: 124–133

Glaser RM, Sawka MN (1981) Energy cost and cardiopulmonary responses for wheelchair locomotion and walking on tile and on carpet. Paraplegia 19: 220–226

Hjeltnes M (1977) Oxygen uptake and cardiac output in graded arm exercice in paraplegics with low level spinal lesions. Scand J Rehab Med 9: 107–117

Hjeltnes M, Volae Z (1979) Circulatory strain in everyday life of paraplegics. Scand J Rehab Med 11: 67–73

Huang C, Kuhlemeirer KV, et al. (1979) Energy cost of ambulation in paraplegic patients using Craig-Scott braces. Arch Phys Med Rehabil 60: 595–600

Kaplan PE, Roden W et al. (1982) Reduction of hypercalciuria in theraplegia after-bearing and strenghtening exercises. Paraplegia 19: 289–293

Major RE, Stellard J (1981) The dynamics of walking using the hip guidance orthesis with crutches. Prosthetics Orthotics 5: 19–22

Odeen I, Knutsson E (1981) Evaluation of the effects of muscle stetch and weight load in patients with spastic paralysis. Scand J Rehab Med 1: 117–121

Paeslack V, Schlüter H (1980) Physiotherapie in der Rehabilitation Querschnittgelähmter. Springer, Berlin, Heidelberg, New York (Rehabilitation und Prävention, Bd 9) (1985)

Patrick JH, McClelland MR (1985) Low energy cost in reciprocal walking for the adult paraplegic. Paraplegia 23: 111–117

Rose GK (1979) The principles and practice of hip guidance articulations. Prosthetics Orthotics 3: 37–43

Teeuwse HJ (1988) De Oralu-parawalker. Infortho 14: 11–17

Waters RL, Lunsford BR (1985) Energy cost of paraplegic locomotion. J Bone Surg 67A: 1245–1250

7 Ergotherapie

7.1 Einführung

Um ein maximales motorisches Niveau zu erreichen, ist eine intensive Zusammenarbeit zwischen Rehabilitationsarzt, Physiotherapeuten, Ergotherapeuten, Pflegepersonal und Patient notwendig. Dabei hilft der Krankengymnast dem Patienten, die Grundvoraussetzungen für eine optimale Selbständigkeit zu schaffen. Zusammen mit dem Ergotherapeuten trainiert der Patient dann die tägliche Anwendung. Die persönliche Situation, die Möglichkeiten einer eigenen Wohnung, Arbeit, Hobby und Transport werden besonders berücksichtigt.

Die Fortschritte, die der Patient mit dem Physio- und Ergotherapeuten erreicht, sollten im täglichen Leben (im Rehabilitationszentrum) eingebaut und genutzt werden. Das Pflegepersonal, das 24 Stunden am Tag mit dem Patienten Kontakt hat, spielt dabei eine außerordentlich wichtige Rolle. Schwestern und Pfleger müssen darauf achten, daß sie den Patienten nicht durch Überversorgung passiv halten; sie sollten ihn vielmehr zur Nutzung seiner neu erworbenen Fähigkeiten ermuntern. Nur so wird aus den Therapiefortschritten auch tatsächlich eine Zunahme der ATL-Selbständigkeit.

7.2 Handfunktionspotential bei tetraplegischen Patienten

7.2.1 Funktionelle Bedingungen

Das Einzigartige der Handfunktion muß im Zusammenhang mit dem Funktionieren der gesamten oberen Extremität gesehen werden. Dabei sind 3 grundlegende Funktionen zu unterscheiden:
- das Positionieren der Hand im Raum,
- das Bewegen der Teile des Arms in unterschiedlicher und variierender Schnelligkeit,
- das Stabilisieren der Armgelenke in einer gewählten Position.

Schulter

Die Schulter ist das Schlüsselgelenk der oberen Extremität; durch dieses Gelenk erreichen Arm und Hand ihre Position im Raum, und die Armfunktion wird darüber stabilisiert und kontrolliert. Bei allen Schultergelenkbewegungen spielen die Skapulabewegungen eine wichtige Rolle.

Abhängig von der Läsionshöhe kann die Kraft der Schultermuskulatur intakt, paretisch oder paralytisch sein. Nur bei Muskelwerten von 3 – 4 ist es möglich, den Arm ohne Unterstützung im Raum zu bewegen.

Neben diesen *aktiven* Bewegungsmöglichkeiten sind auch die *passiven* Bewegungsbedingungen für die Schulterfunktion und damit für den Einsatz der Hand bestimmend.

Um einige ATL-Aktivitäten ausführen zu können, sind in der Schulter mindestens 90° Flexion, eine gute Ab- und Adduktion, völlige Innenrotation und ungefähr 20° Außenrotation notwendig. Die funktionelle Stellung der Schulter beträgt 25° Flexion und 45° Abduktion, dabei fällt der Arm von selbst in die Innenrotation. Wenn diese Stellung und diese Bewegungsausschläge passiv nicht zu erreichen sind, ist ein Positionieren der Hand bei höheren Läsionen nicht möglich, und eine eventuelle Restfunktion der Hand kann ohne Kompensation nicht eingesetzt werden.

Eine tägliche Mobilisierung und eine korrekte Lagerung sind grundlegende Bedingungen, um die Beweglichkeit im Schultergelenk zu erhalten und dem Schulter-Hand-Syndrom vorzubeugen.

Ellenbogen

Die wichtigsten Funktionen des Ellenbogengelenks sind das Verkürzen oder Verlängern der oberen Extremität und das Positionieren der Hand im Raum. Auf diese Weise kann die Hand am Körper hin oder von ihm weg bewegt werden, wobei die Handstellung in Pro- und Supination korrigiert werden kann.

Im Ellenbogen muß mindestens eine Flexionsmöglichkeit von 150° bestehen, um die Hand zum Mund führen zu können. Eine Extensionseinschränkung von 20° oder weniger hat für die Handfunktion an sich keine Konsequenzen, sie hat aber sehr gravierende Auswirkungen auf die nur durch Überstreckung mögliche Blockierung des Ellenbogens bei nicht innerviertem M. triceps brachii.

Unterarm

Normalerweise ist aus der Mittelstellung eine 90° Pronation und eine 90° Supination möglich.

Die funktionelle Unterarmstellung ist die in 25° Pronation. Die aktive Pro- und Supination sind für das Positionieren der Hand notwendig. Die Supination ermöglicht die Stellung der Hand, bei der die Handfläche nach oben zeigt, „inaktiv" und „fragend". Die Pronation ermöglicht die Stellung der Hand, in der Gegenstände von einem flachen Untergrund aufgenommen werden können und hält diese Stellung der Hand während verschiedener anderer Aktivitäten, z. B. Schreiben. Sowohl die Pro- als auch die Supinationsstellung im Unterarm muß vollständig frei bleiben, um einerseits das Positionieren der Hand und andererseits eine völlige Extension im Ellenbogen und damit einen späteren Transfer zu ermöglichen (bei C 5- und C 6-Läsionen).

Für Patienten mit einer hohen Querschnittlähmung ist eine Supinationskontraktur (Kontraktur in Supinationsstellung) sehr nachteilig. Die dadurch entstehende „inaktive Fragehand" verhindert die aktive Pronationsstellung. Eine an sich vorhandene Handfunktion oder ihr Substitut kann dann nicht eingesetzt werden. Für die Supinationskontraktur gibt es eine Reihe von Ursachen:

- Schlechte Positionierung des Arms in der primären Immobilisationsphase (s. 3.2.2).
- Gestörtes Agonisten-Antagonisten-Verhältnis (M. biceps – M. triceps): Bei Läsionen unterhalb C 5/C 6 kann durch den aktiven Bizeps der Arm in Supination und Flexion gebracht werden. Eine aktive Ellenbogenextension und Pronation ist bei fehlender Funktion von M. triceps brachii und Pronatoren nicht möglich. Nur im Sitzen kann durch die Schwerkraft die fehlen-

de Extension und eventuell die Pronation kompensiert werden. Über die „Trickbewegung" kann der Ellenbogen auch gegen die Schwerkraft gestreckt werden. Über den M. brachioradialis kann der Unterarm bei freiem Ellenbogengelenk aus der vollen Supinationsstellung in Mittelstellung gebracht werden.
- Spastizität oder Hypertonus des Bizeps: Neben der bereits genannten willkürlichen Bewegung kann durch einen spastischen Bizeps auch eine Flexions-/Supinationskontraktur im Ellenbogen entstehen (bei einer C 5-Läsion oder höher).

Eine korrekte Lagerung, tägliches konsequentes Durchbewegen und eine aktive Übungstherapie sind die Mittel, um den Ellenbogen und den Unterarm in einer optimalen Stellung zu halten und größtmögliche Bewegungsausschläge zu gewährleisten.

Hand

Trotz der enormen Komplexität der Handfunktionen sind zwei primäre Funktionen zu unterscheiden:
- Gefühlsfunktion,
- Bewegen oder Manipulieren.

Diese Reihenfolge ist nicht willkürlich, oder, wie Moberg klarstellt: Das Manipulieren ist dem sensiblen Input untergeordnet. Dies hat gravierende Konsequenzen für das Handfunktionstraining bei fehlender Sensibilität.

Für die normale Handfunktion benötigt die Hand eine intakte Sensibilität, 45 Ligamente, die die Stabilität der Gelenke garantieren, und 37 Muskeln für die Handbewegung. Diese Muskeln und Bänder müssen die Hand in Balance und unter Kontrolle halten.

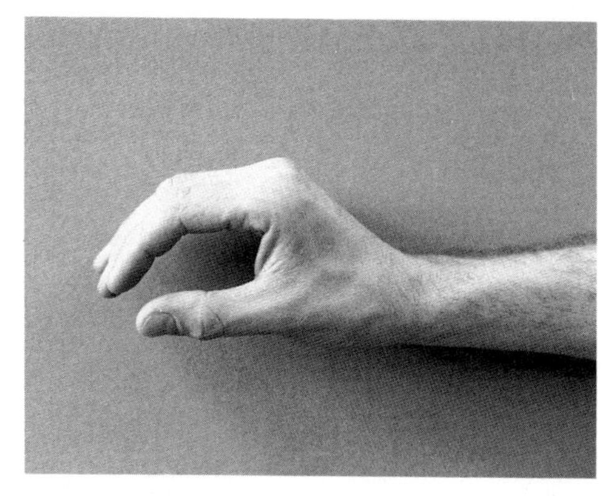

Abb. 7.1. Der normale funktionelle Stand bei einer nicht gelähmten Hand

Bei einer normalen, nicht gelähmten Hand befinden sich die Gelenke in der Mittelstellung, was der *funktionellen Stellung der Hand* entspricht (Abb. 7.1). Dabei besteht eine Dorsalflexion von 30° im Handgelenk, eine Flexion von 25° in den MCP- und in den PIP-Gelenken und eine Flexion von 10° in den DIP-Gelenken. Die transversalen und longitudinalen Bögen sind intakt, der Daumen befindet sich in Abduktion und Opposition.

Nach einer zervikalen Myelonläsion (oberhalb C 8) nimmt die Hand nicht die funktionelle, sondern die flache oder *Krallenhandstellung* ein (Abb. 7.2). Das Handgelenk steht dabei in Volarflexion mit Überdehnung der Sehen der Extensoren, die transversalen und longitudinalen Bögen der Hand flachen ab und verschwinden, der Daumen kommt in Adduktionsstellung auf die Höhe der Handfläche, wodurch der Bewegungsraum zwischen den MCP-Gelenken I und II (Web space) verloren geht.

Handgelenk

Das Handgelenk ist das Schlüsselgelenk für eine funktionelle Stellung der Hand; eine aktive Stabilität in Dorsalflexion hält

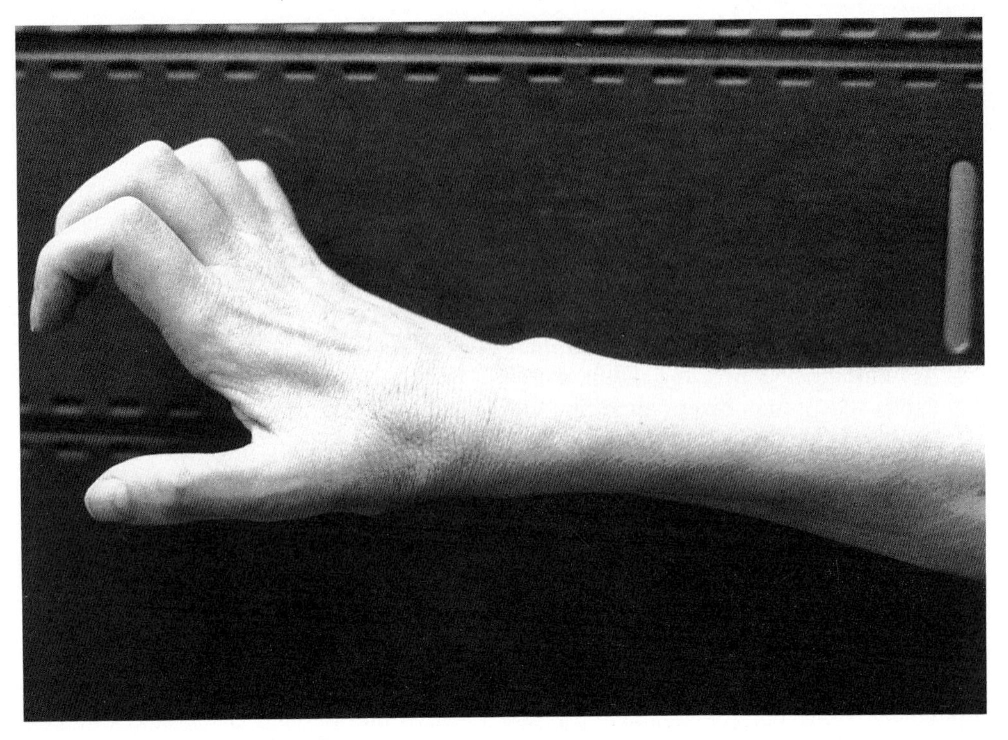

Abb. 7.2. Der Krallenhandstand

diese funktionelle Stellung. Dabei besteht ein Gleichgewicht zwischen den Extensoren, den Flexoren und der intrinsischen Handmuskulatur.

Neben dieser statischen stabilisierenden Funktion des Handgelenks in Doralflexion spielt auch die aktive Dorsalflexion eine sehr wichtige Rolle beim späteren Handfunktionstraining, und zwar als aktiver Motor dieser Funktionshand (reziproke, passive Verkürzung der Fingerbeuger bei aktiver Dorsalflexion des Handgelenks bei Läsionen unterhalb C 5 bis einschließlich C 7).

Daumen

Auch die Stellung des Daumens ist bestimmend für die spätere Handfunktion. Wenn der Daumen sich auf der Ebene der Handfläche befindet, also bei fehlendem Web space, fehlen viele Handfunktionen. Bei einem Web space von 35° ist ein Dreipunktegriff möglich. Bei tetraplegischen Patienten mit einer Läsionshöhe von C 5, C 6 und C 7 sollte jedoch ein verringerter, aber sicher vorhandener Web space mit der Möglichkeiten zum Lateralgriff bevorzugt werden.

In der Anfangsphase der Behandlung müssen bei der tetraplegischen Hand 2 Prinzipien im Vordergrund stehen:

- Vorbeugung von Deformitäten,
- Wiederherstellung der Funktion.

Bei der Vorbeugung von Deformitäten muß besonders auf die Volarstellung im Handgelenk, die Hyperextension in den MCP-Gelenken, zuviel Flexion in den PIP- und den DIP-Gelenken und den Verlust der transversalen und longitudinalen

Bögen und dadurch Verlust des Web spaces geachtet werden. Dazu ist eine richtige Lagerung und die Verwendung der richtigen Schienen ein absolutes Muß (s. 3.2.2).

Nur wenn die Prävention erfolgreich gewesen ist und eine funktionelle Stellung der Hand erreicht wurde, kann man die zweite Zielsetzung anstreben: die Wiederherstellung der Funktion. Die funktionelle Stellung der Hand ist die Grundlage jedes weiteren Handfunktionstrainings, und zwar ungeachtet der segmentalen Läsionshöhe.

7.2.2 Konservative Behandlung in Abhängigkeit von der Läsionshöhe

Läsionshöhe C3 und C4 (Tabelle 7.1)

Tabelle 7.1. Handfunktion bei Läsionshöhe C3 und C4

Störungen	Einschränkungen
Motorik	
Schulter C3: Nur der M. trapezius, M. sternocleidomastoideus und teilweise der M. levator scapulae sind innerviert. Ansonsten völliger Ausfall. C4: teilweise Innervation vom M. rhomboideus	Fehlendes Positionieren, wodurch eine afunktionelle Schulter entsteht
Ellenbogen, Handgelenk und Hand: völliger Ausfall	Afunktionell
Sensibilität	
Fehlt im ganzen Arm	Fehlender sensibler Input erhöht das Verletzungsrisiko aller Extremitäten und des Rumpfes durch Druck und Temperatur

Funktionelle Möglichkeiten

Jede Möglichkeit für Arm- und Handfunktionen fehlt.

Behandlung

Die Behandlung konzentriert sich auf:
Prävention von Kontrakturen: Dazu sind, abhängig vom einzelnen Patienten, regelmäßige Lagerung und passives Durchbewegen der Extremitäten erforderlich.

Die *kompensatorischen Möglichkeiten* liegen auf dem Gebiet der Kommunikation mit der Umgebung und ihrer Beherrschung/Steuerung. Dafür benutzt man technische Apparaturen, die durch Kopf-/Mundbewegungen oder Schulterelevation gesteuert werden können.

Komplikationen

An Komplikationen sind Schmerzbeschwerden in der Schulter und im Nacken durch ungenügende Unterstützung der Arme, z. B. auf einer Arbeitsplatte, zu berücksichtigen.

Läsionshöhe C5 (Tabelle 7.2)

Funktionelle Möglichkeiten

Ein Positionieren der Hand aus dem Arm heraus in Richtung Rumpf ist mit Hilfe der Schwerkraft möglich. Der Arm kann gebeugt und supiniert werden. Eine Streckung des Arms kann erreicht werden durch die Anwendung einer „Trickbewegung“, nämlich:
- in der Schuler: Adduktion/Außenrotaion,
- im Ellenbogen: entspannen des M. biceps (Blockade).

Dadurch kommt der Ellenbogen passiv in die Streckung. Die Pronation kann sub-

Tabelle 7.2. Handfunktion bei Läsionshöhe C 5

Störungen	Einschränkungen
Motorik	
Schulter: fast vollständig innervierter M. teres minor, M. infraspinatus und M. deltoideus, völlig innervierter M. supraspinatus und Teilinnervation des M. serratus anti. M. teres major, M. pectoralis major und der M. lattisimus dorsi sind nicht innerviert	Das Positionieren aus der Schulter heraus kann eingeschränkt durchgeführt werden
Ellenbogen: M. biceps brachii, M. brachioradialis und M. supinator sind teilweise ausgefallen. M. triceps brachii und M. pronator teres sind völlig ausgefallen	Das Strecken des Arms ist nicht über 90° möglich, wodurch ein Positionieren oberhalb des Kopfes nicht möglich ist
Handgelenk: völliger Ausfall	Afunktionell, passive Funktionshand
Sensibilität	
Außer einem Teil des Oberarms (lateral), ab der Schulter bis zum Ellenbogen, besteht ein vollständiger Ausfall	Fehlender sensibler Input erhöht das Verletzungsrisiko aller Extremitäten und des Rumpfes durch Druck und Temperatur

stituiert werden durch Abduktion/Innenrotation, wodurch der Arm in Pronation fällt, oder durch den Einsatz des M. brachioradialis bis zur Mittelstellung.

Dies ist aber nur im Sitzen möglich.

Was die *Handfunktion* betrifft, gibt es folgende Möglichkeiten:

Winch-Griff: Dabei nutzt man den Tenodeseeffekt aus (Funktionshand), bei dem bei der Handgelenksextension die Finger in Flexion geraten und der Daumen gegen den Zeigefinger gedrückt wird. Dies gelingt bei einer C 5-Läsion aber nur, wenn der Unterarm in völliger Supination liegt mit aktivem Bizeps, wodurch das Handgelenk passiv durch die Schwerkraft in Extension fällt.

Benutzen von (Verstärkungs-)Orthesen: Als Ersatz für die Handfunktion kann man diese benutzen. Dabei denken wir an die myoelektrische Orthese und die elektrische Orthese.

Auch kann man kleine Schienen benutzen, die das Handgelenk in Extension halten, wodurch eine passive Funktionshand entsteht.

Behandlung

Muskelkräftigung: Zur Muskelkräftigung werden die motorischen Einheiten so oft und stark wie möglich gereizt, um so eine optimale Muskelkraft zu erhalten. Dabei benutzen wir das PNF-Konzept.

Vorbeugung von Kontrakturen: Um ein möglichst optimales Resultat zu ereichen, ist eine gute Mobilität in der Schulter, im Ellenbogen und in den Hand- und Fingergelenken Bedingung.

Optimaler Einsatz der Restmöglichkeiten: Dies geschieht im gesamten praktischen Training, wobei man oft Hilfsmittel einsetzt (Abb. 7.3), z. B. beim:

- Schreiben,
- Maschineschreiben,
- Zähneputzen,
- Rasieren,
- Essen/Trinken.

Bei der *Suche nach Alternativen* denken wir an:

- das Ausprobieren der Verstärkungsorthesen,
- Möglichkeiten für eine konstruktive Chirurgie (s. 11.3).

Komplikationen

Durch die Innervation von M. biceps brachii und M. supinator besteht die Gefahr

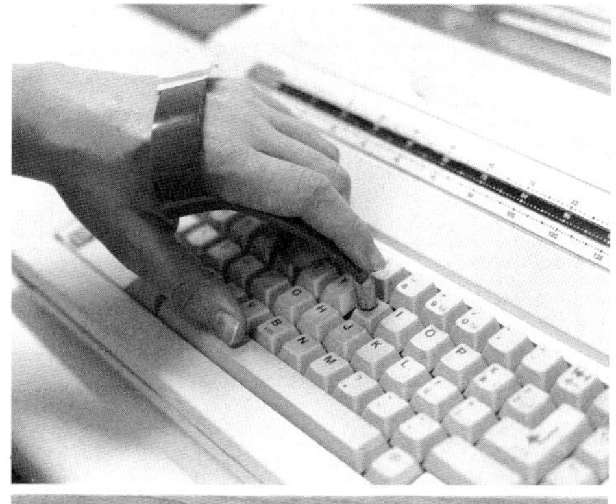

a

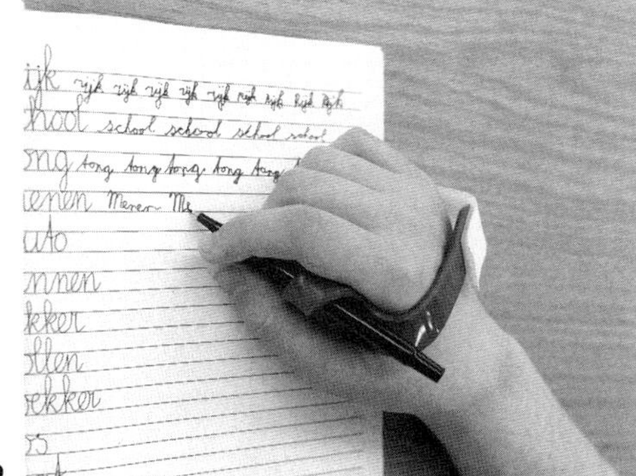

b

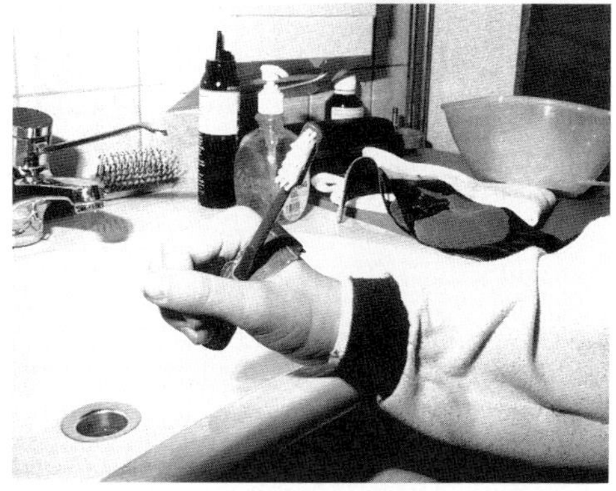

c

Abb. 7.3 a – c. Hilfsmittel zur Unterstützung der Handfunktion. **a** Schreibmaschineschreiben mit Hilfe einer Schiene. **b** Schreibschiene (C 5 – C 7). **c** Bändchen für Zahnbürste oder Besteck (C 6 – C 7)

einer Flexions- und Supinationskontraktur. Das konsequente Durchbewegen, eventuell unterstützt durch Lagerungsschienen (volar), ist deshalb Bedingung für eine optimale Handfunktion.

Läsionshöhe C 6 (Tabelle 7.3)

Tabelle 7.3. Handfunktion bei Läsionshöhe C 6

Störungen	Einschränkungen
Motorik	
Schulter: M. teres major und M. pectoralis major sind teilweise innerviert. Kein weiterer Ausfall	Das Bewegen des Arms in Richtung Rumpf ist nahezu ungestört
Ellenbogen: völliger Ausfall im M. triceps brachii. Der M. pronator teres ist teilweise innerviert	Aktives Strecken des Arms gegen die Schwerkraft ist nicht möglich
Handgelenk: M. extensor carpi radialis longus und brevis sind teilweise innerviert. M. extensor carpi ulnaris, M. flexor carpi radialis und ulnaris sind ausgefallen	Das aktive Öffnen der Hand in Supination ist durch den Ausfall der Palmarflexion erschwert
Hand: völliger Ausfall	Keine aktive Greiffunktion
Sensibilität	
Die laterale Seite der ganzen oberen Extremität, also auch der Daumen, die Häfte des Zeigefingers, sind intakt. Der Rest: völliger Ausfall	Sensibler Input nur vom radialen Teil des Arms und der Hand aus möglich

Funktionelle Möglichkeiten

Ein Positionieren aus der Schulter heraus ist fast normal möglich.

Eine Streckung aus dem Ellenbogen heraus wird durch eine Trickbewegung ermöglicht (s. C 5-Läsion). Die Extensionsmöglichkeit im Handgelenk befähigt zur Greiffunktion, die auf dem Tenodeseeffekt basiert. Durch die Handgelenkextension geraten die Finger in Flexion, und der Daumen bewegt sich zur Seite des Zeigefingers, wodurch eine Greiffunktion

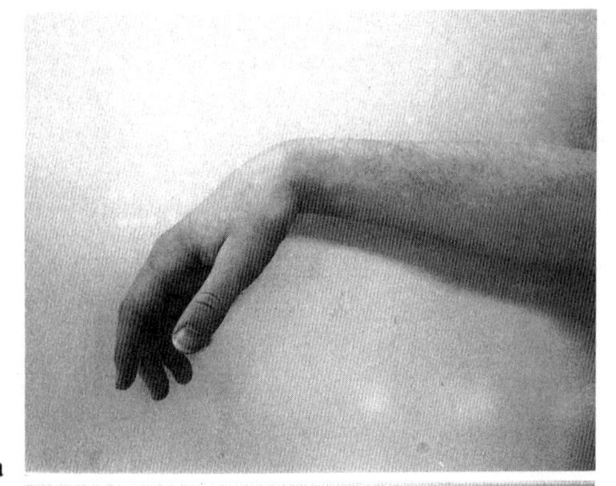

a

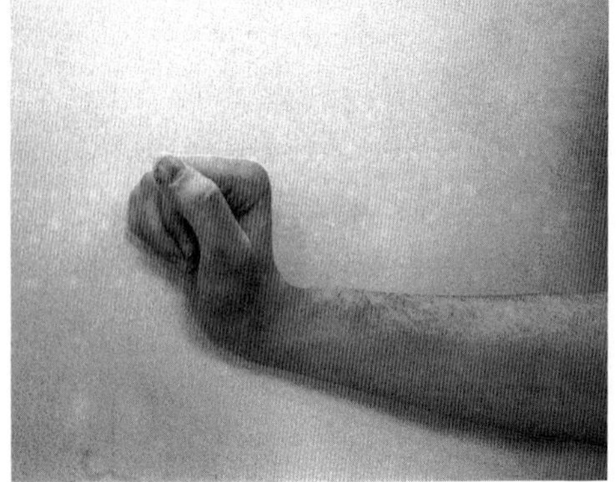

b

Abb. 7.4 a, b. Aktive Funktionshand

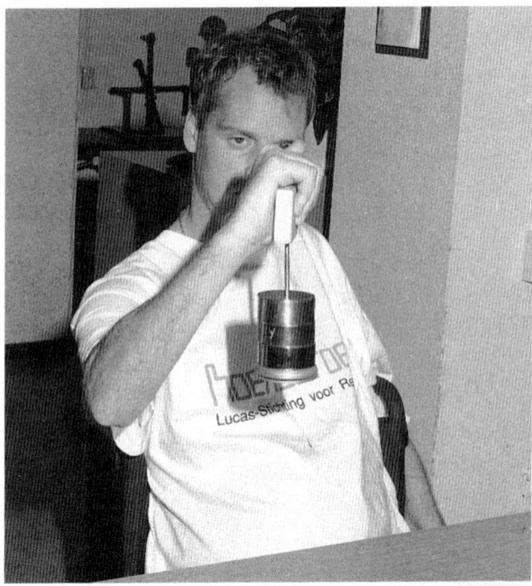

a

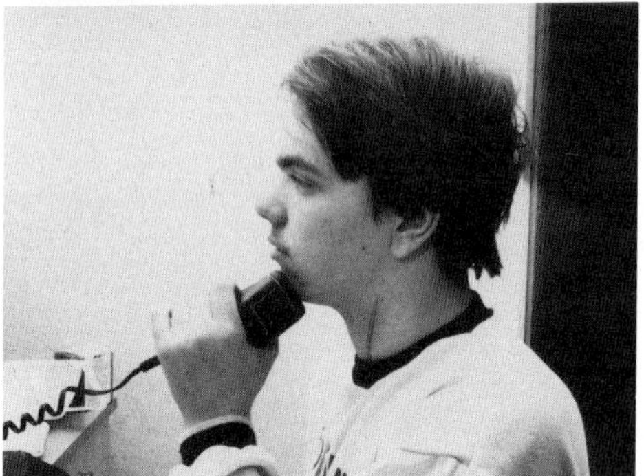

b

Abb. 7.5 a, b. Zylindergriff. a Aufbau des Trainings. b Praktische Anwendung

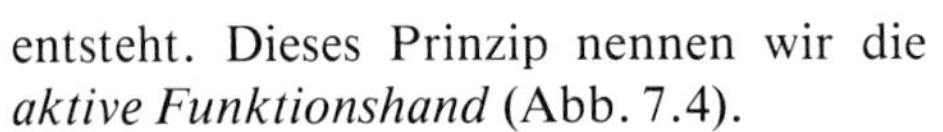

entsteht. Dieses Prinzip nennen wir die *aktive Funktionshand* (Abb. 7.4).

Basierend auf diesem Prinzip sind die folgenden Griffe möglich:

Zylindergriff: Durch aktive Handgelenkextension geraten die Fingern passiv in Flexion (Abb. 7.5).

Lateral- oder *Schlüsselgriff* (Abb. 7.6): Hier kommt es zur Greiffunktion zwischen Daumen und Zeigefinger durch aktive Handgelenkextension. Das Loslassen wird durch die Schwerkraft ermöglicht. Die Kraft dieser Greiffunktion wird bestimmt durch die Verkürzung der Flexoren und die intrinsische Muskulatur des Daumens.

Ligamentgriff (Abb. 7.7): Dabei wird ein Gegenstand zwischen den zweiten und den dritten Finger geklemmt, seitlich stabilisiert durch die kollateralen Bänder, die durch die Flexion im MCP-Gelenk durch Extension im Handgelenk angespannt werden. Auch dies basiert auf dem Tenodeseprinzip. Diese Greiffunktion ist dazu geeignet, Gegenstände zu fixieren (schreiben, essen), jedoch nicht dazu, Gegenstände schnell aufzuheben.

Interlasinggriff (Abb. 7.8): Dabei wird der Gegenstand zwischen den Fingern durchgeflochten, wobei durch Handgelenkextension und die provozierte Verkürzung der Fingerflexoren der Gegenstand fest in die Hand eingeklemmt wird. Diese Greiffunktion ist nur dazu geeignet, Gegenstände zu fixieren, nicht dazu, etwas aufzuheben, zu greifen oder loszulassen.

Behandlung

Kräftigung von Handgelenk- und Ellenbogenmuskulatur: Vor allem der M. extensor carpi radialis muß optimal gekräftigt werden.

Vorbeugung von Kontrakturen: Eine gute Mobilität ist eine Voraussetzung für das Einsetzen der Arm- und Handfunktion. Der Ellenbogen verdient besondere Beachtung. Dies ist hauptsächlich wichtig beim Hochstützen während des Transfers. Dabei muß der Ellenbogen leicht überstreckbar sein (passiv), wodurch er passiv in Extension blockiert werden kann.

Aktive Funktionshand: Bedingungen für eine aktive Funktionshand sind:
- optimale Dorsalflexion im Handgelenk,
- provozierte Verkürzung der Fingerbeugesehnen.

Letzteres ist von großer Wichtigkeit. Die Beugesehnen werden durch das Tragen des *Funktionshandschuhs* verkürzt. Beim Tragen muß besonders beachtet werden:
- die richtige Stellung der MCP, nämlich 90° Flexion,
- die Stellung des Daumens, damit er in halber Oppositions-/Adduktionsstellung gegen die Seite des Zeigefingers gedrückt wird (Abb. 7.9).

Das Tragen des Funktionshandschuhs muß direkt nach dem Unfall beginnen. Oft ist es in der Krankenhausphase jedoch nicht möglich, einen Handschuh anzufertigen. In dem Fall ist das Tapen eine gute, zeitsparende Lösung.

Optimaler Einsatz der Restfunktionen: Beim Einsatz der aktiven Funktionshand müssen wir darauf achten, daß der Daumen nicht abgespreizt wird. Man kann

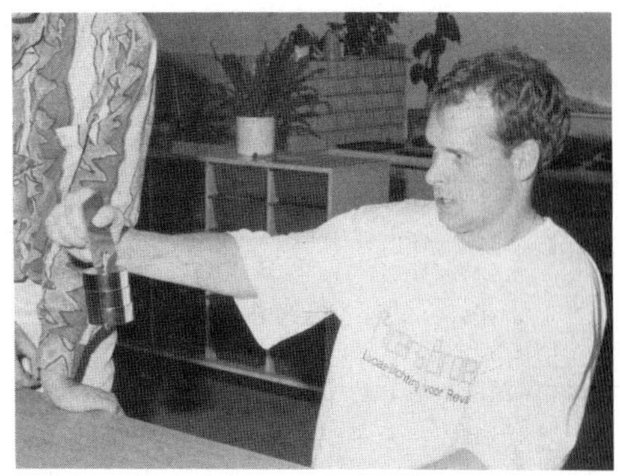

Abb. 7.6. Lateralgriff

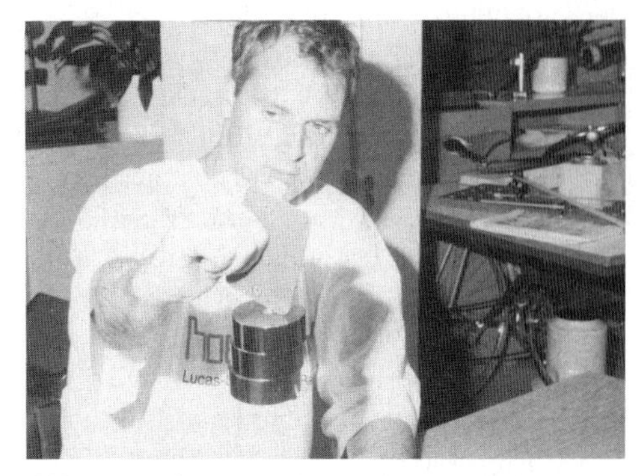

Abb. 7.7. Ligamentgriff zwischen Zeige- und Mittelfinger

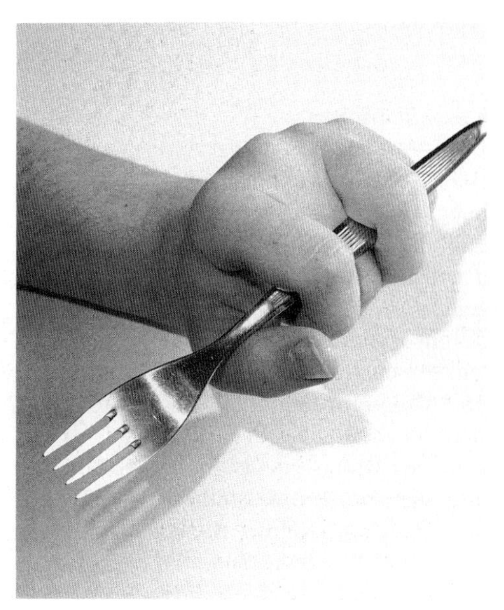

Abb. 7.8. Interlasinggriff

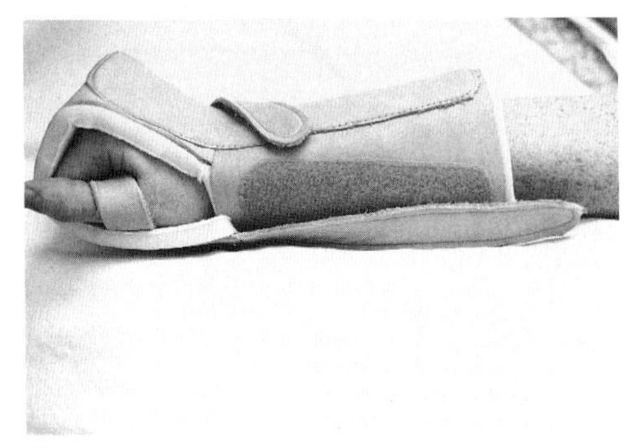

Abb. 7.9. Funktionshandschuh

dem vorbeugen, indem der Daumen gegen die Seite des Zeigefingers getapt wird (s. Abb. 3.10c). Das Training ist so aufgebaut, daß auch das Greifen von kleineren Gegenständen und ihr Versetzen in derselben horizontalen Ebene erlernt werden kann. Dabei ist von großer Wichtigkeit, daß der fehlende M. triceps brachii kompensiert wird.

Das Strecken des Ellenbogens wird mit Hilfe einer Trickbewegung ermöglicht. Ein Positionieren in der vertikalen Ebene ist nur bedingt möglich, was hauptsächlich Konsequenzen bei den ATL-Aktivitäten hat.

Komplikationen

Der „Krallenhandstellung" muß vorgebeugt werden. Diese entsteht dadurch, daß die aktive Muskelbalance rund um das Handgelenk zerstört ist. Das Handgelenk fällt dann in Volarflexion, wodurch Hyperextension in den MCP-Gelenken entsteht, dies auch durch Zug der Mm. lumbzicales. Eine Flexion entsteht auch in den PIP- und DIP-Gelenken, der transversale Bogen flacht ab, und die Krallenhandstellung ist entstanden. Zur Vorbeugung dienen Funktionshandschuhe, die der Fehlstellung entgegenwirken.

Eine andere einschränkende Komplikation ist die Extensionsspastizität in den Fingern. Dadurch verkürzen sich die Beugesehnen nicht, und der Daumen rutscht bei einer Handgelenkextension unter den Fingern durch. Eine aktive reziproke Greiffunktion wie oben beschrieben bleibt aus.

Das falsche Tragen des Funktionshandschuhs kann zu Extensionskontrakturen in den MCP-Gelenken führen. Dadurch ist der Lateralgriff nicht möglich.

Läsionshöhe C 7 (Tabelle 7.4)

Tabelle 7.4. Handfunktion bei Läsionshöhe C 7

Störungen	Einschränkungen
Motorik	
Schulter: Kein Ausfall	Keine Einschränkungen
Ellenbogen: Der M. triceps brachii ist teilweise innerviert. Kein weiterer Ausfall	Die Streckungskraft im Ellenbogen ist eingeschränkt. Keine weiteren Einschränkungen
Handgelenk: M. palmaris longus und M. extensor carpi ulnaris sind teilweise innerviert. Völliger Ausfall im M. flexor carpi ulnaris	Nur Einschränkungen in der Kraft, hauptsächlich die Handgelenkflexoren betreffend
Hand: Die Extensoren des Daumens und der Finger sind teilweise innerviert. Ansonsten völliger Ausfall	Fehlende aktive Greiffunktion
Sensibilität	
Die sensible Innervation aus C 7 ist nicht exakt anzugeben, betrifft aber hauptsächlich das Gebiet um den Mittelfinger	

Funktionelle Möglichkeiten

Das Positionieren aus der Schulter und dem Ellenbogen heraus ist nahezu normal möglich.

Da der M. triceps brachii innerviert ist, ist eine Streckung im Ellenbogen gegen die Schwerkraft möglich.

Bezüglich des Handgelenks und der Hand sind die Möglichkeiten mit denen bei einer C 6-Läsion zu vergleichen, nur das Öffnen der Hand wird durch die aktive Handgelenkflexion und die Fingerextensoren unterstützt.

Auch hier sind die folgenden Griffe möglich, die auf dem Tenodeseeffekt basieren:
- Zylindergriff,
- Lateralgriff,
- Ligamentgriff,
- Interlasinggriff.

Behandlung

Auch die Behandlung bei einer C 7-Läsion ist mit der bei einer C 6-Läsion zu vergleichen. Der M. triceps brachii ermöglicht ein vollständiges, verfeinertes Positionieren, was hauptsächlich in den ATL-Aktivitäten deutlich zum Tragen kommt, z. B.
- wenn Gegenstände aus einem hohen Schrank genommen werden,
- während des Stützens beim Transfer,
- beim An- und Ausziehen.

Komplikationen

Wegen der fehlenden Fingerbeugerfunktion besteht die Gefahr einer Extensionsstellung der Finger, wodurch die Funktionshand sich verschlechtert. Weiterhin gibt es keine spezifischen Komplikationen in bezug auf eine C 7-Läsion.

Läsionshöhe C 8 (Tabelle 7.5)

Tabelle 7.5. Handfunktion bei Läsionshöhe C 8

Störungen	Einschränkungen
Motorik	
Schulter: Kein Ausfall	Keine Einschränkungen
Ellenbogen: Kein Ausfall	Keine Einschränkungen
Handgelenk: Kein Ausfall	Keine Einschränkungen
Hand: teilweiser Ausfall in den Flexoren, den Fingern und im Daumen. Intrinsische Daumenmuskeln sind partiell ausgefallen. Völliger Ausfall in intrinsischen Handmuskeln: Mm. lumbricales und Mm. interossei	Einschränkungen bei kräftigem Greifen und in der Feinmotorik
Sensibilität	
Ausfall der Sensibilität an der medialen Seite des Oberarms ab dem Ellenbogen und höher	

Funktionelle Möglichkeiten

Die funktionellen Griffe, wie
- Lateralgriff,
- Dreipunktegriff,
- Pinzettengriff,
- Zylindergriff,
- Hakengriff

sind möglich. Die Feinmotorik fehlt.

Behandlung

Die Behandlung richtet sich auf eine optimale Verstärkung der Kraft und Geschicklichkeit.

In der täglichen Praxis zeigen sich wenig Einschränkungen, was die Arm- und Handfunktionsmöglichkeiten betrifft.

Komplikationen

Keine spezifischen Komplikationen.

7.3 ATL-Training

7.3.1 Begriffsbestimmung

Einen wichtigen Bestandteil in der Rehabilitation der querschnittgelähmten Patienten bildet das ATL-Training. Man versteht darunter ein Training, das darauf gerichtet ist, eine optimale Selbständigkeit im persönlichen Tagesablauf zu erreichen.

Um Irrtümern bezüglich des Begriffs „ATL" vorzubeugen, ist es wichtig anzugeben, was darunter verstanden wird, da „Aktivitäten des täglichen Lebens" ein ziemlich umfassender Begriff ist. Im Bereich der Querschnittbehandlung rechnen wir die folgenden Teile zum ATL-Training:

- Bettaktivitäten wie Drehen, zum Sitz kommen, Lang- und Kurzsitz, Lagerung usw.,
- essen und trinken,
- waschen,
- an- und ausziehen
- kommunizieren, z. B. lesen, schreiben, Maschineschreiben, Computer bedienen, telefonieren,
- Transfers und Mobilität.

7.3.2 Organisation

Eine nähere Betrachtung der Rehabilitationsbehandlung zeigt zwei wichtige Charakteristika, nämlich die multidisziplinäre und die protokollarische Behandlungsweise. Beide findet man auch beim ATL-Training. Obwohl der Ergotherapeut die Person ist, die zuerst angesprochen ist, kann das Training ohne eine gute Zusammenarbeit mit dem Arzt, den Pflegern und dem Krankengymnasten nicht gelingen.

Die Schaffung von optimalen Bedingungen für das Training und die Sorge um die konsequente Ausführung des Erlernten tragen ebenso zum guten Resultat bei wie das Training selbst.

Im ATL-Training kann gut nach einem Protokoll gearbeitet werden. Den roten Faden bildet in unserem Zentrum die FOD (s. 6.2.4). In dieser Liste wird angegeben, welches optimal erreichbare Niveau an Selbständigkeit je nach Läsionshöhe erwartet werden kann. Auf diese Weise kann man vorher ziemlich genau einschätzen, welches Niveau der Selbständigkeit zu erreichen ist (ausgehend von einer kompletten Läsion ohne komplizierende Faktoren). Sowohl innerhalb der Physiotherapie als auch in der Ergotherapie wird eine auf die Aufgaben des jeweiligen Bereichs abgestimmte FOD-Version benutzt.

Trainingsphasen

Im Prinzip kann das ATL-Training nahezu direkt nach der Aufnahme beginnen, wobei die Aktivitäten den im Moment gegebenen Möglichkeiten angepaßt werden.

So ist z. B. die *Immobilisationsphase* bei der konservativen Frakturheilung gekennzeichnet durch „Kommunikation" und „kleine ATL". Der Ergotherapeut erarbeitet gemeinsam mit dem Patienten Aktivitäten wie lesen, essen und trinken sowie, falls möglich, Zähne putzen und rasieren. Nach Möglichkeit kommt danach auch das Waschen des Oberkörpers an die Reihe.

Wenn der Patient mobilisiert und rollstuhlbelastbar ist, folgt die *aktive Trainingsphase*. Darin kommen alle Teile des ATL-Trainings zur Geltung. Über die Dauer des Trainings kann nur schwer eine Aussage gemacht werden. Im Prinzip wird weiter trainiert, bis kein Fortschritt mehr zu erwarten ist. Das Endniveau wird, trotz der FOD, immer individuell bestimmt, das heißt abhängig von den negativen, aber auch subjektiven Faktoren wie Spastizität, PAO, Zirkulationsstörungen, Einsatz und Motivation.

Organisation des Trainings

Die Trainingsresultate werden in ATL-Checklisten festgehalten. Darin wird festgehalten, über welche (erlernten) Fertigkeiten der Patient verfügt. Trainingsteile, die vom Patienten beherrscht werden, werden nur noch vom Pflegepersonal überwacht. Die Pflege begleitet also in Absprache mit Patient und Ergotherapeut die Umsetzung der erlernten Fertigkeiten in der täglichen Praxis. In einer wöchentlichen ATL-Besprechung wird der individuelle funktionelle Stand mit den betroffenen Vertretern der verschiedenen Disziplinen (Arzt, Pflege, Physiotherapie, Ergotherapie, Sozialarbeit) besprochen. Eventuelle Diskrepanzen zwischen Können und Tun werden entdeckt und Lösungsmöglichkeiten diskutiert.

Trainingsort

Das ATL-Training „in vivo" findet in der Pflegeabteilung statt. Alle Zimmer, die mit 2–4 Personen belegt sind, haben eine eigene Dusch- und Toiletteneinheit, so daß immer unter den gleichen Bedingungen trainiert werden kann. Das Waschen und Anziehen wird morgens trainiert, das Essen und Trinken beim Mittag- oder Abendessen.

Mit Ausnahme des Waschens kann sich der Ergotherapeut auch für das Training in der Ergotherapieabteilung („in vitro") entscheiden. Um das Training von Essen und Trinken, Ankleiden, Transfers, Benutzung von Kommunikationsmitteln und Ausführung der Bettaktivitäten unter realen Bedingungen durchzuführen, besitzt die Ergotherapieabteilung einen speziell ausgerüsteten Übungsschlafraum und ein Badezimmer.

7.3.3 Trainingsaufbau

Vorbedingungen

Um mit dem vollständigen ATL-Training anfangen zu können, d. h. einem Training in vertikalem, mobilisiertem Zustand, müssen einige Grundbedingungen erfüllt sein:

- Völlige Belastbarkeit der Wirbelsäule (vom Arzt bescheinigt).
- Keine Zirkulationsstörungen. (In einer warmen Duschzelle kann z. B., wenn Bauchgurt und Kompressionsstrümpfe fehlen, leicht ein Kreislaufkollaps entstehen.)
- Gute Belastbarkeit der Haut; es darf keine direkte Gefahr für Druckstellen bestehen.
- Ausreichende Sitzbalance; im Kurzsitz muß mindestens eine Hand funktionell einzusetzen sein, um sich waschen zu können. Die andere Hand muß sich zum Festhalten einhaken können. Der Langsitz (auf dem Bett) muß mit Unterstützung des Bettkopfteils möglich sein.
- Einsetzbare Arm- und Handfunktion.

Lernphase

In der Lernphase lernt der Rehapatient, auf welche Weise er die verschiedenen Aktivitäten ausführen muß. Die Art, wie z. B. das Waschen und Anziehen verläuft, unterscheidet sich in nahezu allen Punkten von der Art, wie dies vor der Querschnittlähmung geschah. Die gestörte Blasen- und Darmfunktion, die reduzierte oder fehlende Muskelfunktion in den Beinen, im Rumpf und in den Armen, das gestörte Haltungs-, Bewegungs- und Oberflächengefühl, die negativen Einflußfaktoren wie Spastizität, eingeschränkte Mobilität und eingeschränkte Belastbarkeit und noch mehr Faktoren erfordern eine völlig andere Ausführungsweise der täglichen Aktivitäten.

In dieser Lernphase werden die zu erlernenden Fertigkeiten in sogenannte Teilaktivitäten oder Teilschritte aufgeteilt. Dies ist notwendig, da die Fertigkeit selbst zu komplex ist, um auf einmal erlernt werden zu können. Durch das Lernen in Teilschritten können einzelne Schwierigkeiten schneller entdeckt und gezielt angegangen werden. Dazu ein Beispiel:
Aktivität: Anziehen.
Fertigkeit: Die Hose anziehen.
Teilaktivitäten:

- zum Langsitz kommen,
- die Hose nehmen, das Hosenbein zusammenfalten,
- ein Bein über das andere Bein legen,
- das Hosenbein über die Zehen und die Ferse ziehen,
- wiederholen mit dem anderen Bein,
- hochziehen bis über die Knie,
- zur Rückenlage kommen,
- auf die Seite drehen,
- die Hose über eine Gesäßhälfte hochziehen,
- auf die andere Seite drehen,
- die Hose über die andere Gesäßhälfte hochziehen,
- notfalls mehrere Male wiederholen, bis die Hose gut sitzt,
- Hose schließen,
- zum Langsitz kommen.

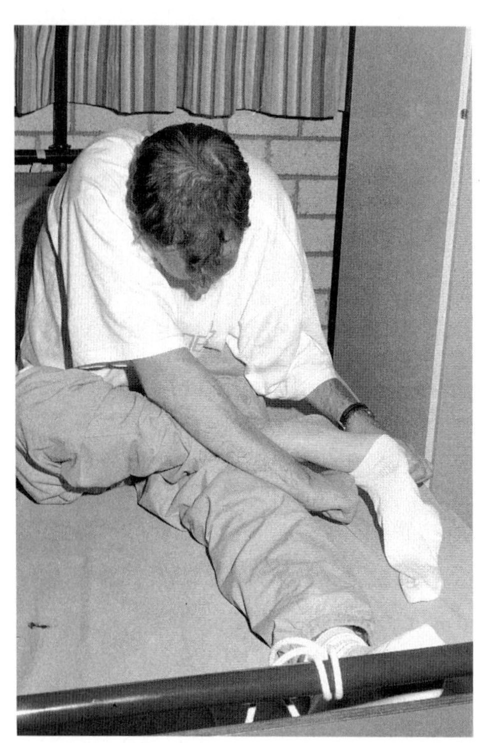
a

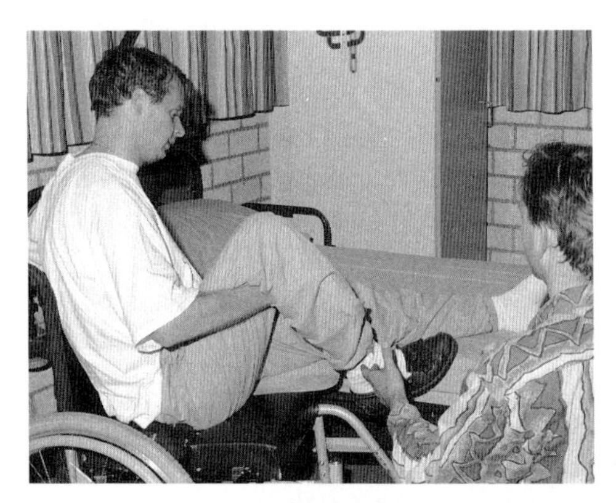
b

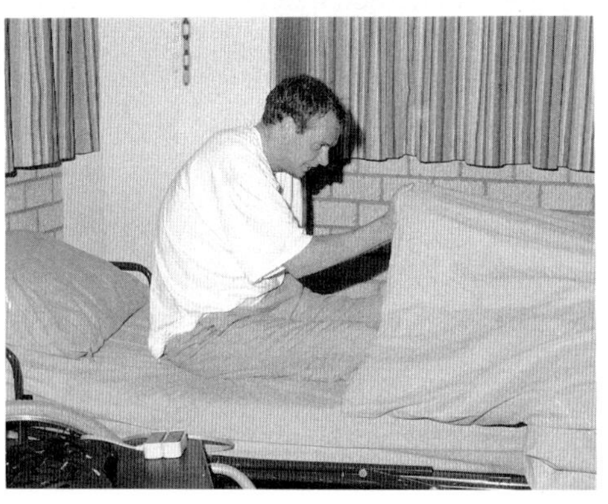
c

Abb. 7.10 a – c. ATL-Training auf dem Bett bei einem Patienten mit einer Tetraplegie C6/C7. **a** Anziehtraining. **b** Transfer Rollstuhl – Bett. **c** Sich selbst zudecken

Der Ergotherapeut arbeitet in dieser Phase ausschließlich im Bereich der täglichen Versorgung. Da tetraplegische Patienten viel mehr Zeit benötigen, um diese Fertigkeiten zu erlernen, ist das ATL-Training bei ihnen viel intensiver und muß viel häufiger als bei Paraplegikern durch „In-vitro-Training" in der Ergotherapieabteilung unterstützt werden. Alle ATL-Fertigkeiten werden auf obenbeschriebene Weise analysiert und nacheinander eingeübt (Abb. 7.10).

Der Zeitpunkt, an dem die unterschiedlichen Teilaktivitäten an die Reihe kommen, ist bestimmend für das Gelingen des Trainings. Mit bestimmten Teilen zu früh anzufangen (z. B. mit einem Duschstuhltransfer) hat wenig Sinn und ist außerdem gefährlich, wenn der Patient die Grundbedingungen nicht erfüllt. Diese müssen oft erst vom Physiotherapeuten trainiert werden, der dann angibt, wann der Patient den nächsten Schritt im ATL-Training machen kann.

Geschicklichkeitsphase

In der Geschicklichkeitsphase findet die Umsetzung der „Trockenübungen" in die tägliche Selbstversorgung statt.

Der Ergotherapeut plant dies so, daß der Rehabilitationspatient Schritt für Schritt seine Geschicklichkeit vergrößert. Der Aufbau verläuft von leicht bis schwierig, die schwierigsten Fertigkeiten werden also zuletzt trainiert. Ein derartiger Aufbau sieht wie folgt aus:

Anziehen Tetraplegiker

leicht
- T-shirt
- Pullover
- Unterhose
- Socken
- Trainingshose
- Büstenhalter
- Bluse/Oberhemd
- Schuhe
- Inkontinenzmaterial
- Jeans
- Kondomurinal

schwierig

Jede ATL verlangt eine Reihe mehr oder weniger schwieriger Fertigkeiten. Der Gesamtaufbau des ATL-Trainings muß dies berücksichtigen. Grob gesehen sieht dieser wie folgt aus:

ATL-Tetraplelgiker

leicht
- Brot essen (ohne streichen und schneiden)
- Warmes essen (ohne nehmen und schneiden)
- trinken
- Flüssiges essen
- Zähne putzen und Rasieren
- Gesicht, Brust und Arme waschen auf dem Bett
- Gesicht, Brust und Arme abtrocknen auf dem Bett
- T-shirt an- und ausziehen
- zum Sitz kommen
- Drehen
- Oberkörper waschen in der Dusche (Abb. 7.11 b)
- Beine und Füße waschen
- Unterhose und Hose an- und ausziehen
- Schuhe und Socken an- und ausziehen
- Transfer vom Bett zum Duschstuhl (Abb. 7.11 a)
- Transfer vom Duschstuhl zum Bett
- Kondomurinal und Inkontinenzmaterial anlegen
- Steiß und Rücken waschen
- Handhabung der Abführmittel

schwierig

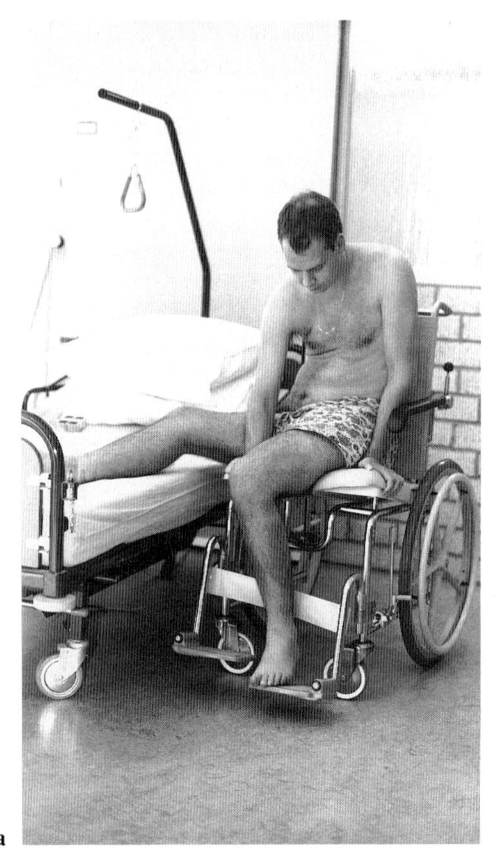

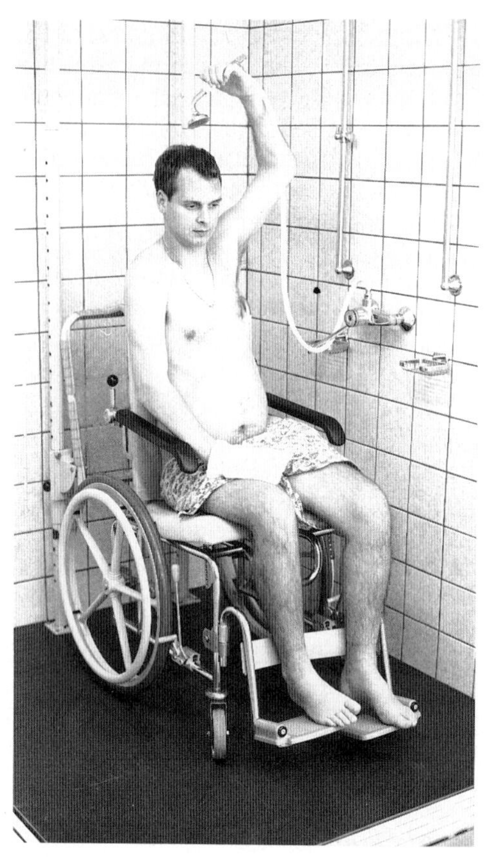

Abb. 7.11. **a** Transfer Bett – Duschstuhl. **b** Selbst duschen

Die Lernphase und Geschicklichkeitsphase sind in der Ergotherapie nicht strikt voneinander zu trennen. Während das Fertigkeitstraining bestimmter Aktivitäten bereits lange läuft, muß gleichzeitig die Lernphase für einen anderen Teil noch beginnen. Für die Verrichtungen, in denen der Patient noch unselbständig ist, wird Hilfe von den Pflegekräften oder vom Ergotherapeuten selbst angeboten.

Die Aufteilung in „selber machen" und „machen lassen" geschieht mittels sogenannter Blockschemata und wird zwischen dem Rehabilitationspatienten, dem Ergotherapeuten und der Pflege besprochen.

Selbständigkeitsphase

Die praktische Umsetzung der Fertigkeiten geschieht in der Abbauphase. Wenn eine oder mehrere Fertigkeiten in der täglichen Selbstversorgung beherrscht werden, muß die Ausführung vervollständigt werden. Die Fertigkeit wird eingeschliffen. Dies heißt, daß jetzt an die Ausführung einige Anforderungen gestellt werden müssen. Einige dieser Anforderungen sind individuell, andere eher allgemein.

Die *Sicherheit* ist solch eine allgemeine Anforderung; in der Abbauphase wird die Aufsicht bis gegen Null reduziert. Jetzt handelt der Patient selbständig.

Individuell bestimmt ist z. B. das Ausmaß der *Energie*, die es kostet, diese Fertigkeiten auszuführen. In der Abbauphase wird deshalb auch an einer Ausführungsweise gearbeitet, die so wenig Kräfte wie möglich beansprucht. Der Patient lernt, einige Tricks anzuwenden. Gleichzeitig wird er durch das tägliche Training auch immer kräftiger.

In dieser Phase wird das *Tempo* erhöht. Soll die Selbstversorgung in der zukünftigen Situation zu Hause von praktischem Nutzen sein, muß sie innerhalb einer bestimmten Zeit zu verwirklichen sein. Am Ende der Rehabilitation dauert z. B. die völlige Selbstversorgung einer Person mit einer kompletter Läsion unterhalb C 6/C 7 ungefähr 50 Minuten (d. h. bis sie gewaschen und angezogen im Rollstuhl sitzt). Letztlich legt jeder für sich selbst fest (eventuell in Rücksprache mit dem Partner), ob das erreichte funktionelle Niveau und die Art der Ausführung innerhalb der für ihn akzeptablen Normen liegen.

Zur Lernphase noch folgende Anmerkungen: Im Laufe der Rehabilitation werden mehrere sogenannte Mitlauftage für den Partner oder die nächsten Familienangehörigen organisiert. Dabei spielen auch die ATL-Aktivitäten eine wichtige Rolle. Das Ziel dieser Tage ist, die Betroffenen mit der Ausführung der ATL vertraut zu machen, die während der Wochenenden zu Hause und später nach der definitiven Entlassung nötig sind.

Am Ende des Trainings besteht die Möglichkeit, das Gelernte zusammen mit dem Partner in der Praxis zu testen. Dazu ist ein spezieller Bungalow eingerichtet, der „half-way-house" genannt wird und ein oder zwei Wochen bezogen werden kann (s. Abb. 4.1). Für die Aktivitäten, die nicht selbständig vom Patienten ausgeführt werden können, muß professionelle Hilfe angefordert werden. Mit einer Überweisung zur Hauskrankenpflege wird das Training abgeschlossen.

7.3.4 Hilfsmittel für die ATL

Wie bereits an anderer Stelle gesagt, hat die Querschnittlähmung einschneidende Konsequenzen für die Selbständigkeit der betroffenen Person. Um das maximale funktionelle Niveau zu erreichen, werden bei nahezu allen querschnittgelähmten Patienten Hilfen eingesetzt. Man unterscheidet dabei zwischen persönlicher und materieller Hilfeleistung (Kostenerstattung) und der Verwendung von Hilfsmitteln.

Hilfsmittel, das Wort sagt es schon, sind Mittel, die kompensatorisch eingesetzt werden, um das Trainingsziel zu erreichen. Je weniger Hilfsmittel, desto besser, da viele Hilfsmittel unbenutzt auf dem Dachboden oder im Keller verschwinden.

Es zeigt sich jedoch, daß in der Praxis eine Reihe von Vorkehrungen notwendig zu sein scheinen, um das (wenn auch nicht selbständige) Funktionieren zu ermöglichen.

Um einen Eindruck zu vermitteln, was der querschnittgelähmte Patient im Bereich seiner ATL an Vorkehrungen benötigen kann, folgt in Tabelle 7.6 eine kurze Aufzählung.

Tabelle 7.6. Hilfsmittel für die ATL

Hilfsmittel	Aktivität bzw. Zielsetzung
Elektrisches Bett, das hoch- oder tiefgestellt werden kann	Ausführen der Transfers zum Sitz kommen (evtl. Hilfe von Dritten)
Antidekubitusmatratze	Prävention
Bettgitter	Sicherheit Hilfe beim Drehen
Bettaufrichtehilfen	zum Sitz kommen
Tetraschlaufen/ Strickleiter	zum Sitz kommen Hilfe beim Durchbewegen

Tabelle 7.6. *Fortsetzung*

Hilfsmittel	Aktivität bzw. Zielsetzung
Hebelift	mechanisches/ elektrisches Heben
Duschrollstuhl/ Dusch-Toiletten-Rollstuhl	zur Dusche fahren Benutzung der Toilette duschen
Duschsitz	duschen
Duschgondel	geduscht werden
Mehrere (Wand)griffe	festhalten, hochdrücken
Spezielle Toiletten	günstige Transferhöhe automatisch spülen und trocknen
Thermostathahn	Verhinderung der Verbrennungsgefahr
Einhandhebel-mischhahn	zu bedienen mit schlechter Hand-funktion
Angepaßte Wasch-lappen, angepaßte Bürste usw. Mehrere Anpassungen der Toilettenartikel	waschen
Abführhilfsmittel	regelmäßiger Stuhlgang
Kleidungs-anpassungen	sich kleiden
Besteckanpassungen Teller/Becher-anpassungen	selbständiges Essen und Trinken
Schreibhilfen	schreiben/tippen
Lesehilfen	lesen
Umweltkontroll-gerät	selbständiges Bedienen der Lichter, der Türen, des Telefons, Fern-sehers, der Stereoanlage usw.

Nicht alle Vorkehrungen sind bei allen querschnittgelähmten Patienten erforderlich. Eine vollständige Liste kann unmöglich erstellt werden, da immer individuell bestimmt wird, welches/welche Hilfsmittel notwendig ist/sind.

In den Niederlanden ist die Abgabe der genannten Hilfen bzw. die Kostenerstattung unterschiedlich geregelt. So werden die Umbaumaßnahmen und andere bauliche Veränderungen durch das Ministerium (VROM) geregelt, die nicht baufesten Hilfsmittel werden von den Gemeinden mit dem Geld der AAW (Arbeitsunfähigkeitsunterstützung) bezahlt.

Bevor Hilfsmittel definitiv angepaßt und bestellt werden, wird mit provisorischen Hilfsmitteln ausprobiert, welche am besten für den Patienten geeignet sind.

7.3.5 Funktionelles ATL-Niveau und Läsionshöhe

In diesem Abschnitt ist schematisch dargestellt, welches ATL-Niveau bei den verschiedenen Läsionshöhen jeweils angestrebt wird und welche Hilfsmittel dazu verwendet werden. Wie bereits gesagt, wird in diesem Zusammenhang der Begriff „ATL" als die Gesamtheit der folgenden 6 Teile gesehen:

I Essen und trinken
II Bettaktivitäten
III Waschen
IV An- und ausziehen
V Transfers und Mobilität (Rs = Rollstuhl, ElRo = elektrischer Rollstuhl)
VI Kommunikation

7.4 Arbeitstherapie und Haushaltstraining

Geht man von dem Schaden-Einschränkung-Handikap-Modell aus, so vollziehen sich Arbeits- und Haushaltstraining auf dem Niveau der Einschränkungen bzw. des Handikaps. Dieses Training muß jedoch innerhalb der Ergotherapie durch Übungen auf dem Niveau des Schadens

Tabelle 7.7. Funktionelles ATL-Niveau in Beziehung zur Läsionshöhe

Grundfertigkeiten		ATL-Niveau	Hilfsmittel
C0- bis C4-Läsion			
Keine Armfunktion Hochziehen der Schultern ist evtl. möglich	I	Trinken ist möglich Unselbständiges Essen	Trinken mit Strohhalm
	II	Unselbständig	Stehbett
	III	Unselbständig Völlige Versorgung durch dritte	Dusch-Toiletten-Rollstuhl Duschliege
	IV	Unselbständig	
	V	Transfer wird durch dritte durchgeführt Selbständiges ElRo-fahren	Hebelift ElRo, Mund- und Kinnsteuerung
	VI	Selbständig	Computer, Mund- und Kinnsteuerung „handfree“-Telefon Umweltkontrollgerät
C5-Läsion			
Positionieren der Arme (nicht entgegen der Schwerkraft) Ellenbogenflexion gelingt gut Ellenbogenextension durch Trickbewegung Hand und Handgelenk sind afunktionell	I	Trinken ist möglich Essen ist beschränkt möglich, Aufspießen und Zum-Mund-führen gelingt	Trinken mit Strohhalm Fixation des Bestecks an der Hand
	II	Unselbständig	Stehbett
	III	Unselbständig, Rasieren und Zähneputzen mit Hilfe von dritten	Dusch-Toiletten-Rollstuhl Fixation von Hilfsmitteln an der Hand
	IV	Unselbständig	
	V	Transfer unselbständig Selbständiges ElRo-fahren	Hebelift, Drehscheibe Joystick oder Gaffelsteuerung
	VI	Selbständig	Computer, Telefon und Umweltkontrollgerät, durch Mund-, Kinnsteuerung oder Drucktasten
C6- und C7-Läsion			
Positionieren der Arme funktioniert gut Ellenbogenextension durch Trickbewegung (ab einer C6/C7-Läsion ist eine aktive Ellenbogenextension möglich)	I	Trinken selbständig Essen selbständig, Schneiden beschränkt	Angepaßter Becher Sägemesser, angepaßtes Besteck
	II	Selbständig, mit Hilfsmitteln	ElRo, höhenverstellbares Bett, Galgen, Tetraschlinge, Leiter

Tabelle 7.7. *(Fortsetzung)*

Grundfertigkeiten	ATL-Niveau		Hilfsmittel
C 6- und C 7-Läsion			
Handgelenkextension, dadurch Funktionshand, dadurch Lateralgriff, Ligamentgriff und Interlasinggriff Handgelenkflexion (C 7 aktive Flexion) und dadurch Sandwichgriff Langsitz ist funktionell einzusetzen	III	Größtenteils selbständig, Intimpflege beschränkt Mikrolax und Uritips unselbständig	Dusch-Toiletten-Rollstuhl Thermostathähne Waschlappen-, Handtuchanpassung Seifenspender, Rückenbürste Toilettenartikel-, Kosmetikaanpassung
	IV	An- und Ausziehen selbständig mit Verschlußanpassungen	
	V	Transfer selbständig Handbetriebener Rs selbständig, ElRo für draußen Autofahren ist möglich	Rutschbrett Rollstuhlhandschuhe Handbedienter ElRo Angepaßtes Auto, ggf. mit Rollstuhllift
	VI	Selbständig	Schreibanpassung, Typenanpassung, Zählfinger
C 8- und Th 1-Läsion			
Schulter, Ellenbogen und Handgelenk: keine Einschränkungen Verminderte Feinmotorik auf C 8-Niveau Aktive Griffe sind möglich: – Lateralgriff, – Dreipunktegriff, – Pinzettengriff (Th 1), – Zylindergriff, – Hakengriff	I	Selbständig	Keine
	II	Selbständig	ElRo, höhenverstellbares Bett, Galgen
	III	Völlig selbständig, auch die Intimpflege sowie Mikrolax und Uritips	Dusch-Toiletten-Rollstuhl oder Duschsitz Bügel am Toiletten- und Duschsitz
	IV	Selbständig	Angepaßte Toilette Angepaßte Verschlüsse, wenn nötig
	V	Alle Transfers können selbständig durchgeführt werden Handbetriebenes Rollstuhlfahren ElRo für draußen und/oder Autofahren	 Rollstuhlhandschuhe Handbedienter ElRo Angepaßtes Auto
	VI	Selbständig	Keine
Th 2-Läsion und tiefer			
Vollständige Armfunktion Rumpf- und Beinmuskulatur einsetzbar, abhängig von der Läsionshöhe	I	Selbständig	Keine
	II	Selbständig	Bett in Rollstuhlhöhe, Galgen
	III	Selbständig	Toilette in Rollstuhlhöhe Duschsitz Antirutschboden Wandbügel
	IV	Selbständig	Keine

Tabelle 7.7. *(Fortsetzung)*

Grundfertigkeiten	ATL-Niveau		Hilfsmittel
Th 2-Läsion und tiefer			
	V	Alle Transfers selbständig Handbetriebenes Rollstuhlfahren Sportrollstuhl ElRo draußen und/oder Autofahren Gehversuche, abhängig von der Läsionshöhe	 Angepaßtes Auto Gehhilfsmittel
	VI	Selbständig	Keine

vorbereitet werden. So werden Handfunktionsstörungen isoliert trainiert und verbessert. Gleiches gilt für Störungen der Sitz- und Rumpfbalance. Andere Störungen wie Steh- und Gehstörungen werden von Anfang an kompensiert und unterstützt. Wenn im Training genügend Funktionen wiederhergestellt sind, wird auf dem Niveau der Einschränkungen weitergearbeitet. Das Training kann dabei sowohl als Therapiemittel als auch als Ziel der Rehabilitation betrachtet werden.

7.4.1 Arbeitstherapie

Meistens spielt sich das Training auf dem Niveau der Einschränkungen ab. Es ist ein funktionelles Training, welches dazu führt, die erworbenen Grundfertigkeiten praktisch anzuwenden. Die allgemeinen Trainingsziele, die in der Arbeitstherapie verfolgt werden können, sind:

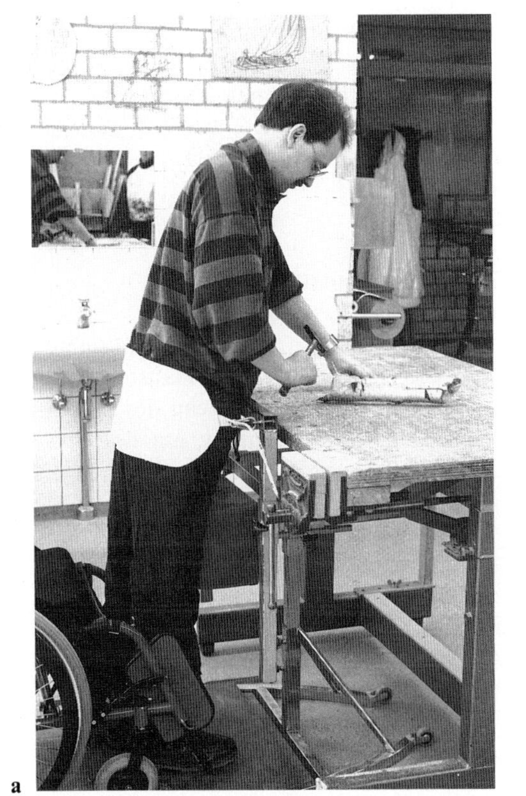

a

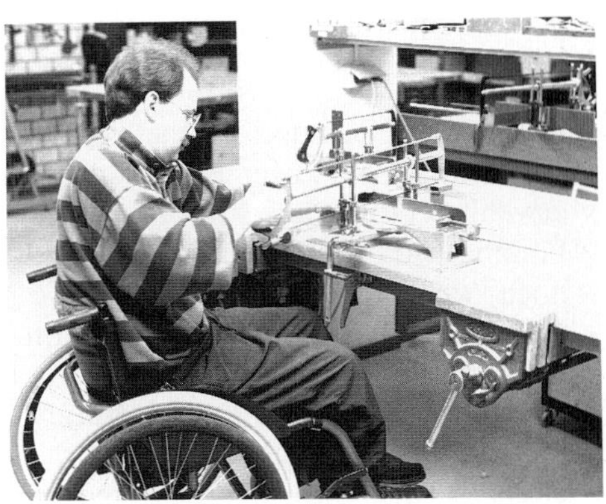

b

Abb. 7.12 a, b. Arbeitstherapie. **a** Stand mit Hüftgürtel. **b** Holzbearbeitung vom Rollstuhl aus

Stehen

- Die in der Krankengymnastik erlernte Stehtechnik wird angewandt.
- Aufstehen und sich hinsetzen können.
- Rumpf- und Stehbalance erhalten.
- Im Stand ein- oder zweihändig arbeiten (Abb. 7.12a).

Sitzen

- Aktive Sitzhaltung erhalten.
- Verbessern und Anwenden der Sitzbalance.
- Funktionelle Rollstuhlbenutzung; Gegenstände versetzen, manövrieren, an Arbeitstische heranfahren.
- Im Sitzen heranreichen lernen; hoch, tief, vor- und rückwärts.
- Individuelle Arbeitshöhe feststellen.

Handfertigkeit

- Funktionelles Krafttraining und Verbessern von Fähigkeiten.
- Handhabung von Materialien und Werkzeug (Abb. 7.12b).
- Ein- und zweihändig arbeiten.
- Verbesserung der Kondition.

Gehen

- Die erlernte Gehtechnik anwenden, auch mit selbständiger Benutzung der gewählten Orthese.
- Funktionelles Gehen und dabei z. B. hoch-/tief reichen, versetzen von Gegenständen und das Nehmen von Hindernissen.
- Konditionsverbesserung und Vergrößern der Belastbarkeit.
- Grenzen der Belastbarkeit kennenlernen.

Die Arbeitstherapie dient hier einerseits als Screeningsituation, um das Funktionsniveau zu beurteilen, andererseits als Training zur Verbesserung dieses Niveaus.

Innerhalb des Funktionstrainings werden Aktivitäten eingesetzt, die der Holz- und Metallbearbeitung entnommen sind. Es wurden strukturierte Arbeiten gewählt, die einfach ausgeführt werden können und die in Schweregrad und Komplexität vom Ergotherapeuten variiert werden. So kann die Aktivität dem aktuellen Niveau der Patienten gut angepaßt werden. Die anwesenden Fachkräfte übernehmen die technische Anleitung.

Eine spezifische Zielsetzung der Arbeitstherapie bezieht sich nicht auf die funktionellen Einschränkungen, sondern auf den Grad der Behinderung. Das Training soll dann auf individuelle Probleme aus dem Arbeits- und Hobbybereich des Patienten eingehen. Neben der Holz- und Metallverarbeitung kann auch Gartenarbeit in das Übungsprogramm aufgenommen werden. Auch kann eine Arbeitssituation simuliert werden, um die Arbeitsbelastung (und Belastbarkeit) zu analysieren.

7.4.2 Haushaltstraining

Anders als bei der Arbeitstherapie richtet sich die Zielsetzung des Haushaltstrainings mehr nach dem Niveau des Handikaps. Der Patient trainiert, um eine optimale Selbständigkeit in der zukünftigen Haushaltssituation zu erreichen.

Die Ausführlichkeit des Trainings richtet sich nach den Aufgaben, die der Rehabilitationspatient nach der Entlassung im Haushalt erfüllen muß. Der Leitfaden dabei ist die FOD, worin das höchste erreichbare Niveau umschrieben ist. Rehabilitationspatienten mit einer Querschnittlähmung unterhalb C6 kommen für dieses Training in Betracht. Für sie gilt ein beschränktes Trainingsprogramm, mit dem Ziel, einfache Küchenaktivitäten zu erlernen, z. B. Kaffee kochen, Obst schälen/schneiden, mit Verpackungen umgehen, Brotmahlzeit vorbereiten, mit Hitzequellen und Mikrowellengerät umgehen (Abb. 7.13). Auch kann, wenn erforderlich, auf der Basis der Trainingserfahrungen eine Küchenanpassung für die eigene Wohnung vorgeschlagen und mit den entsprechenden Instanzen (z. B. GMD) abgesprochen werden.

Bei Rehabilitationspatienten mit einer C 8-Läsion und tiefer wird (wieder abhängig vom zukünftigen Aufgabenbereich) das Training bis zum selbständigen Führen eines Haushalts erweitert. Zum Trainingsprogramm gehören dann kochen, backen, Versorgung der Wäsche, aufräumen der Wohnung und Einkäufe. Das funktionelle Niveau bestimmt die Ausgangssituation. Es wird festgestellt, wie die Aktivitäten am besten ausgeführt werden können und welche Hilfsmittel hierbei eingesetzt werden können. Wenn die definitive Wahl der einzusetzenden Hilfsmittel getroffen ist (z. B. Rollstuhl, Arbeitsstuhl, Steh- und Gehmittel), wird das Training völlig auf ihren funktionellen Einsatz ausgerichtet. Wenn das individuelle Optimum erreicht ist, wird das Arbeiten in der eigenen Küche geübt. Zum Schluß können aufgrund des erreichten Resultats evtl. nicht auszuführende Aktivitäten auf Familienangehörige oder soziale Dienste übertragen werden.

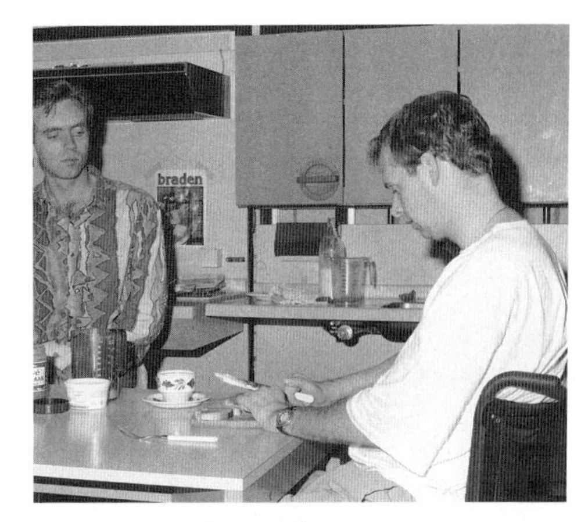

Abb. 7.13. Küchentraining

7.5 Transportmittel

7.5.1 Rollstühle

ATL-Rollstuhl (Abb. 7.14)

Dies ist der „traditionelle" Rollstuhl, der dem Rehapatienten oft am Anfang seiner Rehabilitationsperiode im Rehabilitationszentrum zur Verfügung gestellt wird. Für diese Stühle sind viele einzelne Teile verfügbar, wodurch der Stuhl relativ einfach an die individuellen Bedürfnisse des Patienten angepaßt werden kann. Das funktionelle Niveau und die eventuell hinzukommenden Probleme, z. B. Spastizität und PAO, bestimmen in hohem Maße, wie der Rollstuhl ausgerüstet wird.

Für einen Patienten mit *Tetraplegie* wird zunächst ein Rollstuhl zur Verfügung gestellt mit:

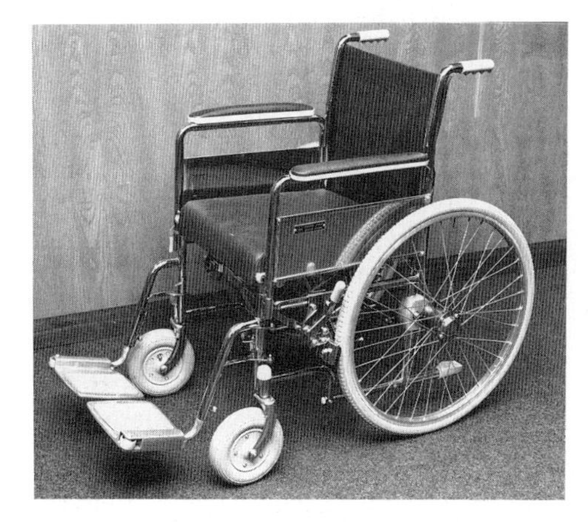

Abb. 7.14. Der klassische Rollstuhl für das tägliche Leben

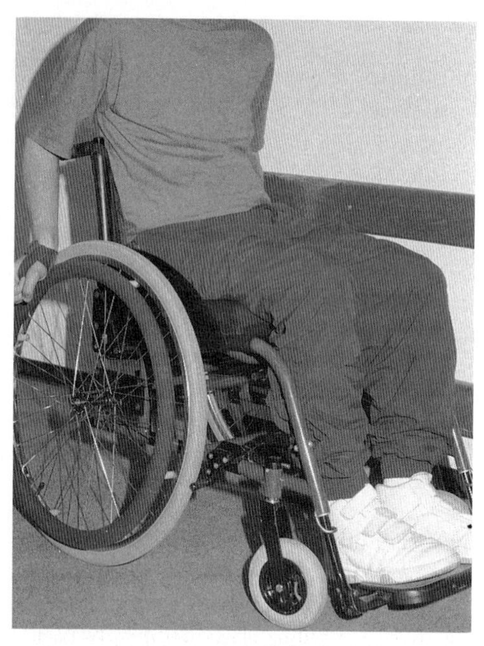

Abb. 7.15. Der moderne „aktive" Rollstuhl bei einem Patienten mit Tetraplegie

- einer verstellbaren, gepolsterten Rükkenlehne,
- einer Kopfstütze (C0–C3),
- einem gepolsterten Sitz oder Plateausitz mit einem Kissen aus Schaumgummi oder einem Antidekubituskissen, u. a. Roho- oder Jay-Kissen,
- evtl. verstellbaren Fußstützen,
- evtl. Bremsverlängerungen,
- evtl. Noppengreifringe mit Gummiüberzügen,
- evtl. einem Sicherheitsgurt,
- evtl. einer Arbeitsplatte,
- evtl. zusätzlich einer herausnehmbaren Rückenschale.

Für einen Patienten mit *Paraplegie* wird oft der gleiche Rollstuhl angeschafft, jedoch ohne Kopfstütze, Noppengreifring und Arbeitsplatte.

Ist der Patient vegetativ stabil, wird ein Rollstuhl zur Verfügung gestellt mit:
- einer festen, gepolsterten Rückenlehne, eingestellt in einem Winkel von 0° bis 15°
- einem gepolsterten Sitz oder Plateausitz mit einem Kissen aus Schaumgummi oder einem Antidekubituskissen,
- gegliederten Seitenteilen,
- Standardfußstützen.

In beiden Fällen können in Ausnahmefällen noch Seitenkissen oder kleine Kniekissen zur Korrektur der Beinstellung oder Lumbalpelotten zur Korrektur der Rückenstellung benutzt werden.

Aktiver (moderner) Rollstuhl (Abb. 7.15)

Der aktive Rollstuhl ist faltbar, hat ein geringes Gewicht von maximal 15 kg und einstellbare Vorder- und Hinterräder. Durch die Einstellmöglichkeit der Hinterräder kann der Schwerpunkt weiter nach hinten verlegt werden. Durch den verringerten Druck auf die Vorderräder entsteht dann ein niedriger Rollwiderstand. Die Räder sind auch in der Höhe einstellbar, wodurch der Patient günstiger, und zwar tiefer hinsichtlich der Achsen und Reifen sitzt. Der Patient kann jetzt einen größeren Teil der Reifen erreichen und mit einem Schwung einen weiteren Weg zurücklegen. Der niedrigere Widerstand und der größere Schwung bewirken, daß das Antreiben dieser Stühle weniger Energie erfordert (s. 8.1).

Die Auswahl an Aktivrollstühlen vergrößert sich immer mehr. Die Praxis muß zeigen, welche Marke für den jeweiligen Patienten geeignet ist. Viele Patienten, auch solche mit einer hohen Läsion, können diese Rollstühle benutzen.

Sportrollstuhl (Abb. 7.16)

Diese Stühle haben meist einen starren Rahmen, vor allem wegen der größeren

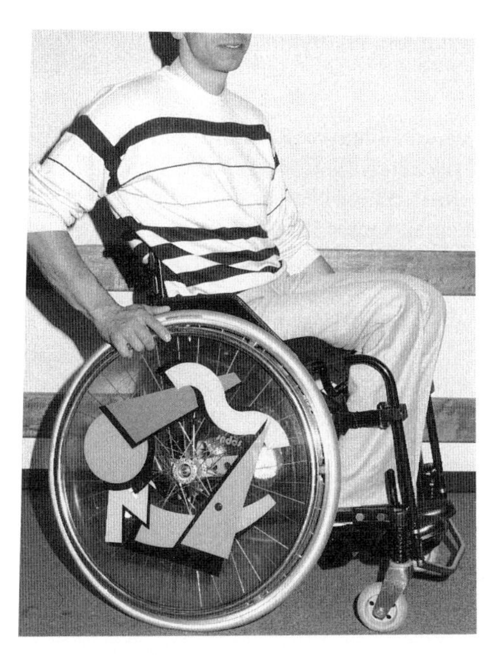

Abb. 7.16. Der moderne „sportliche“ Rollstuhl bei einem Patienten mit Paraplegie L 3, komplett

Belastungsansprüche (Stabilität) während der sportlichen Aktivitäten. Zur Erleichterung des Transports sind in jedem Fall die Hinterräder abnehmbar und mit einem Quick-release-System oder einer Schnellspannachse versehen. Bei etlichen Stühlen können auch die Vorderräder auf einfache Weise entfernt werden. Die Hinterräder sind sowohl vor- als auch rückwärts und in der Höhe und Tiefe verstellbar. Zur Vergrößerung der seitlichen Stabilität können die Hinterräder auch schräggestellt werden.

Anstelle abnehmbarer Fußrasten haben diese Stühle normalerweise einen festen Fußbügel mit durchgehender Fußplatte.

Elektrischer Rollstuhl (Abb. 7.17)

Ein elektrischer Rollstuhl, der geeignet ist für die Benutzung im Haus, wird folgenden Personen zur Verfügung gestellt:

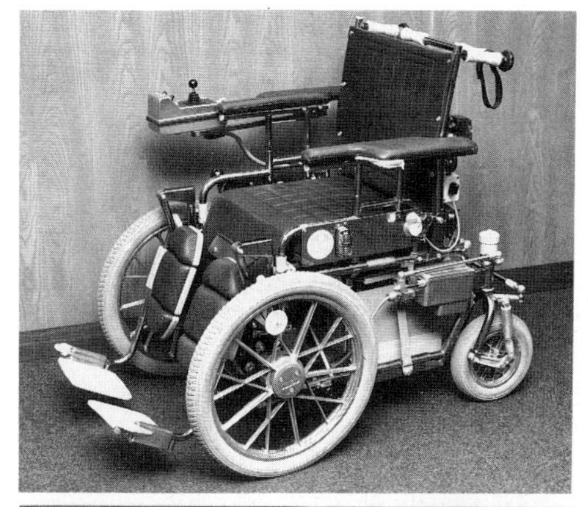

a

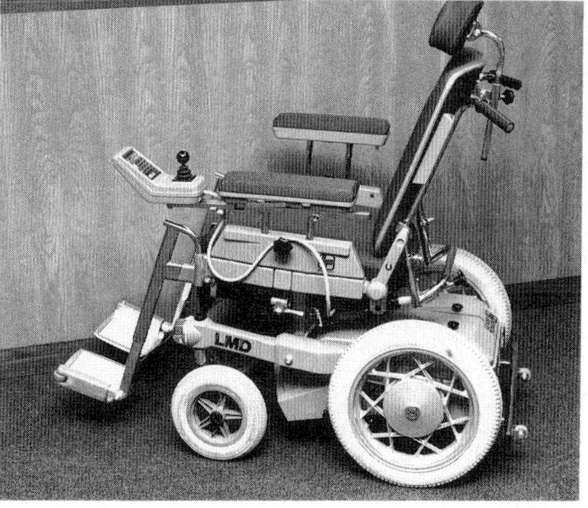

b

Abb. 7.17. a Der klassische elektrische Rollstuhl für draußen. **b** Der elektrische Rollstuhl für Patienten mit Tetraplegie

- Patienten ohne Arm- und Handfunktion,
- Patienten mit nur geringer Arm- und Handfunktion,
- Patienten mit stark eingeschränkter Kondition.

Dies betrifft hauptsächlich Patienten mit einer C 2-, C 3-, C 4-, C 4/C 5-, C 5/C 6- und auch mal einer C 6-Läsion.

Ein elektrischer Rollstuhl kann, abhängig von den Restfunktionen des Rehapatienten, auf folgende Weise gelenkt werden:

- Sprachsteuerung,
- Kinnsteuerung,

- Handsteuerung (Knopfsteuerung, Joysticklenkung),
- Blas/Saugsteuerung/Zungensteuerung,
- Hinterkopfsteuerung.

Der elektrische Rollstuhl ist mit den folgenden Elementen versehen:
- einer gepolsterten Rückenlehne, manchmal mit Pelotten,
- einem gepolsterten Sitz oder einem Plateausitz mit einem Antidekubituskissen,
- Standard- oder Komfortbeinstützen,
- in der Höhe einstellbaren Armstützen.

Je nach den funktionellen Möglichkeiten des Rehabilitationspatienten, dem Maß an Spastizität, den eventuellen Gelenkeinschränkungen durch PAO und der Stabilität der Sitzbalance und der Sitzhaltung, kann der elektrische Rollstuhl versehen werden mit:
- einer Rückenverstellung, mechanisch oder elektrisch,
- einer Kippverstellung,
- einer Kopfstütze,
- einer Arbeitsplatte,
- Seitenkissen, um der Abduktion der Beine vorzubeugen,
- Keilkissen, um die spastikbedingte Abduktion zu hemmen.

Die Kippverstellung wird angewandt:
- bei Schwindelbeschwerden,
- zur Druckverminderung am Gesäß,
- beim Transfer mit einem Hebelift. In gekippter Stuhlposition ist der Patient leichter nach hinten in den Rollstuhl zu setzen.

Wenn die Sitzhaltung mit den vorgefertigten Rollstuhlteilen nur ungenügend unterstützt werden kann, kann ein individuell angepaßter Sitz angefertigt werden. Dieser kann bestehen aus:
- einer Sitzschale,
- einem individuell angepaßten Autositz.

Es gibt mehrere Marken und Typen elektrischer Rollstühle für die Benutzung im Haus. Diese Rollstühle haben eine Reihe gemeinsamer Kennzeichen:
- eingeschränkter Wendekreis,
- leicht anzupassen,
- mehrere Lenkungsmöglichkeiten,
- magnetische Bremsen. Wenn der Strom unterbrochen ist, kann der Rollstuhl deshalb nicht ohne weiteres weggeschoben werden.

Rollstühle für draußen

Die Entscheidung, welcher Rollstuhl für draußen in Frage kommt, ist abhängig von den funktionellen Möglichkeiten des Patienten. Neben dem „normalen“ elektrischen Rollstuhl für die Benutzung im Haus und draußen gibt es noch mehrere Alternativen für die Fortbewegung draußen.

Handbetriebene Rollstühle
(u. a. der Roadmaster)

Für das Bedienen dieses Rollstuhls muß man über eine gute Arm- und Handkraft verfügen.

Spezielle elektrische Rollstühle für die Fortbewegung im Gelände

Diese Rollstühle zeichnen sich aus durch:
- einen großen Aktionsradius,
- eine gute Stabilität,
- einen großen Wendekreis,
- eine unabhängige Radfederung,
- meistens große Räder vorn (diese sind beim Bordsteinfahren leichter zu handhaben, s. Abb. 7.17 a).

Plateaurollstühle (Abb. 7.18)

Diese elektrisch angetriebenen Rollstühle werden oft von den Patienten bevorzugt, weil sie etwas weniger einem Rollstuhl ähneln und dadurch im täglichen Verkehr weniger auffallen. Die kleinen Wagen sind zerlegbar, wodurch sie hinten im Kofferraum des Autos mitzunehmen sind.

Entscheidet man sich dafür, muß man in jedem Fall den selbständigen Transfer beherrschen.

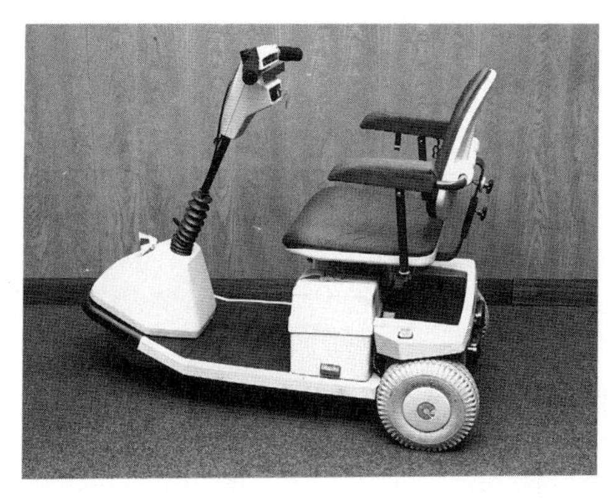

Abb. 7.18. Der elektrische Plateaurollstuhl

Motorwagen

Es gibt eine große Auswahl dieser Wagen. Man kann wählen zwischen einem Elektro- und einem Benzinmotor und zwischen einer offenen und einer geschlossenen Ausführung. Diese Wagen können nicht im Kofferraum eines Autos mitgenommen werden.

7.5.2 Auto

Anpassungen für das Mitfahren

Sitzschlitten mit verlängerter Schiene: Der Autositz kann weiter nach hinten geschoben werden, wodurch mehr Platz für das Ein- und Aussteigen entsteht.
Heber für den Sitz: Dieser wird bei Personen benötigt, die bei einem tiefen Sitzniveau nicht aus eigener Kraft aufstehen oder sich setzen können. Durch einen Elektromotor kann der Sitz bis in Stehhöhe gebracht werden, nachdem der Betroffene zuerst die Beine außerhalb des Autos plaziert hat.
Drehsitz (schwenkbarer Sitz): Der Schlitten ist so konstruiert, daß der Autositz eine Vierteldrehung nach außen machen kann (Abb. 7.19). Der Sitz wird dann normal über den bestehenden Schlitten nach vorn geschoben. Dadurch kann der Sitz völlig außerhalb des Autos gelangen. Dies erleichtert das Helfen bei einem Transfer, z. B. zum Rollstuhl.
Drehstuhl hoch/tief: Der Autositz wird mittels eines Elektromotors zuerst bis über die Schwelle gehoben. Dann kann der Sitz um 90° aus dem Auto gedreht werden. Danach hebt der Elektromotor den Sitz weiter bis zur Stehhöhe. Wenn das Aufstehen und Hinsetzen auf ein tiefes Sitzniveau Probleme bereitet, kann diese Vorkehrung die Lösung bieten.
Kofferraumlift: Das Heben eines Rollstuhls aus dem Kofferraum des Autos und wieder hinein kann für den Partner zu schwer sein. Durch die Benutzung eines Kofferraumlifts kann dieses Problem gelöst werden. Der Lift ist zusammenfaltbar und wird nach Gebrauch auf den Rollstuhl gelegt.
Innenraumlift: Wenn der Kofferraum nicht genügend Platz bietet, um den Rollstuhl darin zu verstauen, kann man einen Rollstuhlhebelift benutzen. Mittels eines Hebearms und eines Elektromotors wird der Rollstuhl hinter den rechten Vordersitz (Beifahrersitz) in das Auto gesetzt.
Dachhebelift (für Personen): Mit diesem Lift kann man jemand aus dem Auto heben und in einen Rollstuhl setzen. Ein Bügel wird auf dem Dach an den Regen-

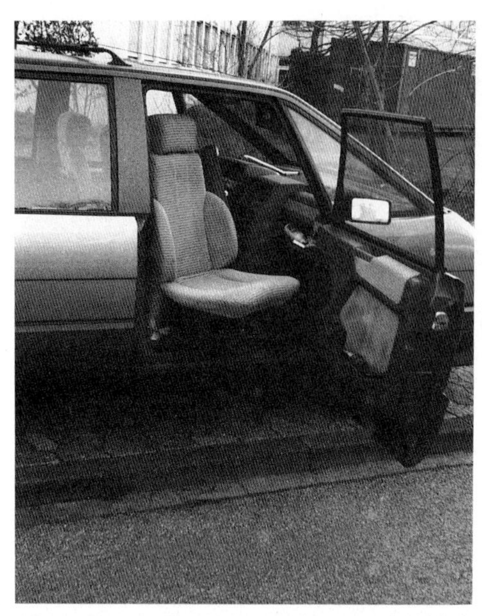

a

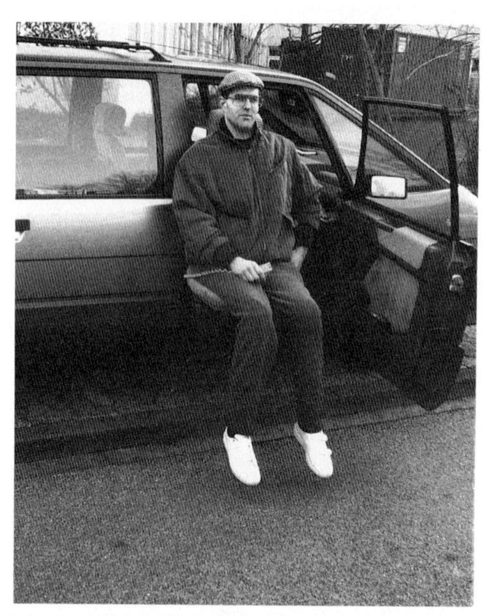

b

Abb. 7.19 a, b. Der Drehstuhl ist besonders praktisch in der Mitfahrsituation

rinnen befestigt. Am Bügel ist mittels einer vertikalen Verbindung eine horizontale Schiene befestigt, wovon ein Teil in das Auto ragt und der andere Teil außerhalb des Autos liegt. Auf dieser Schiene kann ein Elektromotor entlangfahren. Der Betroffene sitzt auf einer anatomisch geformten Sitzschale mit Rückenlehne. Der Hebelift wird mit Bändern an dem Elektromotor befestigt. Man kann jetzt hochgehoben, nach außen gebracht und in den Rollstuhl gesetzt werden.

Dachlift (für Rollstuhl): Der Rollstuhl wird mittels Elektromotor auf das Dach des Autos gehoben. Der Rollstuhl wird in einem geschlossenen Dachgepäckträger verstaut.

Behindertengerecht angepaßtes Auto: Für die Beförderung von Personen in einem elektrischen Rollstuhl kann ein Personenkraftwagen umgerüstet werden. Dazu wird ab den Vordersitzen die Karosserie erhöht, und es werden besonders hohe Fenster angebracht (Abb. 7.20). Beim Kleinbus kann der Betroffene durch die Türen an der Rückseite des Wagens und mit Hilfe einer Rampe oder eines Lifts den elektrischen Rollstuhl selbst in das Auto fahren.

Anpassungen für das selbständige Fahren

Die meisten Autos müssen mit Bremskraftverstärkung, Servolenkung und einem automatischen Getriebe ausgerüstet werden.

Die weiteren Anpassungen für das Bedienen des Autos sind von den funktionellen Möglichkeiten des Betroffenen und von den Vorschriften der technischen Überwachungsvereine abhängig (Abb. 7.22).

Für Menschen mit einer guten Handfunktion und einem teilweisen Ausfall der Beinfunktionen genügen z. B. Kniegas und Handbedienung der Fußbremse.

Menschen mit einer guten Handfunktion und einem völligen Ausfall der Bein-

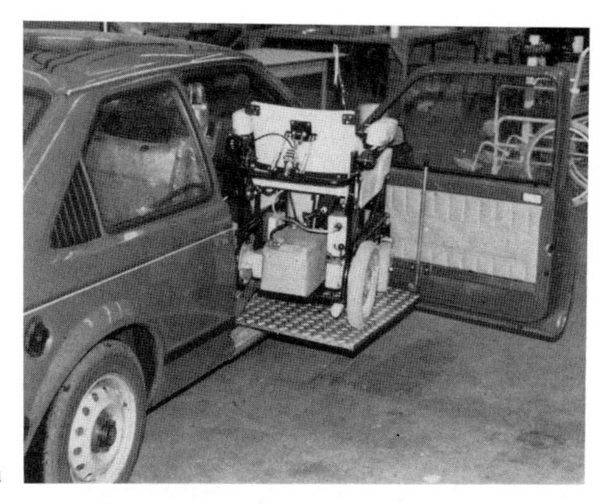

a

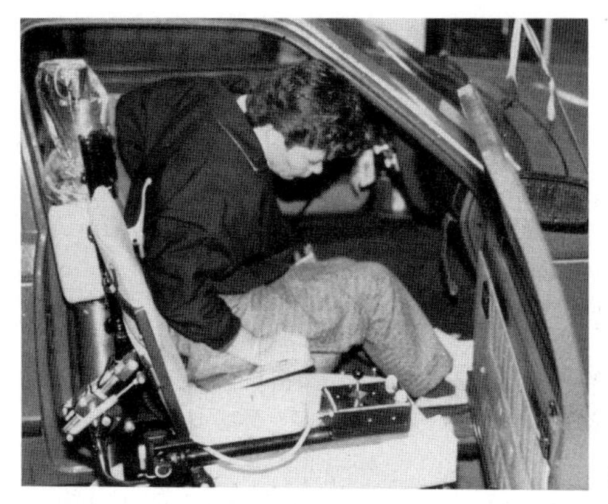

b

Abb. 7.20 a, b. Individuell angepaßtes Auto. Der Fahrstuhl macht das Umsetzen auf den Fahrersitz möglich, der Rollstuhl wird auf der Beifahrerseite untergebracht

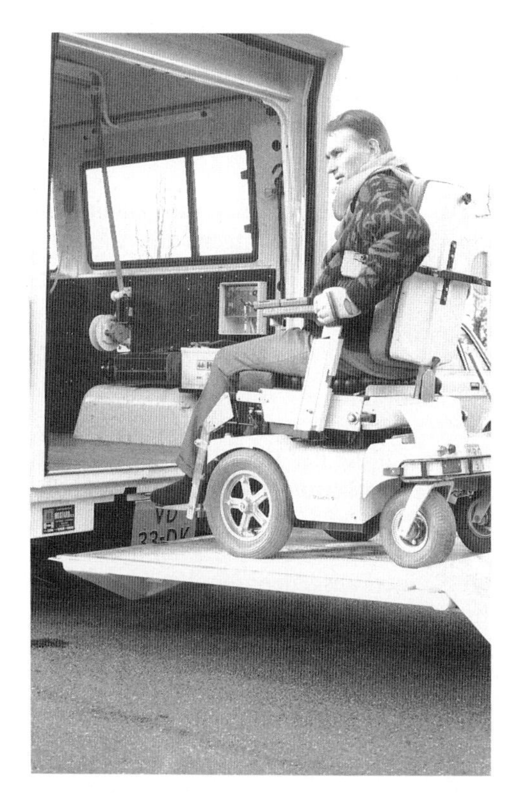

Abb. 7.21. Der Patient mit einer Tetraplegie C 5/C 6 gelangt mittels eines elektrischen Fahrstuhls in seinen Bus

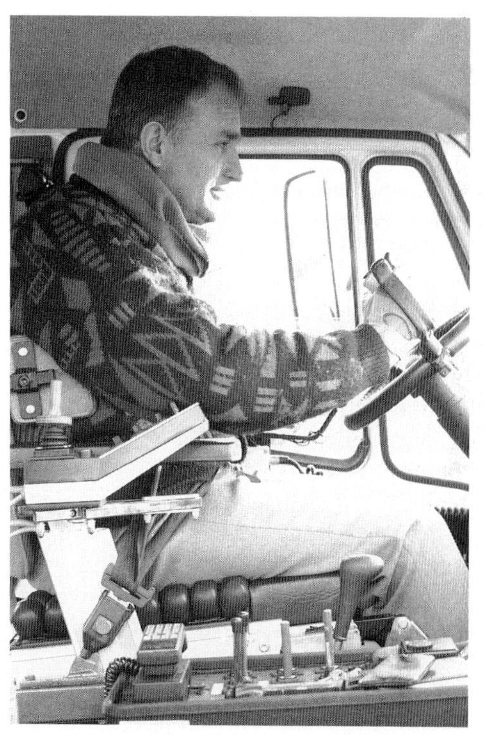

Abb. 7.22. Autofahren ist ab einer C 5/C 6-Läsion möglich. Ab dieser Läsionshöhe fahren die Patienten meist mit dem Elektrorollstuhl hinter dem Steuer

funktion benötigen eine vollständige Handbedienung.

Menschen mit einer verminderten Arm- und Handfunktion müssen mindestens den Ellenbogen strecken können, sollen sie für das selbständige Autofahren in Betracht kommen.

Individuelle Anpassungen im Steuerungsbereich

Für eine Hand eine Steuerlenkradgabel (Klemmschiene), für die andere Hand eine Handschiene, mit der die folgenden Funktionen bedient werden:
- Betriebsbremse,
- Gas,
- Schalter für den Blinker.

Der Ellenbogen rechts ruht auf einer Stütze mit den folgenden Druckfunktionen:
- Hupe,
- Scheibenwischer,
- Scheibenwascher.

7.5.3 Fahrrad

Das Radfahren ist nur möglich bei Rehabilitationspatienten mit einer partiellen oder einer sehr tiefen Querschnittlähmung.
Stehbalance, Gleichgewicht, Muskelkraft, Muskeltonus, Sensibilität, Kondition und „Mut" des Patienten sind ausschlaggebend, für welches Fahrrad man sich entscheidet (s. Abb. 6.38 – 6.40).

Man kann wählen zwischen:
- Fahrrad mit drei Rädern (mit Freilauf, Vorwärts- und Rückwärtsantrieb, Hilfsmotor);
- Fahrrad mit zwei Rädern (mit und ohne Stützräder).

Literatur

Breukelen KW van (1987) Moderne handbewogen rolstoelen. Stichting Warenonderzoek Gehandicapten (S.W.O.G.) Utrecht

Dijkstra M et al.: (1985) De behandeling van de thoracolumbale dwarslaesie: Multidisciplinaire aanpak. Lezing Dr. G.J. van Hoytemastichting Twente, S 72 – 79

Huygevoort L v (1988) Motorwagens voor gehandicapten. S.W.O.G., Utrecht

Leer IF van et al. Geboden toegang. Nationaal Orgaan Gehandicaptenbeleid (N.O.G.) Utrecht

Mehrere Autoren (1985) Adaptatietechniek in Nederlandse revalidatie-instituten. Revalidatie Informatie Centrum, Hoensbroek

Scheymans M et al. (1980) Dwarslaesiebehandeling in Het Roessingh, S 257 – 334 Interne Publikation

7.6 Wohnungsanpassung

Die Wohnungsanpassung wird nicht nur von den Einschränkungen, die aus der Querschnittlähmung resultieren, bestimmt, wie:
- funktionelles Niveau,
- ATL-Niveau,
- Risikofaktoren,

sondern auch von der Situation in der Familie, in die der Rehabilitationspatient nach der Entlassung zurückkehrt (Handikap). Die familiäre Rollenverteilung ist z. B. bestimmend für die eventuelle Planung einer ausgedehnten Küchenanpassung. Für eine rollstuhlgerechte Wohnung ist folgendes zu beachten:

Niveauunterschied

- Rampe zur Haustür; maximale Steigung 1 : 12.
- Vor der Tür ein Wendekreis von 150 × 150 cm.
- Falls Treppen vorhanden sind, können verschiedene Formen von Treppenlifts

eingesetzt werden, oder es wird ein Aufzug eingebaut (Abb. 7.23).

Haus-/Wohnungstür

- Breite 90 cm.
- Regenschwelle max. 2 cm hoch.
- Außenseite:
  - Klingel in 90 – 110 cm Höhe,
  - zweiter Spion auf individueller Höhe oder ein kleines Fenster in der Tür.
- Innenseite:
  - elektrischer Türöffner wünschenswert, evtl. auch vom Schlaf- und Wohnzimmer aus zu bedienen;
  - Wechselsprechanlage in 90 cm Höhe.

Zimmertüren

- Breite 90 cm.
- Keine Schwellen.
- Falls nötig, versehen mit elektrischer Türöffnung.
- Stoßfeste Verkleidung an der Unterseite der Tür und den Türpfosten.
- Anfahrraum neben der Schloßseite der Tür von 50 cm.
- Türen zur Terrasse ohne Höhenunterschied, Stufe oder Schwelle.
- Vorzugsweise Schiebetüren.

Höhe der Bedienungsinstrumente

(Schalter, Türklinken etc.)

- 70 – 125 cm (90 – 110 cm ist für jeden benutzbar).

Elektrizität

- Schalter zwischen 100 und 140 cm hoch.

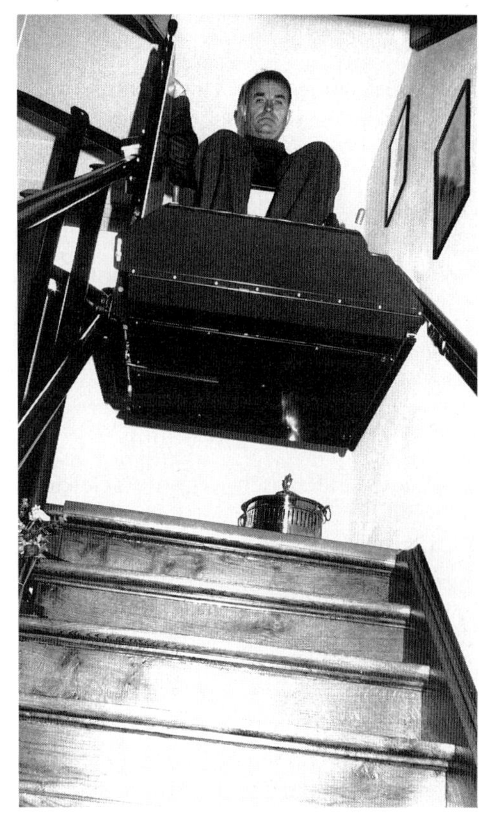

Abb. 7.23. Ein Treppenfahrstuhl macht das Obergeschoß zugänglich

- Warnanlage (Notruf) im Badezimmer und Schlafzimmer; eventuell auch im Wohnzimmer und der Küche.

Fenster

- Bedienung des Oberlichts auf erreichbarer Höhe.
- Bedienung der Fenster muß aus dem Rollstuhl möglich sein (beachte auch die Breite der Radiatoren, falls die Fußstützen dagegenstoßen).

Zentralheizung

- Aufhängung des Thermostats innerhalb der Bedienungszone.

Warmwasserversorgung

- Große Kapazität in Zusammenhang mit einem größeren Bedarf an Warmwasser.

Anschlüsse

- Radio-, Fernseh- und Telefonanschlüsse innerhalb der Bedienungszone und nicht in einer Ecke.

Schränke

- 40 – 60 cm tief.
- Maximale Höhe von 140 – 160 cm.
- Eventuell auf einem Sockel oder mit einer Aussparung in Höhe der Fußstützen.

Wendekreis

- In jedem Zimmer und/oder Raum muß man mit dem Rollstuhl eine völlige Drehung machen können.
- Wendekreis 150 cm (bei einem elektrischen Rollstuhl ist dieser etwas größer, bis ca. 200 cm).

Diele

- Minimale Abmessungen 160 × 230 cm.

Wohnzimmer

- Die Größe ist auch abhängig von der Größe der Familie.

Schlafzimmer

- An einer Seite des Bettes muß ein freier Platz von 150 cm Breite sein.
- Am Fußende mindestens 90 cm Durchfahrraum.

Für die Transfers:
- ein Galgen an der Mauer,
- ein Deckenbügel mit ledernen Riemen und Triangel,
- ein Schienenlift.
- Auf dem Bett liegend muß der Betroffene die Wechselsprechanlage, den Alarm und die Türen innerhalb seines Handbereichs bedienen können. Dies kann er mit:
- einer Schnurverbindung,
- einem Infrarotsender,
- einem Umweltkontrollgerät.

Hobbyraum

- Die Größe ist abhängig vom Hobby.
- Arbeitsfläche auf individueller Höhe.
- Arbeitsfläche oft 80 cm tief im Zusammenhang mit den Fußstützen.

Badezimmer

- Runde Schwellen.
- Rutschfester Boden mit Abfluß.

Toilette

- Toilette auf individueller Höhe.
- Stützen: Art, Stelle und Höhe individuell.
- Spülungskasten hoch hängen, wenn ein Toiletten-/Duschstuhl benutzt wird.

Dusche

- Duschstange auf individueller Höhe.
- Hähne: Höhe und Typ individuell,

eventuell mit einstellbarem Thermostat bei Sensibilitätsausfall.
- Stützen: Art, Stelle und Höhe individuell.
- Duschsitz: Stelle und Höhe individuell.
- Platz neben der Toilette und dem Duschsitz zum Transfer.

Waschbecken

- Rollstuhlwaschbecken auf individueller Höhe.
- Beim Benutzen des Toiletten-/Duschstuhls muß die Vorderseite des Waschbeckens 70 cm von der Wand entfernt sein.
- Spiegel auf individueller Höhe oder in Kippstellung.
- Ablagefläche neben, über oder hinter dem Waschbecken.
- Siphon und Wasserleitung isolieren.

Küche

- Eine offene Küche bietet mehr Platz.

Arbeitsfläche

- Unterfahrbar auf individueller Höhe.
- In der Höhe verstellbar, wenn mehrere Familienmitglieder kochen.
- Art und Stelle der Wasserhähne individuell.
- Spülbecken maximal 12 cm hoch und isoliert.
- Siphon so weit wie möglich nach hinten.
- 15 cm zwischen dem Spülbecken und der Vorderseite des Unterschranks, sonst sitzt man schief vor dem Spülbecken.

Kochfeld

- In der Arbeitsfläche.
- Art individuell.
- Arbeitsflächen links und rechts neben dem Herd mindestens 30 cm breit.
- Dunstabzugshaube vom Rollstuhl aus zu bedienen.

Arbeitsplatte

- ausziehbar, auf individueller Höhe.

Elektrogeräte

- auf einer Konsole von 30 cm Höhe (Waschmaschine, Spülmaschine u. ä.).
- Backofen in Augenhöhe.

Schränke

- Mit ausziehbaren Schubladen.

Garage

- Tür nach einer Seite versetzt. Es entsteht dann an einer Seite mehr Platz für den Transfer.
- Elektrische Türöffnung.

Abstellraum

- Möglichkeit für das Aufladen des elektrischen Rollstuhls.
- Genügend Raum für zwei Rollstühle nebeneinander für die Transfers.

7.7 Kommunikation

7.7.1 Lesen und Schreiben

Das *Lesen* setzt die Zugänglichkeit von Zeitungen, Zeitschriften und Büchern voraus. Blattwendegeräte werden mit verschiedenen Schalttechniken (blasen, saugen, Druck) angeboten (Abb. 7.24). Weitere Hilfsmittel sind Zeitungsrollen, Leseständer mit Mundstäben und Kassetten („gesprochenes Buch"). Das *Schreiben* mit der Hand kann durch angepaßte Hilfsmittel unterstützt und trainiert werden. Da viele tetraplegische Patienten nicht schnell und deutlich genug schreiben können, empfiehlt sich ein Schreibmaschinentraining mit elektrischen Schreibmaschinen (mit Korrektureinrichtung) und Computern. Für Arbeit und Studium eignen sich Lap tops sehr gut. Bei hohen Querschnittlähmungen (C 5 und höher) ist ein Computer unersetzlich (Abb. 7.25). Das Training umfaßt die Bedienung von

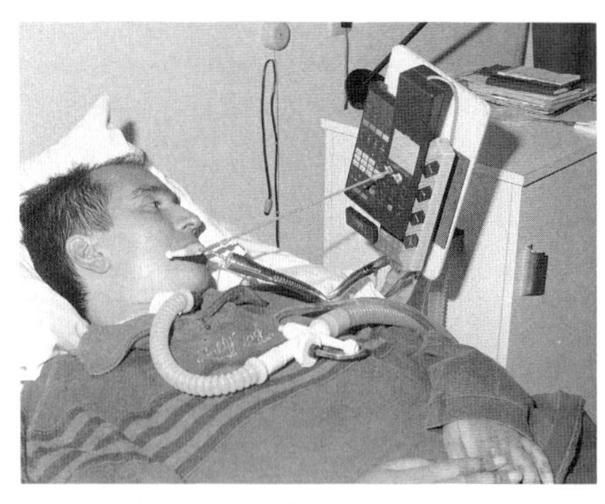

Abb. 7.24. Lesen im Bett mit Mundfühler und Lesebrett

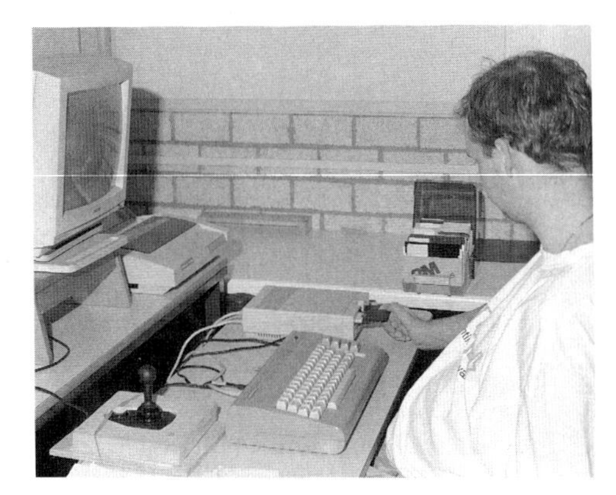

Abb. 7.25. Computertraining mit einem Patienten mit Tetraplegie C 6/C 7

a

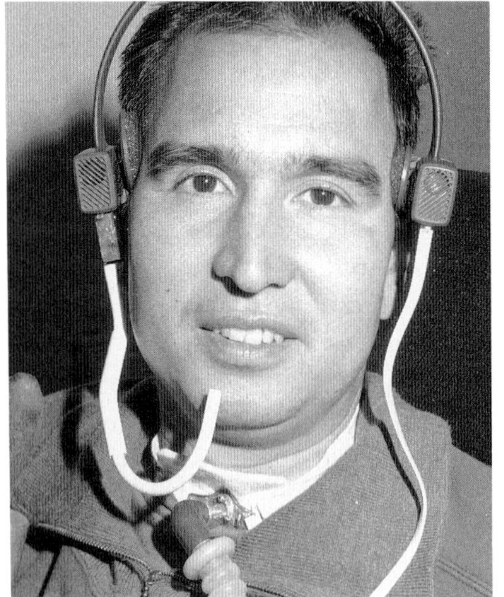

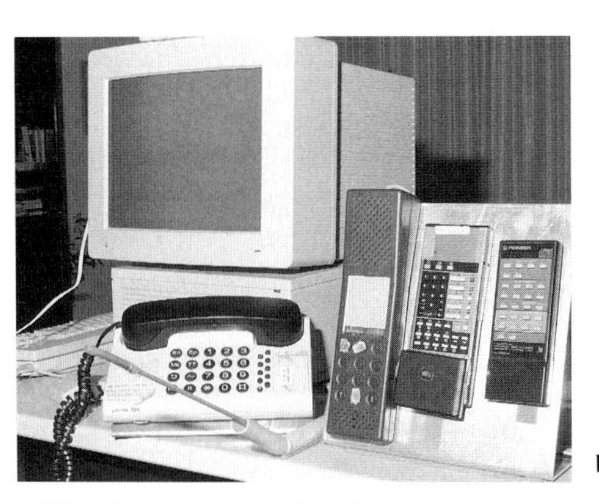

b

Abb. 7.26 a, b. Der „headmaster". Der Curser auf dem Bildschirm wird durch Kopfbewegen gesteuert. Zungenkontakt ersetzt die Drucktaste

Tastatur, Diskettenlaufwerk und Drukker. Die Steuerung kann mit der Hand, dem Mund oder dem Kopf („Headmaster") erfolgen (Abb. 7.26). Der Ergotherapeut hat außerdem auf die nötigen Hard- und Softwareanpassungen und die richtige Aufstellung des Computers zu achten.

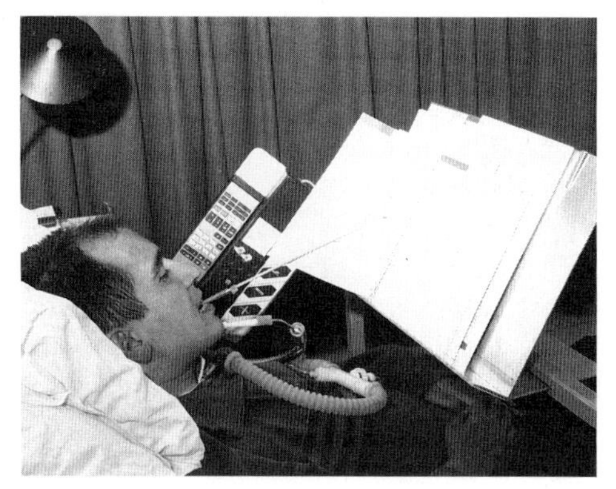

Abb. 7.27. Umweltkontrolle und Kommunikation im Bett durch einen Mundfühler und Blaskontakt (Patient mit einer Tetraplegie C 2/C 3 komplett)

7.7.2 Kommunikation über die Sprache

Selbständiges Telefonieren, d. h. anrufen und angerufen werden ist absolut notwendig. Oft sind Standardapparate sehr einfach zu bedienen, z. B. über Tipphilfen oder einen Mundstab, da sie auch ohne Hörer funktionieren.

Der Memorekorder ist ein gutes handliches Hilfsmittel, um Notizen oder Termine zu machen und zu behalten.

Sprechanlagen- und Babyphoninstallationen in der Wohnung sind weitere Hilfsmittel.

7.7.3 Television und Umweltkontrollgerät

Die Möglichkeiten des Bildschirms sind unbegrenzt: Tele-Bankgeschäfte, Tele-Einkaufen, Tele-Zeitung, Heimarbeit elektronisch zur Firma schicken, Datenbanken etc. Dies sind nur einige Kommunikationsbeispiele, die Menschen mit einer hohen Läsion anwenden können.

Die Bedienung des Fernsehers wird ebenfalls trainiert. Ab einer Läsionshöhe unterhalb C6 kann die Fernbedienung ohne Hilfsmittel (mit Daumen in Hyperextension oder mit DIP II oder V) bedient werden. Bei höheren Läsionen ist oft eine Anpassung notwendig. Diese Anpassung kann lose (z. B. Tipphämmerchen, Mundstab) oder im Umweltkontrollgerät integriert sein (Abb. 7.27). Dasselbe gilt für

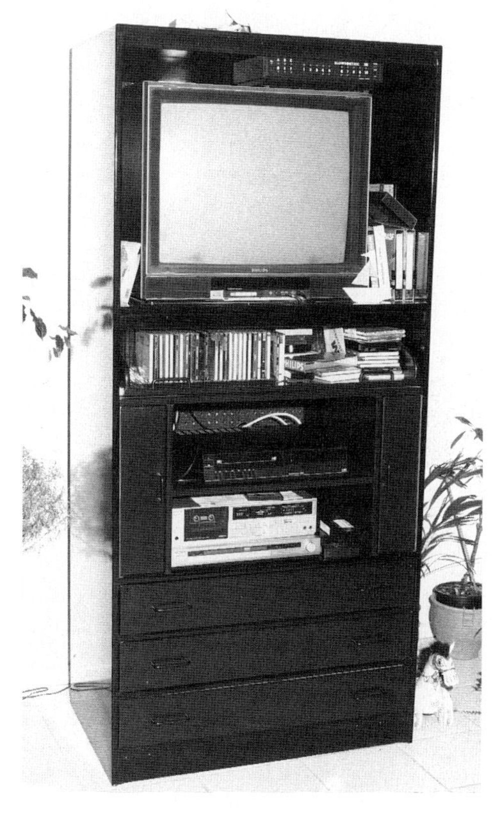

Abb. 7.28. Fernseher und Hifi-Gerät werden durch Fernbedienung und Umweltkontrollgerät bedient

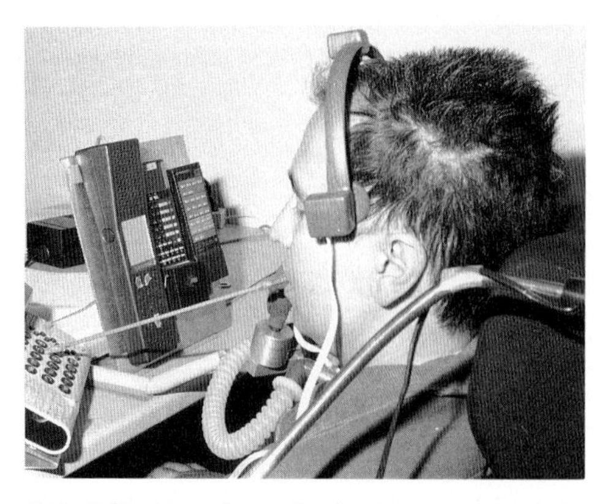

Abb. 7.29. Anrufen mit dem Mundfühler aus dem Rollstuhl. Im Bild ist auch die Fernbedienung des Fernsehers und des Hifi-Gerätes und der elektrischen Türbedienung

die Bedienung von Hifi, Video, CD usw. (Abb. 7.28). Alle modernen Fernseher können Teletext empfangen. Auf diese Weise wird viel Information zugänglich. Ein anderer Gesichtspunkt im Training ist die Beratung über Umweltkontrollgeräte. Dabei wird darauf geachtet, welche Gegenstände in der näheren Umgebung des Rehabilitationspatienten selbst von ihm bedient werden müssen. Es geht dabei um Licht, Thermostat, Alarm, Gardinen, Türklinken und elektrische Apparate wie Radio, Video usw. (Abb. 7.29). Die Steuerung und die Bedienung der jeweiligen Apparate werden individuell abgestimmt.

Tabelle 7.8. Kommunikationshilfsmittel auf die Läsionshöhe abgestimmt

Läsionshöhe	Gerät/Handlung	Hilfsmittel
C0–C4	– Türen	– Infrarotanlage, Fotozelle, Umweltkontrollgerät, Schaltung am Rollstuhl
	– Licht, Gardinen	– Umweltkontrollgerät
	– Alarmgerät	– Scanner
	– Computer	– Angepaßte Softwareausführung, Mund- und Kopfbedienung
	– TV/Hifi	– Umweltkontrollgerät, Fernbedienung mit Mundstab
	– Lesen	– Leseständer und Mundstab, Blattwendegerät
	– Telefon	– Freisprechen, Mundstab
C5	– Türen	– Elektrisch, über Ellenbogenschaltung
	– Licht, Gardinen, Alarm	– über Ellenbogenschaltung
	– Computer	– Schreibschiene, Cock-up-Schiene, Hardwareanpassungen (an/aus)
	– TV/Hifi	– Umweltkontrollgerät oder Schreibschiene
	– Lesen	– Leseständer oder Blattwendehilfe, Blattwendegerät
	– Telefon	– „handfree“, Mundstab
C6	– Türen	– Außentür: elektrisch; Innentüren: leichte Schiebe- oder Drehtüren
	– Licht, Gardinen, Alarm	– Handbedienung im Ellenbogenbereich
	– Computer	– Angepaßte Position, ggf. Schreibschiene, An/aus-Anpassung
	– TV/Hifi	– Fernbedienung
	– Lesen	– Am Tisch ohne Hilfsmittel
	– Telefon	– Höreranpassung, Leichtgewicht
	– Schreiben	– Angepaßte Schreibhilfsmittel
C7/C8	Alle genannten Geräte und Handlungen	– Evtl. minimale Anpassungen

8 Sport

In der klinischen Phase darf Sport als eine Fortsetzung der Physiotherapie gesehen werden, denn die verschiedenen Sportarten werden hauptsächlich für therapeutische Zwecke eingesetzt. Sport verbessert die Kraft, die Koordination, das Gleichgewicht, die Schnelligkeit und die Ausdauer. Diese therapeutischen Ziele werden hauptsächlich in der Anfangsphase des funktionellen Trainings angestrebt, wenn alle diese motorischen Grundeigenschaften optimal entwickelt werden müssen.

Außerdem hat Sport neben seiner therapeutischen Funktion auch einen großen entspannenden, pädagogischen und psychosozialen Wert (Guttmann 1976, 1979).

Sport spielt auch eine wichtige Rolle beim Erfahren und Benutzen von Möglichkeiten des behinderten Körpers. Dadurch fördert der Sport die persönliche Entwicklung im Sinne der Selbstentfaltung und des Selbstbewußtseins, des Aufbaus sozialer Kontakte und der Integration.

Nicht zuletzt ist Sport um des Sports willen von Wichtigkeit: die Freude am Bewegen, Sport als aktive Rekreation, Sport als Mittel zur angenehmen Beschäftigung. Besonders nach der Rehabilitation scheint dieses letzte Motiv von ausschlaggebender Bedeutung zu sein, um das Sporttreiben fortzusetzen.

Hjeltnes (1979) zeigte, daß das sitzende Leben eines querschnittgelähmten Patienten keine ausreichende Bewegung erfordert, die für die Erhaltung einer normalen Körperkondition nötig wäre. Querschnittgelähmte Patienten jedoch, die regelmäßig Sport treiben, hatten konditionell ein gleiches oder höheres Niveau als das Mittelmaß der Population. Dies zeigt deutlich, daß Sport bei querschnittgelähmten Patienten noch mehr als bei nicht körperlich Behinderten notwendig ist, um den Körper in einer normalen Kondition zu halten. Sport hat mit Sicherheit einen bleibenden kurativen und präventiven Charakter, dessen sich der Patient während der Rehabilitation bewußt werden muß.

Wegen aller obengenannten Gründe muß das Sporttreiben, auch nach der Entlassung aus dem Rehabilitationszentrum, angeregt werden.

Während der Rehabilitation lernt jeder querschnittgelähmte Patient verschiedene Sportarten kennen:

- Rollstuhltraining und Rollstuhlsport,
- Tischtennis,
- Bogenschießen,
- Schwimmen,
- Leichtathletik.

8.1 Rollstuhltraining

Eine optimale Rollstuhlbeherrschung ist notwendig, da diese die Mobilität des Patienten in der Gesellschaft völlig bestimmen wird. Im Programm des klinischen Sports steht deshalb das Rollstuhltraining an erster Stelle. Das Rollstuhltraining kann beginnen, sobald der Patient eine ausreichende Sitzbalance hat.

Wir unterscheiden *elementare* und *spezifische* Rollstuhltechniken. Zu den elementaren Rollstuhltechniken gehören alle Geschicklichkeitsübungen auf 4 Rädern, wie das Vor- und Rückwärtsfahren, das Wegnehmen von Fußstützen- oder Armlehnen und das Drehen. Zum spezifischen Rollstuhltraining gehören alle Techniken, bei denen das Aufsetzen und Balancieren auf den Hinterrädern notwendig ist, wie z. B. bei einer steilen Abfahrt, beim Hinauf- und Herunterfahren vom Bürgersteig, beim Fallen oder Abfangen rückwärts aus dem Rollstuhl.

Diese spezifischen Rollstuhltechniken erfordern eine ausreichende Fingerkraft und sind im Prinzip ab C 7 – C 8 abwärts durchführbar. Eine erste Voraussetzung für eine gute Rollstuhlgeschicklichkeit ist ein adäquat angepaßter Rollstuhl.

8.1.1 Kennzeichen des modernen Rollstuhls

Ein optimales Rollstuhltraining ist nur in einem modernen Rollstuhl möglich (Van Breukelen 1987). Der klassische Standard-ATL-Rollstuhl stimuliert weniger dazu, zu experimentieren oder sich aktiv hinsichtlich seiner Umgebung zu verhalten.

Ein moderner Rollstuhl für den täglichen Gebrauch ist gekennzeichnet durch ein geringes Gewicht, eine verstellbare Sitzposition hinsichtlich der Räder, schnell herausnehmbare, schräggestellte Räder und eine moderne Form (Abb. 8.1 a und b) Ein moderner Rollstuhl wiegt gewöhnlich weniger als 15 kg, und der Schwerpunkt des querschnittgelähmten Patienten und des Rollstuhls ist etwas nach hinten verlegt, so daß der Druck auf die Vorderräder und dadurch auch der Rollwiderstand abnimmt. Aus diesem Grund wird der querschnittgelähmte Patient auch weniger schnell mit dem Rollstuhl nach vorn kippen. Der schräge Stand der Räder sorgt für eine bessere Wendigkeit, eine zweckmäßige Antriebs-

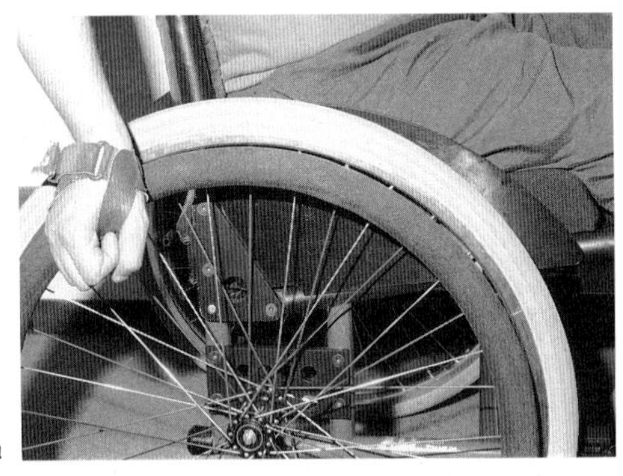

a

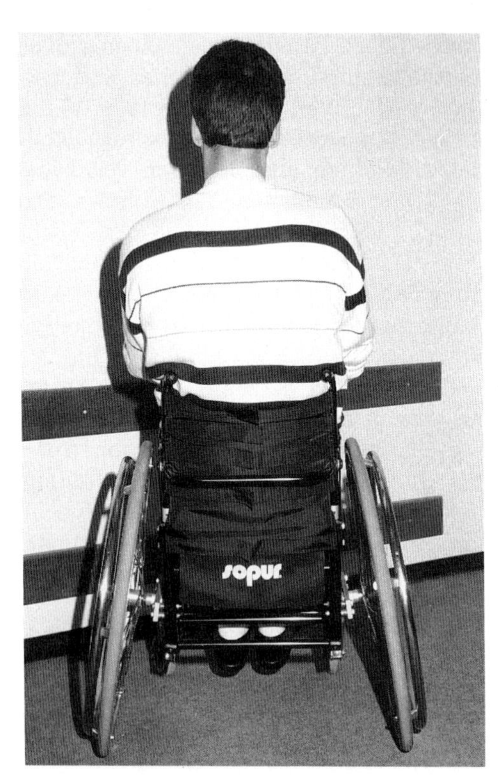

b

Abb. 8.1 a, b. Der moderne leichtgewichtige Rollstuhl eines Patienten mit einer Tetraplegie C 6 (**a**) und eines Patienten mit einer tiefen Paraplegie (**b**)

kraft aus Schulter und Arm, eine bessere seitliche Stabilität, und beugt Handverletzungen beim Manövrieren durch schmale Öffnungen vor. Durch die Verstellbarkeit der Sitzposition, sowohl vertikal als auch vor- und rückwärts, kann der für Körperbau und Fahrtechnik optimal Antrieb der Räder gefunden werden. Bei tetraplegischen Patienten mit einer C6- und C7-Läsion wird man meistens einen Kompromiß zwischen der idealen Sitzposition, um den Rollstuhl zu fahren, und der optimalen Sitzposition, zum Übersetzen in den Rollstuhl, schließen müssen.

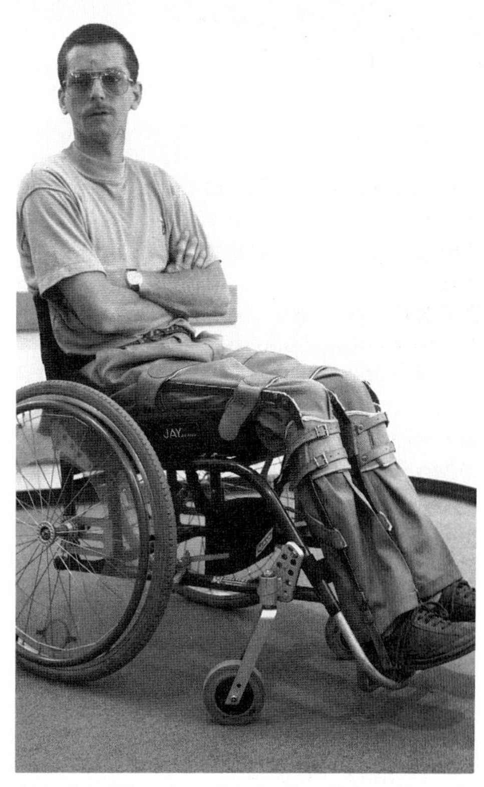

Abb. 8.2. Eine korrekte Rollstuhleinstellung ist notwendig

8.1.2 Rollstuhleinstellung

Der Rollstuhl, den der querschnittgelähmte Patient den ganzen Tag benutzt, muß individuell angepaßt, ausprobiert und eingestellt werden (Abb. 8.2). Diese Rollstuhleinstellung wird mitbestimmt von der Läsionshöhe, der Sitzbalance, der Dekubitusprävention, dem Körperbau, den ATL und dem Rollstuhlfahren.

Die *Sitzbreite* sollte nicht viel breiter sein als die Hüftbreite des Patienten, damit die Räder nicht zu weit auseinanderstehen, und somit der Antrieb leichter wird.

Die *Sitztiefe* wird bestimmt von der Oberschenkellänge abzüglich des Abstandes des Kniegelenks zum Sitz, der ca. 5–6 cm groß sein muß. Wenn diese Sitztiefe zu groß ist, sitzt der querschnittgelähmte Patient zu weit hinten, im sog. Sakrumsitz, und es entsteht Reibung an der Gesäßhaut. Wenn die Sitztiefe zu kurz ist, werden einerseits die Oberschenkel ungenügend unterstützt, mit der Folge einer stärkeren Belastung des Gesäßes, andererseits besteht dadurch oft zu wenig Platz, um einen schnellen seitlichen Transfer durchzuführen, ohne dabei auf dem Rad hängen zu bleiben.

Die Länge der Unterschenkel ist bestimmend für die *Sitzhöhe*, die in der Regel so klein wie möglich sein sollte, vorausgesetzt, daß die Fußstützen hoch genug (7 cm) eingestellt werden können, so daß Schwellen und Gefälle keine Probleme bereiten. Auch muß die Sitzhöhe eine gute Unterstützung der Oberschenkel garantieren, damit die Beine weniger in Abduktion gezwungen werden und die Tuber ossis ischii möglichst entlastet werden.

Die Sitzfläche ist oft ein Kompromiß zwischen einem harten, angemessen stabilen Sitz und einem guten, aber instabilen Antidekubituskissen. Eine gute Druckverteilung ist besonders unter den Sitzbeinen wichtig, während man die Unterstützung der Oberschenkel mit härterem Material versehen kann.

Die Sitzhaltung und die Sitzbalance werden auch vom *Sitzwinkel* mitbestimmt. Das ist der Winkel zwischen der Horizontalen und der Sitzfläche, der anzeigt, wie weit der Sitz schräg nach hinten gestellt ist. Dies ist eine Stellung, die im Rollstuhlsport oft extrem angewandt wird und die Rumpfbalance stark verbessert. Der Nachteil dieses positiven Sitzwinkels ist wiederum die punktuelle Belastung der beiden Sitzbeine. Deshalb wird dieser Sitzwinkel bei querschnittgelähmten Patienten immer so klein wie möglich gehalten. Möchte man die Sitzbalance, z. B. bei hohen tetraplegischen Patienten, mit einem positiven Sitzwinkel verbessern, dann wird man auch immer in gleichem Maße die Rückenlehne schräg nach hinten stellen, so daß keine Reibung entsteht. Ein zu großer positiver Sitzwinkel kann das Nachvorneschieben beim Rollstuhltransfer erschweren, hauptsächlich bei Patienten mit einer C 5/C 6-Läsion.

Eine gute Sitzhaltung erfordert eine gute Beckenaufrichtung. Eine effektive Unterstützung im lumbalen Teil des Rükkens verhindert, daß das Becken nach hinten kippt und der querschnittgelähmte Patient nach vorn wegrutscht.

Bei einem „aktiven" Rollstuhl entscheidet man sich immer dafür, die Rückenlehne so niedrig wie möglich zu halten, d. h. so weit die Sitzbalance es zuläßt. Dadurch verbleibt eine maximale Bewegungsfreiheit für die Rumpfrotation und die Armbewegungen. Die Rückenlehne wird bei Patienten, die selber (handbewegt) rollstuhlfahren, immer tiefer sein als die Achselhöhle. Bei tetraplegischen Patienten darf die Breite der Rückenlehne, hauptsächlich der Abstand zwischen beiden Handgriffen, nicht viel größer sein als der Abstand zwischen den beiden Achselhöhlenfalten, so daß sowohl das Fahren als auch das Einhaken ungestört geschehen kann. Große Räder und Antriebsreifen erleichtern das Rollstuhlfahren für tetraplegische Patienten, ebenso schmale, harte, kleine Vorderräder. Die Hinterräder werden so weit wie möglich nach vorne versetzt, so daß der Schwerpunkt hinten liegt und 80 % des Gewichts auf der Hinterachse lastet. Dies erhöht die Wendefähigkeit, verkürzt aber auch den Raum nach vorn für den seitlichen Transfer.

Die Griffigkeit der Antriebsreifen wird durch eine Verdickung aus Gummi verbessert. Dies ist für alle querschnittgelähmten Patienten mit einer verminderten Handfunktion sinnvoll. Ansonsten sind Noppengreifringe bei einem C 5- und C 6-Niveau indiziert, da die betroffenen Personen oft die Bizepsfunktion benutzen, um mit dem Rollstuhl zu fahren.

8.1.3 Elementares Rollstuhltraining

Das elementare Rollstuhltraining umfaßt die Grundtechniken auf allen 4 Rädern:

- Bremsen öffnen und schließen,
- montieren und demontieren der Unterteile,
- Slalomfahren,
- vorwärts fahren und bremsen,
- rückwärts fahren,
- vor- und rückwärts drehen,
- auf der Stelle drehen, vorwärts und rückwärts,
- Gefälle hinauf und hinunter fahren,
- durch Türen fahren.

Diese Techniken im Detail zu beschreiben, würde zu weit führen, wir möchten aber etwas ausführlicher auf die Schwierigkeiten eingehen, die besonders tetraplegische Patienten betreffen, da paraplegische Patienten diese Techniken meistens ohne große Mühe erlernen. (Eine ausführliche didaktische Beschreibung des Erlernens der Rollstuhltechniken findet man bei P. Heemskerk 1977).

Rollstuhlunterteile montieren und demontieren

Eine Rollstuhldemontage ist durchführbar und sinnvoll, wenn ein selbständiger Transfer stattfinden kann, also ab einer C 5 – C 6- oder tieferen Läsionshöhe. Die Seitenteile können ab einer C 5/C 6-Läsion herausgenommen oder zurückgeschwenkt werden, indem die Dorsalextensoren der Handgelenke benutzt werden. Das Abnehmen und Zurücksetzen der verlängerten Bremshebel gelingt normalerweise auch über die aktive Funktionshand, ebenso wie das Hochnehmen der Fußstützen oder das Wegdrehen der Beinstützen. Auch das Abnehmen der Beinstützen, ihre erneute Befestigung und das Aufheben eines Gegenstands vom Boden erfordert eine starke aktive Funktionshand sowie zusätzlich eine kontrollierte Rumpfflexion im Rollstuhl. Um „quick release wheels“ zu montieren und zu demontieren, z. B. bei einem Autotransfer, braucht man Finger- und Daumenflexoren, dies ist also erst ab einer C 8-Läsion möglich.

Rollstuhlfahren

Ab einer C 5-Läsion ist das Rollstuhlfahren auf einer ebenen Fläche trainierbar. Der tetraplegische Patient wird anfänglich mit einem Sicherheitsgurt angeschnallt, welcher bei einer ausreichenden Sitzbalance entfernt werden kann. Rollstuhlhandschuhe bewahren vor kleinen Wunden und Verschmutzung und erhöhen gleichzeitig die Griffigkeit beim Bewegen der Räder (s. Abb. 8.1).

Das Vorwärtsfahren auf einer ebenen Fläche geschieht durch eine symmetrische Druckbewegung. Tetraplegische Patienten ohne Trizepsfunktion setzen für diese Druckbewegung den M. biceps und die Außenrotatoren der Schultern, der Handgelenkextensoren sowie den M. pectoralis major ein. Eine Voraussetzung dafür ist, daß die Handfläche den Reifen gut im Griff hat.

Bei einem nichtinnervierten M. pectoralis major, d. h. C 5- und C 6-Läsionen, ist dieses Vorwärtsfahren teilweise machbar, aber Drehen und Rückwärtsfahren ist nach einer C 5-Läsion kaum möglich. Bei dieser oder einer höheren Läsion ist für längere Strecken ein elektrischer Rollstuhl indiziert.

Ein Patient mit einer C6-Läsion wird beim Drehen während des Fahrens gerne die Bremsen benutzen, da dies wenig Energie erfordert.

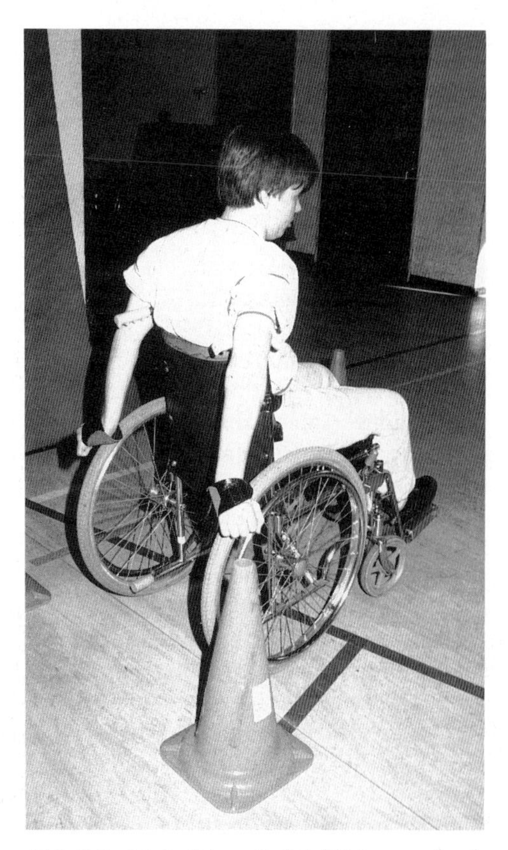

Abb. 8.3. Rückwärts Rollstuhlfahren durch einen Patienten mit einer Tetraplegie (C 6)

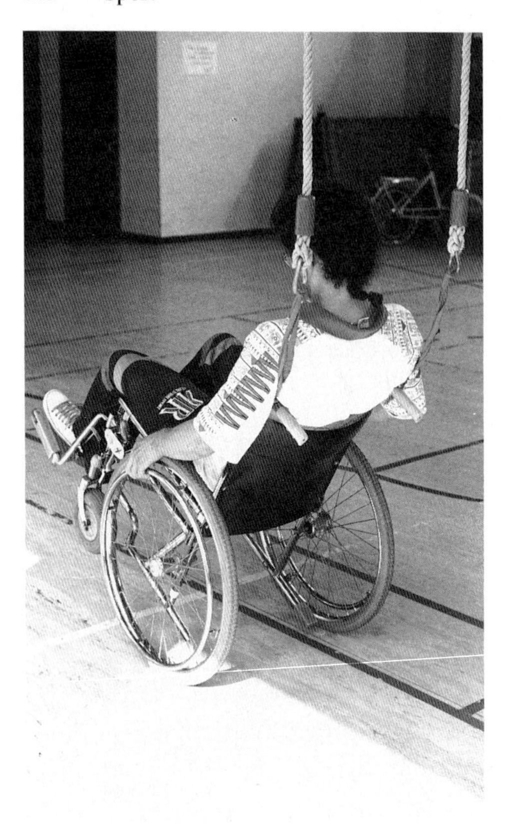

Abb. 8.4. Balancieren mit Hilfe der Turnringe (Übung)

Das Rückwärtsfahren oder Drehen auf der Stelle wird von Patienten mit dieser Läsionshöhe folgendermaßen durchgeführt (Abb. 8.3): Die Hand wird in Retroflexion auf den Reifen hinter der Achse gesetzt (Punctum fixum), dann wird das Rad durch eine Ellenbogenextension, eine aktive Schulteranteflexion und eine Skapuladepression rückwärts gedreht.

Durch dieselbe Bewegung kann man auch mit dieser Läsionshöhe den Rollstuhl bremsen. Verlängerte Bremshebel erleichtern das Bremsen. Das Lösen der Bremse geschieht durch Einsatz des M. extensor carpi radialis. Eventuell kann man auch mit dem Rollstuhlhandschuh hinter die Bremse greifen und sie zurückziehen.

8.1.4 Spezifische Rollstuhltechniken

Spezifische Rollstuhltechniken sind Rollstuhlgeschicklichkeiten, bei denen ein Balancieren auf den Hinterrädern erforderlich ist. Das Kippen des Rollstuhls zu erreichen und zu halten, erfordert eine so gute Handfunktion, daß diese Techniken erst ab einer Läsionshöhe von C7–C8 erlernbar sind. Anschließend wird folgendes gelernt:
- Manövrieren auf den Hinterrädern,
- aus der Kippstellung nach hinten fallen und sich abfangen,
- Schwellen und Bordsteine überwinden,
- Gefälle gekippt fahren,
- die Treppe hinauf- und hinabfahren, mit einer Hilfsperson.

Kippen im Rollstuhl

Balancieren auf den Hinterrädern erfordert ein gutes Gleichgewichtsgefühl und viel Selbstvertrauen. Deshalb kann man, um eine Balance zu erreichen, das Kippen am besten erlernen, wenn der Rollstuhl an Turnringen fixiert ist (Abb. 8.4). Diese werden an beiden Handgriffen festgebunden, und die Seile sind so gespannt, daß ein Kippen zwar möglich ist, der Rollstuhl beim Fallen nach hinten jedoch in den Seilen hängt. Wenn man in dieser hängenden Position rückwärts fährt, richtet sich der Stuhl alleine wieder auf. Diese Sicherung fördert das Selbstvertrauen und läßt zu, daß man mit mehreren Patienten gleichzeitig üben kann. Da auf diese Weise kein Risiko des Hinfallens besteht, kann man schon ziemlich schnell nach der Rollstuhlmobilisation mit Kippbewegungen anfangen.

Die Technik, aus dem Stehen heraus auf den Hinterrädern zu balancieren, erfordert eine symmetrische Zug-Druck-Bewegung mit beiden Armen, so daß der Schwerpunkt über der Hinterachse liegt.

Zum Erreichen dieser Balance benötigt man weniger Krafteinsatz, wenn mehr Gewicht auf den Hinterrädern lastet. Bei den modernen, aktiven Rollstühlen kann man dies einstellen, so daß so wenig Kraft erforderlich ist und man auch mit einer C 6/C 7-Läsion kippen kann. Je tiefer der Schwerpunkt liegt, desto einfacher ist es, den Rollstuhl in Balance zu halten. Dafür muß der querschnittgelähmte Patient die Reifen oder Greifreifen oben festhalten, so daß er schnell in zwei Richtungen korrigieren kann.

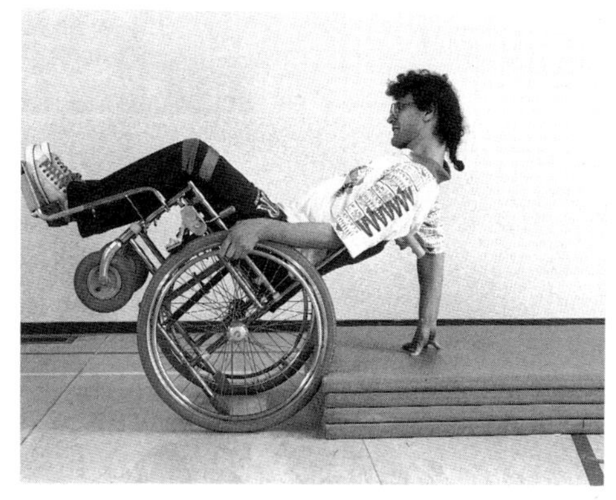

Abb. 8.5. Rückwärts abfangen mit einem Arm (Übung)

Das Fahren im gekippten Rollstuhl

Wenn man auf der Stelle kippen kann, beginnt man mit dem Vorwärts- und Rückwärtsfahren auf den Hinterrädern. Um dem Fallen vorzubeugen, steht der Therapeut noch immer hinter dem Rollstuhl. Man kann auch eine Kippschutzvorrichtung hinten unter dem Rollstuhl montieren und so einstellen, daß sie knapp hinter dem Balancepunkt den Boden berührt. Diese Antikippstützen funktionieren am besten auf ebener Fläche.

Neben dem Fahren im Kippen übt man auch das Drehen in gekippter Stellung.

Das Erreichen der Kippbalance während des Vorwärtsfahrens erfordert eine andere Technik, als aus dem Stehen zum balancierten Kippen zu kommen. Man muß während des Fahrens plötzlich vorwärts beschleunigen und gleichzeitig durch Nacken- und Rumpfextension den Schwerpunkt nach hinten bringen. Die Intensität dieser Beschleunigung bestimmt, inwieweit man sich mit den Vorderrädern vom Boden löst. Die Beherrschung dieser Technik ist wichtig, um während des Vorwärtsfahrens höhere Schwellen oder Bordsteine zu überwinden.

Aus der Kippstellung nach hinten fallen, abfangen und wieder aufrichten

Wenn die Wirbelsäule dies zuläßt, kann man damit anfangen, aus der gekippten Stellung nach hinten zu fallen. Je höher der Körperschwerpunkt hinter der Hinterachse liegt, desto härter fällt man.

Fällt man nach hinten, ohne sich mit den Armen abzufangen, ist es wichtig, den Kopf nach vorn zu beugen und die Griffe festzuhalten, damit der Kopf nicht aufschlägt. Letzteres ist auch abhängig vom Einsatz der Rumpfmuskulatur. Das Rückwärtsfallen wird dadurch gebremst, daß die Rollstuhlgriffe zuerst den Boden berühren.

Es ist besser zu lernen, den Fall mit beiden Armen oder mit einem Arm abzufangen. Wenn man den Fall mit beiden gespreizten Armen abbremst, fällt man fast immer aus dem Rollstuhl, da der Rollstuhl während des Fallens nach vorn wegrollt. Bei den modernen Rollstühlen mit tiefem Schwerpunkt kann man den Fall mit einem Arm abfangen, während man mit der anderen Hand den Reifen kräftig festhält, damit der Rollstuhl nicht weiterfährt (Abb. 8.5). Um diese Technik zu beherrschen, muß man zumindest gut greifen können (C 8 – Th 1). Um auf die Vorderräder zurück zu kommen, muß der Patient den Reifen so weit wie möglich vorn festhalten und danach, während er sich kräftig mit dem Stützarm abdrückt, das Rad kräftig nach hinten ziehen. Beide Armbewegungen müssen äußerst koordiniert verlaufen.

Nur wenn das Fallen nach hinten beherrscht wird, kann der Rehabilitationspatient ohne Begleitung Gefälle und Bordsteine in Kippstellung auf- und abfahren.

Bordsteine hinauf- und hinabfahren

Dieses Training kann man progressiv auf einer oder zwei Matten aufbauen. Man kann vorwärts den Bordstein hinauffahren, indem man entweder aus dem Stand oder während des Fahrens ankippt. Für niedrige Bordsteine genügt oft das Hochbringen der Vorderräder. Wenn die Vorderräder über dem Bordstein stehen, bringt man den Rumpf nach vorn, so daß der Rollstuhl vorwärts kippt. Während des „Falls" auf die Vorderräder drückt man, indem der Rumpf nach vorn geneigt wird, die großen Räder auf den Bordstein (Abb. 8.6).

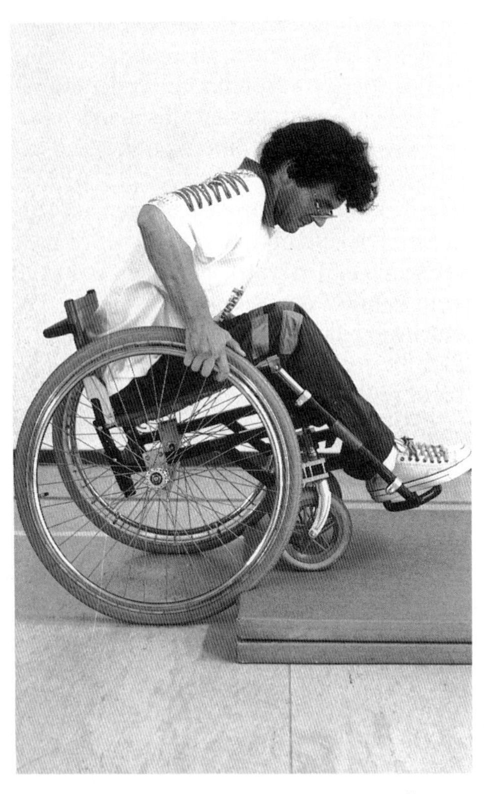

Abb. 8.6. Den Bürgersteig hinauffahren (Übung)

Fährt man einen Bordstein vorwärts, gekippt hinunter, muß man die Geschwindigkeit etwas bremsen, indem man nicht nach hinten fällt, sondern sich eher sanft nach vorn neigt (Abb. 8.7 a und b). Dadurch kommt man wieder auf die 4 Räder.

Das Hochfahren von niedrigen Bordsteinen gelingt rückwärts, ohne den Stuhl zu kippen. Bei höheren Bordsteinen fährt man rückwärts in Kippstellung bis an den Bordstein. Man läßt das Gewicht etwas nach hinten kippen, und in dem Moment zieht man beide Räder rückwärts auf den Bordstein. In Kippstellung fährt man dann mindestens so weit rückwärts, bis auch die Vorderräder auf den Bordstein gelangen. Diese Technik erfordert ein kontrollierteres Greifen als die Methode, vorwärts hinaufzufahren.

Niedrige Schwellen kann man auch rückwärts auf 4 Rädern überwinden.

Gefälle in Kippstellung fahren

Mit einer guten Handfunktion ist es auch möglich, ein steiles Gefälle in Kippstellung zu fahren (s. Abb. 8.8), man muß jedoch über genügend Greiffunktion verfügen, um den Rollstuhl unter allen Umständen abbremsen zu können. Beim Abbremsen in steilem Gefälle muß man einerseits auf Brandwunden durch die Reibungswärme achten, und andererseits das Gewicht besonders weit nach hinten bringen, um nicht auf die Vorderräder zu

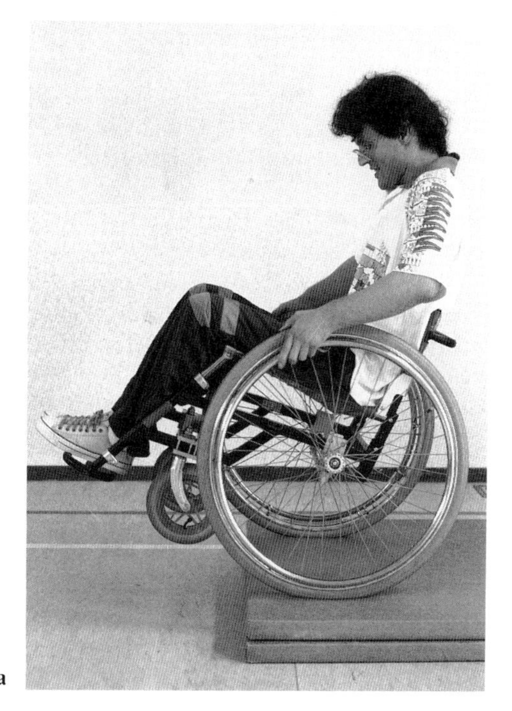

a

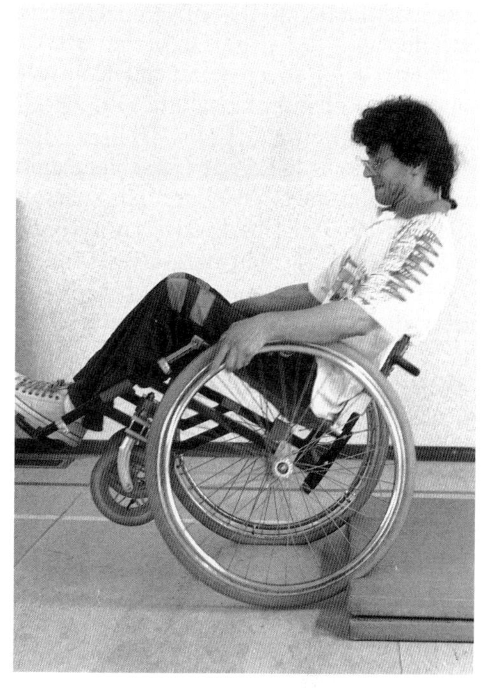

b

Abb. 8.7 a, b. Den Bürgersteig hinabfahren auf zwei Rädern (Übung)

fallen und so vorwärts aus dem Rollstuhl zu fallen.

Die Treppe hinauf- und hinabfahren

Um alleine eine Treppe vorwärts in Kippstellung hinabfahren zu können, benötigt man breite und nicht zu hohe Stufen, so daß sich die Hinterachse und der Schwerpunkt genau über der Stufe, auf der man steht, befindet. Nur sehr routinierte paraplegische Patienten wagen es, dies ohne Treppengeländer durchzuführen.

Das Hinauf- und Hinabfahren einer Treppe in Kippstellung gelingt am besten mit zwei Hilfspersonen, wobei eine Hilfsperson die Handgriffe festhält und die andere die Fußrasten. Die richtige Technik ist das Hochfahren rückwärts und das Hinunterfahren vorwärts. Der Patient gibt das Kommando und hilft selbst mit,

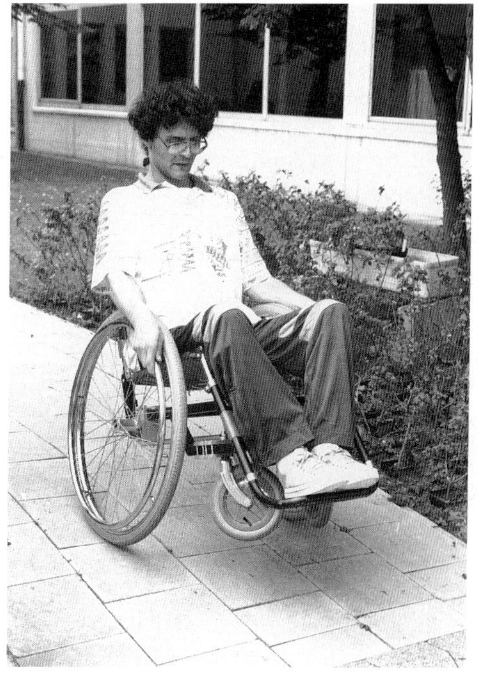

Abb. 8.8. Schräge hinabfahren auf zwei Rädern

entweder an den Reifen oder am Treppengeländer.

Wenn der Patient genügend Kontrolle über den Rollstuhl hat, kann er auch mit einer Hilfsperson Treppen fahren. Das Hinauffahren der Treppe geschieht dann wieder rückwärts, mit der Hilfsperson, die sich ebenfalls rückwärts zur Treppe, hinter dem Patienten befindet. Hinunter fährt man vorwärts in der gleichen Weise oder rückwärts, mit der Hilfsperson hinter dem Patienten. Bei der letztgenannten Technik kann man die Vorderräder auf der höher gelegenen Stufe absetzen.

Um mit einem Rollstuhlpatienten ein Gefälle, einen Bordstein oder eine Treppe hinauf und hinunter fahren zu können, sollten auch der Partner oder die Familie des Patienten diese Techniken erlernen.

8.2 Tischtennis

Tischtennis ist im Laufe der Jahre bei paraplegischen und tetraplegischen Körperbehinderten immer populärer geworden und spielt heutzutage eine große Rolle bei nationalen und internationalen Wettkämpfen. Zur Erholung ist sogar ein hohes Maß an Integration in den allgemeinen Tischtennissport erreicht. Während der Rehabilitation ist das Tischtennisspiel eine wertvolle Übungstherapie, mit der kurz nach der Rollstuhlmobilisation begonnen werden kann.

Bei diesem Spiel muß man sich an verschiedene Situationen anpassen und schnell reagieren, was zum Training der Sitzbalance, der Konzentration, der Rollstuhlbeherrschung, der Rumpf- und Armmuskulatur, der Koordination und der Kompensationsbewegungen beiträgt. Patienten mit einer inkompletten Läsion oder mit einer Kaudaläsion können stehend spielen und trainieren dabei ihre Stehbalance und ihre Bein- und Rumpfmuskulatur.

8.2.1 Material und Trainingsaufbau

Rollstuhltischtennis wird an einem Tisch mit normalen Abmessungen gespielt (270·150·75 cm). Zuerst lernt man, wie man einen Tischtennisschläger richtig festhält und welche die wichtigsten Schläge sind. Vorhand, Rückhand, Topspin, Backspin, Sidespin werden nacheinander gelernt, ebenso wie das Aufschlagen und das Schmettern.

Tetraplegische Patienten mit gelähmten Finger-Daumen-Flexoren (C 5, C 6 und C 7) können den Schläger nicht ohne Fixation festhalten. Zu diesem Zweck kann man ein elastisches Band oder einen Funktionshandschuh benutzen (Abb. 8.9 a, b und c). Wenn nötig, kann man (bei verminderter Greifkraft) den Handgriff des Schlägers verdicken (C 7 – C 8).

Trotz fehlender Innervation des M. triceps brachii können tetraplegische Patienten oft ein erstaunliches Spielniveau erreichen. Das Aufschlagen aus der geöffneten Hand ist bei dieser Läsionshöhe unmöglich, deshalb kann man auch den Ball in die Handfläche legen, zwischen Daumen und Zeigefinger halten oder auf den Daumen und Zeigefinger legen und so beim Aufschlagen hochwerfen (Abb. 8.10). Die Ersatzbälle werden meistens auf die Oberschenkel gelegt.

Bei dieser Läsionshöhe muß man den Patienten lehren, die Funktion des M. triceps durch Schulterrotationen zu kompensieren. Bei der Rückhand spielt die Außenrotation zusammen mit der Supination eine wichtige Rolle. Die Vorhand wird durch eine Innenrotation intensiver.

Bei Patienten mit einer C 5-Läsion muß das Handgelenk fixiert werden. Durch Lähmung der Innenrotatoren und der Pronatoren ist das Vorhandspiel fast un-

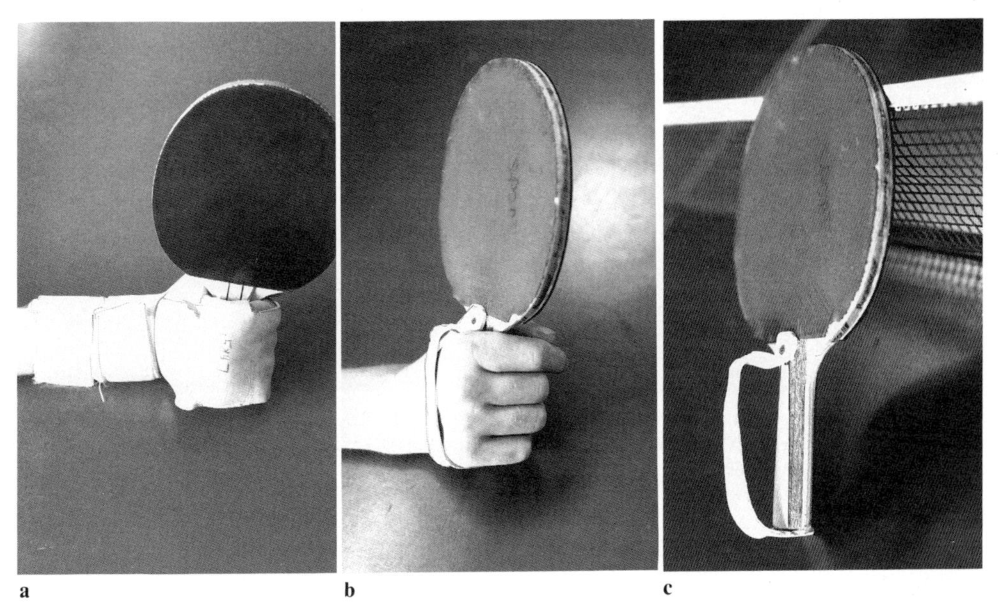

a b c

Abb. 8.9 a – c. Fixation des Schlägers. **a** Fixationshandschuh mit Klettband. **b, c** Handgriffanpassung aus Kunststoff

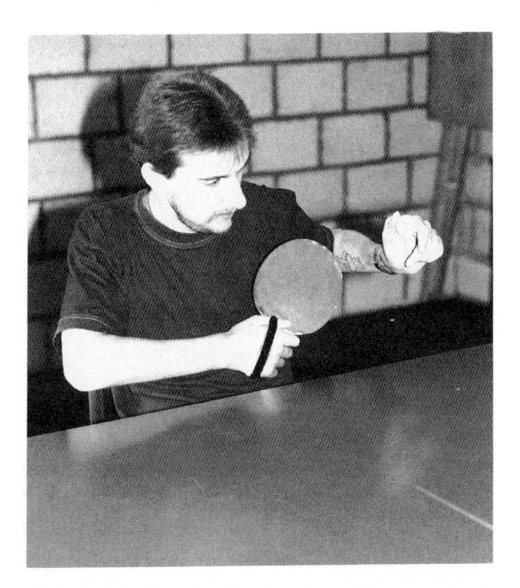

Abb. 8.10. Angabe durch einen Patienten mit einer C 6/C 7-Läsion

möglich. Auch den Ball fest in die Hand nehmen und aufschlagen ist wegen der fehlenden Handfunktion nicht möglich, was Tischtennis weniger attraktiv macht.

Am Anfang des Trainings stellt man den Rollstuhl so, daß die Reichweite links und rechts optimal ist. Solange die Sitzbalance das Risiko des Fallens noch nicht ausschließt, zieht man dem Patienten locker einen Sicherheitsgurt an.

Zuerst startet man dieses Spiel mit angezogenen Bremsen, aber ab einer C 8-Läsion und tiefer kann man schon schnell eine Bremse lösen. Die freie Hand hält dann das nicht gebremste Rad, um den Rollstuhl zu manövrieren (Abb. 8.11). Ein Patient mit einer C 6- oder C 7-Läsion legt den freien Arm meistens hinter die Rückenlehne oder hakt ihn hinter dem Handgriff ein.

Wenn die Sitzbalance stabil genug ist, kann man die Seitenteile entfernen. Paraplegische Patienten können dann spielen, ohne die Rückenlehne zu benutzen. Wenn dies gelingt, kann man sie evtl. auf einem Hocker spielen lassen. Patienten mit tiefen und inkompletten Läsionen sind oft imstande, stehend zu spielen, wenn nötig, mit einer Hand auf einer Unterarmgeh-

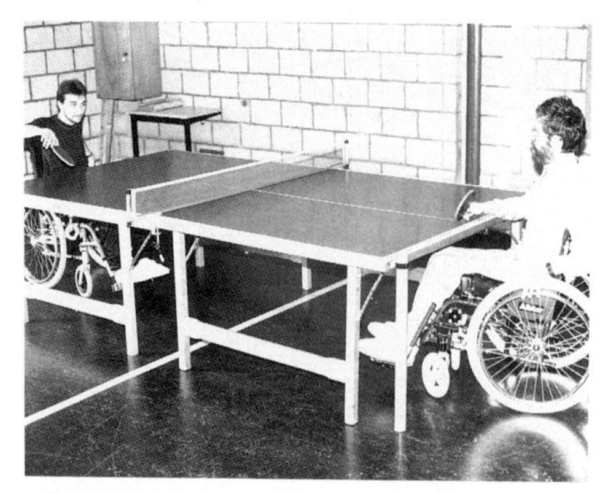

Abb. 8.11. Zusammenspiel: die freie Hand am Rad sorgt für ein besseres Manövrieren. Der Ballaufheber ist am Tisch befestigt

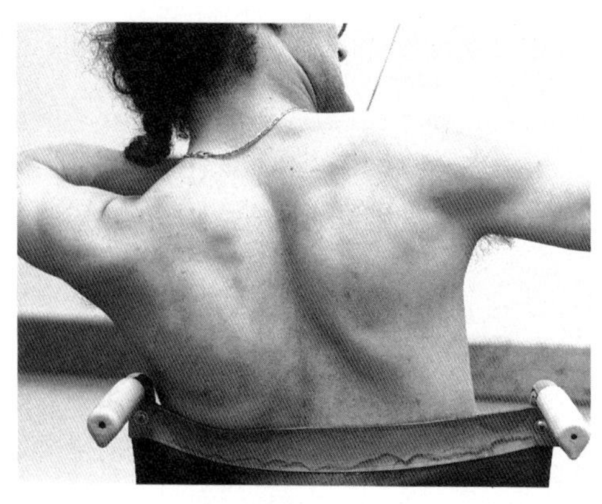

Abb. 8.12. Bogenschießen ist ein ideales Training der Sitzhaltung und der Schulter- und Armmuskeln

stütze oder dem Tisch abgestützt. Patienten mit einer kompletten Läsion zwischen Th 10 und L 3 können mit ihren langen Gehapparaten stehen. Ab einer L 3-Läsionshöhe ist der M. quadriceps stark genug, um das Stehen mit flektierten Knien und Unterschenkelapparaten zu ermöglichen.

Zum Aufheben und Sammeln der Bälle kann man im Stehen oder vom Rollstuhl aus den Ballaufheber als Hilfsmittel benutzen (s. Abb. 8.11).

8.3 Bogenschießen

Bogenschießen ist ein attraktiver Sport, der bei der Querschnittrehabilitation besonders für den Aufbau der Sitzbalance und Muskelkraft und für das Konzentrations- und Reaktionsvermögen therapeutisch wertvoll ist.

Bogenschießen erfordert sowohl eine dynamische als auch eine statische Muskelarbeit der Arm-, Schulter- und Rumpfmuskeln, die den Rücken strecken und für die Atmung und für eine aktive Sitz- und Stehbalance wichtig sind. Deshalb ist dieser Sport nicht nur sinnvoll für paraplegisch Behinderte, sondern auch für Patienten mit zervikalen Läsionen.

Elektromyographische Studien zeigen, daß beim Bogenschießen hauptsächlich ein großer Krafteinsatz des M. deltoideus, M. trapezius, M. rhomboideus, des M. biceps am Zugarm und des M. triceps am Arm, der den Bogen festhält (Guttmann 1973), verlangt wird (Abb. 8.12).

Das Training kann variiert und progressiv aufgebaut werden, indem das Zuggewicht des Bogens, die Pfeillänge und der Schießabstand an die Möglichkeiten des querschnittgelähmten Patienten angepaßt werden. Auch kann man die Ausgangsstellung vom fixierten Sitz bis zum ungestützten Sitz oder vom gestützten Stand bis zum freien Stand, für lumbale und inkomplette Läsionen, variieren.

Während der Rehabilitation beginnt man mit dem Bogenschießen meist dann, wenn Kraft und Sitzbalance so weit einzusetzen sind, daß der leichteste Bogen zu handhaben ist. Für tetraplegische Patienten ist dies meistens einige Wochen nach der Rollstuhlmobilisation und nach der Entfernung der Halskrawatte.

Das motivierendste am Bogenschießen ist für querschnittgelähmte Patienten, daß das für sie erreichbare Niveau kaum niedriger liegt als bei nichtbehinderten Bogenschützen. Paraplegische Rehabilitationspatienten können ohne weiteres an Wettkämpfen mit nichtgelähmten Personen teilnehmen, indem sie einem Schützenverein beitreten, was auch die soziale Integration fördert.

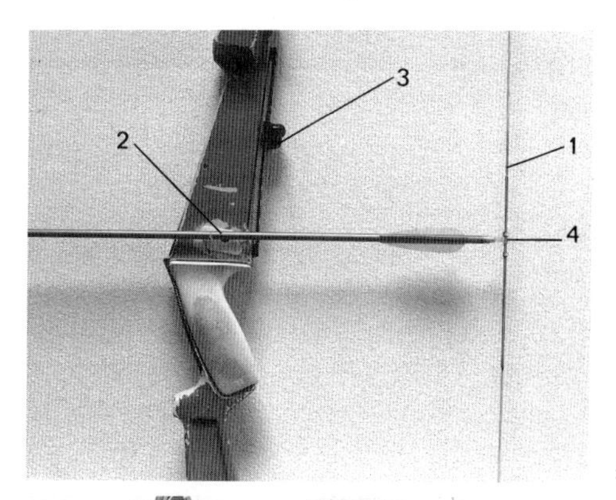

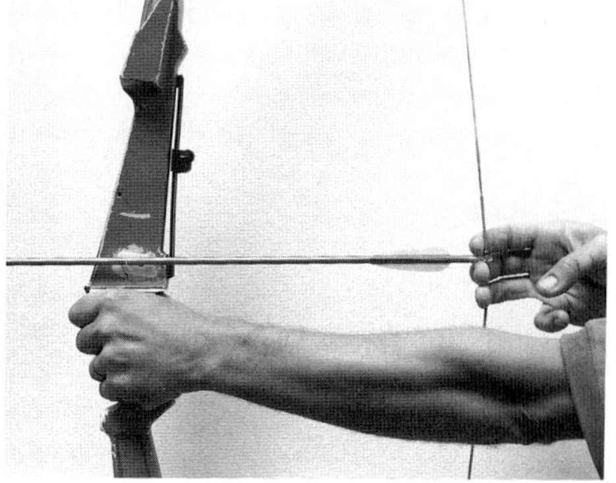

Abb. 8.13 a, b. Aufbau des Bogens. *1* Kisser, *2* Aufleger, *3* Visier, *4* Nockenpunkt

8.3.1 Standardausstattung und spezifische Hilfsmittel

Standardausstattung

Querschnittgelähmte Patienten mit ausreichender Fingerkraft, also ab einer C8-Läsion und tiefer, benötigen keine spezifischen Hilfsmittel.

Die Standardausstattung (Abb. 8.13) besteht aus einem Bogen, dem Spanner, der Sehne, dem Armschützer, dem Fingerzapfen, Pfeilen und Pfeilköcher.

Der Bogen kann variieren, zwischen einem einfachen, leichten Handbogen aus Glasfiber, Holz oder Aluminium mit einem Zuggewicht ab 7 kg und einem schweren, professionellen Handbogen mit Stabilisatoren und einer Zugkraft von mehr als 20 kg.

Der Spanner dient dazu, den Bogen zu spannen und die Sehne richtig über die Recurve in die Aussparung zu schieben. Die Sehne zeigt eine Verdickung in der Mitte, auf der der Nockenpunkt sitzt, wo die Nocke des Pfeils und die Finger plaziert werden müssen. Das Mittelstück des Bogens besteht aus einem Handgriff, einem Visier und einer Pfeilstütze. Der Fingerschutz verhindert das Einschneiden der Sehne in den drei Zugfingern (Abb. 8.14). Der Armschützer wirkt schmerzhaften Verwundungen an der Innenseite des Bogenarms bei eventueller Überstreckung des Ellenbogens entgegen (s. Abb. 8.15).

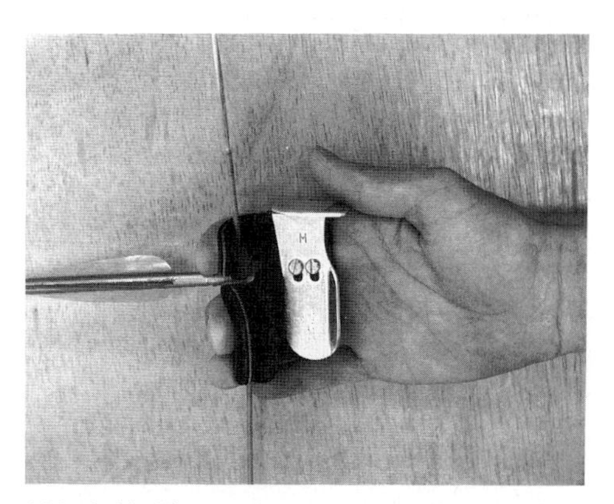

Abb. 8.14. Fingerschutz

Hilfsmittel für tetraplegische Patienten

Abhängig von der Arm- und Handkraft werden bei tetraplegischen Patienten be-

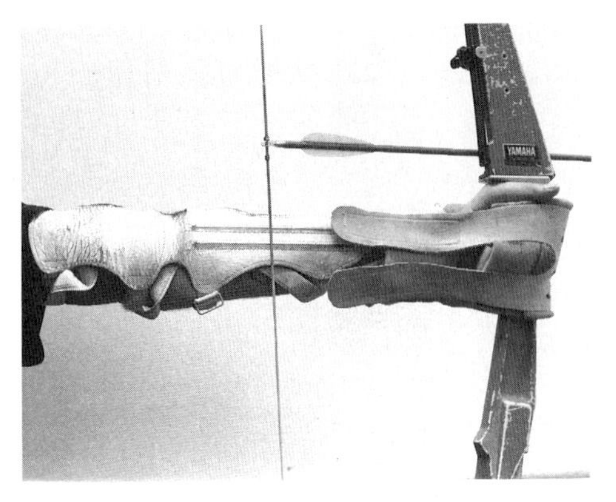

Abb. 8.15. Fixation des Bogens und Armschutz in der Hand eines Patienten mit einer C 7-Läsion

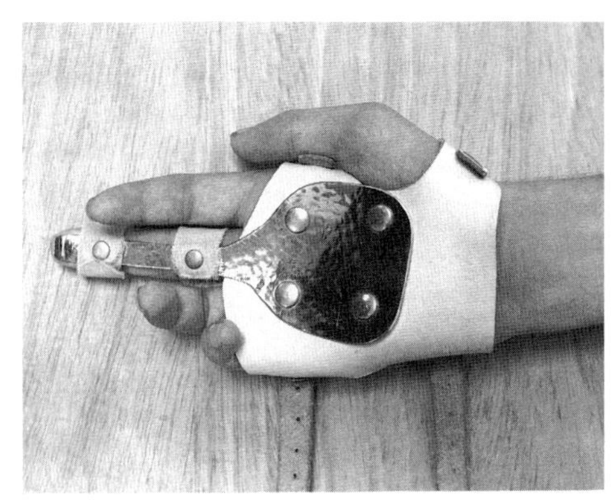

Abb. 8.16. Sehnenhaken

sondere Hilfsmittel benutzt, um Pfeil und Bogen zu fixieren:

- Wenn die Fingerflexoren nicht genügend innerviert sind (C 6 und C 7), benutzt man einen Funktionshandschuh, um den Bogen in der Hand zu fixieren (Abb. 8.15). Wenn nötig, bietet ein zusätzliches Klettband oder ein Riemen mehr Unterstützung.
- Wenn der Trizeps am Bogenarm ungenügend stark ist, wird man gleichfalls eine Ellenbogenextensionsschiene benutzen (C 6). Diese Schiene ist mit dem Armschützer zu kombinieren.
- Ein Sehnenhaken (Abb. 8.16) ist bei einer Läsionshöhe von C 5, C 6 und C 7 unentbehrlich, um die Sehne herauszuziehen. Dieser Metallhaken sitzt am Mittelfinger und ist so klein, daß eine geringe Pro- oder Supination genügt, um die Sehne zu lösen.
- Ein Fixationsgurt um den Rumpf und die Rückenlehne bietet am Anfang des Trainings sogar bei hoch paraplegischen Patienten einige Sicherheit, da das Gleichgewicht durch das Gewicht des Bogens immer einseitig lateral gestört wird. Auf dem C 5-, C 6- und C 7-Niveau bleibt dieser Gurt oft notwendig, wenn man mit schwereren Bögen schießen möchte.

8.3.2 Trainingsaufbau

Die Voraussetzung, um gut schießen zu können, ist die optimale Beherrschung der Basis der Schießtechnik: eine gute Ausgangsstellung, Auflegen des Pfeils auf den Bogen, das Herausziehen, das Zielen und das Lösen.

Die Haltung

Man fängt mit der Bestimmung des dominanten Auges an, indem man dem Patienten eine Karte mit kleinem Loch an ausgestreckten Händen vorhalten läßt. Der Patient soll nun die Lochkarte vors Gesicht ziehen, um ein Ziel zu fixieren. Intuitiv wird er die Karte vor sein besseres (= dominantes) Auge ziehen. In der Regel ist der Arm an der Seite des dominanten Auges der Zugarm. Nur wenn die Streckkraft der dominanten Seite und die Zugkraft an der anderen Seite stärker ist, kann man bei tetraplegischen Patienten von dieser Regel abweichen.

Die korrekte Ausgangsposition ist die Position, bei der der Körper und der Rollstuhl einen rechten Winkel mit der Schußlinie bilden. Wenn man stehend schießt, stehen die Beine leicht gespreizt.

Patienten, die genügend Finger- und Handgelenkskraft haben, greifen den Bogen so fest, daß das Handgelenk kaum in Dorsalflexion steht und das Gewicht beim Ausziehen gegen den Ballen des Daumens drückt. Die Finger umfassen den Bogen nur locker. Dieser lockere Handgriff ist wichtig, um einerseits einer Überstrekkung des Arms und Verletzungen am Unterarm vorzubeugen und andererseits den Pfeil direkt nach dem Lösen nicht von seiner optimalen Flugbahn abzubringen.

Auch bei der Fixation des Bogens mittels eines Handschuhs (C 5, C 6 und C 7) wird der Therapeut oder Sportbegleiter diese Stellung des Handgelenks anstreben, obwohl die Ellenbogenüberstrekkung hier oft nur durch eine Ellenbogenschiene zu vermeiden ist. Der Armschützer und diese Schiene können kombiniert werden (C 5 und C 6).

Wenn die Sitzbalance unzureichend ist, benutzt man einen Fixationsgurt. Bei tetraplegischen Patienten ohne starken M. latissimus dorsi sieht man oft eine Rumpflateroflexion als Gegengewicht zum Bogen.

Das Seitenteil der Lateroflexionsseite wird entfernt, und der Pfeilköcher wird an den Rollstuhl gehängt.

Das Auflegen des Pfeils

Den Pfeil aus dem Köcher zu nehmen und aufzulegen gelingt meistens erst ab einer C 8-Läsion, da alle tetraplegischen Patienten mit einer C 5-, C 6- oder C 7-Läsion einen Sehnenhaken benutzen, um die Sehne herauszuziehen, so daß sie dadurch ihre aktive Funktionshand nicht optimal gebrauchen können.

Der Pfeil wird korrekt auf den horizontal liegenden Bogen gelegt, indem man ihn am Schaft nimmt, ihn unter der Sehne durch auf die Pfeilstütze legt und genau am Nockenpunkt an der Sehne zieht. Wenn man einen Pfeil mit 3 Federn benutzt, muß die Feder mit der abweichenden Farbe immer zum Schützen zeigen, so daß die Feder den Bogen beim Wegschießen nicht berührt (Abb. 8.17 a).

Das Herausziehen und Zielen

Wenn der Pfeil aufgelegt ist, ruht der Bogen noch in horizontaler Position auf dem Oberschenkel. Mit 3 Fingern greift man jetzt die Sehne, der Zeigefinger ist oberhalb, der Mittel- und Ringfinger unter dem Pfeil, ohne diesen zu halten. Bei einer C 5-, C 6- und C 7-Läsion ist ein Sehnenhaken notwendig, der genau unter dem Pfeil eingehakt wird.

Danach bringt man den Bogenarm und den Zugarm, mit einer geringen Spannung auf der Sehne, zusammen hoch (Abb. 8.17 b). Man erreicht die Zugspannung durch großen Einsatz der Schulter- und Rückenmuskeln, bis der Zugarm, die Sehne und der Bogenarm eine horizontale Linie bilden. Ein Spiegel hilft dabei, diese Haltung zu erlernen. Die Zughand mit dem Fingerzapfen berührt die Kinnspitze, so daß die Sehne Nase und Lippen berührt.

Auf diese Weise kann man über die Sehne durch das Visier das Ziel anpeilen (Abb. 8.17 c).

Das Lösen der Sehne

Das Lösen der Sehne muß so feinfühlig geschehen, daß der Pfeil ohne Abweichung wegschießt. Deshalb bleiben auch Bogenarm und Zugarm noch eine Sekunde nach dem Abschuß in der Ausgangsposition.

Tetraplegische Patienten, die mit einem Sehnenhaken schießen, lassen die Sehne mittels einer Pronationsbewegung vorschnellen. Nur auf C 5/C 6-Niveau ist diese aktive Pronation oft unzureichend,

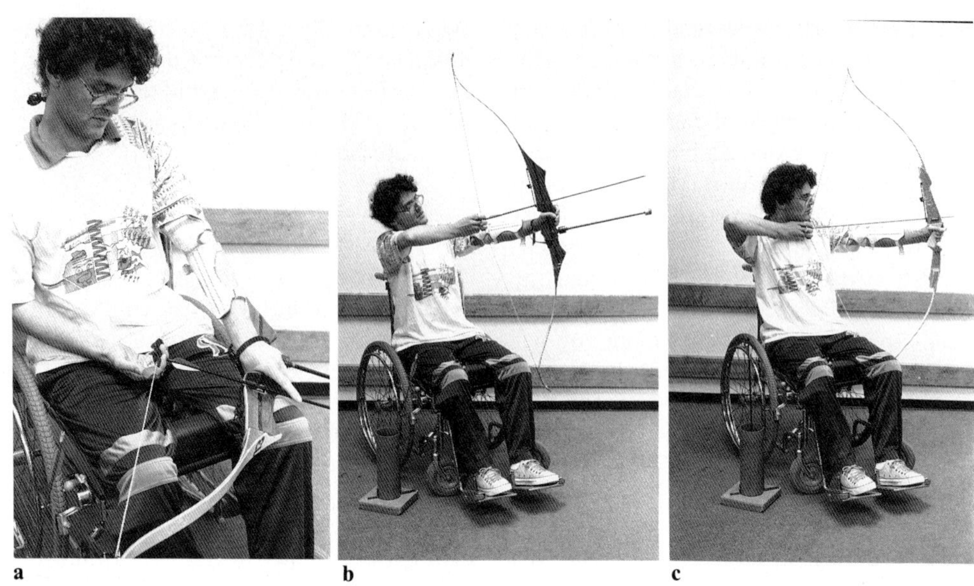

a b c

Abb. 8.17 a – c. Phasen des Bogenschießens: **a** Pfeil auflegen, **b** den Bogen aufziehen, **c** das Zielen

und man wird eine Supinationsbewegung einsetzen. Den Sehnenhaken wird man immer individuell anpassen, so daß eine minimale Bewegung zum Schießen ausreicht.

8.4 Schwimmen

Selbständig im Wasser zu spielen und zu schwimmen gibt vielen querschnittgelähmten Patienten ein freies Gefühl, da sie sich ohne Hilfsmittel bewegen können. Patienten mit einer C 4- und C 5-Läsion finden diese Therapie deshalb sehr angenehm. Die Schwimmtherapie ist deshalb eine ideale Art, um sich an ein neues Körperschema mit einem anderen Haltungs- und Gleichgewichtsgefühl zu gewöhnen. Sie ist eine spielerische Form des Trainings der Atmung, der Ausdauer, der Muskelkraft und der Gleichgewichtsreaktionen. Oft bemerkt man eine zeitlich begrenzte Verringerung der Spastizität nach dem Schwimmen.

Die Mobilität der Wirbelsäule und der Extremitäten wird beibehalten oder verbessert.

Da querschnittgelähmte Patienten, besonders mit hohen Läsionen, eine verringerte Thermoregulation aufweisen, ist es sinnvoll, die Schwimmtherapie zur Verhinderung einer Unterkühlung immer bei einer Wassertemperatur von 28 – 32 °C durchzuführen.

Eine Voraussetzung für das Erlernen des Schwimmens ist, daß Haut- und Blasenprobleme nicht dagegen sprechen und die Wirbelsäule stabil ist.

Viele querschnittgelähmte Patienten, insbesondere tetraplegische Patienten, die durch einen Badeunfall verunglückt sind, haben Schwellenangst. Eine individuelle und taktisch geschickte Begleitung ist in diesen Fällen unbedingt notwendig. Man sollte die Patienten jedoch nicht zum Schwimmen zwingen, ebensowenig wie Patienten, die als Kinder Ertrinkungstraumata hatten.

Da das Schwimmen An- und Ausziehen erfordert, ist es in der klinischen Phase zweckmäßig, den Patienten morgens im

Bett oder im Duschstuhl zum Schwimmbad zu fahren, dadurch kann Zeit und Mühe gespart werden. Aus dem Bett kann der Patient über einen Lifter im Liegen oder im Sitzen ins Bad gleiten. ATL-selbständige Patienten können mit dem Rollstuhl über den Lifter oder den erhöhten Rand des Beckens, mit Gleitschutz ins Wasser gelangen (Abb. 8.18).

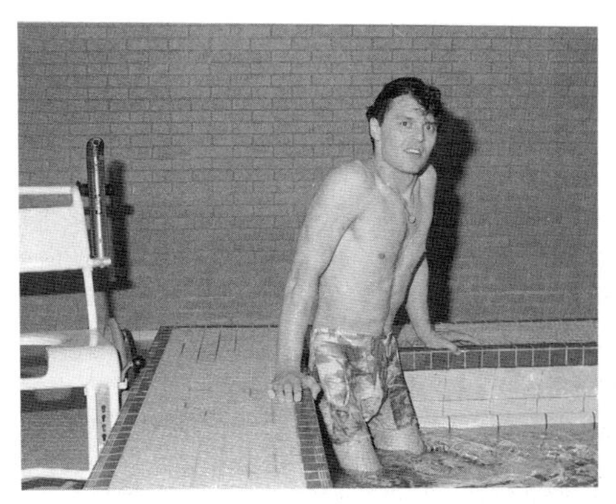

Abb. 8.18. Ein Patient mit einer Paraplegie kann evtl. über den Beckenrand in das Schwimmbekken gelangen und wieder heraus

8.4.1 Trainingsaufbau

Der normale Aufbau beginnt immer mit der Wassergewöhnung, bevor man mit Schwimmübungen anfängt. Für den querschnittgelähmten Patienten ist es wichtig, sich ohne Angst im Wasser zu bewegen und sich an sein neues Körperschema zu gewöhnen (Abb. 8.19). Auf diesem Gebiet muß man die Halliwick-Methode nach James McMillan besonders hervorheben (Paeth 1984).

Dieses Konzept stützt sich einerseits auf naturwissenschaftliche Prinzipien, wie z. B. den Wasserauftrieb, der bestimmt wird vom aufsteigenden Druck und dem spezifischen Gewicht, andererseits hat die Schwimmtherapie einen logischen, didaktischen und methodischen Aufbau, der dem Patienten soweit wie möglich die Angst nimmt, bevor man mit Schwimmübungen beginnt.

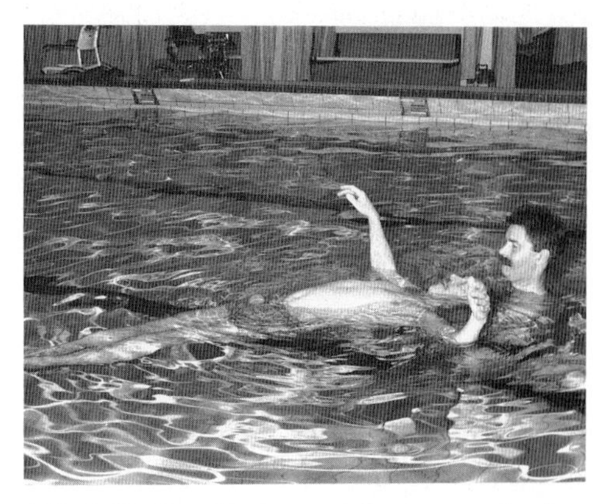

Abb. 8.19. Der Patient wird zuerst mit dem Wasser vertraut gemacht, bevor man mit den Schwimmübungen anfängt

Wassergewöhnung

Die Wassergewöhnung geschieht vorzugsweise ohne Auftriebskörper, um dem Patienten so gut wie möglich sein eigenes Körpergefühl und den eigenen Auftrieb zu vermitteln. Deshalb wird man immer mit der Rückenlage anfangen und den Patienten spüren lassen, daß die überstreckte Kopfhaltung den Wasserauftrieb erhöht. Weiter wird folgenden wichtigen Punkten erhöhte Aufmerksamkeit geschenkt: Atmungskontrolle, den Kopf unter Wasser halten, vertikale Rotation, horizontale Rotation und vertikale und horizontale Fortbewegung. Wenn der Patient sich völlig an das Wasser gewöhnt hat, fängt man mit dem Erlernen der Schwimmbewegungen an. Danach folgen der Rückenschlag, der Brustschlag, das Unterwasserschwimmen und das Wassertreten.

Wenn die Beine gelähmt sind, wird man beim Rückenschlag meistens einen symmetrischen Armschlag machen, um Rotationen des Rumpfs zu vermeiden.

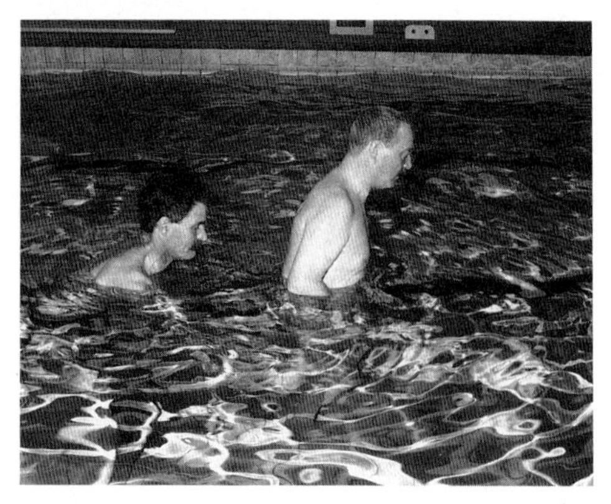

Abb. 8.20. Ein Patient mit einer inkompletten Läsion trainiert im Schwimmbecken das Gehen

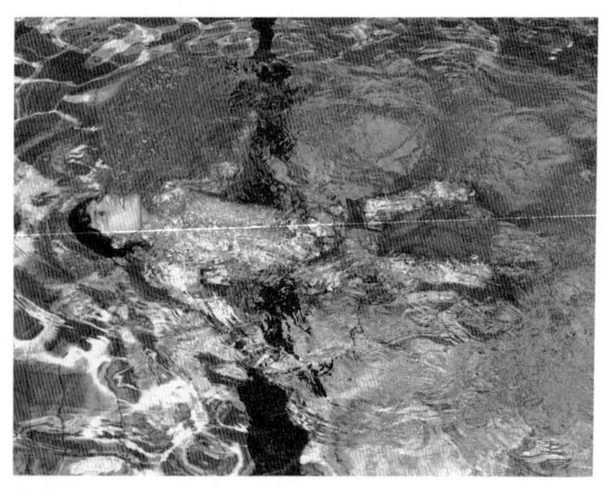

Abb. 8.21. Rückenschwimmen eines Patienten mit einer Paraplegie

Ab einer Läsionshöhe unterhalb C 7 – 8 kann der Rückencrawl ausgeführt werden.

In der Brustlage sind der Schulschlag und der Brustcrawl bei einer Läsion unterhalb C 7 – 8 möglich. Die Atmung wird wegen der eingeschränkten Nackenextension entweder über die Seite erfolgen oder mehr Kraft der Arme erfordern, um weit genug aus dem Wasser zu kommen. Eine übertriebene Rumpfrotation ist beim Brustcrawl oft nicht zu vermeiden, wenn die Beine den Rumpf nicht im Gleichgewicht halten können.

Unterwasserschwimmen und Tauchen erfordern ebenfalls genügend Armkraft, beides ist bei einer Läsionshöhe unterhalb C 7 möglich. Wassertreten geschieht durch Hin- und Her- sowie Vorwärts- und Rückwärtsbewegen der Arme, wobei das Wasser nach unten gedrückt wird. Dies erfordert wenigstens Funktionsfähigkeit des M. triceps brachii.

Paraplegiker können meistens schneller schwimmen, da die Arme vollständig und der Rumpf teilweise einzusetzen sind.

Patienten mit einer inkompletten Läsion können neben dem Schwimmen auch Gehübungen ausführen, wobei die Wasserhöhe an ihre Möglichkeiten angepaßt wird (Abb. 8.20).

Bei störender Spastizität, hauptsächlich Flexionsspastizität, werden die Hüft- und Knieflexion den Auftrieb und die Schwimmschnelligkeit beeinflussen. Eine korrekte Kopfhaltung kann die Spastizität oft verringern (Abb. 8.21).

8.5 Konditionstraining

Neben dem indirekten Konditionstraining, das aus den oben beschriebenen Sportarten und aus einem intensiven Rehabilitationsprogramm besteht, ist es sinnvoll, in der klinischen Rehabilitation ein zielgerichtetes Konditionstraining anzubieten. Fast alle querschnittgelähmten Patienten weisen wegen ihrer Inaktivität einen konditionellen Rückstand auf, und dies unabhängig von der Tatsache, daß sie mit einer kleineren kardiopulmonalen Restkapazität funktionieren müssen.

Das klinische Konditionstraining bezweckt deshalb auch primär die Erreichung von Leistungsfähigkeiten, die das tägliche Leben erleichtern. In der gewählten Therapieform werden diese Funktionen auch zur Anwendung kommen, was den Rehabilitationspatienten besonders motivieren wird.

Eine Auswahl aus einigen klinischen Möglichkeiten:

- Rollstuhlfahren: Strecken und Gefälle fahren auf Zeit,
- Rollstuhlfahren: Intervalltraining,
- Hanteltraining: mit angepaßten Gewichten, mit absoluter Kraft oder Ausdauerarbeit,
- funktionelle Übungen: Kraft-, Schnelligkeits- und Ausdauerübungen, z. B. Hochdrücken, im Sitz und in Bauchlage drehen, zum Sitz kommen, Hochdrücken im Barren, Hochziehen an den Turnringen usw.,
- Armergometrie oder „Drehkurbeln" (dies ermöglicht einen genau festgelegten Aufbau).

Ein Gruppentraining fördert dabei die Konkurrenz untereinander, es ist aber hauptsächlich wichtig, daß der Patient seine eigenen Leistungen und Fortschritte erlebt und vielleicht später, bei der Ausübung einer Sportart, Selbstbestätigung findet (van Eysden-Besseling 1989).

Beim Konditionstraining, das eine positive Auswirkung auf den Bewegungsapparat, das Herz-Kreislauf-System und die Lunge hat, wird man bei querschnittgelähmten Patienten mit einer höheren Läsion (über Th 6) beachten müssen, daß die Blutdruckregulation manchmal sehr gestört sein kann.

Infolge der fehlenden schnellen sympathischen Regulation oder durch eine autonome Dysreflexie (s. 3.6.2) kann eine Hypertension entstehen. Auch muß man bei hohen Läsionen mit einer verringerten Sauerstoffaufnahme und einer langsameren Herzfrequenz rechnen. Deshalb ist es sinnvoll, dieses Konditionstraining progressiv durchzuführen und Patienten mit einer höheren Läsion individuell zu testen und zu kontrollieren (Haga u. Cluitmans 1989).

8.6 Rollstuhlbasketball

Rollstuhlbasketball ist der populärste Behindertensport, der neben einer völligen Beherrschung des Rollstuhls auch eine enge Zusammenarbeit der Mannschaft und Teamgeist erfordert. Die wichtigsten Teilaktivitäten werden erlernt und trainiert. Dies sind das Fahren über das Spielfeld, das Zuspielen, Fangen, Dribbeln und Zielen. Das Wettkampfreglement bestimmt, daß für diese Sportart u. a. einige Forderungen an den Rollstuhl, das Spiel und den Grad der körperlichen Behinderung des Teams gestellt werden.

Der Sportlehrer wird diese Sportart bei den querschnittgelähmten Patienten anbieten, nachdem das spezifische Training absolviert wurde. Paraplegische Rehabilitationspatienten haben den großen Vorteil, neben einer guten Handfunktion auch über eine bessere Rumpfbalance als tetraplegische Patienten zu verfügen.

8.7 Gewehrschießen

Obwohl weniger Kraft als beim Bogenschießen benötigt wird, ist das Schießen mit dem Gewehr eine Sportart, die äußerste Konzentration erfordert und hauptsächlich von männlichen querschnittgelähmten Patienten angestrebt wird (van Eysden-Besseling 1989).

Abhängig vom Gewicht des Gewehrs kann ab einer C 7-Läsion aus der Hand geschossen werden. Patienten mit höheren Läsionen (C 5/C 6) können schießen, wenn das Gewehr auf einer Abstützung ruht. Ein leicht eingestellter Abzug kann bei Läsionen von C 5 – C 7 mit der aktiven Funktionshand oder durch eine Ellenbogenflexion bedient werden.

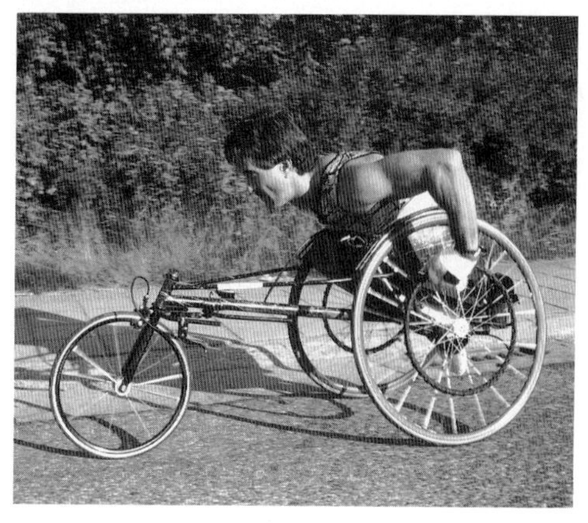

Abb. 8.22. Ein Rollstuhlrennen erfordert angepaßte Rollstühle

Genau wie beim Bogenschießen kann man dabei, abhängig von der Läsionshöhe, die Sitz- und Stehbalance progressiv aufbauen.

8.8 Rudern und Kanufahren

Als Abschluß des Schwimmtrainings kann der querschnittgelähmte Patient das Rudern und Kanufahren kennenlernen. Die einfachste Art ist das Fahren des Kanus im Schwimmbad. Ab einer C6–C7-Läsion ist dies möglich, wobei dann einige Anpassungen an die Rückenlehne und eine Fixation des Ruders oder Paddels notwendig sind.

8.9 Leichtathletik

Attraktive Bereiche aus der Leichtathletik für die Rehabilitation sind: der Speerwurf (Strecken- und Zielwurf), Kugelstoßen, Diskuswerfen, Rollstuhlslalom und Rollstuhlrennen (Abb. 8.22). Abhängig von der Läsionshöhe, dem Interesse und den Wetterumständen werden diese Sportarten fakultativ angeboten.

8.10 Sport nach der Entlassung

Die Wichtigkeit des Behindertensports nach der Entlassung kann nicht genug betont werden. Es kann organisierter oder nichtorganisierter, Ausgleichssport, Wettkampfsport oder sogar nach einiger Zeit Spitzensport betrieben werden. Eine Sportberatung und Informationen über die Sportmöglichkeiten nach der Entlassung sind deshalb auch ein „Muß“ am Ende der Rehabilitation.

8.10.1 Nationale Sportorganisationen

In den Niederlanden besteht seit 1961 der N. I. S. (Nederlandse Invaliden Sportbond), zu dem alle körperlich behinderten Sportler, also auch die querschnittgelähmten Patienten, gehören. Adressen der Sportverbände in den deutschsprachigen Ländern, Belgien und den Niederlanden finden sich im Anhang. Bei diesen Organisationen kann man Informationen über Klubs, Sportarten und Kontaktpersonen bekommen.

8.10.2 Untersuchung und Beratung

Für die rekreative Sportausübung ist eine Sportuntersuchung nicht notwendig. Für eine Wettkampfsportart, vor allem wenn man eine hohe Läsion hat oder älter als 40 Jahre ist, ist eine medizinische Untersuchung zu empfehlen.

Diese medizinische Untersuchung wird oft von einem Arzt und einem Physiotherapeuten durchgeführt. Sie umfaßt eine allgemeine körperliche Untersuchung, eine eventuelle Klasseneinteilung, Blut- und Urinkontrollen und, falls nötig, einen Belastungstest oder bei älteren Sportlern und Gewichthebern mindestens ein EKG.

Eine gezielte persönliche Sportberatung beinhaltet auch Ratschläge zur Wahl der Sportart, zu den Risiken dieser Sportart, der Wahl des Sportmaterials und dem Trainingsaufbau.

8.10.3 Wettkampfsport

Um einen fairen Wettkampf zu garantieren, werden Querschnittgelähmte nach dem neurologischen Ausfall und den funktionellen Möglichkeiten klassifiziert. Besonders bei inkompletten Läsionen ist dies oft schwierig.

Die medizinische Kommission des „Stoke Mandeville Games Federation" (ISMGF) teilt die Sportler in einer internationalen Klassifikation der Querschnittgelähmten in 6 Klassen ein (Tabelle 8.1).

Bei kompletten Läsionen wird von der Läsionshöhe ausgegangen. Bei inkompletten Läsionen geht man von der Läsionshöhe, aber auch den Restfunktionen aus, hier werden nach der bekannten 0–5-Skala bestimmte Muskeln getestet. Das Ergebnis läßt sich anhand der Muskelpunkte in den Beinen bestimmen, wonach man dann die Patienten in Klasse IV, V oder VI einteilt.

Diese Klassifikation ist eine Grundeinteilung. Für jede Sportart bestehen weitere Spezifizierungen, wobei man besonders die funktionellen Möglichkeiten für die bestimmte Sportart beurteilt. Die Zielsetzung bleibt einerseits, keine zu große Anzahl von Klassen in jeder Sportart zu bilden und andererseits doch einen ehrlichen Kampf zwischen den behinderten Sportlern zu gewährleisten.

Eine andere wichtige Entwicklung der letzten Jahre ist auch die Integration von Behindertensport und Nichtbehindertensport. In den Niederlanden sind bestimmte Sportarten, z. B. Bogenschießen, Luftgewehr- und Pistolenschießen, bereits größtenteils im validen Sportgeschehen integriert. Auch große Leichtathletikwettkämpfe werden heutzutage integrativ or-

Tabelle 8.1. Klasseneinteilung beim Wettkampfsport

Läsionsniveau	Klassen		Klassencharakteristika
C4, C5	I	IA	M. triceps ist afunktionell (0–3) Handgelenksflektoren und -extensoren können funktionell sein
C6, C7	I	IB	M. triceps ist funktionell (4–5) Handgelenksflektoren und -extensoren sind funktionell
C8	I	IC	Intrinsische Handmuskeln sind afunktionell
Th 1, Th 2, Th 3, Th 4, Th 5	II		Keine funktionellen Bauch- und Rückenmuskeln Keine funktionelle tiefe Interkostalmuskulatur
Th 6, Th 7, Th 8, Th 9, Th 10	III		Obere Bauch- und Rückenmuskulatur ist funktionell Untere Bauch- und Rückenmuskulatur ist afunktionell
Th 11, Th 12, L 1, L 2, L 3	IV		Funktionelle Bauch- und Rückenmuskeln Einige Funktionen in den Hüftflexoren und -adduktoren Punkte 1–20
L 4, L 5	V		Punkte 21–40
S 1, S 2	VI		Punkte 41–60

ganisiert, obwohl die Medien hierüber zu wenig berichten.

Die Erfolge der Olympischen Spiele 1988 in Seoul und der Weltspiele in Assen im Sommer 1990 zeigen, daß die wachsende Bedeutung des Behindertenwettkampfsports sicher eine Wegbereiterfunktion für den rekreativen Sport erfüllt.

Literatur

Breukelen K van (1987) Moderne handbewogen rolstoelen. Brochure Stichting Warenonderzoek Gehandicapten (S.W.O.G.), Utrecht

Breukelen K van (1989) Biomechanica van het roadracen. De Lichamelijke Opvoeding 2: 59–63

Eysden-Besseling M van (1989) Sport. In: Pons C (ed) V. R. A. Basiskursus; Dwarslaesie problematiek. RIC, Hoensbroek 20: 1–18

Guttmann L (1973) Experimental studies on the values of archery in paraplegia. Paraplegia 11: 159–165

Guttmann L (1976) Textbook of sport for the disabled, H.M. & M Publishers, Aylesbury, Bucks: 1976

Guttmann L (1979) Handboek voor gehandicaptensport. De Tijdstroom, Lochem

Haga N, Cluitmans J (1989) Vegetatieve ontregeling, sport en hoge dwarslaesies. In: Pons C (ed) V. R. A. Basiskursus Dwarslaesie problematiek RIC, Hoensbroek 21: 1–9

Heemskerk P (1977) Rolstoeltechnieken. De Tijdstroom, Lochem

Hjeltnes M, Volae Z (1979) Circulatory strain in everyday life of paraplegics. Scand J Rehab Med, 11: 67–73

Jaeken D (1983) Sportgids voor Vlaanderen Wetenschappelijke. Uitgeversgroep, Afd 4

Paeth B (1984) Schwimmtherapie „Halliwick-Methode“ nach James McMillan bei Erwachsenen Patienten mit neurologischen Erkrankungen. Krankengymnastik 36: 100–112

Rolf G, Witt H (1972) Der klinische Sport in der Rehabilitation Querschnittgelähmter. Kohlhammer, Stuttgart

9 Durchbewegen und Stretching

Gelenke und Muskeln neigen bei ungenügender Aktivität zu Versteifungen und Verkürzungen. Wegen der Lähmung besteht bei querschnittgelähmten Patienten ein erhöhtes Risiko der Gelenkversteifung und Kontrakturbildung, aber auch eine langandauernde Immobilisation oder bestehende Spastizität können dazu führen.

Am Anfang der Rehabilitation wird der Physiotherapeut täglich alle gelähmten Gelenke mobilisieren und die Dehnfähigkeit der Muskeln erhalten. Sobald der Patient aber imstande ist, das selbst zu tun, wird der Therapeut ihm diese Aufgabe übertragen. Bei tetraplegischen Patienten ist es sinnvoll, das Mobilisieren der Arme und Beine dem Partner oder einem anderen Familienmitglied beizubringen, so daß auch während des Wochenendes zu Hause die Übungen fortgesetzt werden können.

Tetraplegische Patienten ab einer C 6/ C 7-Läsion und paraplegische Patienten sind in der Regel imstande, ihre Beine selbst durchzubewegen, wenn störende Komplikationen wie PAO oder Spastizität nicht entgegenwirken. Falls nötig, kann auch hier der Partner oder ein Familienmitglied helfen. Wenn aber eine Mobilisation durch einen Dritten notwendig ist, ist es sinnvoll, auch nach der Entlassung einen Physiotherapeuten einzusetzen.

Die Gelenkmobilisation durch Familienmitglieder sollte eher als eine Behelfsmöglichkeit für die Tage oder Wochenenden, an denen kein Therapeut zur Verfügung steht, gesehen werden.

Das *Hauptziel* des selbständigen Mobilisierens ist, die Gelenke geschmeidig und die Muskeln dehnbar zu halten. Durch das Durchbewegen wird auch die Blutzirkulation stimuliert und eine eventuelle Spastizität gehemmt.

Freie Gelenke sowie verminderte Spastizität erleichtern die ATL (in der Regel). Die meisten Patienten, die diese Mobilisation brauchen, führen sie morgens liegend im Bett aus, bevor sie mit der Selbstversorgung beginnen.

ATL wie Langsitz, Transfer, Ankleiden, Essen und Duschen erfordern meist nicht genügend Gelenkbewegungen, um Kontrakturen auf längere Zeit zu verhindern. Ein tägliches Durchbewegen ist deshalb immer notwendig.

Die Hilfsperson sollte das Bett, wenn möglich, auf eine angenehme Arbeitshöhe stellen. Beim Durchbewegen greift man immer so dicht wie möglich an das zu bewegende Gelenk, ohne daß andere Gelenke dazwischen liegen. Wenn die Mobilisation nicht korrekt ausgeführt wird, können Gelenke geschädigt werden. Deshalb befolgt man immer die Ratschläge seines Physiotherapeuten, und nur gut instruierte Personen dürfen das Mobilisieren übernehmen.

Jede Bewegung muß wenigstens 10mal wiederholt werden. Das passive Durchbewegen muß langsam durchgeführt werden, so daß die Muskeln beim Dehnen Zeit haben, sich zu entspannen. In jeder Richtung sucht man die Bewegungsgrenze und dehnt vorsichtig maximal (Bänder,

Muskeln), ohne zu viel Kraft anzuwenden oder zu große Schmerzen zu verursachen. Das Dehnen der Muskeln kann manchmal etwas unangenehm sein, z. B. an den Schultern.

Anstatt federnd zu dehnen, sollte man vorzugsweise durch anhaltendes Dehnen in der Endstellung die Mobilität vergrößern. Dadurch kann auch bereits vorhandene Spastizität abnehmen.

9.1 Mobilisieren des Arms bei tetraplegischen Patienten

Wenn die Arme aufgrund von Steifigkeit oder Muskelschwäche nicht maximal bewegbar sind, sollte der Patient sie in der Rückenlage mobilisieren lassen. Neben dem Durchbewegen der Arme sind die Lagerungen im Bett sehr wichtig, um die Beweglichkeit der Gelenke zu erhalten. Wenn nur ein Arm gelähmt ist, kann der Patient diesen Arm oft mit Hilfe des gesunden Arms mobilisieren.

9.1.1 Schulter

Zuerst sollte das Schulterblatt mobilisiert werden, und zwar in alle Richtungen bezüglich des Rumpfs, vor allem nach ventral und nach kranial (Abb. 9.1).

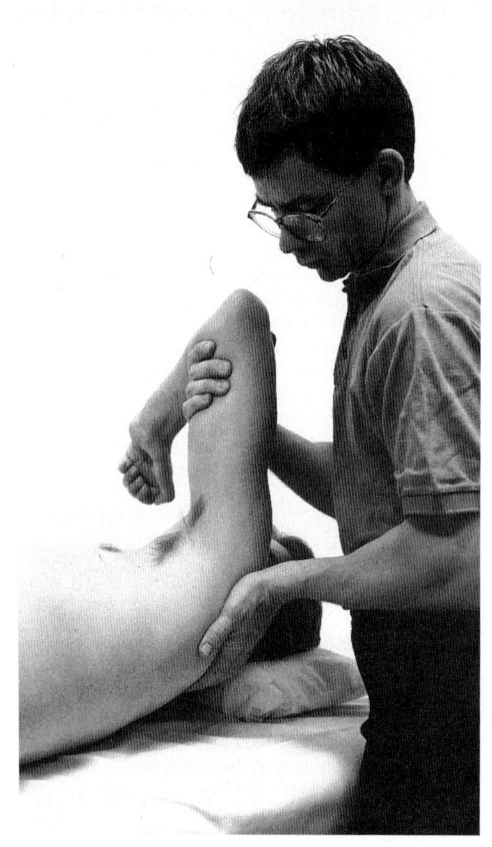

Abb. 9.1. Das Durchbewegen der Schulter fängt immer mit der Mobilisierung des Schulterblatts an

Anteversion

Ausgangsposition: Der Patient liegt am besten auf dem Rücken, der Arm liegt neben dem Rumpf. Ergreifen Sie nun mit einer Hand den Oberarm, mit der anderen die Hand des Patienten. Heben Sie den gestreckten Arm bis zur Vertikalen an und bewegen Sie ihn aus dieser Position 90° weiter, bis er neben dem Kopf liegt (Abb. 9.2a und b). Wenn das Kopfende des Betts dabei stört, kann der Ellenbogen gebeugt werden.

Die Handfläche soll sich während der Bewegung immer in der Supinationsstellung befinden. Danach wird der Arm wieder in die Vertikalstellung zurückgebracht und die Bewegung 10mal wiederholt.

Abduktion

Die Ausgangsstellung ist die gleiche wie bei der Anteversion. Halten Sie den Arm in gleicher Weise fest und bewegen Sie ihn nun in horizontaler Richtung, 90° vom

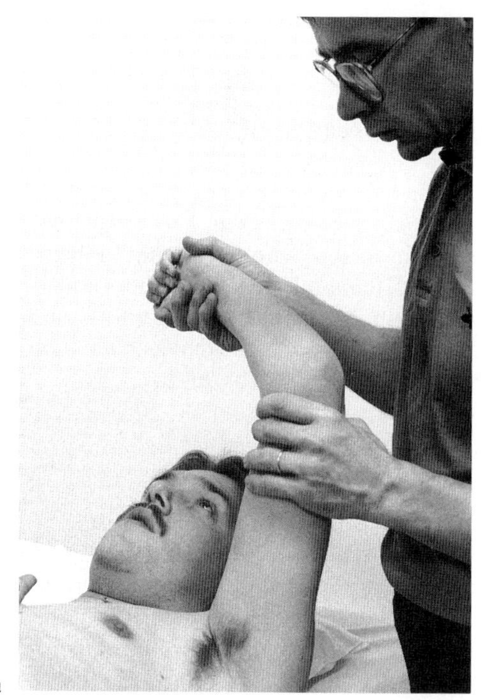

a

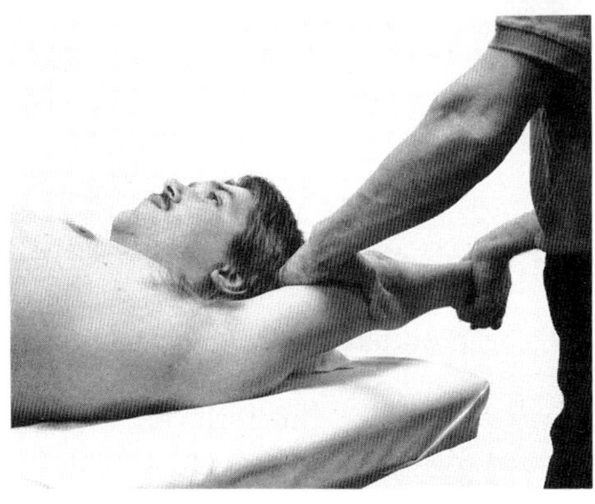

b

Abb. 9.2 a, b. Anteflexion in der Schulter. **a** Ausgangsposition. **b** Endposition

Körper weg. Drehen Sie den Arm, bis sich die Hand in Supinationsstellung befindet und bewegen Sie den Arm 90° weiter, so daß er neben dem Kopf liegt (Abb. 9.3 a und b). Bringen Sie den Arm wieder in die Ausgangsposition und wiederholen Sie die Bewegung 10mal.

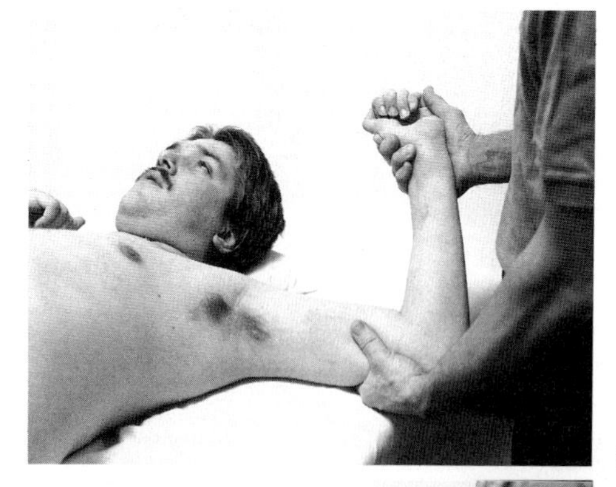

a

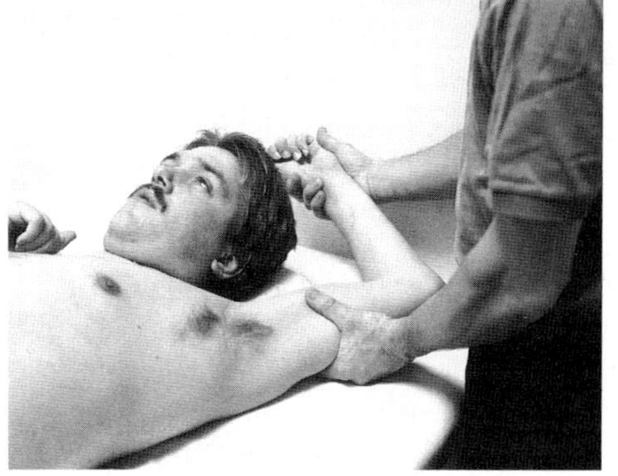

b

Abb. 9.3 a, b. Abduktion in der Schulter. **a** Ausgangsposition. **b** Endposition

Horizontale Adduktion

Die Ausgangsposition ist wieder die Rükkenlage, mit dem Arm neben dem Rumpf. Halten Sie wieder Oberarm und Hand fest und führen Sie die Hand zur Rückseite der gegenüberliegenden Schulter (Abb. 9.4). Bringen Sie den Arm seitwärts zurück in die Ausgangsposition und wiederholen Sie die Bewegung 10mal.

Rotationen

Ausgangsposition: 90°-abduzierter Oberarm und eine 90°-Beugung im Ellenbogengelenk. Eine Hand hält den Ellenbogen, die andere die Hand des Patienten.

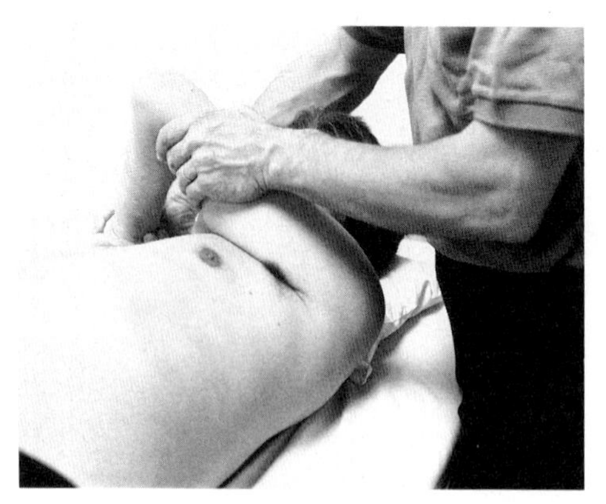

Abb. 9.4. Adduktion in der Schulter; Endposition

Die Hand des Patienten ist in Pronationsstellung (Abb. 9.5 a). Bei der Innenrotation bewegen Sie den Unterarm zur Unterlage hin, bis die Handfläche dieselbe berührt (Abb. 9.5 b). Führen Sie den Unterarm danach wieder in die Ausgangsposition zurück. Bei der Außenrotation bewegen Sie den Unterarm in die entgegengesetzte Richtung, bis der Handrükken die Unterlage berührt (Abb. 9.5 c). Wiederholen Sie die vollständige Bewegung, Innen- und Außenrotation, 10mal.

9.1.2 Ellenbogen

Ausgangsposition: Der Arm liegt leicht abduziert neben dem Rumpf. Halten Sie wieder den Oberarm mit einer Hand fest und umschließen Sie mit der anderen Hand die Hand des Patienten.

Ellenbogen beugen

Beugen Sie den Ellenbogen so weit es geht, so daß die Hand so dicht wie möglich an die Schulter kommt. Führen Sie dies 10mal mit dem Handrücken nach unten (in Pronation; Abb. 9.6 a) und 10mal mit dem Handrücken nach oben (in Supination; Abb. 9.6 b) durch.

Ellenbogen strecken

Das Strecken des Ellenbogens ist sehr wichtig, weil sich besonders die Ellenbogenbeuger (der Bizeps) gerne verkürzen. Mit dem gleichen Handgriff wie bei der Beugung wird der Ellenbogen völlig gestreckt. Führen Sie die Streckung 10mal in Supination (Abb. 9.7 a) und 10mal in Pronation (Abb. 9.7 b) durch. Wenn man eine Abwehrspannung fühlt, muß man diese Bewegung sehr dosiert ausführen.

9.1.3 Handgelenk

Ausgangsposition: Der Oberarm liegt seitwärts, und der Ellenbogen wird gebeugt, so daß der Unterarm nach oben gerichtet ist. Greifen Sie den Unterarm

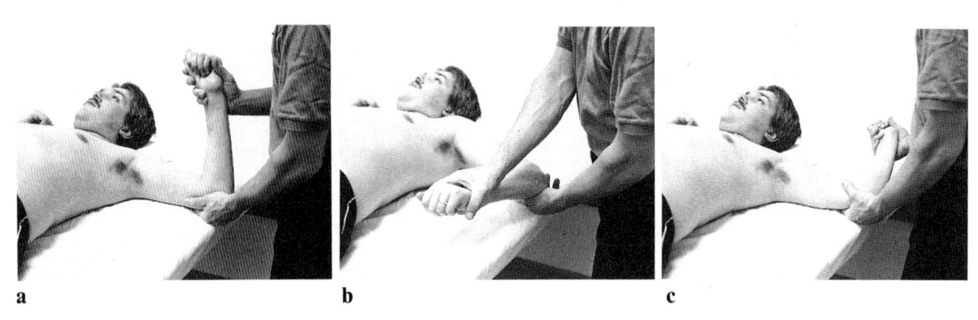

Abb. 9.5 a – c. Innenrotation und Außenrotation in der Schulter. **a** Ausgangsposition. **b** Endposition in Innenrotation. **c** Endposition in Außenrotation

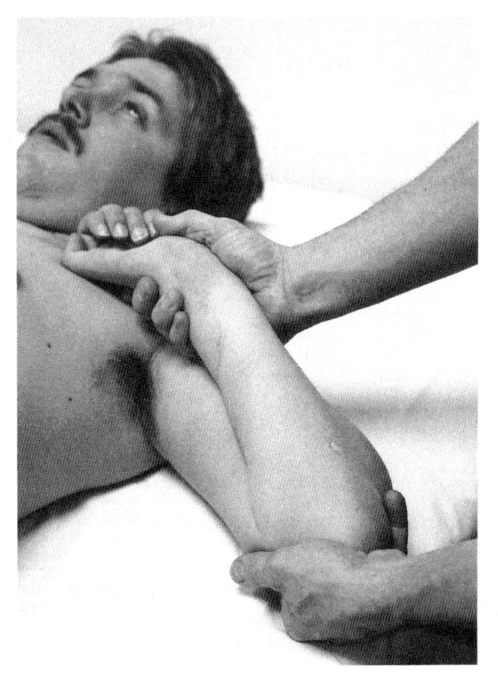

a

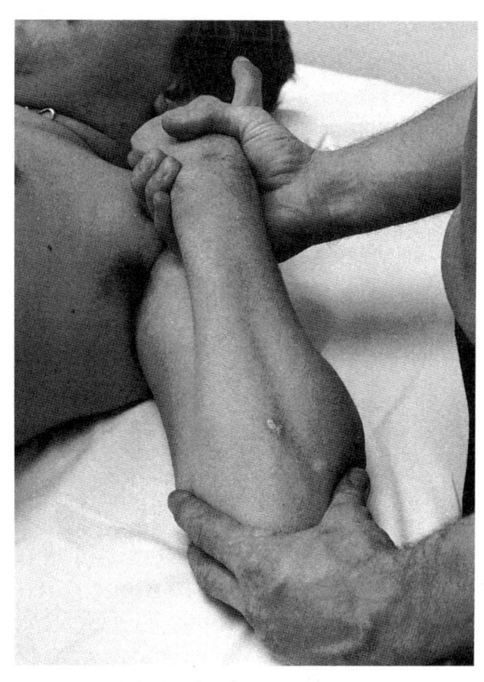

b

Abb. 9.6 a, b. Das Beugen des Ellenbogens, in Pronation (**a**) und in Supination (**b**)

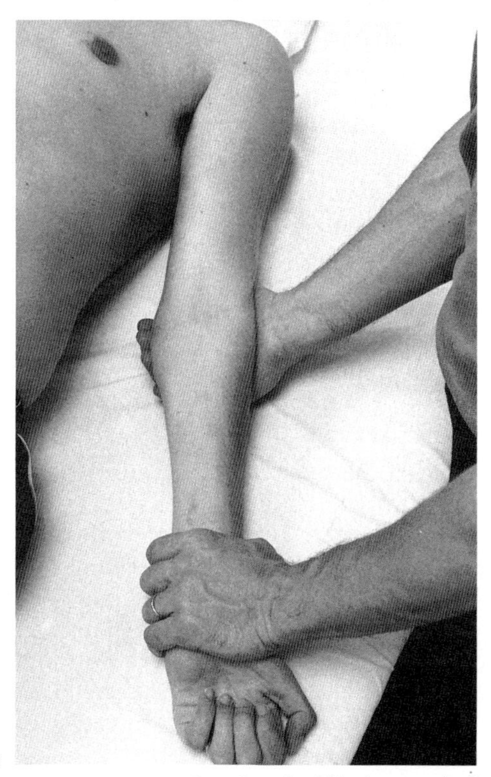

a

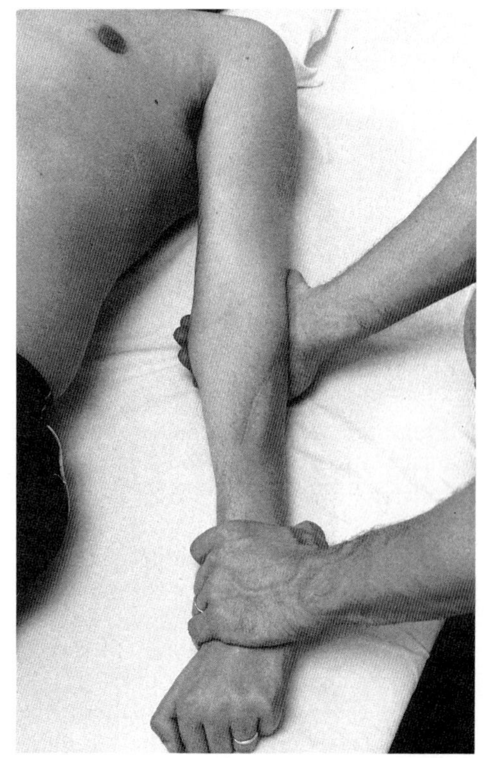

b

Abb. 9.7 a, b. Das Strecken des Ellenbogens, in Supination (**a**) und in Pronation (**b**)

genau oberhalb des Handgelenks und umschließen Sie mit der anderen Hand wieder die Handfläche. Das Handgelenk wird nacheinander in 4 Richtungen mobilisiert: Beugen Sie das Handgelenk so weit wie möglich palmärwärts, d.h. in die Richtung der Handfläche (Abb. 9.8 a). Beugen Sie es dann so weit wie möglich dorsal, d.h. in die Richtung des Handrückens (Abb. 9.8 b). Bewegen Sie das Handgelenk danach so weit wie möglich ulnar, d.h. in die Richtung des kleinen Fingers (Abb. 9.8 c) und dann so weit wie möglich radial, d.h. in die Richtung des Daumens (Abb. 9.8 d)

Beim Mobilisieren des Handgelenks ist die Position der Finger sehr wichtig. Der Physiotherapeut wird dazu die nötigen Instruktionen vermitteln. Bei Bedarf wird er zeigen, wie die Hand- und Fingergelenke durchbewegt werden müssen.

9.2 Durchbewegen der Beine und des Rumpfs

Gelähmte Beinmuskeln neigen zu Verkürzungen aufgrund der Passivität und Spastizität und aufgrund der andauernden Flexionshaltung im Rollstuhl und im Bett. Bevorzugt treten bei Kontrakturneigung Spitzfüße, Verkürzungen der Hüft- und Kniebeuger, Verkürzungen der Hüftadduktoren und Einschränkungen bei der Innenrotation in der Hüfte auf. Durch tägliches Stehen und Gehen kann man diese Muskelverkürzungen teilweise verhindern. Daneben ist auch oft die Selbstmobilisation notwendig. Wenn die Mobilisation nicht selbständig gelingt, kann sie teilweise oder völlig von einer Hilfsperson übernommen werden. In der Ausgangsposition sollte der Patient auf dem Rükken und nahe der Bettkante liegen.

9.2.1 Hüfte

Hüftflexion

Ausgangsposition: Fassen Sie mit einer Hand unter das Knie des Patienten und unterstützen Sie mit dem Unterarm den Unterschenkel. Mit der anderen Hand halten Sie das andere Knie von oben gestreckt auf dem Bett. Beugen Sie dann die Hüfte und das Knie und drücken Sie das Knie so weit wie möglich gegen den Rumpf (Abb. 9.9). Wiederholen Sie diese Bewegung 10mal.

Hüftflexion mit gestrecktem Knie

Ausgangsposition: Greifen Sie mit einer Hand das Knie und fassen Sie mit der anderen unter die Ferse des Patienten. Heben Sie das Bein mit gestrecktem Knie hoch (Abb. 9.10 a). Beugen Sie nun die Hüfte so weit wie möglich, ohne das Knie zu beugen. Wenn das andere Bein nachkommt, legen Sie das angehobene Bein des Patienten auf Ihre Schulter, um mit der nun freigewordenen Hand das nachkommende Bein unten zu halten (Abb. 9.10 b).

Hüftabduktion und -adduktion

Ausgangsposition: Fassen Sie mit einer Hand unter das Knie und mit der anderen unter die Ferse eines Beins. Heben Sie das Bein an. Bewegen Sie nun das Bein so weit wie möglich vom anderen weg (Abb. 9.11 a). Danach führen Sie es wieder dicht an das andere Bein heran. Wenn das andere Bein bei diesem Vorgang mitbewegt wird, machen Sie wieder eine Hand frei, indem Sie das Bein, das bewegt wird, mit dem gesamten Unterarm unterstützen. Beide Hände sollten sich oberhalb der Knie befinden (Abb. 9.11 b).

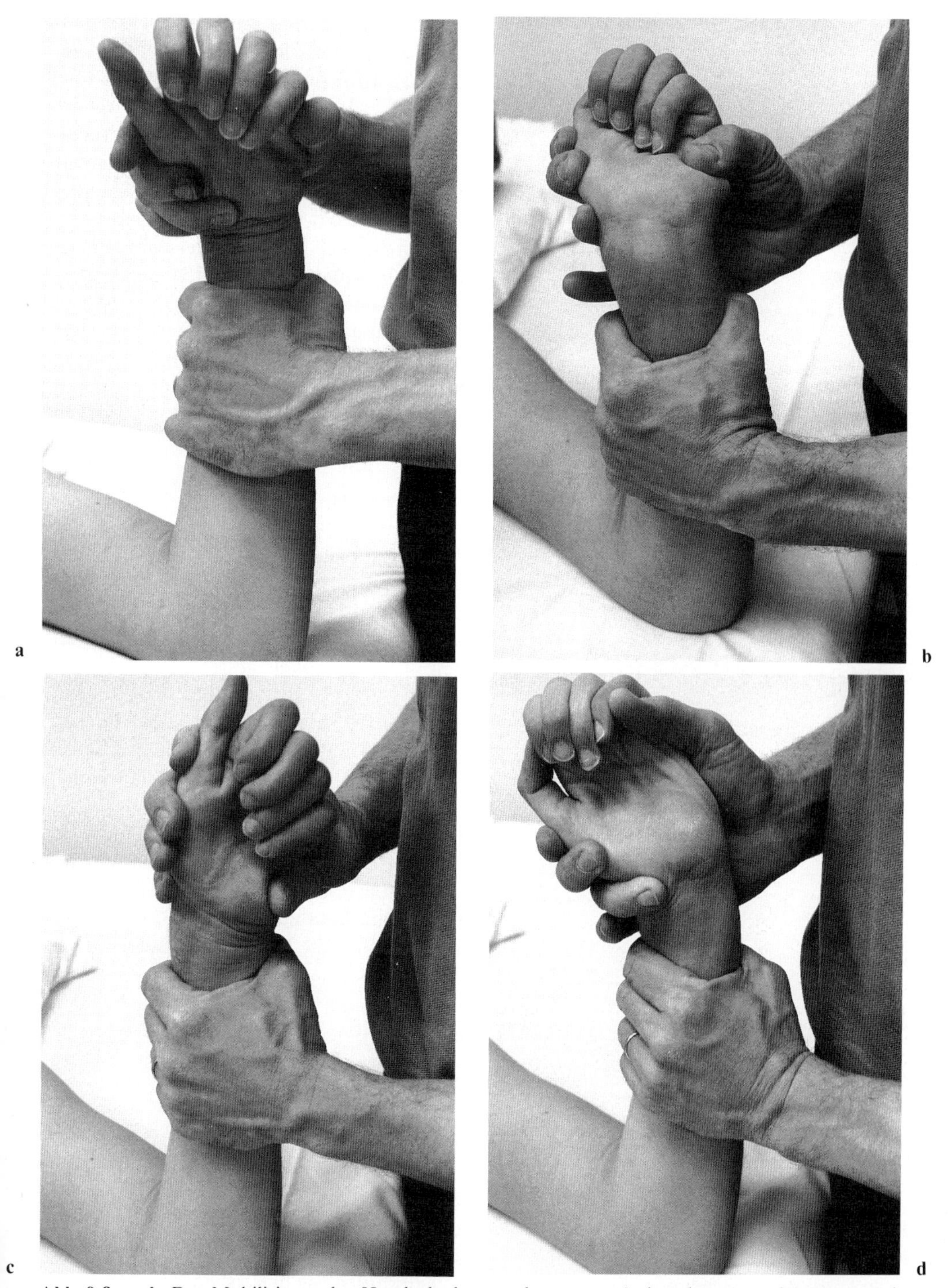

Abb. 9.8 a – d. Das Mobilisieren des Handgelenks: **a** palmarwärts, **b** dorsalwärts, **c** ulnarwärts und **d** radialwärts

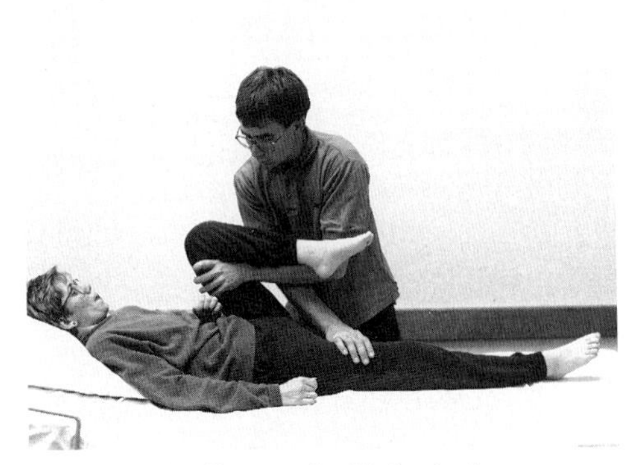

Abb. 9.9. Das Beugen des Hüftgelenks

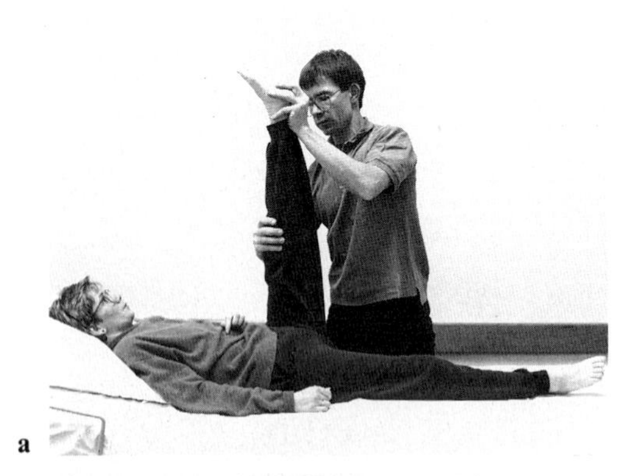

a

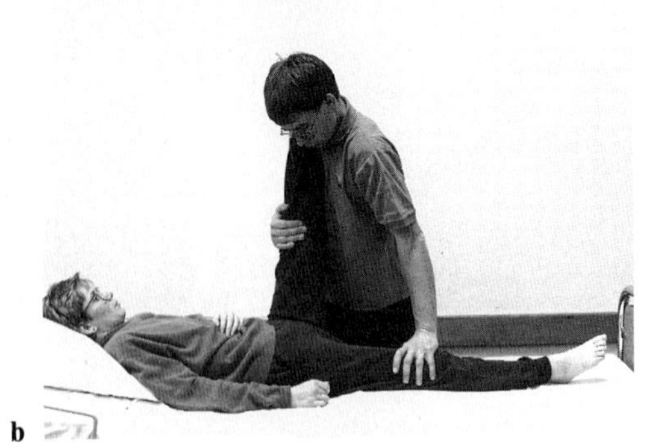

b

Abb. 9.10 a, b. Das Dehnen der Kniebeuger

Hüftrotationen

Ausgangsposition: Heben Sie das Bein hoch und beugen Sie es gleichzeitig im Kniegelenk, so daß Knie und Hüfte jeweils 90° gebeugt sind. Umfassen Sie den Oberschenkel fest mit beiden Händen und lassen Sie den Unterschenkel auf einem Arm ruhen. Bei der Innenrotation drehen Sie den Oberschenkel mit beiden Händen nach innen, so daß sich der Unterschenkel nach außen bewegt (Abb. 9.12 a) Bei der Außenrotation drehen sie den Oberschenkel nach außen, so daß sich der Unterschenkel nach innen dreht (Abb. 9.12 b).

Bei diesen Drehbewegungen darf der Unterschenkel nicht als Hebel dienen, da sonst das Knie durch Hebelkräfte verletzt werden könnte.

Hüftextension

Ausgangsposition: Der Patient liegt am besten auf dem Bauch, deshalb wird diese Bewegung oft am Schluß ausgeführt. Heben Sie das Bein mit einer Hand unter dem Oberschenkel gestreckt hoch, der Unterschenkel ruht auf Ihrem Unterarm. Die andere Hand fixiert das Becken (Abb. 9.13). Wiederholen Sie diese Bewegung 10mal. In dieser Haltung ist es auch möglich, das Knie zu beugen. Bei einer Flexionskontraktur im Hüftgelenk wird die Hüftextension in Rückenlage und bei gebeugtem Oberschenkel der kontralateralen Seite durchgeführt, da sonst die Bewegung über die LWS weiterläuft.

9.2.2 Knie

Flexion

Ausgangsposition: Der Patient liegt auf dem Rücken. Legen Sie eine Hand auf das Knie und eine unter die Ferse. Beugen Sie das Knie, indem Sie die Ferse so weit wie möglich zum Gesäß bringen (Abb. 9.14 a). Wiederholen Sie dies 10mal.

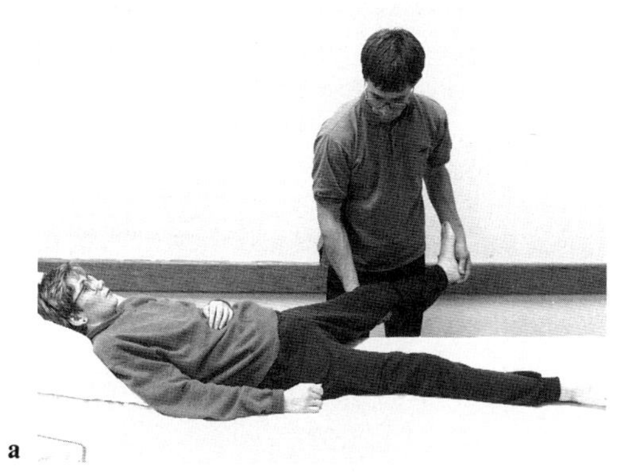

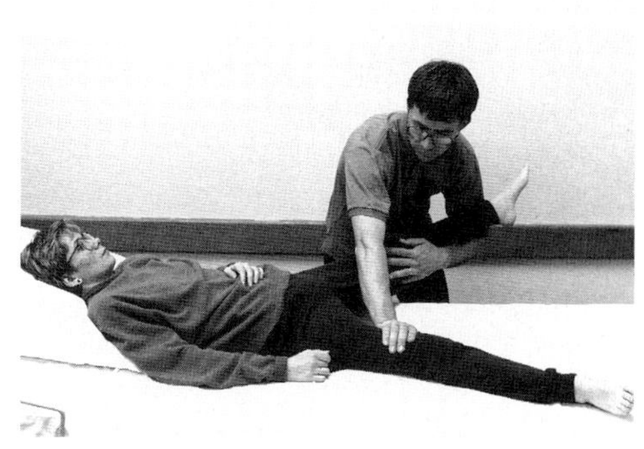

Abb. 9.11 a, b. Das Spreizen der Beine; Hüftabduktion

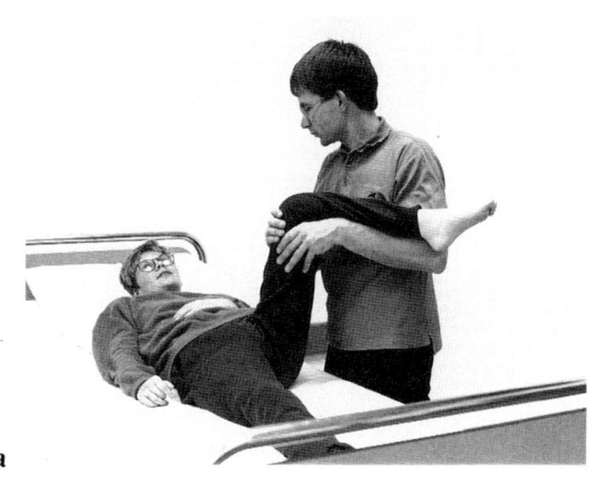

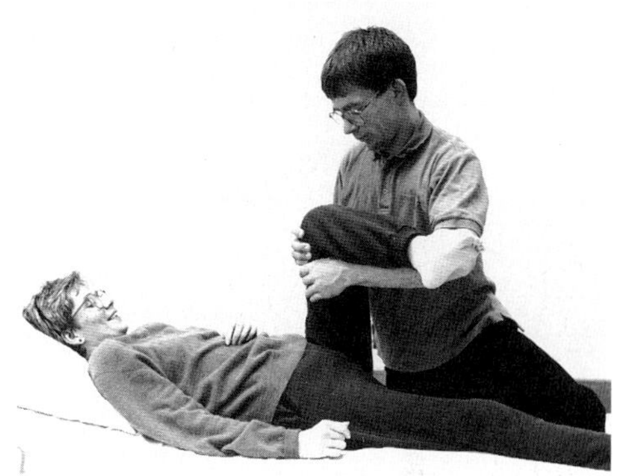

Abb. 9.12 a, b. Hüftrotationen. **a** Innenrotation. **b** Außenrotation

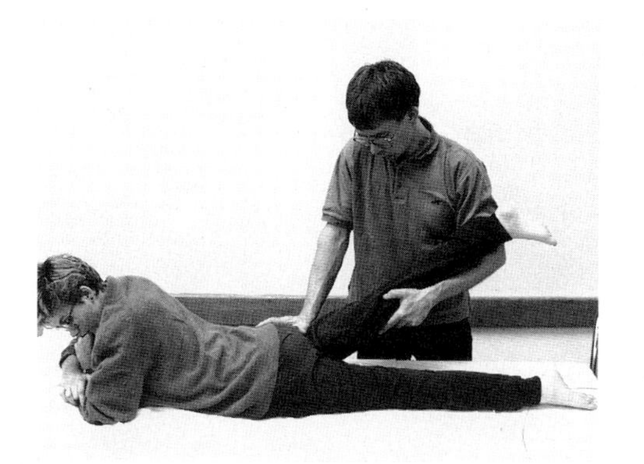

Abb. 9.13. Hüftextension

Knieextension

Die Ausgangsposition ist die gleiche wie bei der Knieflexion. Halten Sie das Kniegelenk so gestreckt wie möglich, indem Sie das Knie nach unten und die Ferse nach oben drücken (Abb. 9.14 b).

9.2.3 Sprunggelenk

Der Patient liegt, mit gestreckten Beinen. Die Zehen zeigen nach oben.

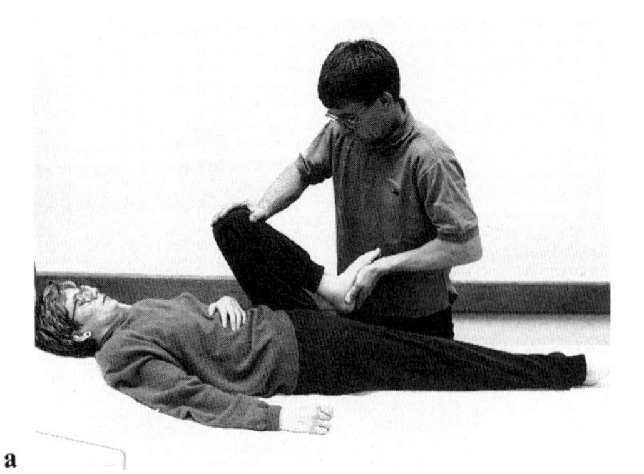

a

Abb. 9.14 a, b. Kniemobilisation. **a** Knieflexion

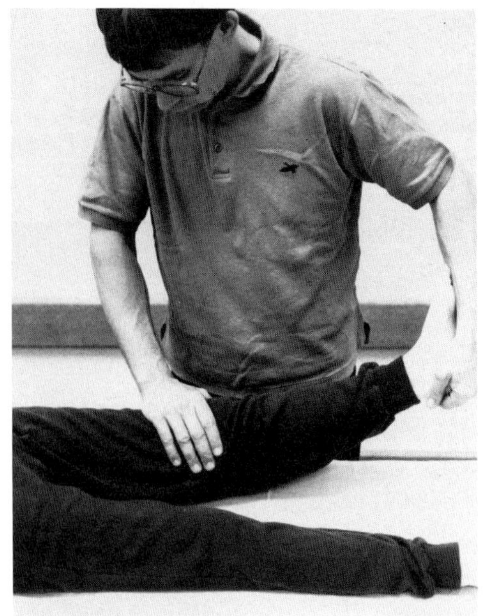

Abb. 9.14 b. Knieextention

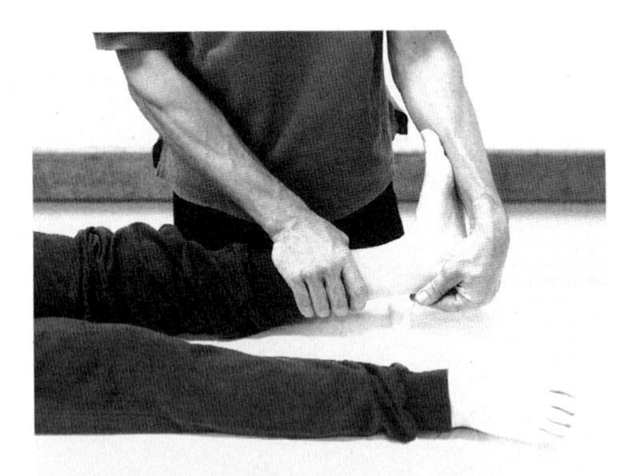

a

b c d

Abb. 9.15 a – d. Fußmobilisation: **a** Dorsalflexion. **b** Plantarflexion. **c** Inversion. **d** Eversion

Dorsalflexion

Ausgangsposition: Umfassen Sie die Ferse und unterstützen Sie die Fußsohle mit dem Unterarm. Legen Sie die andere Hand genau über den Knöchel. Bringen Sie nun den Fuß hoch, indem Sie an der Ferse ziehen und mit dem Unterarm den Fußballen nach vorn drücken, so weit es geht (Abb. 9.15 a). Gebrauchen Sie bei diesem Vorgang viel Kraft. Kontrollieren Sie mit den Fingern der Fixationshand den Spannungszustand der Achillessehne.

Plantarflexion

Ausgangsposition: Halten Sie die Ferse wieder in der Handfläche und legen Sie die andere Hand auf den Fußspann. Beugen Sie nun den Fuß nach plantar, indem Sie die Ferse hoch- und den Fußspann herunterdrücken (Abb. 9.15 b).

Inversion/Eversion

Ausgangsposition: Eine Hand greift den Fuß, die andere den Knöchel. Drehen Sie die Fußsohle einwärts, also zum anderen Fuß hin und danach wieder nach außen (Abb. 9.15 c und d). Wiederholen Sie diese Bewegung 10mal. Bewegen Sie auch die Mittelfußknochen gegeneinander.

9.2.4 Zehen

Ausgangsposition: Eine Hand greift den Fuß, und die andere Hand bewegt die Zehen (Abb. 9.16). Nun können die Zehen maximal gebeugt, gestreckt und gespreizt werden.

9.2.5 Rumpf

Dehnen der Rückenmuskeln

Das Dehnen der Rückenmuskeln ist hauptsächlich bei Steifigkeit und Spastizität, die dem Langsitz entgegenwirken, sinnvoll.
Ausgangsposition: Der Patient sitzt im Langsitz oder wird mit gestreckten Knien zum Langsitz gebracht. Setzen Sie sich hinter den Patienten. Drücken Sie den Rumpf dosiert nach vorn, bis die Hände die Zehen erreichen (Abb. 9.17 a). Wenn die Knie immer in Flexion kommen, können Sie von hinten beide Knie gestreckt halten und mit Ihrem Rumpf dosiert gegen den Rücken des Patienten nach vorn drücken (Abb. 9.17 b). Dies ist auch eine gute Dehnung für die Kniebeuger.

Auch die Rotation des Rumpfes wird ausgeführt, indem die Hilfsperson hinter dem sitzenden Patienten steht und dessen überkreuzte Arme vor der Brust festhält. Beim liegenden Patienten können Sie beide hochgezogenen Knie gleichzeitig nach einer Seite bewegen, während Sie die Schultern des Patienten auf der Unterlage fixieren.

9.3 Selbständiges Durchbewegen der Beine und Füße

Das selbständige Durchbewegen der Beine kann am besten morgens auf dem Bett ausgeführt werden. Besonders für tetraplegische und hoch paraplegische Patienten ist es sinnvoll, die elektrisch verstellbare Rückenlehne des Betts zu benutzen, um stabil hoch zu kommen und zu sitzen.

Tetraplegische Patienten, die keine gute Greiffunktion haben (C 6 – C 8), werden die Beine hauptsächlich mit ihren Handgelenksmuskeln stabilisieren müssen. Dies

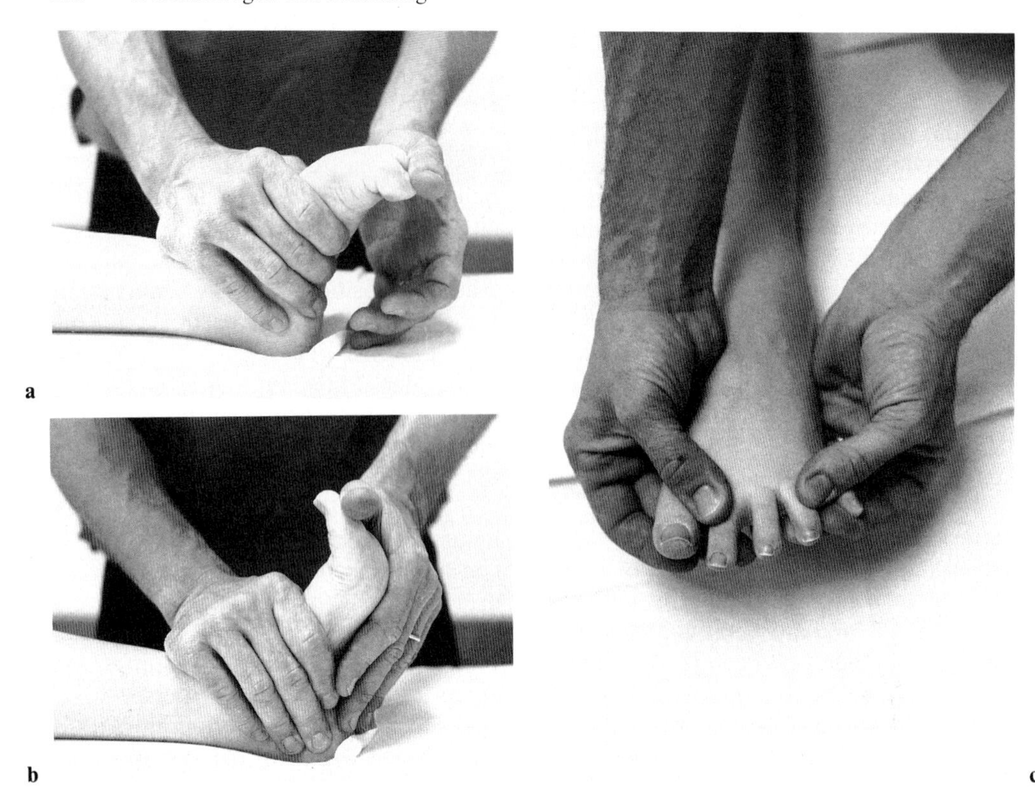

Abb. 9.16 a – c. Die Zehen. **a** beugen, **b** strecken und **c** spreizen

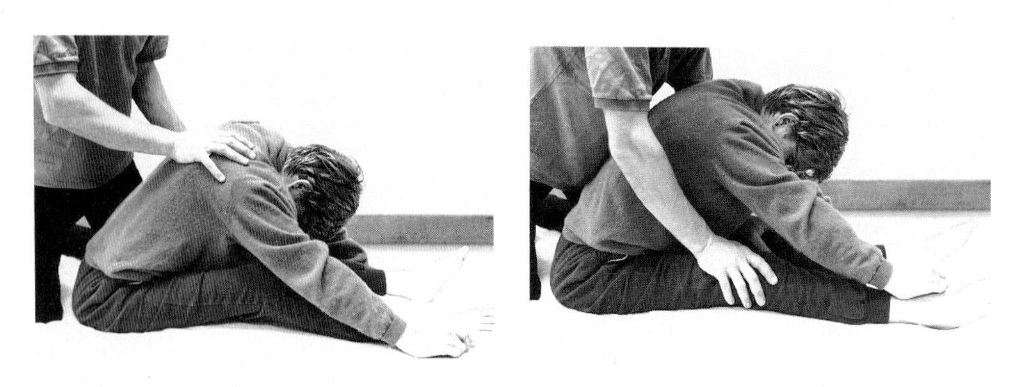

Abb. 9.17 a, b. Das Dehnen der Rückenmuskulatur und der Kniebeuger

geschieht in gleicher Weise, wie sie die Beine bei den ATL und bei den Transfers handhaben.

9.3.1 Stretching der Rückenmuskeln und Kniebeuger

Ausgangsposition: Kommen Sie zuerst durch Hochstützen auf den Armen oder durch Gebrauch der Rückenlehne des Betts zum Langsitz. Fixieren Sie die Unterschenkel und halten Sie, falls nötig, mit Ihren Ellenbogen die Knie gestreckt. Beugen Sie nun den Rumpf so weit wie möglich nach vorn. Führen Sie diese Bewegung langsam aus, so daß die Rückenmuskeln entspannen können. Versuchen Sie, mit Ihren Händen über die Füße hinauszureichen (Abb. 9.18). Diese Übung kann auch mit weit gespreizten Beinen ausgeführt werden.

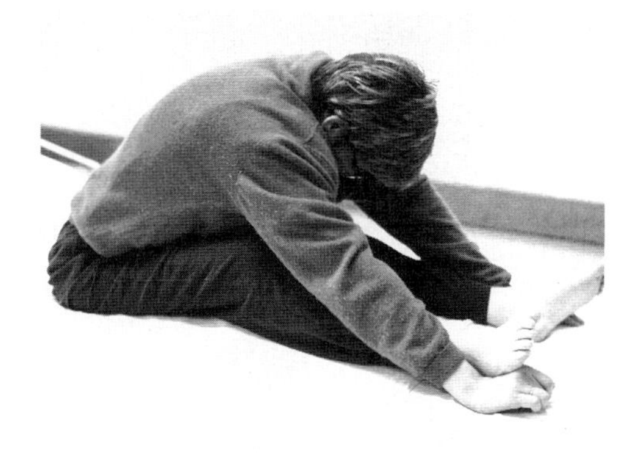

Abb. 9.18. Das selbständige Dehnen der Rückenmuskulatur und der Kniebeuger

9.3.2 Hüft- und Knieflexion

Ausgangsposition: Halten Sie Ihr Bein unter dem Knie und lehnen Sie sich gegen die Rückenlehne. Legen Sie die andere Hand auf den Unterschenkel des gehaltenen Beins. Ziehen Sie nun das Knie so hoch wie möglich gegen Ihre Brust und beugen Sie gleichzeitig das Knie maximal (Abb. 9.19). Wiederholen Sie diese Bewegung 10mal. Führen Sie sie vorerst nur an einem Bein durch. Diese Übung kann auch in Rücken- oder Seitenlage ausgeführt werden.

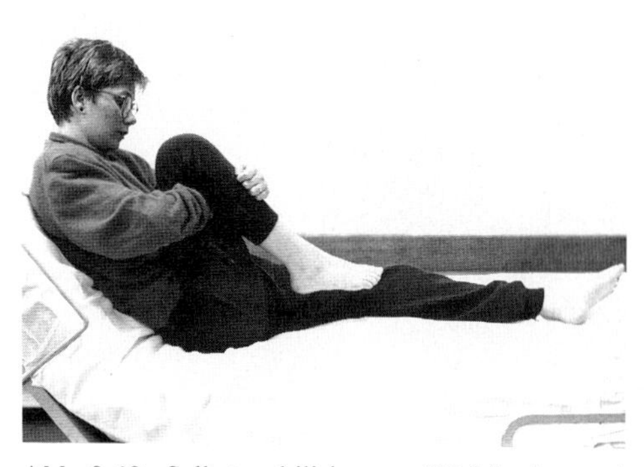

Abb. 9.19. Selbstmobilisierung: Hüftflexion und Knieflexion

9.3.3 Hüftinnenrotation und -adduktion

Ausgangsposition: Beginnen Sie die Übung wie die vorhergehende im gestützten Sitz, mit gebeugtem Knie. Der Fuß steht auf dem Bett. Mit der Hand auf der Seite des gebeugten Beins halten Sie, wenn nötig, den Fuß fest. Die andere Hand liegt auf der Außenseite des Knies. Drücken Sie nun das Knie dosiert nach innen, über das andere Bein (ca. 10mal; Abb. 9.20).

9.3.4 Hüftaußenrotation und -abduktion

Ausgangspositon: Beginnen Sie im gestützten Sitz, das Knie ist gebeugt, und der Fuß steht auf dem Bett. Die Hand auf der Seite des gebeugten Beins hält den Fuß so fest. Die andere Hand liegt jetzt auf der Innenseite des Knies. Drücken Sie nun das Knie dosiert nach außen und herunter (ca. 10mal; Abb. 9.21). Wiederholen Sie nun die vorangegangenen Übungen nacheinander am anderen Bein.

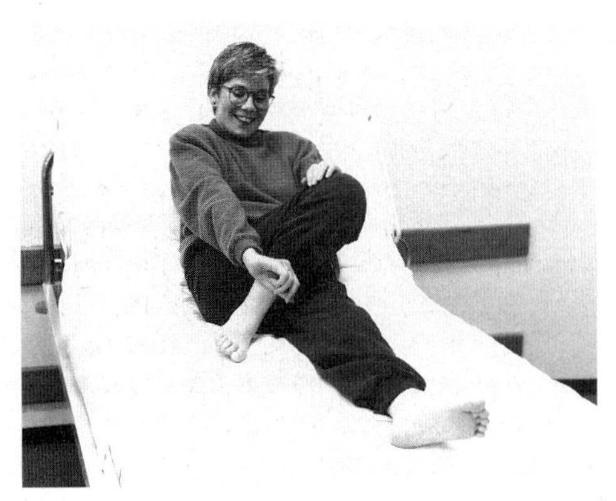

Abb. 9.20. Selbständiges Durchführen der Hüftinnenrotation in Kombination mit Adduktion

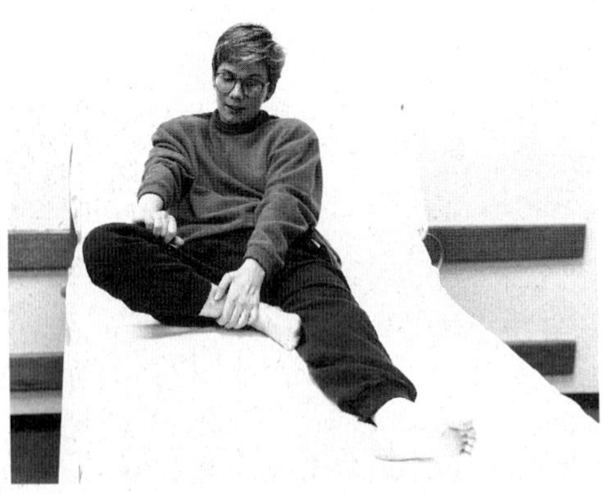

Abb. 9.21. Selbständiges Durchführen der Hüftaußenrotation in Kombination mit Abduktion

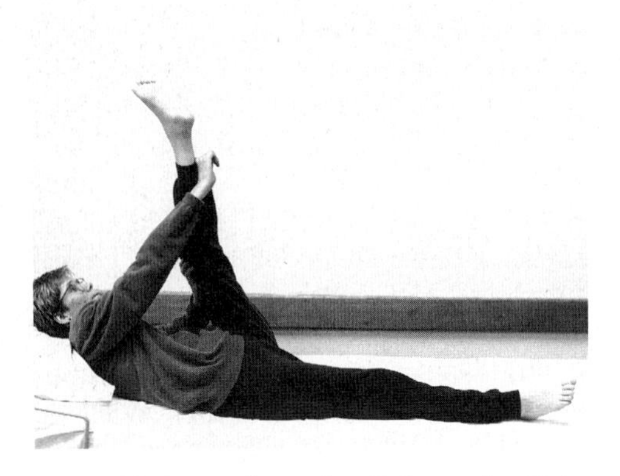

Abb. 9.22. Das selbständige Dehnen der Kniebeuger in der Rückenlage

9.3.5 Dehnen der Kniebeuger

Extension

Ausgangsposition: Halten Sie das gestreckte Bein am Knie und legen Sie sich auf den Rücken. Die Hand der anderen Seite hält den Unterschenkel oberhalb des Fußgelenks. Strecken Sie nun das Bein völlig durch, indem Sie mit der gleichseitigen Hand auf das Knie drücken. Bringen Sie dann das gestreckte Bein mit der anderen Hand so dicht wie möglich an den Rumpf heran, bis zu dem Punkt, an dem sich das andere Bein vom Bett abhebt (Abb. 9.22).

Abduktion im Langsitz

Ausgangsposition: Langsitz. Wenn die Adduktoren sehr kurz oder spastisch sind, können Sie einen Unterschenkel über den Rand des Betts gleiten lassen, so daß sich dieses Bein nicht mehr adduzieren kann (Abb. 9.23 a). Bringen Sie nun die Beine so weit wie möglich auseinander (Abb. 9.23 a und b). Tetraplegische Patienten ohne Kraft im Trizeps können dies evtl., indem sie die Oberschenkel mit den Ellenbogen auseinander drücken.

9.3.6 Durchbewegen der Füße im Langsitz

Die Füße können auch im gestützten Sitz mit gebeugten Knien und gebeugter Hüfte durchbewegt werden. Um die Muskulatur der Fersen optimal zu dehnen, ist es aber notwendig, daß das Knie gestreckt ist.
Ausgangsposition: Der Langsitz. Greifen Sie so weit wie möglich nach vorn, so daß Sie mit beiden Händen die Füße erreichen können. Wenn das Knie in Flexion kommt, können Sie dies mit dem Ellenbogen verhindern.

Dorsalflexion

Bewegen Sie den Fuß kräftig nach oben, indem Sie den Vorderfuß umfassen. Tetraplegische Patienten (C6/C7) können da-

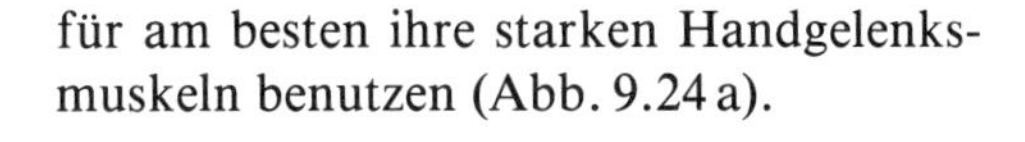

für am besten ihre starken Handgelenksmuskeln benutzen (Abb. 9.24 a).

Plantarflexion

Drücken Sie den Spann maximal nach unten (Abb. 9.24 b).

Inversion und Eversion

Drehen Sie die Fußsohle nach innen, also zum anderen Fuß hin und danach nach außen.

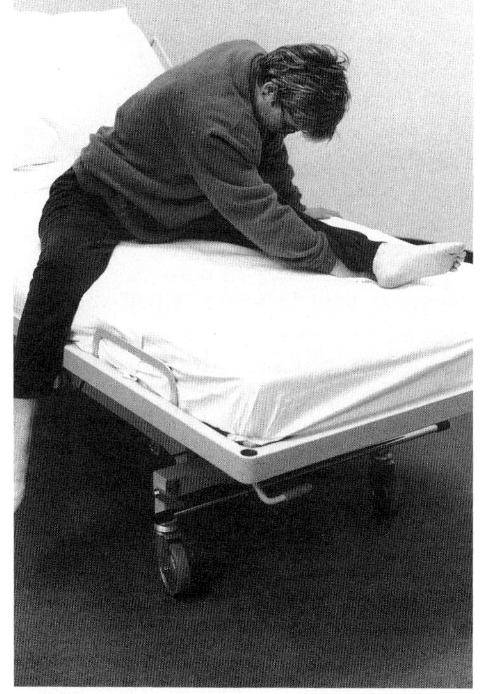

a

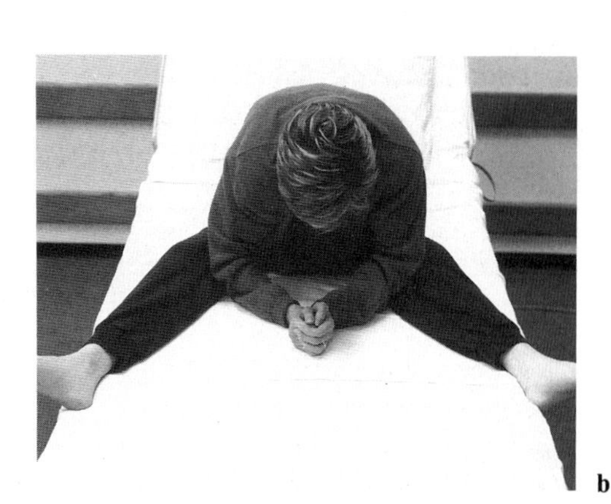

b

Abb. 9.23 a, b. Das selbständige Spreizen der Beine

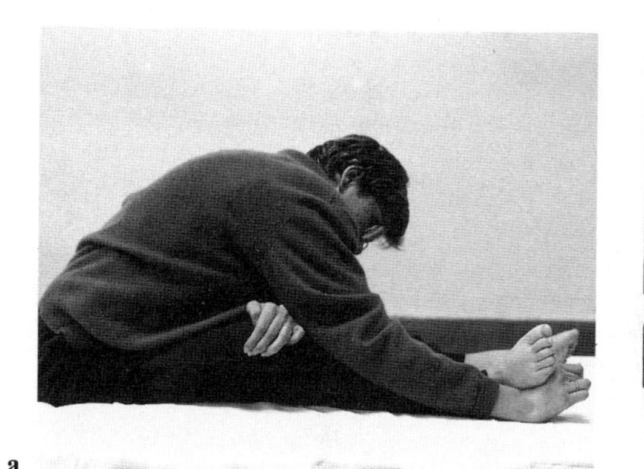

a

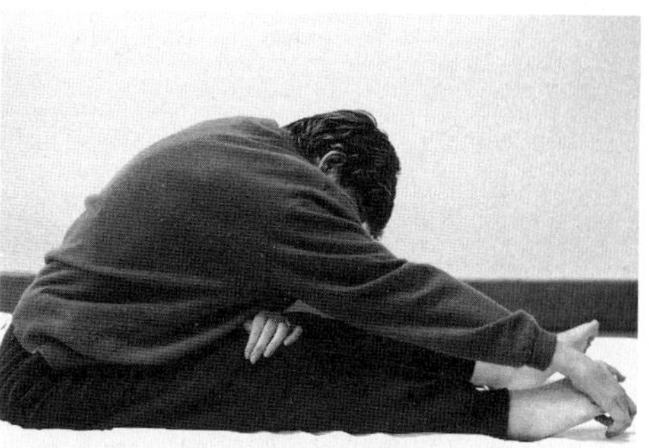

b

Abb. 9.24 a, b. Das selbständige Mobilisieren des Fußes. **a** in Dorsalflexionsrichtung. **b** in Plantarflexionsrichtung

Zehenbewegungen

Während eine Hand den Spann fixiert, beugt und streckt die andere Hand die Zehen. Die Zehen werden mit beiden Händen gespreizt.

9.3.7 Hüftextension

Die Ausgangsposition ist die Bauchlage mit gestreckten Beinen. Die Hände werden neben die Schultern aufgestellt. Drükken Sie sich nun mit beiden Armen hoch, so daß die Ellenbogen gestreckt sind. Lassen Sie das Becken gut kippen, so daß die Hüftbeuger möglichst gedehnt werden (Abb. 9.25). Dies ist auch eine gute Dehnungsübung für die Bauchmuskeln.

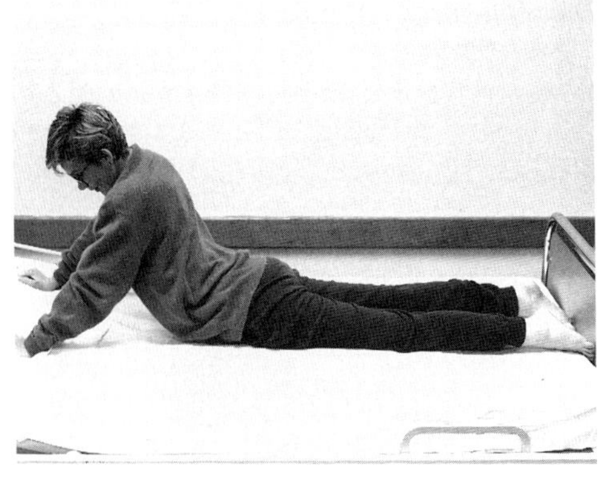

Abb. 9.25. Selbständiges Strecken der Hüften und Dehnen der Kniebeuger und der Bauchmuskulatur

Alle obenstehenden Übungen gehören zum Standardprogramm. Der Physiotherapeut wird in seiner Arbeit verschiedene Akzente setzen, je nachdem, wie die individuelle Situation des einzelnen Rehabilitationspatienten aussieht.

10 Hebetechniken

Das Heben des querschnittgelähmten Patienten muß in Abhängigkeit von der Läsionshöhe, oft nicht nur am Anfang der Rehabilitation durchgeführt werden.

Deshalb ist es wichtig, daß sowohl der Behandler als auch die Bezugspersonen (der Partner oder die Familie des querschnittgelähmten Patienten) die Hebetechnik erlernen und umsetzen können.

Hauptsächlich im Krankengymnastikübungsraum muß auf vielfältige Arten gehoben werden, da die Behandlung meistens nicht im Rollstuhl stattfindet. Dieses Heben ist eine besondere Belastung für den Behandler oder den Partner. Geschieht das Heben nicht fachgerecht, wird es sowohl vom Patienten als auch vom Therapeuten als unangenehm empfunden.

Wir wollen hier nicht zu intensiv auf die allgemeinen Hebetechniken eingehen, dafür verweisen wir auf die Literatur (Bromley 1977; Davies 1989; van Iperen u. Merkus 1979; Pape 1984; Veldman 1970). Hier sollen aber kurz die Grundregeln erwähnt werden, um später tiefer auf die spezifischen Gesichtspunkte beim Heben von Rollstuhl-Patienten einzugehen.

Dabei kommt es uns besonders auf die praktischen Anwendungen bei der krankengymnastischen Behandlung, bei der Pflege und auf die Anwendung durch den Partner an.

10.1 Grundregeln

Regel 1:
Vermeide zu heben, wenn dies nicht nötig oder zu schwierig ist!

In einigen Fällen, bei denen ein Heben notwendig erscheint, genügt oft das Drehen oder Hinüberziehen. Ein mechanischer oder elektrischer Hebelift ist bei der Versorgung, z. B. schwerer tetraplegischer Patienten, sehr sinnvoll (Abb. 10.1). Im Krankengymnastikraum kann das Heben durch angepaßtes Material und eine gute vorherige Planung oft um die Hälfte verringert werden. Durch fahrbare und in der Höhe verstellbare Behandlungstische vermeidet man z. B. ein Hinüberheben zum Schlingentisch (Abb. 10.2). Das Herüberrollen von diesem Behandlungstisch z. B. zum Stehbrett ist einfacher als das Hinüberheben.

Zu Hause ist bei tetraplegischen Patienten ein elektrisch verstellbares Bett angebracht, um die ATL, die Transfers, die Versorgung und die Therapie zu erleichtern. Tetraplegische Patienten, die die Transfers nicht selbständig ausführen können, erhalten ein Stehbett zum täglichen Stehtraining. Dies erspart wiederum ein zusätzliches Heben.

Regel 2:
Wenn das Heben erforderlich ist, versuche, eine möglichst große aktive Mitarbeit des Rehabilitationspatienten zu erreichen, und benutze dafür die entsprechenden Hilfsmittel.

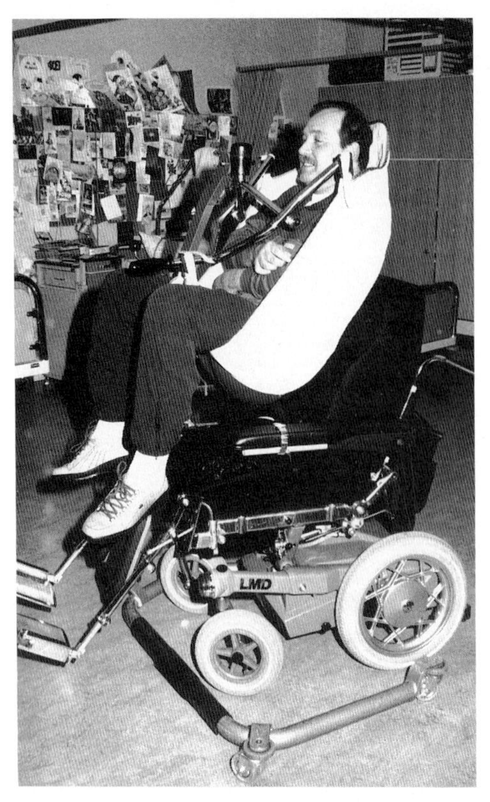

Abb. 10.1. Ein mechanischer Hebelift ist unentbehrlich, um schwere Patienten zu heben

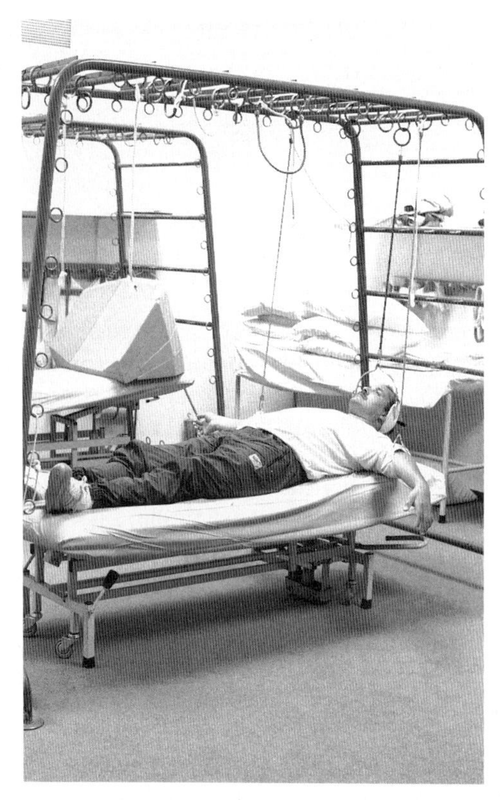

Abb. 10.2. Ein fahrbereiter Behandlungstisch beugt nutzloser Hebearbeit vor

Ein Patient, der sich schlaff hängen läßt, ist viel mühsamer zu heben als jemand, der aktiv mitarbeitet und z. B. seine Arm- und Schultergürtelmuskeln anspannt.

Wenn ein selbständiger Transfer im Lang- oder Kurzsitz vorerst nicht gelingt, ist er oft möglich, wenn man ein Rutschbrett oder eine Gleitmatte benutzt, wobei von der Hilfsperson keine Hebearbeit, sondern nur ein Handgriff verlangt wird. Ein Bettgalgen oder eine Schlinge am Bett macht es dem Patienten oft möglich mitzuhelfen und macht bei dem Rollstuhl-Bett-Transfer eine zweite Hilfsperson überflüssig (Abb. 10.3). Auch eine Drehscheibe kann den Rollstuhl-Bett-Transfer erleichtern (Abb. 10.4).

Der Autotransfer wird durch einen Handgriff oder Bügel an der Innenseite über der Tür leichter und sicherer.

Ein Bauchgurt vereinfacht das Heben, wenn der Patient seine Arme nicht effektiv einsetzen kann.

> *Regel 3:*
> *Halte deinen Rücken während des Hebens so gerade wie möglich und setze besonders die starken Bein- und Armmuskeln ein.*

Dies erfordert eine wohlüberlegte Wahl der Ausgangsstellung und des Angriffspunkts.

Heben mit optimal (maximal) geradem Rücken erfordert, daß man so dicht wie

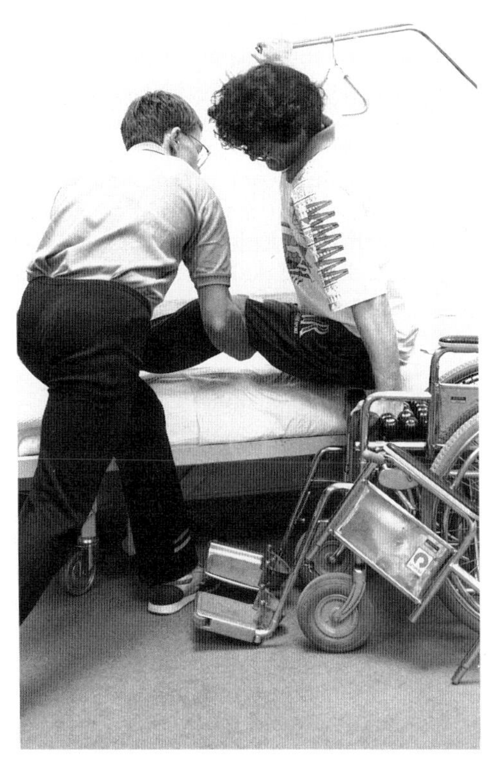

Abb. 10.3. Der eigene Einsatz des Patienten vereinfacht die Hebearbeit

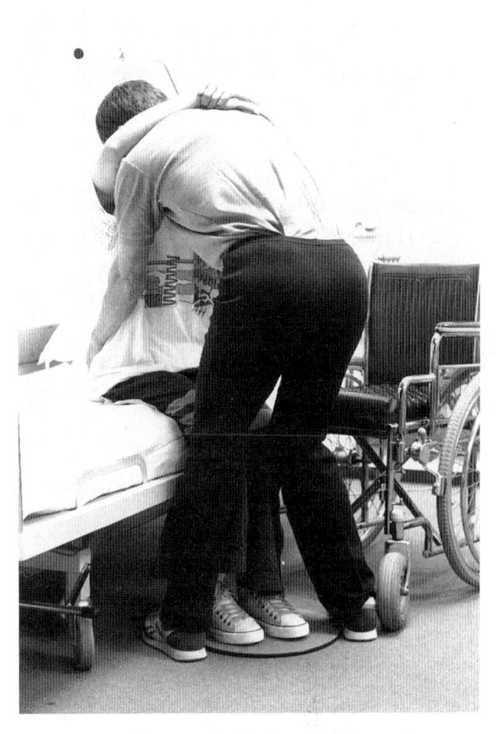

Abb. 10.4. Eine Drehscheibe erleichtert den Transfer im Stand

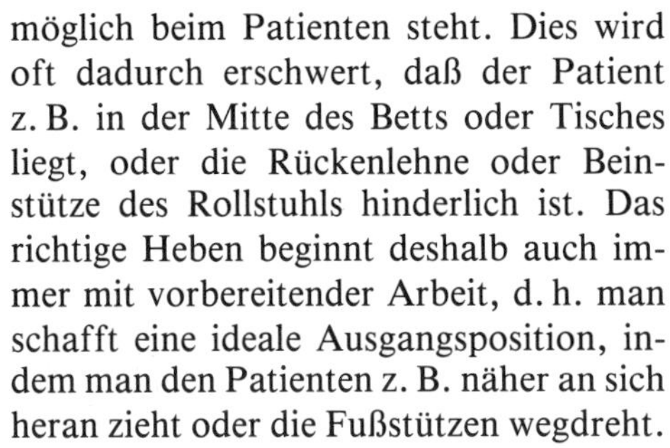

möglich beim Patienten steht. Dies wird oft dadurch erschwert, daß der Patient z. B. in der Mitte des Betts oder Tisches liegt, oder die Rückenlehne oder Beinstütze des Rollstuhls hinderlich ist. Das richtige Heben beginnt deshalb auch immer mit vorbereitender Arbeit, d. h. man schafft eine ideale Ausgangsposition, indem man den Patienten z. B. näher an sich heran zieht oder die Fußstützen wegdreht.

Halten Sie während der gesamten Hebebewegung den Rücken gerade. Achten Sie darauf, daß Sie richtig und stabil stehen und benutzen Sie optimale Stützpunkte, um die Rückenbelastung so klein wie möglich zu halten.

Bei der Wahl des Angriffspunkts sollten Sie darauf achten, daß vor allem die Armmuskeln eingesetzt werden. In der Regel kann man das am besten, wenn man den Patienten auf eigener Hüfthöhe festhält.

Manchmal ist es nicht möglich, beim Heben den Rücken so aufrecht wie möglich zu halten, wenn der Patient von der Mitte des Betts zum Bettrand gezogen werden muß. Winkeln Sie in diesem Fall die Beine leicht an und achten Sie auf eine gute Position des Beckens, damit Ihr Rücken gerade bleibt.

> *Regel 4:*
> *Hebe immer mit zwei Personen, wenn die Last zu schwer ist.*

Wenn man das Heben nicht gewöhnt ist oder wenn der Patient durch sein Gewicht oder sonstige Umstände zu schwer ist, wird man immer mit zwei oder mehreren Personen heben. Von essentieller Wich-

tigkeit ist es, dann koordiniert zusammenzuarbeiten:
- die größte Person hebt den schwersten Körperteil,
- das Heben geschieht gleichzeitig. Deshalb beginnt man am besten bei dem Kommando: eins, zwei, drei, so daß auch der Patient informiert ist.
- Verteilen Sie das Gewicht im Verhältnis zur Last und der Hebehaltung.

Regel 5:
Versuche, die Hebelwirkung und die Drehmomentkräfte maximal zu nutzen.

Wenn man einen Stützpunkt gewählt hat und das eigene Körpergewicht als Gegengewicht benutzt, kann man das Heben durch Hebelarbeit bedeutend erleichtern.

Die zielgerichtete Anwendung dieser Drehpunktarbeit verringert die Rückenbelastung, kostet weniger Kraft und ist angenehmer für den Patienten.

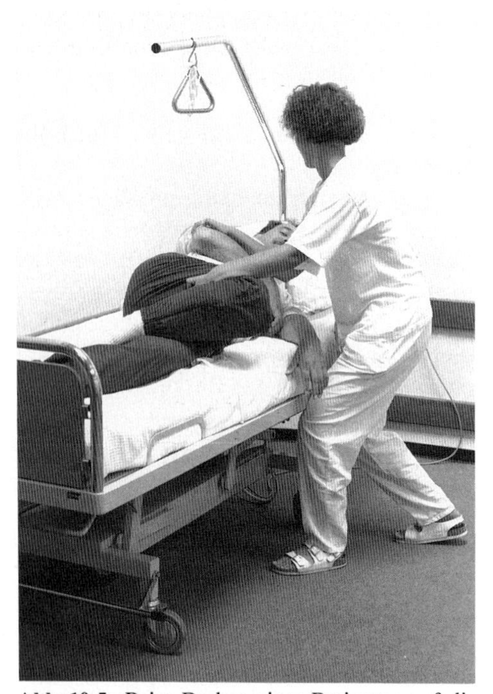

Abb. 10.5. Beim Drehen eines Patienten auf die Seite kann man das Bein als Hebelarm benutzen

Einige praktische Beispiele, die diese Hebelarbeit deutlich illustrieren, sind:
- das Drehen eines Patienten auf dem Bett, indem man das Bein als langen Hebel benutzt (Abb. 10.5),
- den Patienten vom Sitzen zum Stehen bringen, indem man sich ihm gegenüberstellt, die Knie gegen die des Patienten drückt, und zusammen mit ihm aufsteht, anstatt ihn zu heben. So wird der eigene Körper als Gegengewicht genutzt.

10.2 Transfer des liegenden Patienten

Sie wollen den Patienten von einem Bett zum anderen Bett oder zum Duschbett, Röntgentisch oder zum Stehtisch heben: Stellen Sie das Bett auf die ideale Höhe und in die richtige Position. Heben Sie am besten zu dritt. Stellen Sie sich alle drei in Schrittstellung an eine Seite des Betts und schieben Sie Ihre Unterarme unter den Patienten (Abb. 10.6a). Dies gelingt am besten, wenn der Patient kurz auf die Seite gedreht wird. Bei Patienten mit frischen Läsionen oder hohen tetraplegischen Patienten wird auch der Kopf unterstützt.

Danach ziehen Sie den Patienten gemeinsam zum Bettrand. Das Heben geschieht wiederum auf das Kommando: eins, zwei, drei, und die Kraft holt man aus der Streckung des Stützbeins, wobei der Rücken gestreckt bleibt (Abb. 10.6b).

Wenn möglich, kann der querschnittgelähmte Patient eine Hilfsperson umarmen.

Bei hohen tetraplegischen Patienten achtet man darauf, daß die Arme nicht neben dem Körper herunterfallen. Beim Hinlegen des Patienten beugt man die Knie und stützt sich evtl. mit einem Arm auf dem Bett ab.

Dieses Herüberheben kann man vermeiden, indem man eine große Gleitmatte benutzt.

10.3 Seitliches Umlagern

Sie möchten den Patienten zum Bettrand ziehen, um das Bett frisch zu beziehen, um ihn umzulagern.

Legen Sie zu zweit oder zu dritt die Unterarme unter den Patienten und ziehen Sie ihn gemeinsam zum Bettrand (Abb. 10.7). Bei tetraplegischen Patienten ist eine dritte Person oft notwendig, um Kopf und Nacken zu unterstützen. Eine andere Methode ist, den Patienten auf die Seite zu drehen, in die er umgelagert werden soll, und dann durch eine schnelle Bewegung, das Becken des Patienten herauszuziehen. Die letztere Methode kann auch durch eine Person ausgeführt werden, wobei zuerst der Oberkörper und danach der Unterkörper verschoben wird.

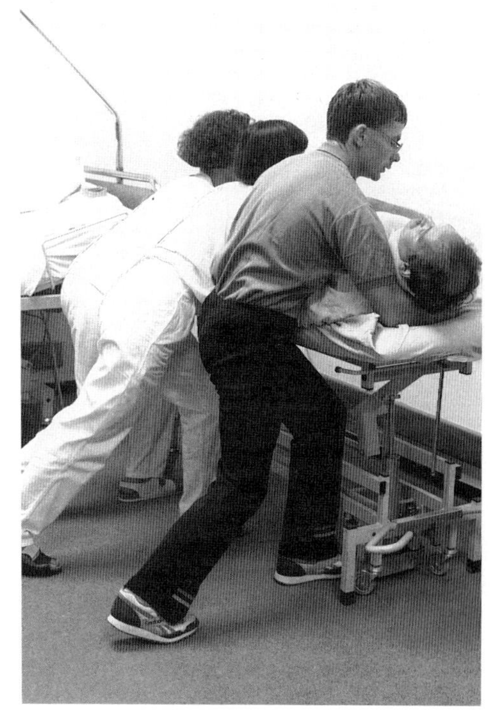

a

10.4 Den liegenden Patienten zum Fuß- oder Kopfende ziehen

Je eine Hilfsperson steht an einer Seite des Betts. Beide schieben ihre Unterarme unter den Rumpf des Patienten und greifen die Handgelenke des anderen. Ein Arm liegt am besten auf Schulterblatthöhe, der andere auf Hüfthöhe. Auf ein gemeinsames Kommando wird der Patient zum Kopf- oder Fußende gezogen (Abb. 10.8). Beachten Sie wiederum den geraden Rükken und die Beinarbeit.

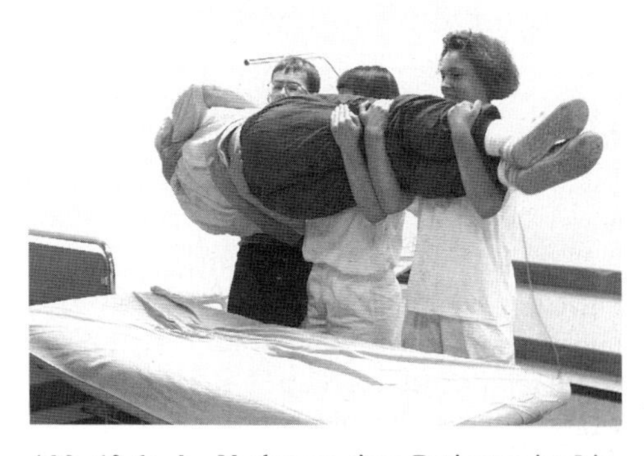

b

Abb. 10.6 a, b. Umlagern eines Patienten im Liegen durch 3 Personen

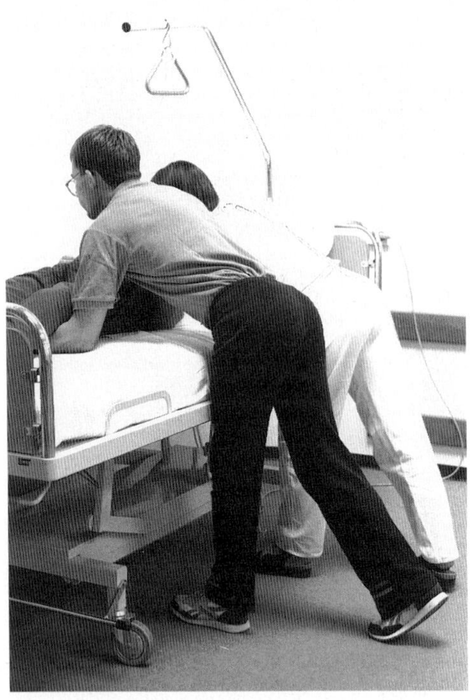

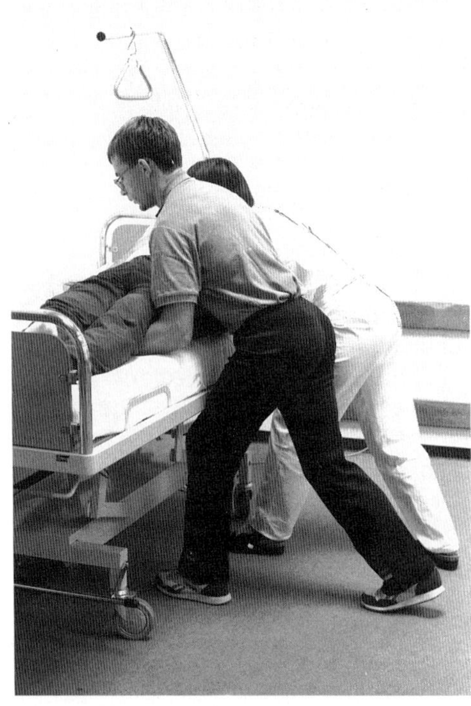

a b

Abb. 10.7 a, b. Den Patienten zu zweit seitlich umlagern. **a** Ausgangsposition. **b** Endposition

10.5 Aus der Rückenlage zum Sitzen bringen

Der Langsitz ist für Transfers, ATL und Trainingssituationen oft Ausgangsstellung.

Wenn Arm- und Nackenmuskeln der Patienten stark genug sind, kann die Hilfsperson den Patienten an einem Arm in die Sitzposition ziehen. Die Hilfsperson benutzt dabei ihren Körper als Gegengewicht und stabilisiert den Rumpf des Patienten evtl. mit einer Hand.

Bei tetraplegischen Patienten mit schwachen Armmuskeln und insuffizienter Nackenmuskulatur unterstützt eine Hilfsperson mit einem Unterarm die Schulterblätter und mit dem anderen den Kopf. Die andere Hilfsperson zieht den Patienten an beiden Händen nach vorne in Sitzposition (Abb. 10.9).

Wenn der Patient genügend kräftige Arme hat (C 5/C 6), kann er sich in die Achseln der Hilfsperson einhaken und so mit der sich aufrichtenden Hilfsperson zum Sitzen kommen. Die Hilfsperson kann sich, um den Rücken zu entlasten, mit einem Arm auf dem Bett abstützen.

10.6 Anheben im Rollstuhl

Das Anheben im Rollstuhl durch eine Hilfsperson ist, außer zur Dekubitusprävention, eine oft wiederkehrende Handlung, um z. B. ein Sitzkissen oder Kleidungsstück an die richtige Stelle zu bringen.

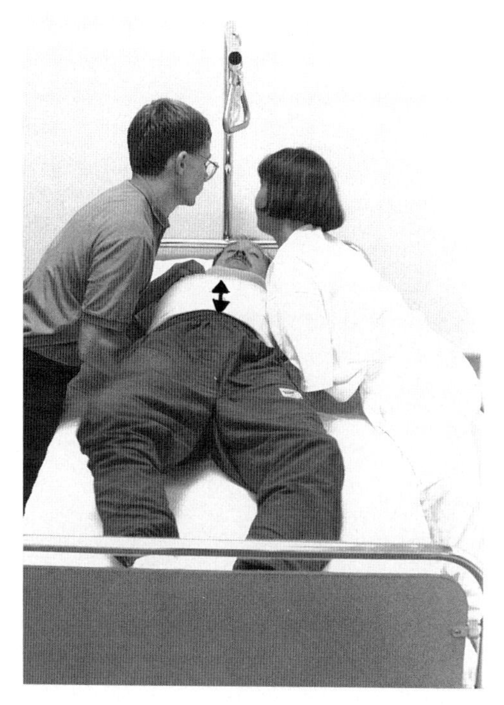

Abb. 10.8. Den Patienten zu zweit mehr zum Kopfende oder mehr zum Fußende des Betts verlagern

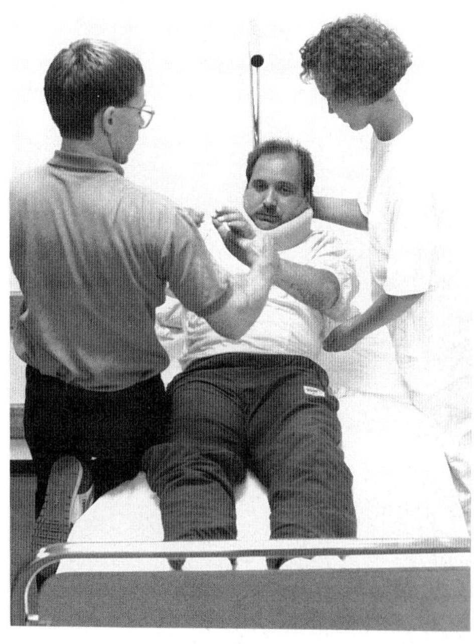

Abb. 10.9. Einen Patienten aus der Rückenlage zum Sitzen bringen

Die einfachste Methode zur Entlastung des Gesäßes ist, den Patienten im Rollstuhl in maximale Rumpfflexion zu bringen, so daß beide Sitzbeinhöcker (Tuber ischiadicum) entlastet werden (s. Abb. 3.18). Dabei steht die Hilfsperson immer vor dem Patienten, und die Bremsen des Rollstuhls sind blockiert.

Bei der klassischen Hebetechnik (s. Abb. 3.17a und b) steht die Hilfsperson hinter dem Rollstuhl in Schrittstellung und greift den Patienten am Bauchgurt oder an den gekreuzten Unterarmen. Das Hochheben geschieht wiederum aus den Beinmuskeln heraus, wobei der Rücken und die Arme gestreckt bleiben.

10.7 Transfer Rollstuhl – Bett

Bei querschnittgelähmten Patienten, die in und aus dem Rollstuhl gehoben werden müssen, spielen meist eine Anzahl negativer Faktoren, die das korrekte Überheben besonders erschweren, eine Rolle. Oft ist die Armkraft und dadurch der eigene Einsatz/die Mitarbeit unzureichend, so daß ein Bauchgurt notwendig ist. Der Rollstuhl für tetraplegische Patienten, mit seiner hohen und nach hinten gekippten Rückenlehne, erschwert den Transfer, ebenso wie der elektrische Rollstuhl. Seitenteile und Kopfstütze dieser Stühle werden für den Transfer entfernt.

Für den Transfer vom Rollstuhl ins Bett stellen Sie das Bett auf Rollstuhl-

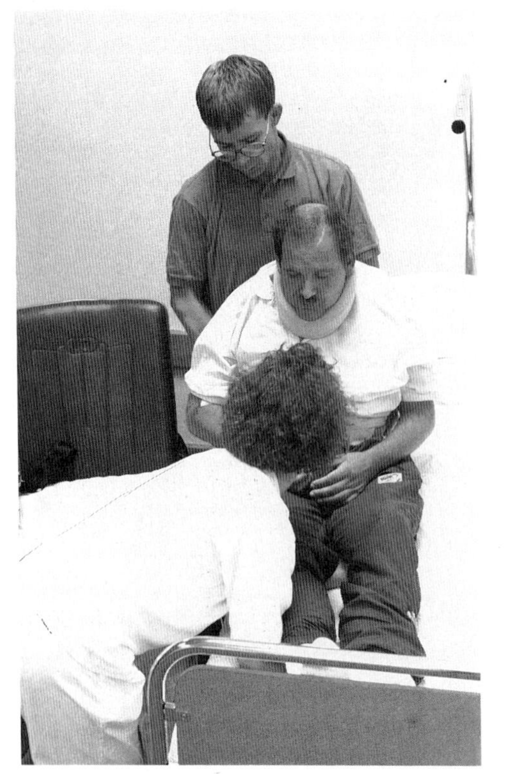

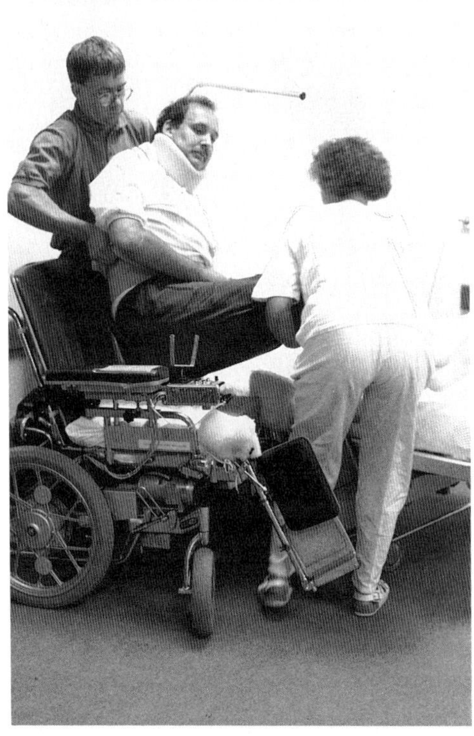

a b

Abb. 10.10 a, b. Das Überheben vom Bett in den Rollstuhl

höhe. Stellen Sie den Rollstuhl schräg neben das Bett, so daß eine der beiden Hilfspersonen zwischen Rollstuhl und Bett stehen kann. Eventuell stützt sich diese Person mit einem abgewinkelten Bein auf dem Bett ab. Die zweite Hilfsperson greift mit einem Arm die Unterschenkel des Patienten und schafft durch das Wegklappen der Fußstützen Platz, um ihr vorderes Stützbein so dicht wie möglich an das Bett zu stellen. Mit dem anderen Arm greift sie die Oberschenkel des Patienten.

Auf ein gemeinsames Kommando wird der Patient herübergehoben, wobei hauptsächlich die Person, die die Beine des Patienten hält, gut auf eine rückenentlastende Haltung achten muß. Eventuell kann sie sich am Ende der Hebebewegung mit einem Arm auf dem Bett abstützen. Außerdem muß sie darauf achten, die Beine des Patienten nicht zu hoch zu heben oder zu sehr daran zu ziehen, da die andere Person sonst aus dem Gleichgewicht kommen kann. Beim Transfer vom Bett in den Rollstuhl sind die gleichen Punkte zu beachten (Abb. 10.10 a und b).

Diese Technik kann auch angewandt werden, um jemanden aus dem Stuhl heraus auf den Boden oder auf die Matte zu heben. Dabei kann die Person, die an den Beinen hebt, am besten den Einbeinstand als Ausgangsposition benutzen.

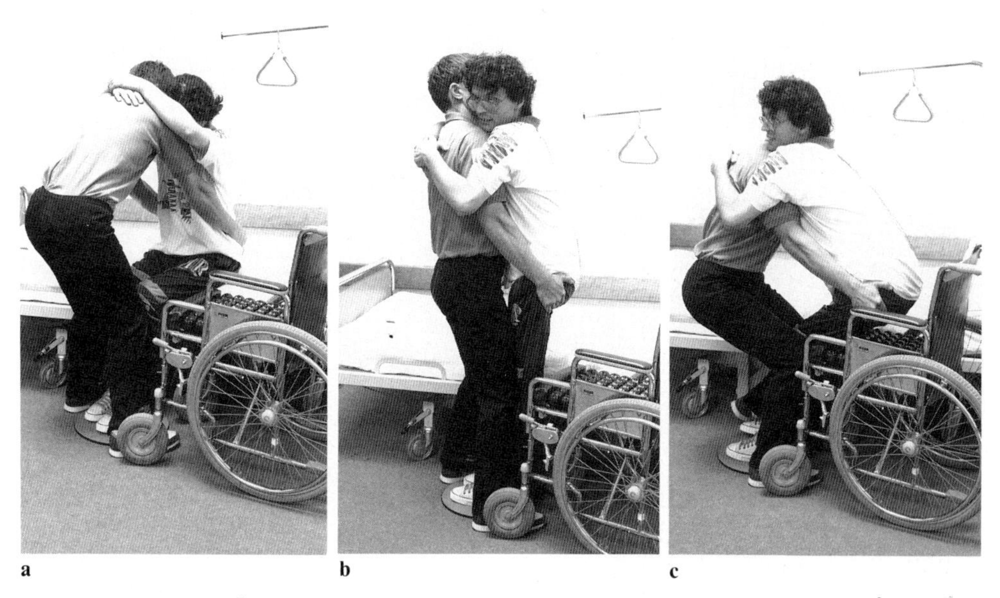

a b c

Abb. 10.11 a – c. Das Überheben vom Kurzsitz in den Stand und anschließendes Setzen in den Rollstuhl durch eine Person

10.8 Vom Kurzsitz in den Stand

Die Hilfsperson steht vor dem Patienten. Die Beine sind leicht gespreizt, und beide Knie kontrollieren die Knie des Patienten.

Greifen Sie nun den Patienten unter dem Gesäß und lassen Sie ihn sich an Ihren Schultern festhalten. Durch Strekkung der Beine und Gewichtsverlagerung nach hinten heben Sie den Patienten hoch. Kontrollieren Sie währendessen mit Ihren Knien konstant die Knieextension des Patienten (Abb. 10.11 a – c). Wenn nötig kann ein nicht zu großer oder schwerer Patient sogar über ein kleine Entfernung getragen werden. Besser ist es aber, im Stand nur eine Vierteldrehung zu machen und den Patienten dann hinzusetzen. Dabei kann man evtl. eine Drehscheibe benutzen. Sie ist besonders dann indiziert, wenn sich der Patient teilweise auf seinen eigenen Beinen abstützen kann.

10.9 Transfer Rollstuhl – Auto

Ein direktes Überheben im Kurzsitz aus dem Rollstuhl ins Auto gelingt meist nicht, da der Hilfsperson wegen der Autotür nicht genügend Platz zum Stehen verbleibt. (Bei manchen Autos lassen sich die Türen weit öffnen, so daß der direkte Transfer trotzdem gelingt.) Stellen Sie den Rollstuhl ohne Fußstützen schräg neben den Beifahrersitz. (Ein Auto mit zwei Türen bietet hier mehr Bewegungsraum.) Heben Sie zuerst die Beine des Patienten in das Auto und stellen Sie sich dann am besten zwischen Rollstuhl und Auto. Ein genügend langes Rutschbrett erleichtert das Herüberheben. Halten Sie den Patienten an den gekreuzten Armen oder am Bauchgurt und heben Sie zuerst das Bekken und dann den Kopf in den Innenraum. Eine zweite Hilfsperson auf dem Fahrersitz kann den Vorgang evtl. unterstützend begleiten.

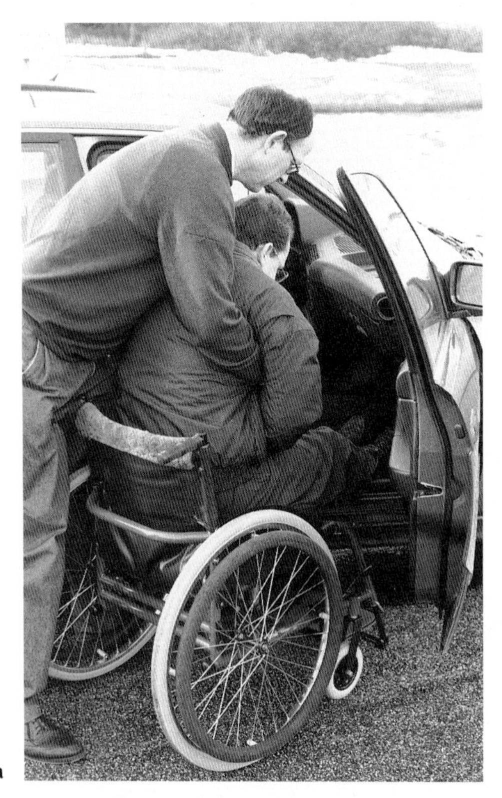
a

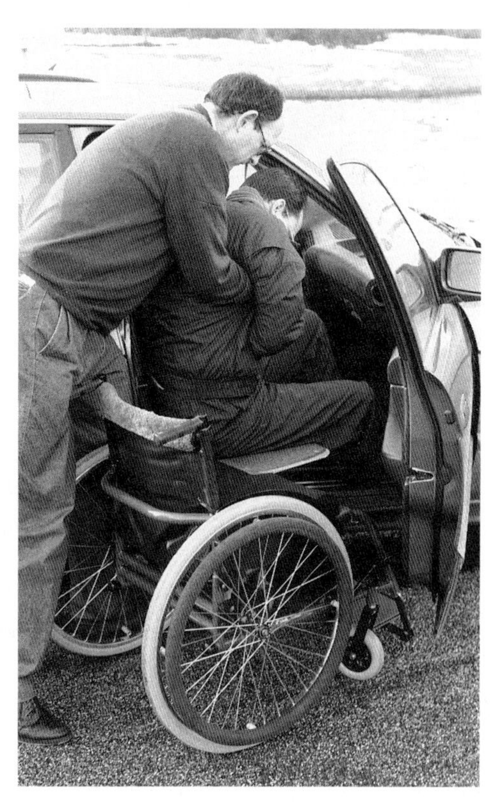
b

Abb. 10.12 a, b. Transfer vom Rollstuhl ins Auto und umgekehrt

Der Transfer vom Auto in den Rollstuhl geschieht in umgekehrter Reihenfolge: zuerst Kopf und Schultern und danach das Gesäß und die Beine.

Literatur

Bromley I (1977) Tetraplegia and paraplegia, Churchill Livingstone, London

Davies PM (1989) Hemiplegie. Bohn, Scheltema & Holkema, Utrecht 1989

Iperen JA van, Merkus JW (1979) Samen tillen. De Tijdstroom, Lochum

Pape A (1984) Heben und heben lassen. Pflaum, München

Veldman F (1970) Lichte lasten. Spruyt, van Mantgem & De Does, Leiden

11 Neue Entwicklungen

Das Rückenmark gehört zum zentralen Nervensystem. Die Nervenzellen werden u. a. durch die Tatsache gekennzeichnet, daß sie sich nach einer Verletzung mit Unterbrechung nicht mehr regenerieren oder anwachsen. An verschiedenen Universitäten werden wissenschaftliche Untersuchungen durchgeführt, um das Anwachsen und die Wiederherstellung der zentralen Nervenzellen zu fördern. Dies hat aber bis heute noch nicht zu befriedigenden und brauchbaren Resultaten geführt.

Eine Läsion des Rückenmarks verhindert u. a., daß die willkürlichen motorischen Befehle den Effektor, den Muskel, erreichen. Da dieser Muskel und der periphere Nerv aber intakt bleiben, suchte man in den letzten Jahrzehnten besonders nach einem Mittel, um die fehlenden motorischen Nervenimpulse zu imitieren. Hauptsächlich die Weiterentwicklung in der Elektrotechnik bietet diesbezüglich Möglichkeiten. Deshalb konnten besonders im Bereich der Elektrostimulation, der Mikroelektronik und der Chirurgie in den letzten Jahrzehnten große Fortschritte verzeichnet werden.

Neue positive Resultate für den querschnittsgelähmten Patienten gab es vor allem im Bereich:

- der Elektrostimulation der Blasenmuskulatur,
- der Stimulation des Rückenmarks,
- des N.-phrenicus-Stimulators für die diaphragmale Atmung,
- der funktionellen Elektrostimulation, um Arm-, Bein- und Rumpfbewegungen zu stimulieren,
- der Implantation computergesteuerter Pumpen (z. B. Baclofenpumpe), wodurch medikamentös auf dem Niveau des Rückenmarks eingewirkt werden kann,
- der Handchirurgie, um bei Patienten mit einer Tetraplegie eine bessere Greiffunktion zu erzielen.

11.1 Funktionelle Elektrostimulation

Das elektrische Stimulieren der gelähmten Muskeln wird schon lange in der Physiotherapie angewendet. Das therapeutische Ziel ist nicht primär die Reinnervation, sondern die Vorbeugung vor Atrophie und das Training des Bewegungsgefühls oder des muskulären Feedbacks. Die Elektrostimulation muß also immer als eine Ergänzung der aktiven Übungstherapie gesehen werden.

Funktionelle Elektrostimulation (FES), in der Literatur auch als "functional nerve stimulation" (FNS) beschrieben, kann man definieren als Anregung der Muskelkontraktionen durch elektrische Reize mit dem Ziel, eine funktionelle Bewegung zu erreichen (Cloosterman 1990). Einige der bekanntesten Beispiele sind der Schrittmacher für den Herzmuskel und der N.-peronaeus-Stimulator, der besonders bei Hemiplegiepatienten die Schwungphase während des Gehens erleichtert.

11.1.1 Untersuchungsergebnisse

In den letzten zwei Jahrzehnten haben Fachleute große Anstrengungen unternommen, um bei querschnittgelähmten Patienten durch Elektrostimulation der Beinmuskeln das Stehen und Gehen zu verbessern oder die Greiffunktion der Hand zu stimulieren. Die Resultate dieser experimentellen Untersuchungen sind ohne weiteres hoffnungsvoll für die Zukunft, aber bis jetzt gibt es noch keinen ausgereiften Stimulator auf dem Markt, um z. B. paraplegischen Patienten das Gehen oder tetraplegischen Patienten eine bessere Handfunktion zu ermöglichen.

Koordinierte Bewegungen und die motorische Kontrolle sind durch Stimulation nicht einfach zu erzeugen. Menschliche Bewegungen wie Laufen und Greifen sind nicht auf nur einige Muskelkontraktionen zurückzuführen, sondern sind äußerst komplex. Jede Bewegung des Armes oder des Beines erfordert ein Zusammenspiel von Muskelgruppen, wobei das zentrale Nervensystem die motorischen Befehle und die sensorische Auskunft koordiniert und dosiert, so wie ein äußerst komplizierter Mikroprozessor, der tausende Signale gleichzeitig empfängt, steuert und verarbeitet. Deshalb hat die FES-Forschung bisher lediglich bei den Funktionen, die nur durch einen Nerv oder einige Nerven gesteuert werden, brauchbare Resultate geliefert. Meist bezieht sich dies auf eine einfache Bewegung durch einen einzigen Muskel. Als Beispiel kann hier die diaphragmale Atmung oder die Sphinkterfunktion der Blase genannt werden.

11.1.2 Stehen und Gehen

Um einem Patienten mit einer kompletten tiefen Paraplegie zu einem relativ natürlichen Gehen ohne Schienen zu verhelfen, müssen mindestens 32 Muskeln stimuliert werden und dies noch mit unterschiedlichen und mit variierenden Stromstärken. Dies führt zu einem Wirrwarr von Hautelektroden und Kabeln. Deshalb versucht man, die Anzahl der Elektroden zu beschränken, und es experimentieren einige Forscher mit implantierbaren Elektroden auf wichtigen Nerven oder um diese herum.

1960 gelang es Kantrowitz zum ersten Mal, einen Mann mit einer Paraplegie einige Minuten mit Unterarmstützen stehen zu lassen, indem er seine Beinmuskeln elektrisch reizte. Untersucher im Rancho Los Amigos Hospital in Kalifornien und auch in Ljubljana, in Jugoslawien, ließen um 1970 einen paraplegischen Patienten mit Hilfe der FES einige unkoordinierte kleine Schritte machen. Dr. Thoma aus Wien gelang es 1983, einige Patienten 100 m mit Unterarmstützen laufen zu lassen, durch Stimulation über implantierte Elektroden. Diese Elektroden reizten zwar selektiv den betreffenden Muskel oder Nerv, es traten jedoch einige technische Probleme auf.

Eine Gehbewegung wird immer durch tausende Signale reguliert. Die ausgereiftesten experimentellen FES-Systeme benutzen maximal 50 Elektroden und reizen nur große Gruppen von Muskelfasern, wobei noch nicht ausreichend bekannt ist, wie man die Signalüberbringung koordinieren muß. Dies steht im krassen Kontrast zu unserem physiologischen System der motorischen Kontrolle, bei dem gleichzeitig tausende von Signalen durch die individuellen "motor-units" reguliert werden, bei gleichzeitig komplexer afferenter Sensibilität.

In den Niederlanden wird im Rehabilitationszentrum „Het Roessingh" in Enschede in Zusammenarbeit mit der Universität von Twente eine bahnbrechende Arbeit geleistet. Neben der (Abb. 11.1; Cloosterman 1990; Vorsteveld 1989) Ent-

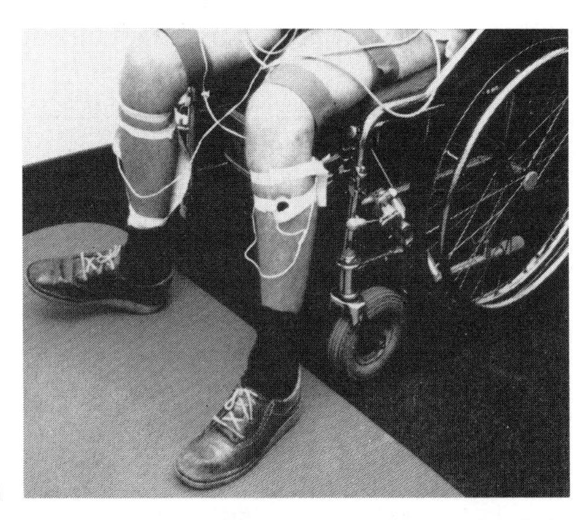
a

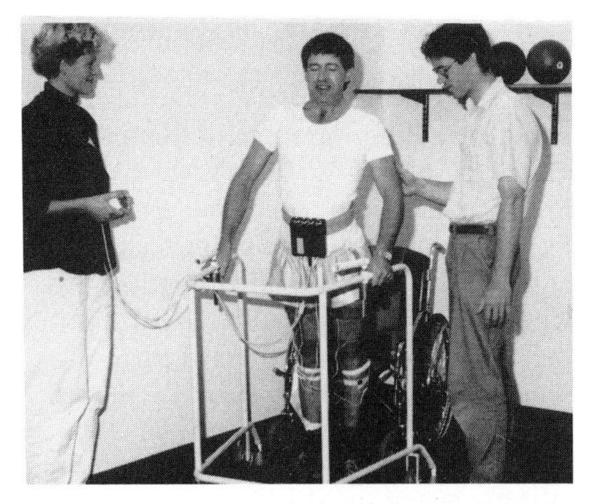
b

Abb. 11.1 a, b. FES als Unterstützung des Steh- und Gehtrainings im Rehabilitationszentrum „Het Roessingh" in Enschede

wicklung des Peronäusstimulators (Zilvold 1976; 1982) und umfassender Erfahrung damit wird hier auch mit dem Mehrkanal-FES bei querschnittgelähmten Patienten experimentiert mit den Zielen:
- Aufstehen,
- Stehen und Gehen mit Orthesen,
- Gehen ohne Gehapparate.

Bei der Auswahl der Patienten wird bei Läsionen zwischen Th 1 und L 1 zuerst überprüft, ob der M. quadriceps femoris und der N. peronaeus gut reizbar sind. Auch die Gelenkmobilität, die Spasmusintensität, Kondition und Motivation spielen hier eine ausschlaggebende Rolle.

Das FES-Training beginnt mit der Stärkung des M. quadriceps femoris, dessen Kraft und Kondition durch Gewichtstraining und Übungsrad mittels Stimulation vermehrt werden.

Zum Stand kommen und Stehen durch Stimulation der Beinmuskeln wird mittels Selbstbedienung der Handschalter erlernt. Wenn dies über einen Zeitraum von 5 – 10 Minuten gelingt, wird mit dem Gehtraining begonnen, bei dem für die Schwungphase der Flexionsreflex durch Stimulation der afferenten Nerven ausgenutzt wird. Dieses Gehen wird zuerst im Gehbarren geübt, anschließend trainiert man mit einem Rollator und mit Vierpunktstützen und dann mit Unterarmstützen. Die Schalter werden auf diesen Hilfsmitteln montiert. Bei höheren Läsionen, bei denen die Rumpfstabilität oft ein Problem ist, wird die FES mit der Lousiana-State-Orthosis (LSU) kombiniert.

Diese Form der FES hat noch einen experimentellen Charakter. Nicht alle Patienten erreichen ein sicheres Gehen mit der Stimulation. Oft ist das Gehmuster auch noch nicht funktionell, sondern nur aus therapeutischer Sicht sinnvoll.

Bis jetzt wurden die elektrischen Signale über einen Schalterknopf in der Hand oder in einer Stütze ausgelöst, man arbeitet aber an der Entwicklung eines Mehrkanalsystems, bei dem die Elektroden, Empfänger oder Sender implantiert werden können. Durch eine Kontrolleinheit außerhalb des Körpers können die notwendigen Signale weitergegeben werden. Zukünftige Technologie ist ein völlig implantiertes, computergesteuertes System. In Europa arbeitet das Eureka-Projekt an dieser Entwicklung mit.

11.1.3 Rumpf und Arme

Neben der FES zur Förderung der Steh- und Gehfunktion wird an der Universität von Karlsruhe unter Leitung von Vossius in Zusammenarbeit mit dem Rehabilitationszentrum Karlsbad-Langensteinbach auch mit der FES experimentiert, um die Rumpfstabilität und die Greiffunktion bei tetraplegischen Patienten zu verbessern. Neben dieser Zielsetzung nennen die Untersucher auch gleichwertige Nebeneffekte dieser FES: Verringerung der Spastizität, Dekubitusprophylaxe durch bessere Durchblutung, z. B. des M. glutaeus maximus, Verbesserung der Sitzhaltung und des Haltungsgefühls und den kosmetischen Aspekt, verringerte Atrophie des Gesäßes oder der Bauchmuskeln.

Ebenso wie das menschliche Gehmuster ist die normale Handfunktion so komplex, daß durch FES noch keine brauchbaren Resultate erreicht wurden in dem Sinne, daß eine koordinierte Greiffunktion nachgeahmt werden kann. Wohl kann man einige der mehr als 30 Armmuskeln stimulieren, wodurch Griffe wie der Lateral- oder Zylindergriff kräftiger werden, aber auch hier entstehen oft Probleme wie eingeschränktes Positionieren, Sensibilitätsstörungen oder die Dosierung der elektrischen Stimuli. Die Resultate sind fürs erste nicht besser als bei der Handchirurgie.

11.1.4 Neurogen gestörte Blase

Einer Anzahl von querschnittgelähmten Patienten gelingt es trotz des Blasentrainings oder des Katheterisierens nicht, eine Urinkontinenz oder eine ausreichende Leerung der Blase zu erreichen. Bei Männern kann diese Inkontinenz meist durch ein Kondomurinal wieder zu sozial befriedigender Kontinenz führen. Für Frauen wurde für dieses Problem bisher noch keine „akzeptable“ Lösung gefunden. Deshalb suchten Wissenschaftler nach Wegen, die Blasenentleerung durch Elektrostimulation zu verbessern.

Eine Reizung des M. detrusor durch die sakralen motorischen Vorderwurzeln (S 2, S 3, S 4) in Kombination mit einer Wurzeldurchtrennung, um die Blasenkapazität zu vergrößern, schien die besten Resultate zu liefern. Es war Brindley in London, der Anfang der 80er Jahre einen Stimulator entwickelte. Auch in Bad Wildungen (BRD) und in Enschede und Nijmegen (Niederlande) hat man positive Erfahrungen mit diesem Blasenstimulator gemacht. Bevor man sich zur Implantation eines Stimulators entschließt, müssen zuerst alle anderen Möglichkeiten wie Klopfen und Pressen, Katheterisieren und gezielte Gabe von Medikamenten ausreichend ausprobiert worden sein. Eine ausführliche, vorangehende Diagnostik ist notwendig.

Der implantierte Blasenstimulator wird aktiviert durch Radiowellen eines Außensenders, der nach der Operation sorgfältig eingestellt werden muß. Eine Blasenentleerung kann ab dann 4 bis 5 mal pro Tag stattfinden, indem der Sender auf den implantierten Empfänger gehalten wird.

11.1.5 Rückenmark

Die Elektrostimulation über die Haut wird schon seit Jahren in der Physiotherapie zur Behandlung der Schmerzbeschwerden angewandt. Es sind TENS-Apparate in Taschenformat erhältlich. Nach sachkundiger Einstellung kann sich der Patient mit chronischen segmentgebundenen Schmerzbeschwerden selbst damit behandeln. Bei manchen querschnittgelähmten Patienten, die langandauernde und therapieresistente Schmerzen haben, kann nach einiger Zeit ein Rückenmarkstimulator in Erwägung gezogen werden.

Dieser ist ein kleiner, implantierbarer Empfänger, der das Rückenmark mittels Elektroden elektrisch stimuliert. Dieser Generator, der in der Größe vergleichbar ist mit einem Schrittmacher, ist von außen her programmierbar. Dadurch kann die optimale Stimulation hinsichtlich Stromform, Intensität, Amplitude und Zeitdauer bestimmt werden.

11.1.6 N.-phrenicus-Stimulator

Bei Patienten mit einer hohen, kompletten, zervikalen Läsion oberhalb des C 3/ C 4-Niveaus ist der N. phrenicus gelähmt, mit der Folge, daß die diaphragmale Atmung vollständig oder teilweise ausfällt. Diese Patienten bleiben von einem Beatmungsapparat abhängig, wodurch u. a. zusätzliche Einschränkungen in der Mobilität und Kommunikation auftreten.

Deshalb hat man mit Erfolg den N.-phrenicus-Stimulator entwickelt, der die diaphragmale Atmung in einem gleichbleibenden Rhythmus (ca. 13mal/min) reizt. Voraussetzung ist aber, daß der N. phrenicus intakt und somit stimulierbar ist. Mit Hilfe einer Punktelektrode kann dies u. a. getestet werden.

Für die Niederlande ist diese Entwicklung noch ganz neu. In Wien hat besonders Thoma in diesem Bereich bahnbrechende Arbeit geleistet, dies in Zusammenarbeit mit Gerner (Bad Wildungen). In Bad Wildungen hat man viel Erfahrung mit Beatmungspatienten und mit dem Diaphragmastimulator. Das System besteht wiederum aus implantierbaren Elektroden, die mit einem Empfänger verbunden sind. Die Elektroden laufen hoch thorakal oder zervikal zum N. phrenicus. Der eigentliche Sender wird außen auf dem Bauch getragen, direkt über dem Empfänger fixiert und steuert seine Signale durch Radiowellen zum inneren Empfänger.

Um einer diaphragmalen Muskelermüdung vorzubeugen und dadurch länger stimulieren zu können, wird heutzutage immer die Karussellschaltung mit variierenden Stimulationsprogrammen angewandt. Postoperativ muß das Diaphragma 8 Wochen lang trainiert werden. Deshalb muß regelmäßig das Stimulationsprogramm angepaßt werden. Eine Vitalkapazität von 1 500 cm^3 ist erreichbar.

Die Implantation erfordert eine so spezifische Sachkenntnis, daß sie nur in einigen Zentren in Europa ausgeführt wird. Der große Vorteil des N.-phrenicus-Stimulators ist, daß der querschnittgelähmte Patient zuerst tagsüber und später auch nachts nicht mehr beatmet werden muß. Aus dem Grund benötigt man keine Tracheakanüle mehr, der Patient kann besser sprechen, er ist mobiler in seinem elektrischen Rollstuhl, und er kann eher wieder zu Hause wohnen. Es versteht sich, daß eine sachverständige physiotherapeutische Begleitung während dieses Prozesses unentbehrlich ist.

11.2 Intrathekale Infusion über eine implantierte Pumpe

Die Implantation einer Pumpe, die Medikamente auf dem gewünschten Rückenmarkniveau abgibt, wird schon seit Jahren angewandt, um unmenschliche Schmerzen zu verringern. Bei querschnittgelähmten Patienten haben hauptsächlich Penn und Kroin von dieser Technologie Gebrauch gemacht, um eine schwere Spastizität zu verringern (s. 3.9.6). Wenn eine ernsthafte, störende Totalspastizität nicht durch konservative Therapien oder orale Medikation zu verringern ist (therapieresistent oder funktionell behindernd), kann eine Baclofenpumpe in Erwägung gezogen werden. Bevor man sich zu dieser Implantation entschließt, wird der Chirurg zuerst durch einen intrathekalen Katheter dieses Medikament ins Rückenmark einbringen (im Sinne eines Probebolus), so daß die Spastizitätsabnahme und der funktionelle Gewinn zuvor getestet und beurteilt werden können. Bei der Beurteilung ist die Mitarbeit des Physiotherapeuten sehr wichtig.

Die Baclofenpumpe, mit dem Katheter zum Rückenmark, wird subkutan in die Bauchdecke implantiert. Sie kann perkutan nachgefüllt werden. Die Dosierung kann von außen her durch Radiowellen eingestellt werden. Man kann sich dabei für eine konstante oder eine variable Dosierung entscheiden. So können z. B. nachts weniger Medikamente gegeben werden und morgens, bevor man mit den ATL anfängt, kann man eine höhere Dosierung wählen. Die korrekte Einstellung der Dosierung wird auch von der funktionellen Beurteilung durch den Physiotherapeuten abhängig sein.

Die Abnahme der Spastizität hat auch oft einen positiven Einfluß auf die aktive Motorik bei inkompletten Läsionen oder auf die Atmung. Deshalb muß die Einstellung der Pumpe auf einer Querschnittabteilung durchgeführt werden.

Die Baclofenpumpe wurde für eine lange Benutzungsdauer entwickelt. Nach 3–5 Jahren muß die Pumpe erneuert werden, weil dann die Batterie leer ist.

Die Erfahrungen mit der Baclofenpumpe und der funktionelle Gewinn sind äußerst positiv. Im Vergleich zur oralen Medikation ist die Dosierung intrathekal viel niedriger bei gleichzeitig wesentlich geringerer systemischer Wirkung.

11.3 Rekonstruktive Handchirurgie

Moberg (1978, 1982), Freehafer (1969) und Zancolli (1975) sind bedeutende Namen aus der Handchirurgie tetraplegischer Patienten. Sie haben die operativen Techniken von den neurologischen Möglichkeiten bei zervikalen Läsionen abhängig gemacht. Es war Moberg aus Schweden, der bewies, daß mit Hilfe der Chirurgie und unter der Voraussetzung einer guten rehabilitativen Behandlung bei mehr als 50 % aller Tetraplegiker die Handfunktion verbessert werden kann.

Die Zielsetzung beschränkt sich, abhängig von den neurologischen Möglichkeiten hinsichtlich Kraft und Sensibilität, hauptsächlich auf:

- ein besseres Positionieren der Hand durch eine bessere Ellenbogenextension,
- einen besseren Lateralgriff, aktiv oder passiv, durch Transposition oder Tenodese,
- einen besseren Zylindergriff, aktiv oder passiv.

Die Operation kann nicht zum Ziel haben, eine normale Handfunktion zu erreichen!

11.3.1 Ausgangspunkte

- Das Ziel der Handchirurgie ist nicht die normale frühere Greiffunktion, sondern die Verbesserung des Lateralgriffs und/oder des Zylindergriffs (s. oben). Mit einem guten Lateralgriff kann man 75 % aller Handlungen durchführen. Der Dreipunktegriff ist nicht machbar und auch nicht erwünscht.
- Nicht nur die Handfunktion, sondern auch die Bewegung der Schultern und Ellenbogen ist zu kontrollieren.
- Die Handfunktion ist stark abhängig von der Sensibilität. Moberg hebt hervor, daß das Tastgefühl sehr wichtig ist. Die normale Zweipunktdiskrimination der Finger ist 3–5 mm. Beträgt dieser Abstand mehr als 10–12 mm, ist die Hautsensibilität für die Hand-

funktion so gering, daß eine visuelle Kontrolle ständig nötig ist. Ist zu wenig Sensibilität vorhanden, operiert Moberg nur eine Hand, denn es ist nur möglich, eine Hand visuell zu kontrollieren.

- Die Handfunktion darf nicht isoliert beurteilt werden, sondern muß im Zusammenhang mit dem Positionieren der Hand aus der Schulter und dem Ellenbogen gesehen werden.
- Die Kraft der Muskeln, die man für das Transportieren benötigt, muß mindestens 4 betragen.
- Für das Transportieren nimmt man, wenn möglich, Synergisten, die ungefähr die gleiche Art ausführen und den gleichen Bewegungsausschlag haben. Die Amplitude der Muskeln muß ungefähr gleich groß sein.
- Wenn beide Hände gleich stark gelähmt sind, behandelt man die dominante Hand zuerst.
- Stark störende Spastizität, Kontrakturen und Hypersensibilität im Arm und in der Hand können eine Kontraindikation für die operative Behandlung sein.
- Die Tetraplegie muß seit mindestens einem Jahr bestehen und darf nicht progressiv sein. Die Rehabilitation muß abgeschlossen sein, und das neurologische Bild muß seit mindestens einem halben Jahr stabil und unverändert sein.
- Der Eingriff muß umkehrbar sein.
- Eine gute Zusammenarbeit von Chirurgen, Behandlungsteam und Patient ist außerordentlich wichtig. Die prä- und postoperative Behandlung muß in einem Rehabilitationszentrum erfolgen, um Komplikationen zu vermeiden.
- Der Patient muß genauestens über das konkrete Operationsziel sowie die Abhängigkeit und intensive Therapie nach der Operation informiert werden.

11.3.2 Internationale Klassifikation

Die segmentale Myeloneinteilung, also die Läsionshöhe, informiert uns nicht detailliert genug über Sensibilität und Muskelkraft. Deshalb erarbeitet man eine gezielte Klassifikation, die auch die Sensibilität und den Muskelstatus mit einbezieht.

Diese Einteilung wurde 1984 in Giens in Frankreich durch das „Spinal Cord Injury Committee of the International Federation of Society for Surgery of the Hand" vorgenommen.

Bei der *Sensibilität* unterscheidet man grob 2 Gruppen, obwohl man oft Zwischenformen sieht:

1. Die *„O-Gruppe"*: hier ist die Zweipunktediskrimination größer als 10 mm. Eine visuelle Kontrolle der Hand ist notwendig; deshalb operiert man meistens nur eine Hand, wenn beide Hände zur O-Gruppe gehören.
2. Die *„CU-Gruppe"* (N. cutaneus ist intakt): Diese Gruppe hat eine gute Zweipunktediskrimination.

Die *motorische Klassifikation* ist in Tabelle 11.1 dargestellt. Diese Einteilung wird für den linken und rechten Arm gemacht.

Tabelle 11.1. Motorische Klassifikation

Klassifikation	Funktionsgrad	Läsionshöhe
0	Keine brauchbaren Muskeln unterhalb des Ellenbogens	Bis C4/C5
1	M. brachioradialis	C5
2	1+ M. ext. carpi rad. longus	C6
3	2+ M. ext. carpi rad. brevis	C6
4	3+ M. pronator teres	C6/C7
5	4+ M. flexor carpi radialis	C7
6	5+ M. ext. digitorum	C7/C8
7	6+ M. ext. poll. longus + brevis	C8
8	7+ M. flex. digitorum	C8

11.3.3 Einige chirurgische Möglichkeiten

Deltoideus-Trizeps-Transfer

Zielgruppe: C 5 und C 6 (oder 1, 2, 3 und 4 nach der internationalen Klassifikation).
Zielsetzung: eine bessere und aktivere Streckung des Ellenbogens, wodurch eine bessere Positionierung der Hand im Liegen und ein besseres Reichen oberhalb der Schulterhöhe im Sitzen möglich wird.
Technik: Man benutzt die Pars posterior des M. deltoideus für die Transposition zur Aponeurose des M. triceps brachii. Beide Muskeln sind teilweise Synergisten. Für die Überbrückung zwischen Deltoideus und Ellenbogen nimmt man die Sehne des M. extensor carpi ulnaris (Leeds et al. 1990). Letzterer ist bei dieser Läsionshöhe nicht innerviert.
Resultat: Die aktive Ellenbogenstreckung ist eingeschränkt möglich bis maximal 4 – 5 kg. Dies ist zu wenig, um sich aufzustützen, aber eine Hilfe für die Überstrekkung (Abb. 11.2).

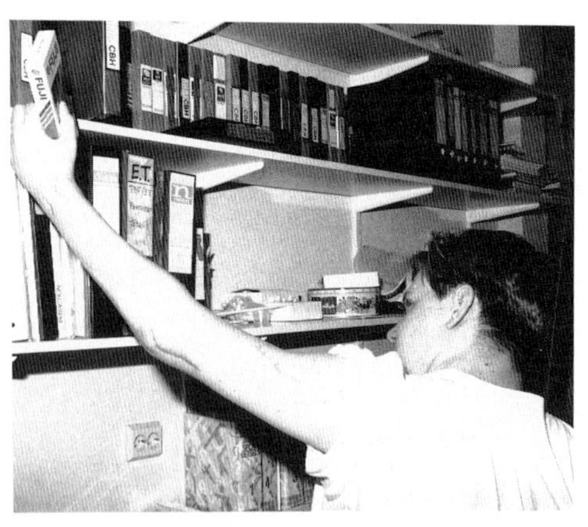

Abb. 11.2. Nach dem Deltoideus-Trizeps-Transfer kann ein Patient mit einer Tetraplegie C 5 – C 6 mit der Hand über die Schulterhöhe reichen

Die Operation ermöglicht ein besseres Positionieren der Hand, hauptsächlich oberhalb der Schulterhöhe. Sie sorgt für einen Antagonisten des M. brachioradialis, wodurch dieser Muskel für eine Transposition nutzbar wird.

„Key-grip-Technik" (Schlüsselgrifftechnik)

Zielgruppe: C 5, C 6 und C 7 (oder Gruppe 1 – 7 nach der internationalen Klassifikation).
Zielsetzung: ein fester passiver Lateralgriff bei aktiver Dorsalflexion oder ein aktiver Lateralgriff durch einen Transfer des M. brachioradialis zum Daumenbeuger (Mm. flexor pollicis brevis und longus) (Abb. 11.3 a – c).
Technik (Abb. 11.4): Eine Tenodese des M. flexor pollicis longus an der palmaren Seite des Radius, nachdem er unter den Sehnen des M. flexor digitorum profundus hindurchgeführt wurde. So erhält man eine bessere passive Daumenadduktion.

Eine Arthrodese des distalen Daumengelenks ist notwendig, damit der Daumen später nicht gebeugt unter den Zeigefinger gleiten kann.

Um einen aktiven Schlüsselgriff zu erhalten, kann der M. brachioradialis u. U. zur Sehne des M. flexor pollicis longus transponiert werden.

Beim aktiven wie beim passiven Schlüsselgriff ist eine Tenodese des M. extensor pollicis longus sinnvoll, um das passive Öffnen der Hand auch zu fördern.

Die „Key-grip-Technik" wird oft mit der Zylindergriffoperation (s. unten) kombiniert.

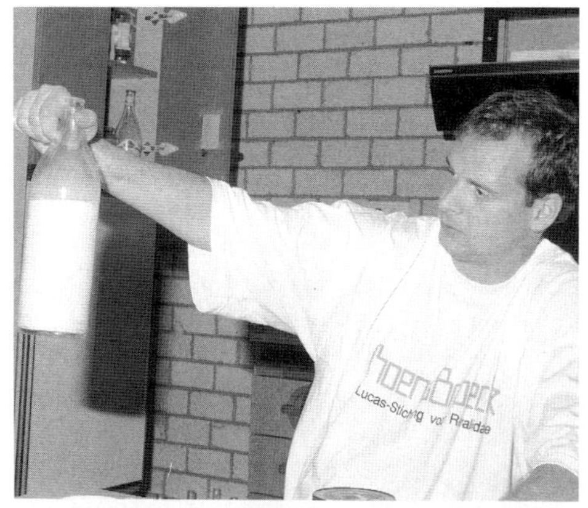

a

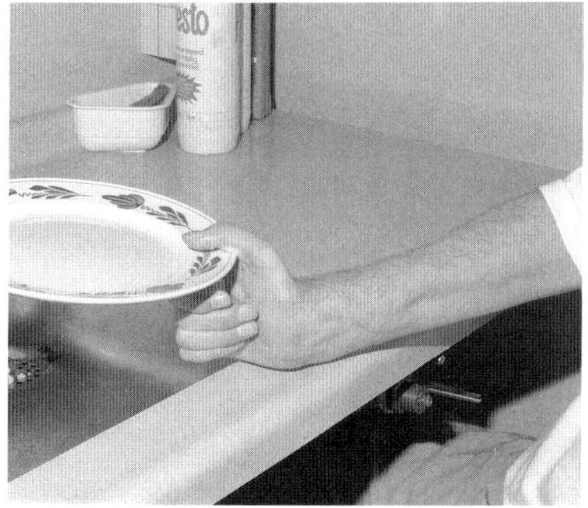

b

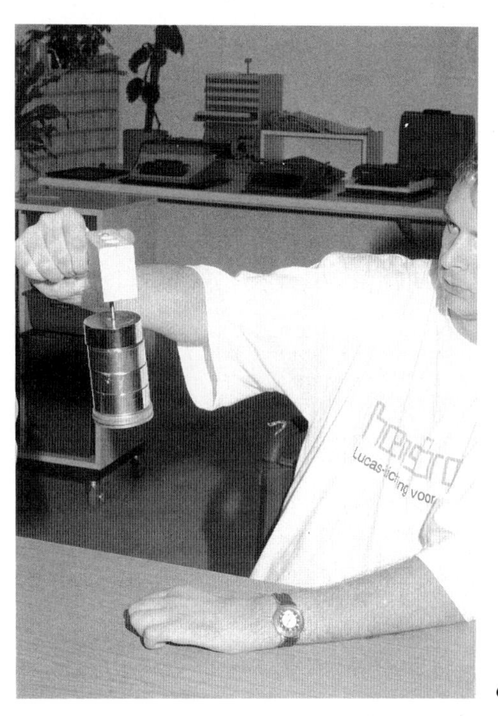

c

Abb. 11.3 a – c. Ein kräftiger aktiver Lateralgriff durch Transposition des M. brachioradialis auf den M. flexor pollicis (Patient mit einer C 6 – C 7-Läsion). Diese Grifftechnik wird oft kombiniert mit dem Einbau eines aktiven Zylindergriffs

Transfer des M. extensor carpi radialis longus zum M. flexor digitorum profundus

Zielgruppe: C 6 und C 7 (oder 2, 3 und 4 nach der internationalen Klassifikation).
Zielsetzung: Ein aktiver Zylindergriff oder Hakengriff.
Technik (Abb. 11.5): Wenn die Dorsalflexion stark genug ist (Kraft 4 und mehr) und der M. extensor carpi radialis brevis präoperativ ein Gewicht von 5 kg heben kann, transportiert man den M. extensor carpi radialis longus zum M. flexor digitorum profundus.

Diese Technik wird meist zusammen mit der „Key-grip-Prozedur" angewendet.
Resultat: Ein aktiver Zylinder- oder Hakengriff mit einer Kraft von 5 – 12 kg (Abb. 11.6 a – c). Anschließend kann noch ein Zancolli-Lasso (Abb. 11.7), eine Tenodese des M. flexor digitorum superficialis, durchgeführt werden. Dadurch bleiben die MCP-Gelenke später besser in Flexion bei einer aktiven Dorsalflexion des Handgelenks, und es entsteht ein schöner Zylindergriff und weniger ein Hakengriff (Zancolli 1975).

11.3.4 Prä- und postoperative Behandlung

Präoperativ:

– Untersuchung der Hand- und Armfunktion mit korrektem Muskelstatus und Sensibilitätsstatus,

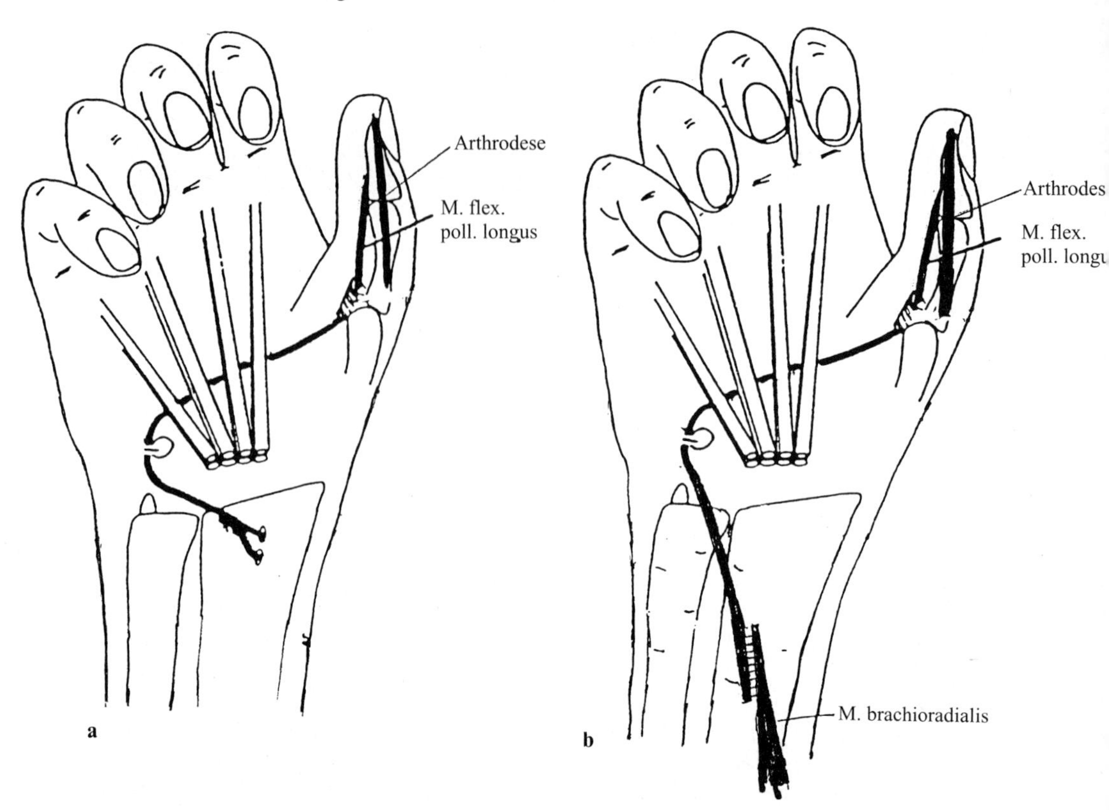

Abb. 11.4 a, b. „Key-grip-Technik". **a** Passiver Schlüsselgriff durch Tenodese des M. flexor pollicis longus am Radius. **b** Aktiver Schlüsselgriff durch zusätzliche Transposition des M. brachioradialis auf den M. flexor pollicis longus

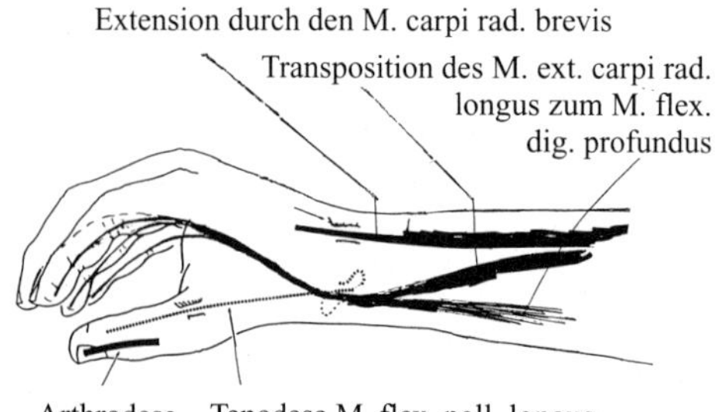

Abb. 11.5. Transposition des M. extensor carpi radialis longus zum M. flexor digitorum profundus

- Klassifikation und Wahl der Technik,
- ATL-Untersuchung,
- Kontrakturprävention,
- maximale Muskelkräftigung,
- optimale Informationen des Patienten (Video).

Postoperativ:

- Nur aktiv üben,
- keine Schmerzen provozieren,
- gute Kommunikation zwischen Rehabilitationsarzt, Krankengymnast, Ergotherapeut und Chirurgen,
- Protokoll und Zeitschema müssen bei jeder Operationstechnik befolgt werden.
- Tests.

Für jede Operation wird ein Protokoll erarbeitet (s. oben), worin das Behandlungsteam die Art und Dauer der Immobilisation des operierten Arms und der Hand, den Anfang der Mobilisation sowie den Aufbau der Belastung und des Trainings festlegt. Da der operierte Arm über mehrere Wochen ruhiggestellt wird, ist während dieser Zeit ein elektrischer Rollstuhl notwendig.

Beim Deltoideus-Trizeps-Transfer ist die Kontrakturprävention der Schulter eine Voraussetzung für ein späteres optimales Positionieren.

Bei der Handchirurgie muß man genügend Aufmerksamkeit auf die Mobilität der Fingergelenke richten, wobei im Laufe der Behandlung die passive Extension der Finger immer wichtiger wird.

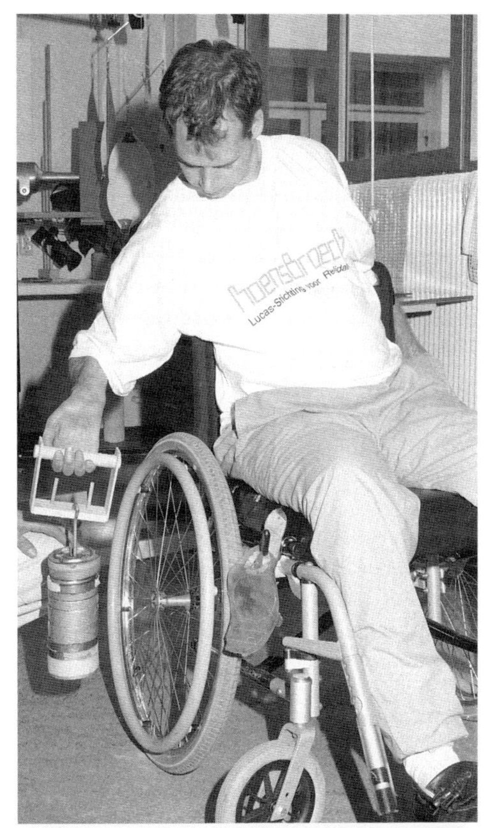

a

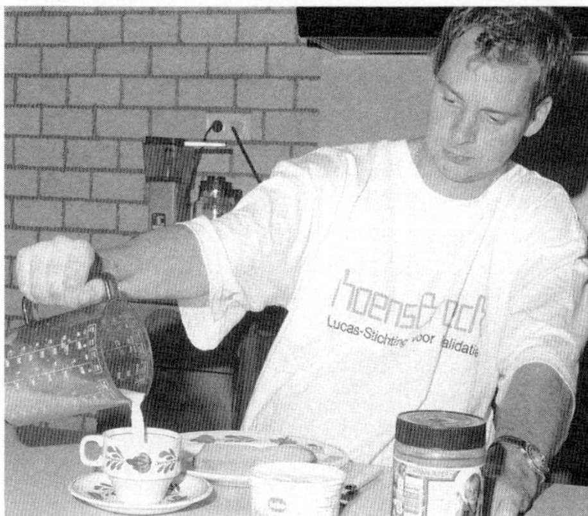

c

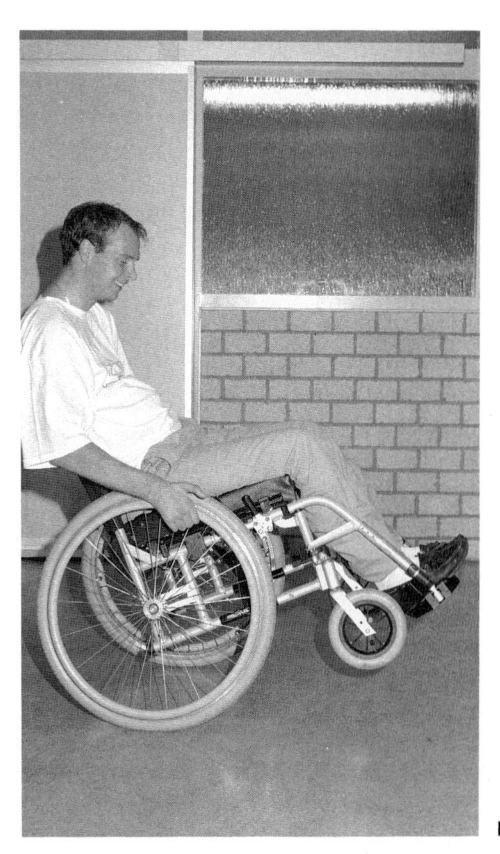

b

Abb. 11.6 a – c. Aktiver Zylindergriff durch Transposition des M. extensor carpi radialis longus auf den M. flexor digitorum profundus. **a, b** Nach 3 Monaten Training kann dieser Patient (C6 – C7) mehr als 10 kg aktiv festhalten und auch etwas Balancieren im Rollstuhl ist möglich. **c** Der Gewinn dieser aktiven Greiffunktion wird bei den ATL deutlich

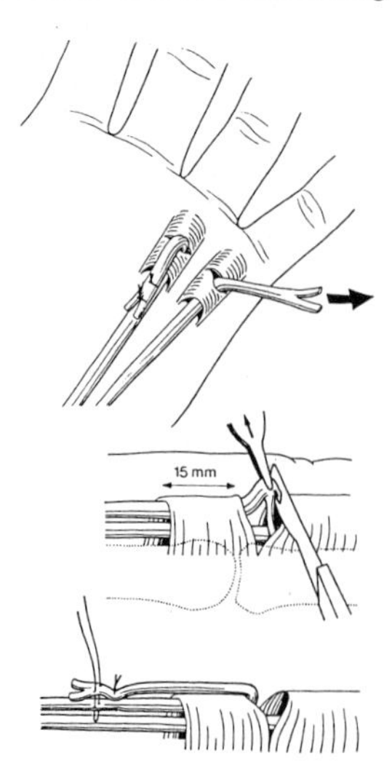

Abb. 11.7. Zancolli-Lasso-Operation. (Aus Zancolli 1974)

das Einbauen einer aktiven Daumen- und Fingerflexion wird das Dehnen dieser Muskulatur notwendig, da eine aktive Extension meist fehlt. Die bewußte Verkürzung der Flexoren, die zunächst für die aktive Funktionshand angestrebt wurde, muß zunichte gemacht werden, so daß die Möglichkeit geschaffen wird, auch größere Gegenstände zu greifen.

11.3.5 Schlußfolgerung

Das Ergebnis der Handchirurgie beim Tetraplegiker hängt entscheidend von der optimalen Zusammenarbeit aller Behandler ab. Nur eine gute Teamarbeit zwischen Chirurg, Rehabilitationsarzt, Ergo- und Physiotherapeuten garantiert ein optimales Resultat für den Patienten. Ist diese Voraussetzung gegeben, so kann mit der chirurgischen Behandlung bei über 50% der Tetraplegiker eine verbesserte Handfunktion erreicht werden.

11.4 Medikamentöse Behandlung bei Rückenmarkschädigungen

Man ging immer davon aus, daß sich beim Rückenmark nach einer Schädigung generell keine Besserung zeigt.

In den letzten Jahren wurde nachgewiesen, daß es möglich ist, die sekundären Schäden, die im Anschluß an das direkt einwirkende Trauma bei inkompletten Läsionen entstehen, mit Hilfe von Medikamenten (Methylprednisolon, Nascis, s. Bracken et al. 1990) einigermaßen zu beschränken.

Auch der Effekt von Ganglioside wird zur Zeit untersucht. Neben der Frage nach der Prävention von sekundären Schäden beschäftigt sich die Untersuchung mit der Möglichkeit einer Regeneration des Rückenmarks. Daraus hat sich ein faszinierender Prozeß der Theoriebildung ergeben, der mögliche spätere Konsequenzen für die Behandlung erhoffen läßt.

Literatur

Benton LA et al. Funktional electric stimulation, a practical clinical guide. Rancho Los Amigos Rehabilitation Engineering Center, Downey

Bracken M et al. (1990) A randomized, controlled trial of methylprednisolone or naloxone in the treatment of acute spinal-cord injury. Results of the Second National Acute Spinal Cord Injury Study. The New England Journal of Medicine (May 1990) Vol. 332, nr. 20

Brindley GS (1978) Electrical splinting of the knee in paraplegia. Paraplegia, 16: 428–435

Brindley GS et al. (1986) Sacral anterior root stumulators for bladder control in paraplegia: the first 50 cases. J Neurol Neurosurg Psychiatry 49: 1104–1114 (1990)

Cloosterman J Die Reciprocating Gait Orthese und F.E.S. bei dem Paraplegiker. D.D.M.G.P.-Kongress, Hoensbroek, April 1990

De Waal CA et al. (1986) Functionele electrostimulatie van de onderste extremiteiten. Literatuurstudie. Revalidatiecentrum "Het Roessingh", Enschede

Ejeskär A Dahllöf (1988) Results of reconstructive surgery in the upper limb of tetraplegic patients. Paraplegia 26: 204 – 208

Freehafer AT (1969) Care of hands in cervical spinal cord injuries. Paraplegia 7: 118 – 129

Hoppenfield S (1984) Aandoeningen van ruggemerg en zenuwwortels. Bohn, Scheltema & Holkema, Utrecht

Johnstone BR et al. (1988) A review of surgical rehabilitation of the upper limb in quadriplegia. Paraplegia 26: 317 – 339

Karssemeyer M (1983) Elektrostimulatie van de neurogeen gestoorde blaas. Hoensbroek, Lucasstichting voor Revalidatie

Katz RT (1987) F.E.S. to enhance systemic fibrinolytic activity in spinal cord injury patients. Arch Phys Med Rehabil 68: 7 423 – 426

Lamb DW, Chan KM (1983) Surgical reconstruction of the upper limb in traumatic quadriplegia. Bone J Surg 65 B: 291 – 298

Lee MY et al. Rehabilitation of quadriplegic patients with phrenic nerve pacers. Arch Phys Med Rehabil 70: 549 – 552

Leeds EM et al. (1990) Bone mineral density after bicycle ergometry training. Arch Phys Med Rehabil 71: 3 207 – 209

Malezic M et al. (1987) Therapeutic effects of multisite electric stimulation of gait in motor-disabled patients. Arch Phys Med Rehabil 68: 9 553 – 560

Marsolais EB (1988) Energy costs of walking and standing with functional neuromuscular stimulation and long leg braces. Arch Phys Med Rehabil 69: 4 243 – 249

Moberg E (1978) The upper limb in tetraplegia. G Thieme, Stuttgart

Moberg E (1982) Orthesen in der Handchirurgie. G Thieme, Stuttgart

Peckham PH (1987) F.E.S. current status and future prospects of applications to the neuromuscular system in spinal cord injury. Paraplegia 25: 279 – 288

Turk R (1985) F.E.S. as an orthotic means for the rehabilitation of paraplegic patients. Paraplegia 23: 344 – 348

Vorsteveld JHC (1989) Funktionelle electrostimulatie. VRA basiskursus: Dwarslasieproblematiek. Hoensbroek

Veldt GCM, Vorsteveld JHC (1989) Nieuwe ontwikkelingen bij de ontwikkeling van het neurogene blaaslijden. In: Pons C. (red.) Basiskursus Revalidatie geneeskunde: dwarslaesieproblematiek, Revalidatie Informatiecentrum (RIC), Hoensbroek, 1989

Wuttge G, Jourdan C (1990) Funktionelle Elektrostimulation der oberen Extremitäten und des Rumpfes. D.M.G.P.-Kongress, Hoensbroek, April 1990

Yarkony GM et al. (1990) Functinal neuromuscular stimulation for standing after spinal cord injury. Arch Phys Med Rehabil 71 3: 201 – 206

Zancolli E (1975) Surgery for the quadriplegic hand with active strong wrist extension preserved. A study of cases. Clin Orthop 112: 101 – 113

Zilvold G (1976) Funktionelle elektrostimulatie van de N. Peroneus. Dissertation, V. Univ., Amsterdam

Zilvold G (1982) De Peroneusstimulator: follow-up door de jaren heen. Colloquium-verslagen, voordrachten gehouden tijdens de Wetenschappelijke Vergadering van de Ned. Ver. van Artsen voor Revalidatie en Fys. Geneeskunde, pp 28 – 34

12 Entlassung und Nachsorge

Am Ende der Rehabilitationsperiode wird der Patient auf die baldige Entlassung und die Zeit danach vorbereitet. Die Entlassung muß hinsichtlich psychosozialer, gesellschaftlicher, medizinischer und krankengymnastischer Aspekte vorbereitet werden. Es werden hier nur die physiotherapeutische Nachsorge und einige medizinische Probleme nach der Entlassung angesprochen.

12.1 Krankengymnastik

Keine Weiterbehandlung durch einen Krankengymnasten

Dafür entscheidet man sich, wenn der Rehabilitationspatient imstande ist, seine eigene Therapie zu gewährleisten. Dazu muß der Patient in der Lage sein, seine Gelenke geschmeidig zu halten, die Muskeln auf ausreichender Länge zu halten, die Muskelkraft zu gewährleisten (s. Kap. 9) und täglich während vorzugsweise einer halben Stunde Steh- oder Gehtraining auszuführen (s. 6.3).

Wenn der Patient die ATL ausführt, sich täglich bewegt, einen richtigen Lagewechsel (u. a. zur Vorbeugung von Kontrakturen und Dekubitus) und das Steh- und Gehtraining regelmäßig durchführt, hat er grundsätzlich keine Nachbehandlung nötig. Es hat sich jedoch gezeigt, daß mehrere störende Faktoren nach der Entlassung auftreten können, so daß der Patient später wieder krankengymnastische Betreuung braucht. Es können nachträglich Kontrakturen auftreten, es kann eine störende Spastizität entstehen oder es gibt Einschränkungen in den ATL (Dekubitus), wodurch die gewünschte Therapie nicht selbständig ausgeführt werden kann.

Es ist eine bekannte Tatsache, daß die Mehrzahl der Patienten nach der Entlassung das Steh- und Gehtraining nicht mehr ausführt. Dafür sind viele Ursachen zu nennen, z. B.:
- fehlende Selbstverantwortlichkeit des Patienten,
- Stehen und Gehen ist zu ermüdend, nicht funktionell und nimmt viel Zeit in Anspruch,
- Hilfsmittel sind defekt,
- die Wohnung ist zu klein,
- der Patient ist häufig gefallen.

Besonders das fehlende Stehen und Gehen fördert das Entstehen von Kontrakturen, da der Patient den größten Teil des Tages im Rollstuhl sitzt und im Bett oft in der Seitenlage liegt. In beiden Fällen sind Hüften und Knie immer in Flexion. Flexionskontrakturen in den Hüften und Knien kombiniert mit Spitzfüßen sind deshalb auch die am häufigsten vorkommenden Kontrakturen der unteren Gliedmaßen.

Gerade das Stehen und Gehen könnte diesen Kontrakturen vorbeugen. Um das Risiko zu verringern, daß der Patient nach der Entlassung das Stehen und Gehen vermeidet, haben wir in unserem Zentrum in den letzten Jahren Hilfsmittel gewählt, die ihm das Training erleichtern. Wir entscheiden uns eher für einen stabilen Rollator als für Unterarmstützen, da das Gehen damit einfacher ist, und für ein elektrisches Stehgerät, da der Patient damit ohne viel Anstrengung stehen kann.

Wird ein Patient, bei dem die physiotherapeutische Weiterbehandlung nicht indiziert war, aus unserem Zentrum entlassen, stellen wir oft bei einer Nachkontrolle fest, daß der Patient nach einiger Zeit doch wieder physiotherapeutisch behandelt wurde, weil Komplikationen aufgetreten sind. Oft wird der Physiotherapeut auf Wunsch des Patienten selbst eingeschaltet, weil er sich wohler fühlt, wenn er einige Male in der Woche durch einen Physiotherapeuten behandelt wird. Eine andere häufig vorkommende Ursache für die nachträgliche Einschaltung eines Physiotherapeuten ist, daß die Erhaltung des funktionellen Stands viel Zeit und Energie vom Patienten fordert.

Um den Patienten in der klinischen Phase auf die baldige Entlassung vorzubereiten, ist es ratsam, die Behandlungen während der letzten Wochen der Rehabilitation zu verringern. Wenn der Patient bisher täglich 2mal behandelt wurde, wird zu einer täglichen Behandlung übergegangen. Wenn möglich, werden 3 Behandlungen beim Physiotherapeuten und 2mal selbständiges Üben des Patienten pro Woche angestrebt. In der nächsten Phase wird, wenn möglich, die Behandlung dem Patienten völlig überlassen, wobei der Therapeut darauf achtet, daß dies richtig geschieht und diese Art der Selbstbehandlung adäquat ist. Wenn nötig, kann der Physiotherapeut dem Patienten noch Hilfestellung leisten oder zielgerichtet Anweisungen geben.

Eine andere Möglichkeit ist, daß dem Partner des Patienten beigebracht wird, wie eine adäquate Behandlung ausgeführt werden kann. Dies kann vom Helfen beim Anziehen des Gehapparats bis zum passiven Durchbewegen des Patienten variieren. Der Partner hat während der klinischen Behandlung des Patienten mehrmals die Gelegenheit gehabt, den Therapien beizuwohnen. Dies wird vom behandelnden Team gefördert, um auch den Partner mit der ganzen Situation vertraut zu machen und ihn auch auf anderen Gebieten einzuweisen. Dabei denken wir an die Versorgung des Patienten, die Erlernung des Katheterisierens für den Bedarfsfall, das Drehen im Bett mit Lagewechsel und die Hebetechniken.

Weiterbehandlung durch einen Physiotherapeuten

Wenn der Patient trotz all dieser Maßnahmen eine physiotherapeutische Weiterbehandlung braucht, kann er diese zu Hause, in der Praxis des Physiotherapeuten, in einer klinischen Umgebung entweder als Rehabilitationstagesbehandlung oder als einfache Physiotherapiebehandlung erhalten.

Der bisher behandelnde Physiotherapeut wird eine adäquate Therapie zur Erhaltung des funktionellen Stands anraten und diese dem zukünftig behandelnden Physiotherapeuten aufschreiben.

Es muß verhindert werden, daß Physiotherapeuten, die selten oder nie mit Querschnittpatienten gearbeitet haben, inadäquate oder falsche Behandlungen ausführen. Diese Physiotherapeuten müssen sich dessen bewußt sein, daß der Patient durch die langandauernde Rehabilitation oft besser darüber informiert ist, welche die beste Art der Behandlung ist. Deshalb ist es auch keine Schande, wenn der Patient zusammen mit dem Physiotherapeuten einen entsprechenden Behandlungsplan aufstellt.

Im Verlauf der weiteren Behandlung ist es notwendig zu erkennen, daß die klinische Rehabilitation nur eine kurze Periode ist im Vergleich zu den Jahren, in denen der Querschnittgelähmte weiter in seiner sozialen Umgebung funktionieren muß. Während der klinischen Rehabilitation wird eine Basis für das weitere Leben mit der Behinderung geschaffen, und man versucht so gut wie möglich auf das Leben des Patienten einzugehen.

12.2 Prophylaxe von Komplikationen

Durch die spezielle Problematik der Querschnittlähmung bestehen deutlich mehr Risiken für körperliche Komplikationen als vor der Querschnittlähmung. Die möglichen Komplikationen sind bekannt, es kann ihnen vorgebeugt werden. Aktive Behandlung durch den Betroffenen selbst und seine (sachkundige) Umgebung sind dabei sehr wichtig.

Haltungs- und Bewegungsapparat

Es können Kontrakturen entstehen, die sekundär wiederum funktionelle Rückschritte und eine erhöhte Dekubitusgefahr bedeuten. Richtiges Durchbewegen (wenn nötig durch dritte), Steh- und Gehtraining und auf dem Bauch schlafen sind hierbei sehr wichtige (prophylaktische) Maßnahmen (s. 12.1.1).

Körperliche Kondition

Diese kann sich sehr schnell durch das ständige Sitzen im Rollstuhl verschlechtern. Selbständige Übungen und sportliche Aktivitäten helfen, die körperliche Kondition zu halten oder zu verbessern (s. auch Kap. 8).

Übergewicht

Dies ist ein häufig vorkommendes Problem. Das Gewicht nimmt zuerst langsam zu, ist meist schwierig zu korrigieren und hat oft negative Folgen für das funktionelle Niveau und die Versorgung. Außerdem wird die Dekubitusgefahr größer.

Haut

Dekubitus ist die am häufigsten vorkommende Komplikation (s. 3.3). Meistens wird diese Gefahr zu schnell unterschätzt. Dekubitalgeschwüre müssen langwierig behandelt oder sogar operiert werden, was oft mit einem monatelangen Klinikaufenthalt einhergeht. Hier gilt vor allen Dingen: Vorbeugen ist besser als Heilen. Regelmäßige Kontrolle der Haut ist notwendig. Hygiene und regelmäßige Entlastung (anheben, hochdrücken, stehen und Bauchlage) sind wichtig.

Schon bei geringem Verdacht auf Hautprobleme darf die betroffene Stelle nicht mehr belastet werden. Ein entstehender Dekubitus muß stets ärztlich kontrolliert werden.

Darm und Blase

Das neurogene Darm- und Blasenleiden macht eine gute medizinische Nachsorge notwendig (s. 3.4).

Grundsätzlich sollte auf eine regelmäßige Darmentleerung geachtet werden. Der Patient sollte 2–3 l/Tag trinken und die Blase regelmäßig und vollständig entleeren. Außerdem sollte der Urin regelmäßig hinsichtlich Säuregrad und Erreger kontrolliert werden.

Es ist sicher nicht so, daß der Querschnittgelähmte „Patient" bleibt. Im Gegenteil, die ganze Rehabilitation ist darauf gerichtet, den Patienten zu lehren, seine eigene Verantwortung zu tragen. Diese Verantwortung muß am Anfang mehr oder weniger durch die Umgebung (inklusive das Fachpersonal) mitgetragen werden. Dies bedeutet eine Begleitung, die von regulärer Kontrolle bis hin zur Kontrolle auf Abruf variiert.

Der Rehabilitationsarzt spielt hierbei eine aktive und zentrale Rolle, wobei neben den körperlichen Aspekten auch Fragen nach Hilfsmitteln und die psychosoziale Eingliederung zur Sprache kommen.

Guter Kontakt zwischen Betroffenen, Familie, Hausarzt und Rehabilitationsarzt können hierzu Wichtiges beitragen.

Anhang: Wichtige Adressen

Querschnittzentren

Querschnittgelähmte Patienten sollten vorzugsweise in spezialisierten Zentren behandelt werden.

Diese Zentren sind im deutschsprachigen Raum in der Deutschsprachigen Medizinischen Gesellschaft für Paraplegie e.V. zusammengeschlossen. Die meisten der genannten Zentren sind Mitglieder dieser Gesellschaft.

Niederlande

Revalidatiecentrum "Hoensbroek"
Zandbergsweg 111
NL-6432 CC Hoensbroek

Revalidatiecentrum „Het Roessingh"
Roesinghsbleekweg 33
NL-7522 AH Enschede

Revalidatieziekenhuis „Beatrixoord"
Dilgtweg 5
NL-9751 ND Haren

Revalidatiecentrum Amsterdam
Overtoom 283
NL-1054 HW Amsterdam

Revalidatiecentrum
Nijmegen, St. Maartenskliniek
Henstdal 3
NL-6522 JV Nijmegen

Revalidatiecentrum „Heliomare"
Relweg 51
NL-1949 EC Wijk aan Zee

Revalidatiecentrum „De Hoogstraat"
Rembrandtkade 10
NL-3583 TM Utrecht

Bundesrepublik Deutschland

Abteilung für Rückenmarkverletzte
Werner-Wicker-Klinik
Schwerpunktklinikum Reinhardshausen
Kreutzfeld 4
W-3590 Bad Wildungen

Hohe Warte
Krankenhaus mit Rehabilitationsklinik
für Rückenmarkverletzte
Hohe Warte 8
W-8580 Bayreuth 2

Sonderstation für Querschnittgelähmte
Krankenhhaus Zehlendorf,
Bereich Behring-Krankenhaus
Gimpelsteig 3 – 5
W-1000 Berlin 37

Abteilung für Rückenmarkverletzte
BG-Krankenanstalten
„Bergmannsheil Bochum"
Hunscheidtstraße 1
W-4630 Bochum

Abteilung für Rückenmarkverletzte
BG-Unfallklinik Duisburg
Großenbaumer Allee
W-4100 Duisburg 28

Abteilung für Rückenmarkverletzte
BG-Unfallklinik
Friedberger Landstraße 430
W-6000 Frankfurt 60

Querschnittgelähmten-Zentrum
BG-Unfallkrankenhaus Hamburg
Bergedorferstr. 10
W-2050 Hamburg 80

Abteilung für Querschnittgelähmte
Orthop. Universitätsklinik
Schlierbacher Landstraße 200 A
W-6900 Heidelberg

Abteilung für Querschnittlähmungen
Orthop. Klinik u. Rehabilitationszentrum der Diakonie
Am Mühlenberg
W-3436 Hessisch-Lichtenau

Paraplegiologische Abteilung
Rehabilitationskrankenhaus Karlsbad-Langensteinbach
Guttmannstraße 1
W-7516 Karlsbad 1

BG-Sonderstation
Krankenhaus Ev. Stift St. Martin
Johannes-Müller-Straße
W-5400 Koblenz

BG-Unfallklinik
Abteilung für Querschnittgelähmte
Ludwig-Guttmann-Straße 13
W-6700 Ludwigshafen 25

Abteilung für Querschnittgelähmte
Orthop. Rehabilitationskrankenhaus
Nähere Hurst 20
W-7145 Markgröningen

Abteilung für Rückenmarkverletzte
BG-Unfallklinik Murnau
Prof.-Küntscher-Str. 8
W-8110 Murnau

Abteilung für Orthopädie und Querschnittlähmungen
BG-Unfallklinik Tübingen
Rosenauer Weg 95
W-7400 Tübingen

Abteilung für Querschnittlähmungen
Akademisches Krankenhaus der Universität Ulm
Oberer Eselsberg 45
W-7900 Ulm

Österreich

Rehabilitationszentrum Häring
Schönau 147
A-6323 Bad Häring

Rehabilitationszentrum Tobelbad
Dr.-Georg-Neubauer-Str. 6
A-8144 Tobelbad/Graz

Schweiz

Schweizerisches Paraplegiker-Zentrum
Im Burgfelderhof 48
CH-4050 Basel

Division des Paraplegiques
Hospital Cantonal Universitaire
Beau-Sejour
CH-1211 Geneve 4

Schweizerisches Paraplegiker-Zentrum
Nottwill
CH-6207 Nottwil/Luzern

Klinik Balgrist
Forckstraße
CH-8008 Zürich

Sport

Über folgende Adressen sind Informationen über Sportmöglichkeiten für Behinderte zu erhalten:

Niederlande

Nationale Invaliden Sportbond: N.I.S.
Postbus 323
NL-3940 AH Doorn

Belgien

Vlaamse Liga
Rijselstraat 3, bus 7
B-8200 Brugge

Bundesrepublik Deutschland

In jedem Bundesland besteht ein eigener Behindertensportverband, der Auskünfte und Vereinsadressen vermittelt.

Österreich

Österreichischer
Behindertensportverband
Brigittenauer Lände 42
A-1200 Wien

Schweiz

In der Schweiz gibt es etwa 20 Behindertensportvereinigungen, die verschiedene Sportarten anbieten. Die Adressen findet man in „Para contact".
Redaktion:
Schweizerische Paraplegiker-Vereinigung
Zentralsekretariat
Langsägestraße 2
CH-6010 Kriens

Patientenvereinigungen und Zeitschriften

Niederlande

Die Stiftung „De Schakel" ist eine Selbsthilfevereinigung, die dem Erfahrungsaustausch und der Informationsvermittlung dient. Alle 2 Monate veröffentlicht sie eine Zeitschrift: „De Ketting".

Schweiz

Die Schweizerische Paraplegikervereinigung (Zentralsekretariat: Langsägestr. 2 CH-6010 Kriens) veröffentlicht ebenfalls 6mal jährlich eine Zeitschrift: „Para contact".

Österreich

Der Verband der Querschnittgelähmten (Schulkastr. 3/9/R 10, A-1100 Wien) veröffentlicht 4mal jährlich seine Verbandszeitschrift „Rollstuhl aktiv".

Bundesrepublik Deutschland

Die „Fördergemeinschaft der Querschnittgelähmten in Deutschland e.V." (Silcherstr. 15, W-6521 Mölsheim) gibt 4mal jährlich die Zeitschrift „Der Paraplegiker" heraus.

Weitere Informationen

Das Rehabilitationszentrum Hoensbroeck unterhält ein Informationszentrum, das sowohl professionellen Betreuern und Therapeuten als auch den Behinderten und ihren Organisationen zur Verfügung steht:

Revalitatie Informatiecentrum
Hoensbroeck (RIC)
Zandbergsweg 111
NL-6432 CC Hoensbroeck

Das RIC verfügt über Bibliothek, Produktdokumentation und Ausstellungsraum. Über Datenbanken (MICROPC; MEDLINE; DIMDI; TEchHULP, NIG/SYS, NIG/LOC, BORG) können Literatur, technische Rehabilitationshilfen, Informationen zu den Krankheitsbildern und zur Therapie, Forschungsvorhaben u. v. m. abgefragt werden.

Sachverzeichnis

A

Abhängigkeit 112
Abkühlung 65
Abstellraum 231
Aggression 115
Aktivitäten des täglichen Lebens 6
Akutkrankenhaus 13
Akutphase, Schockphase 114
Akzeptieren 116
Ambivalenz hinsichtlich des Rollstuhls 112
Anamnese (s. auch Zustand bei der Aufnahme) 18
angeborener Schaden 10
Angst, Verarbeitung 113
Anschlüsse (Radio-, Fernseh-, Telefon-, usw.) 230
Antidekubituskissen 36
Arbeit 20
- Arbeitstherapie 219
- soziale Betreuung 103
ARDS 24
Areflexie 7
ARGO-Orthese, Steh- und Gehtraining 194
Arm-Hand-Funktion 16
Armergometertraining 128
Armergometrie, Atmung 78
Ashworth-Skala, Spastizität 90
Atemfrequenz 73
Atemmuster 73
Atemparameter 72
Atemtherapie 15, 75
- apparative 77
- Atemübungen 77
Atemzugvolumen 73
ATL 16, 19
- Aktivitäten 16
- Besprechung 17
- Fähigkeiten 15
- Hilfsmittel 215
- Rollstuhl 221
- Training 210ff.
Atmung 15, 71ff.
- (s. auch Beatmung) 79ff.
- apparative Atemtherapie 77
- Armergometrie 78
- Atemfrequenz 73
- Atemmuster 73
- Atemparameter 72
- Atemtherapie 75
- Atemübungen 77
- Atemzugvolumen 73
- Atmungsprobleme 15
- Ausdauer 73
- Diaphragma 71
- Exspiration 71
- Giebel-Rohr 77
- Haltung 75
- Husten 74
- Inspiration 71
- IPPB (intermittent positive pressure breathing) 72, 78
- Muskelkraft der Atemmuskulatur 73
- paradoxe 74
- posturale Drainage 76
- Thoraxmobilität 75
- Vitalkapazität 72
Atonie 7
Auflehnung 115
Aufnahmephase, soziale Betreuung 101
Aufstehen und Hinsetzen, Steh- und Gehtraining 178–180
Ausbildung 16
Ausdauer, Atmung 73
Ausfall
- motorischer 7
- sensibler 7
Aussparung, sakrale 7
Auto
- Transportmittel 225
- Verladen des Rollstuhls 146
- Auto-Rollstuhl, Transfer 146
autonome Dysreflexie 67, 68
- Hypertonie 67

B

Badezimmer 230
Balance, Sitzbalance 129
Bandagieren 16
Barren, Steh- und Gehtraining 167, 168
Basketball, Rollstuhlbasketball 253
Bauchgurt 17
Bauchlage, Bett 28, 30
– paraplegische Patienten 30
Beatmung 79ff.
– druckkontrollierte 79
– Entwöhnungsprozeß 80
– Kommunikation 81
– volumenkontrollierte 79
Bedienungsinstrumente, Höhe 229
Beeinträchtigung („handicap“) 5
– soziale 6
Behandlung
– konservative 26
– medikamentöse bei Rückenmarkschädigungen 294
– problemorientierte 2, 3
– Spastizität 93ff.
Behandlungsteam 13
Beobachtungsliste querschnittsgelähmter Patienten, funktionelle (FOD) 125, 155, 210
Berufsberatung 108, 113
Bett-Duschstuhl (Transfer) und zurück 144
Bett-Rollstuhl-Transfer 142
Betten 25ff.
– Bauchlage 28, 30
– Circolectric-Bett 25, 27
– Clinitron-Bett 25
– Rotorest-Bett 25
– Rückenlage 26, 30
– Seitenlage 29
– Steh-Dreh- 25
– Stoke-Eggerton-Bett 25, 26
– Stryker-Bett 25, 26
Bettphase 104
Bewältigungsprozeß 113
– Unfallbewältigung 112
Bewegungsapparat, Wirbelsäule 18
Bewegungstrainer und Elektrostimulation, Spastizität 97
Blase
– autonome 40
– LMN-Blase (lower motor neuron lesion) 40
– neurogene 39
– – neurogen gestörte, neue Entwicklungen 286
– Reflexblase 40
– schlaffe 40
– UMN-(upper motor neuron lesion)-Blase 40
Blasenfunktion 8, 41
– Regulation 41
– – Katheterisieren 41
– – Preßentleerung 41
– – Reflexentleerung 41
Blasenlähmung, neurogene 3
Blasenleiden, neurogenes 38
– Blasenfunktion 38
– parasympathisches 39
– sympatisches 39
– Urinproduktion 39
Bogenschießen 235, 246, 249
Bordsteine hinauf- und hinabfahren, Rollstuhltechniken 242
Brown-Sequard-Syndrom 62

C

calcification, soft tissue 82
canda cequina 8
Central-cord-Syndrom 62
Circolectric-Bett 25, 27
Clinitron-Bett 25
comprehensive management 3, 6, 21, 23
Computertomographie 24
conus (medullaris und canda cequina) 8
Copingverhalten 16

D

Dachhebelift, aus Auto in Rollstuhl 225
Dachlift, auf Auto (für Rollstuhl) 226
Darmfunktion 8
Darmleiden, neurogenes 38, 41
– Darmfunktion 41
– Darmregulation 42
– Innervation 41
– neurogener Darm 42
Defäktion/Defäkation 15, 19
– Anamnese 18
Degenerationserscheinungen 10
Dekompression 21
Dekubitus 11, 13, 15, 24, 30–33 (s. auch Sitzkissen) 37
– Antidekubituskissen 36
– Behandlung 34
– extrinsische Faktoren 31
– iatrogener 32
– intrinsische Faktoren 31
– Lokalisierung und Konsequenzen 32
– Prophylaxe/-Prävention 3, 33, 38
– Risiko/Gefahr 36, 65
Deltoideus-Trizeps-Transfer 290
Depression 115
Dermatomschema 10
Diagnose 9, 19
Diaphragma, Atmung 71

Diele 230
disability (funktionelle Einschränkung) 5
Drainage, posturale (Lagerungsdrainage) 24
Drehen 132
Drehkurbeln (Fahren mit den Armen) 154
Drehsitz, Transportmittel 225
Drehstuhl, Transportmittel 225
Drückbank, Muskelkräftigung 60
DSD (Detrusor-Sphinkter-Dyssynergie) 40
Durchbewegen und Stretching 257ff.
Durchfall, falscher 43
Dusche 230
Dysflexie, autonome 84
Dysreflexie, autonome 1, 67, 68, 84
- Hypertonie 67

E

einwachsende Zehennägel 66
Eisbäder 96
Ejakulationsstörungen 44
elektrische Orthese 204
elektrischer Rollstuhl 223
elektrisches Stehgerät 186
Elektrizität, Höhe 229
Elektrostimulation
- funktionelle 283
- Muskelkräftigung 61
- Spastizität 97
Elektrotherapie 98
Entlassung
- Entlassungsphase 109
- und Nachsorge 297ff.
- Sport nach der Entlassung 254
Entwicklung, sexuelle 113
Entwicklungen, neue 283ff.
- Deltoideus-Trizeps-Transfer 290
- funktionelle Elektrostimulation 283
- N.-phrenicus-Stimulator 287
- neurogen gestörte Blase 286
- Rückenmark 286
- Rumpf und Arme 286
- Schlüsselgrifftechnik (key-grip Technik) 290
- Stehen und Gehen 284
- Untersuchungsergebnisse 284
Entwöhnungsprozeß, Beatmung 80
Erektionssubstitut 43
Erfrierung 65
Ergotherapeuten 4, 14
Ergotherapie 16, 199ff.
erworbener Schaden 10
Exspiration 71
Extremitäten
- obere 48ff.
- untere 51ff.

F

Fahrrad 228
Falltraining, Steh- und Gehtraining 183
Fenster, Höhe 229
Fertilität 44
Fixateur interne 22
Fixation, Kluger-Fixation 22
FOD (funktionelle Beobachtungsliste querschnittsgelähmter Patienten) 125, 155, 210
Fortbewegungsmöglichkeiten 16
Frakturbehandlung, konservative 21
Freizeitgestaltung 16
- Fruchtbarkeit 44
Funktion, sexuelle 8
funktionelle
- Bedingungen bei tetraplegischen Patienten 199
- Beobachtungsliste querschnittsgelähmter Patienten (FOD) 125, 155, 210
- Einschränkung („disability“) 5, 6
- Elektrostimulation 283
- Physiotherapie 19
funktioneller Zustand bei der Aufnahme 18
funktionelles Training 125ff.
- Grundfunktionen 125
Funktionshand 16, 28, 50
- aktive 206, 207
Funktionshandschuhe 13, 17, 207

G

Garage 231
Gefälle, Steh- und Gehtraining 182
Gehtechniken 169
Gehtraining (s. auch Steh- und Gehtraining) 164ff.
Gelenkstatus 15
Gerstenbrand, Spastizität 91
Geschicklichkeitsphase, ATL-Training 213
Gewehrschießen 253
Giebel-Rohr, Atmung 77

H

half-way-house, ATL-Training 215
Halskrawatte 17
Haltung, Atmung 75
Haltungs- und Bewegungsapparat 18
- Wirbelsäule 18
Hand
- aktive Funktionshand 206, 207
- Funktion 3
- funktionelle Stellung 201
- Interlasinggriff 206

– Krallenhandstellung 201
– Lateral- oder Schlüsselgriff 206
– Zylindergriff 206
Handchirurgie, rekonstruktive 288
Handfunktion 19, 204
Handfunktionspotential bei tetraplegischen Patienten 199
handicap (Beeinträchtigung) 5
Handtücher, Spastizität 97
Hanteltraining, Muskelkräftigung 57
Haslam, Spastizität 91
Haus-/Wohnungstür 229
Haushaltstraining 220
Haut 18
Hebetechniken 273ff.
– Anheben im Rollstuhl 278
– Grundregeln 273
– Heber für den Sitz, Transportmittel 225
– Patienteneinsatz 275
– seitliches Umlagern 277
– Transfer
– – der liegenden Patienten 276
– – Rollstuhl-Auto 281
– – Rollstuhl-Bett 279
– Überheben vom Bett in den Rollstuhl 280
– vom Kurzsitz in den Stand 281
– Ziehen zum Fuß- oder Kopfende 277
– zum Sitzen bringen 278
heterotope Ossifikation (HO) 82
HGO (hip-guidance-orthosis), Parawalker, Steh- und Gehtraining 190
Hilfsmittel 20
– für ATL 215
– Steh- und Gehtraining 188
Hinsetzen, Steh- und Gehtraining 178
Hinterstrang-Syndrom (posterior cord) 62
Hippotherapie, Spastizität 97
HO (heterotope Ossifikation) 82
Hobby 20
– Anamnese 18
– Hobbyraum 230
– soziale Betreuung 103
Hold- und Contract-relax-Techniken 52
Husten, Atmung 74
Hyperextension 21
Hyperreflexie 7
Hyperthermie 70
Hypertonie 67
Hypotonie 67
– orthostatische 67

I

iatrogene Ursachen 10
idiopathische Ursachen 10
Immobilisationsphase, ATL-Training 210
impairment (Schaden) 5
Infusion, intrathekale, über eine implantierte Pumpe 287
inkomplette Läsion 8
Innenraum, Auto, Rollstuhl 225
Innervationstraining 56
– Muskelkräftigung 56, 57
Inspiration 71
Instabilität 22
interdisziplinäre Zusammenarbeit 4
Interlasinggriff 206
intrathekale Infusion über eine implantierte Pumpe 287
Intubation 79
– nasotracheale 79
Inzidenz 10
IPPB (intermittent positive pressure breathing) 72, 78

K

Kanufahren 254
Katheterisieren 41
– intermittierendes 18
Kennmuskeln 9
key-grip (Schlüsselgrifftechnik) 290ff.
Klassifikation, internationale 289
Kluger-Fixation 22
Kofferraum, Rollstuhlherausnahme 225
Kommunikation 19, 81, 232
– Anamnese 18
– Beatmung 81
– Hilfsmittel 16
– Lesen und Schreiben 232
– Television und Umweltkontrollgerät 233
– über die Sprache 233
kommunikativ 6
komplette Läsion 8
Kompression 21
Konditionstraining 252
Konfrontation 112
konservative Behandlung 26
Kontakte, soziale 113
Kontrakturen 13, 15, 24
Kontrakturprophylaxe 3
Kopfkontrolle 129
Körpererleben 16, 112, 118
Korsett 17
Krallenhandstellung 201
Krankenpflege 19
Kreislauf 15, 24, 67ff.
Kryotherapie 96
Küche 231
Kummer 115
kurative Medizin 4

L

Lage/Mobilität 19
Lagerung (s. auch Betten) 25, 26
Lagerungsdrainage (posturale Drainage) 24
Lagewechsel
- der Beine 134
- im Langsitz 133
Laminektomie 22
Läsion
- inkomplette 8
- komplette 8
Lateral- oder Schlüsselgriff 206
Laxanzien 43
Leichtathletik 235, 254
Lernphase, ATL-Training 211
Lesen und Schreiben 232
LMN-Blase (lower motor neuron lesion) 40
lower motor neuron lesion 7
LSU-Orthese, Steh- und Gehtraining 193

M

Machtlosigkeit 115
Magnetresonanztomographie 24
medikamentöse Behandlung bei Rückenmarkschädigungen 294
Medizin, kurative 4
Menstruation 44
Messen der Spastizität 90
Miktion 15, 19
Minitracheotomie 80
Mitlauftage, ATL-Training 215
Mobilität 15, 45
- Extremität, obere 48
- Extremität, untere 51
- Lage 19
- Wirbelsäule 45
Morosini-Einteilung, Spastizität 90
Mortalität 2, 11
Motivation 112
motorischer
- Ausfall 7
- Zustand bei der Aufnahme 18
Motorwagen, Rollstuhl 225
Muskeldehnungstechniken 96
Muskelkraft 15, 19, 45
- Atemmuskulatur 73
- Extremität, obere 48
- Extremität, untere 51
- Wirbelsäule 45
Muskelkräftigung 56 – 58
- apparative Muskelstärkung 59
- Drückbank 60
- Elektrostimulation 61
- Hanteltraining 57
- Innervationstraining 56, 57
- Myofeedback 61
- PNF-Methode 56, 57, 58
- Pulley-Gerät 60
- Schlingentisch 59
- Sport 61
- Vojta-Konzept 59
Muskelstatus 15, 55
Muskeltest 54
myoelektrische Orthese 204
Myofeedback, Muskelkräftigung 61

N

N.-phrenicus-Stimulator, neue Entwicklungen 287
Nachsorge 297ff.
nasotracheale Inkubation 79
nationale Sportorganisationen 254
Nekrose 35
neoplastische Prozesse 10
neue Entwicklungen 283ff.
neurogen gestörte Blase 38, 39
- Blasenlähmung 3
- neue Entwicklungen 286
neurogene Sexualität 38, 43
neurogenes Darmleiden (s. auch Darmleiden) 38, 41, 42
neurogenetic heterotopic ossification 82
neuron lesion 7
- lower motor neuron lesion 7
- upper motor neuron lesion 7
Niereninsuffizienz 11
Nomenklatur 9

O

obere Extremitäten, Mobilität, Muskelkraft und Sensibilität 48ff.
Oberschenkel-Schienen-Schellen-Apparate, Steh- und Gehtraining 188
Orlau-Orthese (Parawalker), Steh- und Gehtraining 190
Orthesen
- ARGO- 194
- elektrische 204
- HGO (hip-guidance-orthosis, Parawalker) 190
- LSU- 193
Orthesen, myoelektrische 204
- Orlau- (Parawalker) 190
orthostatische Hypotonie 67
orthostatischer Schwindel, Steh- und Gehtraining 164
Ossifikation/ossification

– neurogenetic heterotopic 82
– heterotope (HO) 82
– periartikuläre (PAO) 14, 82ff.
– – Ätiologie und Prävention 84
– – Definition 82
– – funktionelles Training 86
– – Inzidenz 83
– – klinische Aspekte 83
– – Lokalisation 83
– – medizinische Diagnosenstellung 84
– – Para-osteo-arthropathie (POA) 82ff.
– – Vorkommen 82

P

Paeslack-Einteilung, Spastizität 90
PAO (periartikuläre Osteopathie) 14
Para-osteo-arthropathie (POA) 82
paradoxe Atmung 74
Paraplegie/paraplegische Patienten 8, 30
– Bauchlage 30
– Rückenlage 30
– Seitenlage 31
– Steh- und Gehtraining 185
Parawalker (HGO, Orlau-Orthese), Steh- und Gehtraining 190
Patientenvereinigungen und Zeitschriften 303
periartikuläre Ossifikation (PAO) 82
Peroneusschienen, Steh- und Gehtraining 190
Persönlichkeit, prämorbide 16
Pflegedienst 14
Phantomschmerzen 118
Phantomsensationen 118
Phenolisieren 53
Physiotherapeuten 4, 14
physiotherapeutische Untersuchungslisten 154ff.
– Nachteile 158
– Parameter 155
– Vorteile 158
Physiotherapie 15
– funktionelle 19
Plateaurollstühle 225
PNF-Konzept 94
PNF-Methode 57
– Muskelkräftigung 56, 57, 58
POA (Para-osteo-arthropathie) 82
posturale Drainage (Lagerungsdrainage) 24
– Atmung 76
prämorbide Persönlichkeit 16
Prävalenz 11
präventive Funktionen, Steh- und Gehtraining 164
Preßentleerung, Blase 41
psychische Problematik 3, 6
Psychologe 4, 14, 16
psychologische Aspekte 111ff.
psychosomatische Reaktionen 16
Pulley-Gerät, Muskelkräftigung 60
Pullies 125
Pyramidenbahn-Syndrom 89

Q

Querschnittsbehandlungsteam 4
Querschnittzentrum/-zentren („spinal unit“) 3, 13, 301 – 303

R

Radfahren 152ff., 228
Reaktionen, psychosomatische 16
Reflexblase 40
Reflexe 9
– pathologische 7
Reflexentleerung, Blase 41
Regulation der Blasenfunktion(s. auch Blasenfunktion) 40, 41
Rehabilitationsarzt 4, 14, 17
Rehabilitationszentrum 13
Reposition 21
Rigidität 88
Rollator, Steh- und Gehtraining 172
Rollstuhl 221ff.
– aktiver (moderner) 222
– für draußen 224
– elektrischer 223
– Motorwagen 225
– Plateaurollstühle 225
– Sportrollstuhl 222
– Verladung ins Auto 146
Rollstuhl-Auto, Transfer 144
Rollstuhl-Bett-Transfer 139
Rollstuhl-Duschsitz und zurück 144
Rollstuhl-Toilette, Transfer 143
Rollstuhlbasketball 253
Rollstuhleinstellung 237
– Sitzbreite 237
– Sitzfläche 237
– Sitzhöhe 237
– Sitztiefe 237
– Sitzwinkel 238
Rollstuhlsport 235
Rollstuhltechniken
– elementare und spezifische 236
– spezifische 240
– – Bordsteine hinauf- und hinabfahren 242
– – Fahren 241
– – Kippen 240
– – Treppe hinauf- und hinabfahren 243
Rollstuhltraining 235

Rotorest-Bett 25
Rückenlage, Bett 26, 30
– paraplegische Patienten 30
Rückenmark, neue Entwicklungen 286
Rückenmarkschädigungen
– medikamentöse Behandlung 294
– traumatische 10
Rudern und Kanufahren 254
Rumpf und Arme, neue Entwicklungen 286

S

sakrale Aussparung 7
SAMPC-Analyse 6, 14, 15
Schaden („impairment“) 5, 6
Schienen, Spastizität 97
Schießen, Gewehrschießen 253
Schlafzimmer 230
Schlingentisch 125
– Muskelkräftigung 59
Schlüsselgriff 206
– key-grip Technik 290ff.
Schock, spinaler 7
Schockphase, Akutphase 114
Schränke 229
Schreiben und Lesen 232
Schule
– Anamnese Schule/Beruf 18
– soziale Betreuung 103
Schwestern 4
Schwimmen 235, 250
– Trainingsaufbau 250
– Wassergewöhnung 250
Schwindel, orthostatischer, Steh- und Gehtraining 164
Schwungphase, Steh- und Gehtraining 171
Seelsorger 14
Seitenlage, Bett 29
– paraplegische Patienten 31
Selbständigkeitsphase, ATL-Training 214
Selbstsicherheit 120
– Beobachtungsliste 122
– Training 121
Sensibilität 19, 45ff., 62ff.
– Anamnese 18
– Extremität, obere 48
– Extremität, untere 51
– Hinterstrang 62
– Seitenstrang 62
– sensibler Ausfall 7
– Vorderstrang 62
– Wirbelsäule 45
Sexualität 119
– neurogene 38, 43
sexuelle
– Entwicklung 113
– Funktion 8
shuffle-gait, Steh- und Gehtraining 170
Sitz, zum Sitz kommen 136ff.
Sitzbalance 129
Sitzkissen, Anpassung 37
Sitzkissen 37
– Bezug 37
– Eigenschaften 37
– Oberschicht 37
– Unterschicht 37
– Zwischenschicht 37
Sitzschlitten, Transportmittel 225
soft tissue calcification 82
somatisch 6
Sozialarbeiter 4, 14, 16
soziale Beeinträchtigung 6
soziale Betreuung 101ff.
– aktuelle Situation 102
– Arbeit 103
– Aufnahmephase 101
– Erleben 102
– Erwartungen 102
– Hobby 103
– Informationsbeschaffung 107
– Informationsveranstaltung 107
– Lebensgeschichte 102
– Schule 103
– soziale Beziehungen 102
– soziale Umstände 102
– Studium 103
– Transportmittel 103
– Verarbeitungsproblematik 104
– Wochenendübernachtung 103
– Wohnen 102
– – im „half-way-house“ 107
Spasmusintensität 15
spastische Muster 91
– auslösende Reize 92
– endogene Reize 92
– exogene Reize 92
– Prävention 93
Spastizität 88ff.
– Behandlung 93ff.
– – aktives Bewegen 94
– – Bewegungstrainer und Elektrostimulation 97
– – chemische Neurolyse 99
– – Durchbewegen 94
– – Eisbäder 96
– – Elektrotherapie 98
– – funktionelle Aktivitäten 94
Spastizität, Behandlung, Handtücher 97
– – Hippotherapie 97
– – Indikationen 88
– – Kryotherapie 96
– – medikamentöse Behandlung 98
– – Muskeldehnungstechniken 96

– – operative Maßnahmen 98
– – physiotherapeutische Maßnahmen 93
– – PNF 94
– – Schienen 97
– – Wärmetherapie 97
– Definition 88
– Kennzeichen 88
– klinische Erscheinungen 89
– Messen/Messung 90
– – Ashworth-Skala 90
– – Gerstenbrand 91
– – Haslam 91
– – Morosini-Einteilung 90
– – Paeslack-Einteilung 90
– positive Symptome 89
spinal unit (Querschnittszentrum) 3, 13
– Übersicht 301–303
spinaler Schock 7
Spondylodese 18, 25
Sport 235ff.
– Adressen 303
– Bogenschießen 235
– elementare und spezifische Rollstuhltechniken 236
– nach der Entlassung 254
– Leichtathletik 235
– Muskelkräftigung 61
– Rollstuhleinstellung 237
– Rollstuhlsport 235
– Rollstuhltraining 235
– Schwimmen 235
– Tischtennis 235
– Untersuchung und Beratung 254
– Wettkampfsport 255
Sportorganisationen, nationale 254
Sportrollstuhl 222
Sporttape 28
Stabilisation, operative 21
Stabilisierung 21
Steh-Dreh-Bett 25
Steh- und Gehtraining 164ff.
– ARGO-Orthese 194
– Aufstehen und Hinsetzen 178–180
– im Barren 167, 168
– elektrisches Stehgerät 186
– Falltraining 183
– Gefälle 182
– Gehtechniken 169
– Hilfsmittel 188
– Hinsetzen 178
– LSU-Orthese 193
– Oberschenkel-Schienen-Schellen-Apparate 188
– orthostatischer Schwindel 164
– Paraplegiker 185
– Parawalker (HGO, Orlau-Orthese) 190
– Peroneusschienen 190
– präventive Funktionen 164
– Rollator 172
– Schwungphase 171
– shuffle-gait 170
– Stehbett 188
– Stehbrett 125, 188
– Stehen 165
– Stehgerät 188
– Steigungen 182
– Stufen 182
– Swing-through-Technik 170
– Swing-to-Technik 169
– therapeutische Funktionen 164
– Treppensteigen 180
– – hinaufsteigen 182
– – hinuntersteigen 182
– Unterarmstützung 175
– Vertikalisation 164
– Vierpunktegang 171
Stehbett 188
Stehbrett 125, 188
Stehen und Gehen, neue Entwicklungen 284
Stehen, Steh- und Gehtraining 165
Stehgerät 125, 188
– elektrisches 186
Steigungen, Steh- und Gehtraining 182
Stimulusdeprivation 112
Stoke-Eggerton-Bett 25, 26
Störungen, vegetative 8
Stretching und Durchbewegen 257ff.
Stryker-Bett 25, 26
Studium, soziale Betreuung 103
Stufen, Steh- und Gehtraining 182
Swing-through-Technik, Steh- und Gehtraining 170
Swing-to-Technik, Steh- und Gehtraining 169
Symptome 7

T

Team
– Behandlungsteam 13
– Besprechung 17
– multidisziplinäres 3
– Querschnittsbehandlungsteam 4
Temperaturregulation 70
– Überhitzung (Hyperthermie) 70
– Unterkühlung 70
teratogene, Ursachen 10
Tetraplegie 8
– Kurzsitz 130
– – gestürter 130
– – ungestürter 130
– Langsitz, gestürter 130
tetraplegische Patienten 26

therapeutische Funktionen, Steh- und Gehtraining 164
Thermoregulation 8
thorakolumbale Wirbelsäule 21
Thoraxmobilität, Atmung 75
thromboembolische Prozesse 69
Thrombose 13
Thrombosestrümpfe 17
Tischtennis 235, 244
– Material und Trainingsaufbau 244
Toilette 230
– Toilette-Rollstuhl, Transfer 144
Tracheotomie 79
– Minitracheotomie 80
Training, funktionelles 125ff.
Trainingsphase, aktive 104
– ATL-Training 210
Transfer 139ff.
– Auto-Rollstuhl 146
– Bett-Duschstuhl und zurück 144
– Bett-Rollstuhl-Transfer 142
– Boden-Rollstuhl 151
– Rollstuhl-Auto 144
– Rollstuhl-Bett-Transfer 139
– Rollstuhl-Boden 147
– Rollstuhl-Duschsitz und zurück 144
– Rollstuhl-Toilette 143
– Toilette-Rollstuhl 144
Transportmittel 221ff.
– aktiver (moderner) Rollstuhl 222
– ATL-Rollstuhl 221
– Auto 225
– Dachhebelift 225
– Dachlift 226
– Drehsitz 225
– Drehstuhl 225
– elektrischer Rollstuhl 223
– Fahrrad 228
– Heber für den Sitz 225
– Innenraum 225
– Kofferraum 225
– Motorwagen 225
– Plateaurollstühle 225
– Rollstühle 221
– – für draußen 224
– Sitzschlitten 225
– soziale Betreuung 103
– Sportrollstuhl 222
– Umweltkontrollgerät 234
Trauerphase 15
Trauerprozeß 113
traumatischer Rückenmarkschaden 10
Traumaverarbeitung 16
Treppensteigen 180
– hinaufsteigen 182
– hinuntersteigen 182
– Rollstuhltechniken 243
Trickbewegungen 58

U

Umfangsmessungen 15
UMN-Blase („upper motor neuron lesion") 40
Umweltkontrollgerät 234
– Kommunikation 233, 234
Unterarmstütze 132
Unterarmstützung, Steh- und Gehtraining 175
untere Extremitäten
– Haltungs- und Bewegungsapparat 18, 51
– Mobilität, Muskelkraft und Sensibilität 51ff.
Unterkühlung 71
Untersuchungsergebnisse, neue Entwicklungen 284
Untersuchungslisten, physiotherapeutische 154ff.
upper motor neuron
– lesion 7
– Syndrom 89
Ursachen 10
– angeborener Schaden 10
– Degenerationserscheinungen 10
– erworbener Schaden 10
– idiopathische 10
– neoplastische Prozesse 10
– teratogene 10
– traumatischer Rückenmarkschaden 10
– vaskuläre Abweichungen 10

V

vaskuläre Abweichungen 10
vegetative Störungen 8
vegetativer Zustand 19
– bei der Aufnahme 18
Verarbeitung von Angst 113
Verbrennung 65
Verladen des Rollstuhls ins Auto 146
Verleugnung der Realität 114
Verstärkungsorthesen 204
Vertikalisation, Steh- und Gehtraining 164
Vierfüßlerstand 135
Vierpunktegang 171
Vitalfunktionen 14
Vitalkapazität, Atmung 72
Vojta-Konzept, Muskelkräftigung 59
Vorderstrang-Syndrom (anterior cord) 62

W

Wahrnehmung, gestörte 112
Wärmetherapie 97

Waschbecken 231
Wassergewöhnung, Schwimmen 250
Wettkampfsport 255
Winch-Griff 204
Wirbelfraktur 13, 21ff.
Wirbelsäule
- Haltungs- und Bewegungsapparat 18
- Mobilität 45
- Muskelkraft 45
- Sensibilität 45
- thorakolumbale 21
- Mobilität 45
- Muskelkraft 45
- Sensibilität 45
Wochenendübernachtung, soziale Betreuung 103
Wohnen, soziale Betreuung 102
Wohnungsanpassung 16, 228
Wohnungssituation, Anamnese 18
Wohnzimmer 230

Z

Zehennägel, einwachsende 66
Zeitschriften 303
Zimmertüren 229
Zirkulationsregulation 8
zum Sitz kommen 136ff.
Zusammenarbeit, interdisziplinäre 4
Zusatzverletzungen 23
Zustand bei der Aufnahme 18
- Defäkation 18
- funktioneller 18
- Hobbys 18
- Kommunikation 18
- motorischer 18
- Schule/Beruf 18
- Sensibilität 18
- vegetativer 18, 19
- Wohnungssituation 18
Zweipunktdiskrimination 288
Zylindergriff 206

Springer-Verlag und Umwelt

Als internationaler wissenschaftlicher Verlag sind wir uns unserer besonderen Verpflichtung der Umwelt gegenüber bewußt und beziehen umweltorientierte Grundsätze in Unternehmensentscheidungen mit ein.

Von unseren Geschäftspartnern (Druckereien, Papierfabriken, Verpackungsherstellern usw.) verlangen wir, daß sie sowohl beim Herstellungsprozeß selbst als auch beim Einsatz der zur Verwendung kommenden Materialien ökologische Gesichtspunkte berücksichtigen.

Das für dieses Buch verwendete Papier ist aus chlorfrei bzw. chlorarm hergestelltem Zellstoff gefertigt und im ph-Wert neutral.

Druck: Druckerei Zechner, Speyer
Verarbeitung: Buchbinderei Schäffer, Grünstadt